Dr.アップルの早期発見の手引き

診断事典

瓜田 純久 監訳

マイケル・アップル／ジェイソン・ペイン-ジェームズ 著

今だからこそ活用したい、コ・メディカル向けの診断事典

東日本大震災後陸前高田への復興支援から帰京して間もない2011年5月に依頼があった本書の監訳であるが、〆切りに追われる原稿を優先し、自室の隅に放置していた。8月に催促のメールがあり、慌てて本書を手にした。

パソコンに症状を入力すると診断名が返ってくるような時代である。果たして、セルフ診断のための本が求められているのであろうか？　そんな危惧を抱きながら、本書を読み出した。作業は思いがけず円滑に進み、1週間で終えてしまった。

自分の専門領域の英文は日常的に眼にするものの、日常診療で遭遇することが少ない眼科、耳鼻科領域、整形外科領域の単語には新たな発見もあり、不勉強を痛感させられた。短期間で全身の症状を見直してみると、各臓器に共通する症状が多く、改めて臓器は繋がっていると実感させられる。

医療は専門化して臓器別の診療となり、その中でも悪性疾患、血栓性疾患など、さらに細分化が進められている。スペシャリストはすでに診断された症例を紹介され、特別の診療に駆り出される。設備の整った専門施設で、高度の医療を行うことになる。いつも使用している器具や薬剤を用いて、いつもの疾患を治療する。日常的な作業であり、とくに大学病院にいると整備された環境への有り難さを忘れがちである。気がつくと診断について考える時間は思いの外少なくなってしまう。

その気になれば診断は簡単にできると思いがちであるが、瞬時の判断は日頃のトレーニングが必要である。パソコンのキーボードを打っていると、漢字を忘れた自分に気づいて蒼くなるのと同じである。そんな素晴らしい医療環境が現代社会で崩壊することはあるのだろうか？　離島でもない限りないだろう、とタカを括っていた。2011年3月11日までは。

陸前高田の被災地は戦時中の大空襲を思わせる情景であり、私の泊まったホテルでは震度6強の余震で停電、断水となり、多くの部屋のドアが開かなくなり、皆で蹴り破って救出した。このような環境で十分な医療を提供しなくてはならない。聴診器1本での診療で何ができるのか？　学生のように萎縮した気持ちで診療を行ったが、地元の方々は歓迎してくれた。現代でも聴診器1本で、否、聴診器さえない状況での医療行為が求められる状況があったのである。わずか東京から数百キロほどの場所で。被災地では医師よりも、保健師、看護師、薬剤師などのコ・メディカルが大活躍であった。多くの被災者にいろんな病気について訊かれ、その中から緊急性の高い症例を見分けて医師へ伝達する。3.11以降の東北では、コ・メディカルの献身的医療と、高度な医学的判断によって助かった命は少なくない。

今回、コ・メディカルを対象とした診断学の監訳を終えて、東北で活躍した皆様に敬意を表したい。そして、東日本大震災からの復興を心から祈念し、序文とさせていただく。

瓜田 純久
東邦大学総合診療・救急医学講座

目次

耳

口・顔・頭部・喉・頸部 …… 73

口

顔

頭部

喉

頸 部

腹部：消化器系

腹部：泌尿器系

体毛

骨、関節および筋肉 …………………… 252

全身 …… 383

本書の活用方法

本書の目的は、症状から導き出される診断名を提示することと同時に、あまりに大きなテーマゆえ大胆な作業ではあるが、症状の意味を理解することである。

一般向け医学の手引きとしては初めて、いつ現れてもおかしくない症状を大局的に網羅している。医師ならこの症状を診てどう考えるのか、考えつく診断名を次のように可能性の高い順に並べている。

◎**おそらく…**：医師ならすぐに思いつくような症状の原因としてあるもの。その診断のほとんどが、頻度の高いものばかりである。

◎**もしかしたら…**：上記「おそらく…」を除外して残ったもの。珍しくないものもあるが、診断確定には検査が必要なものもある。

◎**めったにないが…**：ここに書かれた診断が下される頻度は、極端にばらつきがある。思い当たる症状が記載された特徴とかなり一致していない限り、その診断が下される可能性は相当低い。診断には詳しい検査が必要なため、専門機関への受診を勧める。

本書は次のような構成になっている。

身体の部位別に章立てを行い、各章は身体の上部（目）から下部（足）へと並べている。最終章は全身症状として、身体の特定の部分や系を簡単に特定できないものを収録した。各章内も、原則として上から各部位を取り上げ、最後に全体について触れている。さらに、俗にいう風邪、悪寒、発汗など、似た症状はまとめる形をとった。なお、内容の重複を避けるため、相互参照するようにもしている。

症状の調べ方

1 気になる症状のひとつから調べるのが診断の第一歩である。頭痛など、言葉で表せる症状であれば、目次あるいは巻末の索引から該当ページへたどり着くことができる。

2 はっきりしない症状や、何がどうと説明しにくい症状の場合、それが身体の一部なのか、発熱や体重の減少のように身体全体に及ぶ症状なのかをはっきりさせる。身体の一部、あるいは消化器系のように特定の系に起きている症状の場合には、該当章を一通り読む。

3 気になる症状が、身体の一部位に限られない場合は、全身症状の章を利用する。この章では、似たような症状同士を再び並べ、できる限り明白なもの、顕著なものから、“内的”で、本人にしかわからないようなものへと並ぶようにした。

4 本書のもうひとつの活用法として、疾患名から引くというものがある。特定の疾患を患っている場合や、その疾患の症状について知りたいという場合には、巻末の索引を利用するとよい。該当ページには、その疾病がどんな症状を引き起こすのかなど、知りたい情報が掲載されている。

目・鼻・耳

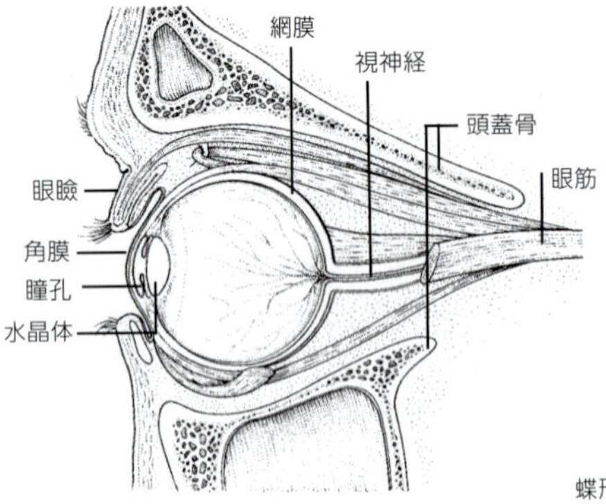
網膜
視神経
頭蓋骨
眼筋
眼瞼
角膜
瞳孔
水晶体

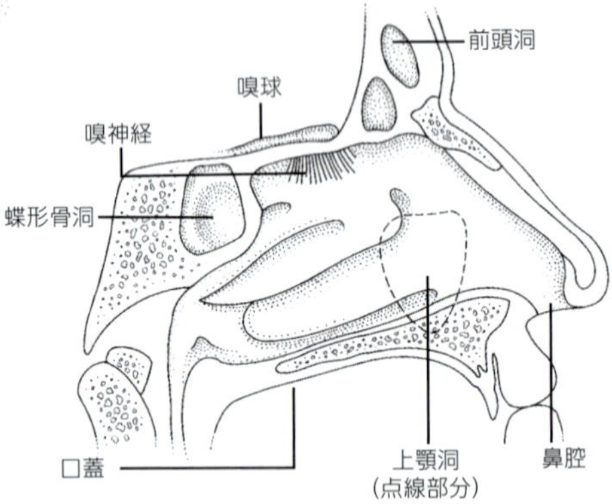
前頭洞
嗅球
嗅神経
蝶形骨洞
口蓋
上顎洞
(点線部分)
鼻腔

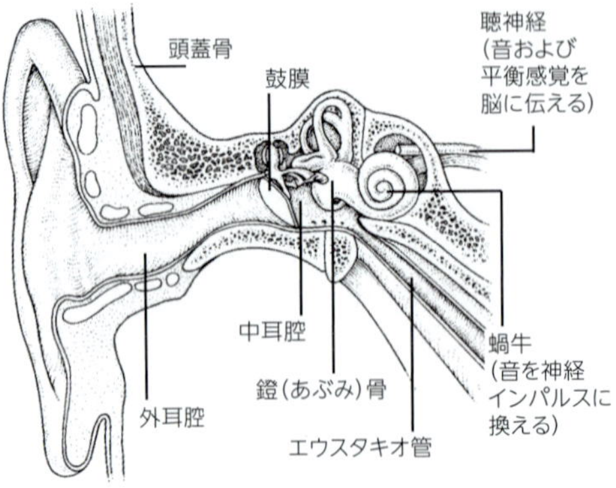
頭蓋骨
鼓膜
聴神経
(音および
平衡感覚を
脳に伝える)
中耳腔
鐙(あぶみ)骨
外耳腔
エウスタキオ管
蝸牛
(音を神経
インパルスに
換える)

目：はじめに

目の構造はきわめて特殊である。目の働きについては今なお、大まかなことしかわかっていない。しかも、目の疾患の症状には、起こりがちな症状というものがまれである。また、現代の生活では、目に問題が生じることは珍しくない。

目に異常（特に痛みやかすみ目）があれば、それがよほど些細なものでない限り、必ず医師に知らせていただきたい。

目の周りの皮膚の変化

短時間の色の変化であれば、軽度の感染症によるものである可能性が高い。ここでは、それ以外に可能性のあるもので、さらに長時間続く色の変化について説明する。

おそらく・・・・・

外傷

額または目の上に紫斑ができるような損傷を受けると、内出血した血液が重力に従って下ってゆき、目の周りにたまって青み／黒みを帯びる。

○ 初めは、赤みを帯びて痛みがある
○ 数時間も経つと、目の周りが黒くなってくる
○ 1週間から10日程度で消退していく

湿疹

○ 赤く、かゆみがある
○ 乾燥して薄くポロポロとはがれる

身体のほかの部分に湿疹があると、目の周りにもそれが特に出やすい。上下の眼瞼の皮膚は特に敏感。通常はアレルギーが原因である。

目の周りの皮膚はとても繊細であるため、化粧品や香水などに反応したり、マニキュアに反応し、皮膚炎を起こしやすい。原因を突き止めるには、アレルギーテストが必要となることが多い。

黄色腫

○ 成人に現れる。通常は目の周りでも鼻に近いところの皮膚か、または下眼瞼全体が黄色みを帯び、結節がわずかに隆起する
○ 痛みはない
○ 隆起はごくゆっくりと大きくなる
○ 同じような結節が、肘、手、膝にも現れることもある

黄色腫は血中の脂質が多いことを示す徴候であるため、コレステロール値の検査を受ける。

稗粒腫

目の周りの皮膚に現れる、帽針頭大で黄白色の小さな斑点。ごく一般的に起こりうるもので、まったく無害である。皮脂腺がふさがれたのが原因。滅菌した針で簡単に取り除くことができる。

めったにないが・・

蚕食性潰瘍（基底細胞癌ともいう）

ゆっくりと大きくなる皮膚癌で、顔の鼻橋または眼窩の外縁のそばに生じることが多い。高齢者に最も多くみられる。

○ 最初はごくかすかな点状の隆起で潰瘍化する
○ 大きくなるにつれて外皮で覆われることもあるが、通常は真珠状の外観である
○ 出血することがある

早期に治療すれば治ると考えて間違いない。

目

角膜の周囲に輪ができる

おそらく・・・・・

角膜環

角膜周囲の一部または全周に現れる白い輪は、60歳代以上の人に多い。角膜の下半分が特に目立つのが典型的である。若年者にこれが現れた場合、血中コレステロール値の上昇によるものと思われるので、検査が必要である。それ以外は特に重大ではない。

もしかしたら・・・

鉄の輪

グラインダーやハンマーを使う作業で、小さな金属片が角膜内に入り込んでしまうことがある。その金属片が完全に取り除けないでいる（か、または長時間放置している）と、褐色の輪状になって角膜に沈着したままになることがある。

銅の輪

Kayser-fleischer輪ともいう。

体内に銅が蓄積するWilson病というまれな病態に起因する緑褐色の輪である。小児に起こる疾患である。

○ 肝疾患（腫脹、紫斑ができやすい、黄疸）
○ 四肢の振戦
○ 痴呆

早期発見、早期治療により、見通しは明るくなる。

カルシウム

血中カルシウム濃度が異常に高いと、角膜と白目との境界にチョークの粉のような沈着物が細い筋のようになって現れることがある。ヒリヒリ感が強く、目が充血する。血液検査でカルシウム濃度を測定することが重要である。

目の赤みと痛み

この症状は、決して無視してはいけない。視力を脅かす疾患の徴候である可能性がある。直ちに眼科医の診察を受けること。

おそらく・・・・・

重度の結膜炎

結膜とは、白目を覆う膜である。炎症を来すと、目が血走ったようになる。

伝染しやすく、接触したものにすぐ広がっていきやすい。

○ まず、かゆみが現れる
○ 両目ともに赤みがさす
○ 眼球の外側ほど赤みが強い
○ 眩しいところでは、軽度の刺激を感じる
○ 黄色い目やにがある
○ 眼瞼に目やにが固まりつく

抗生物質の点眼薬または軟膏が推奨されることが多く、病原菌の伝染性を抑えることができる。場合によっては、片目にのみ症状が現れることがあり、そのような場合、医師はほかの疾患でないことを確認することが必要になる。

アーク・アイ

色の濃い保護眼鏡を着用せずにアーク溶接機を長時間使用することによって、多くはその数時間後に目がこのように悲惨な状態になる。

○ 両目から激しく涙が出る
○ 患者は光を忌避して目を強くつむったままにする
○ 目に赤みがさす

疼痛の緩和、眼帯等による目の保護、虹彩を弛緩させるための点眼以外に、治療法はほとんどない。幸い、この炎症は自然に治まるものであり、通常、症状は2-3時間で鎮静する。次も同じ失敗をする人はほとんどいない。

自然光の紫外線を浴びた場合、たとえば、UVカット機能のあるゴーグルを着用せずにスキーをするなどした場合には、これときわめてよく似た状態になる(“雪盲”)。

もしかしたら・・・

急性虹彩炎

黒目(虹彩)またはこれと構造的に関係のある部分に生じる炎症である。

特に関節炎性の異常や結合組織の異常など、さまざまな疾患が原因で起こりうるものであることから、虹彩炎という病名そのものは最終診断ではない。

○ 通常、片目のみ罹患する
○ 中等度の痛みと赤みがある
○ 虹彩の黒目周囲の赤みが最も強い
○ 患側の目の方が、瞳孔が小さい
○ 視野が狭まり、かすんで見える
○ 何度も患うと、瞳孔の円形がいびつになることがある
○ 重度になると、乳様の膿汁が虹彩と角膜の間に集まってくることがある

急性角膜炎

こちらも最終診断ではなく、角膜に悪影響を及ぼす重度の疾患の合併症である。最も多いのが、角膜の潰瘍である「しゅさ」または損傷である。

○ 症状が迅速に現れる
○ 症状は片目のみ
○ 視力には変化がない
○ おびただしい流涙、まばたき
○ 光で目に刺激を感じる

ヘルペスウイルスが原因で急性角膜炎になることが多いが、現在では、それに対する効果が高い抗ウイルス薬がある。とはいえ、早期治療がきわめて重要である。

ステロイド性点眼薬を勧められることもあるので、専門医に診てもらうのがよい。

めったにないが・・

急性緑内障

眼球の内部には液体があり、ごく小さな通路のなかを循環している。緑内障とは、この液体により圧が増して視野が変化する疾患である。しかし、その変化はきわめてゆっくりとしたものであり、末期になるまで全く気づかない。このため、この疾患になった人を血縁者にもつ人と、60歳以上の人には、検診を受けることを強く勧める。まれなことではあるが、薬剤の作用で瞳孔が広がるなどして、眼圧が急上昇することもある。これを急性緑内障という。

緑内障の初期症状は次の通りである。

○ 何もない

○ 眼球にかすかに疼《うず》くような痛みがあることも
○ 夜間に明かりを見ると、その周りに光の輪が見える
○ トンネル視野(p.40を参照)

急性緑内障は、次のようなものの原因となる救急疾患である。

○ 突然、目に激痛が起きる
○ 痛みで嘔吐する

実際には、単に全体的に気分が悪くて嘔吐し、目の症状が見過ごされて、診断されないこともある。

ほかにも、次のようなことが起きる。

○ 虹彩の周りが赤くなる
○ 角膜の混濁
○ 視力の著しい低下

眼圧を下げて視力を守るために、緊急治療が必要になる。

ごく軽度の目の赤み、痛みのない目の充血

上記の症状以外にかすみ目も起きているか、光で目が傷ついているかしない限り、このような症状が何らかの重篤な疾患の原因である可能性は低い。

おそらく・・・・・

結膜炎

白目を覆う膜である結膜の炎症である。

○ 目のかゆみまたは痛み
○ 主として血管の拡張により、迅速に赤みが現れる
○ 赤みは黒目の光彩に近いほど薄く、眼球の外側ほど濃い
○ 黄色い目やに
○ 眼瞼に目やにが固まりつく

結膜炎は通常、簡単に診断がつくが、片目にのみ赤みが見られる場合には注意する。この場合、ほかの可能性を考える必要がある。通常は、抗生物質の点眼薬または軟膏が効く。

コンタクトレンズが原因で眼病になることが多い。長時間にわたってソフトレンズを装着したままにしておくと、目の感染症または結膜炎になる可能性が17倍にもなる。短時間用のガス透過性ハードレンズを使用する方がはるかによい。角膜への酸素供給のためにも、目は空気に触れるようにしておくことがきわめて重要である。コンタクトレンズはバリアのような働きをしてしまい、それを長時間そのままにしておくと、角膜細胞の表面を傷つけかねない。

感染症の原因として多いのが、レンズと、それと同じく重要なレンズケースを十分に洗浄できていないことが挙げられるほか、期限切れの洗浄液を使用することも挙げられる。

アレルギー

軽度の目の充血が何度も現れるようであれば、アレルギーの可能性が出てくる。アレルギーの原因(アレルゲン)は、花粉や動物の上皮であることが多い。

○ 軽度の目の赤み、かゆみ
○ 季節性であると考えられ、くしゃみ、鼻水を伴うのが典型である
○ アレルゲンにさらされたことによるものと考えられる
○ 目やにが出るとしても、それは透明で黄色みはない
○ 眼瞼の裏面がざらざらしていることがある

効果的で有用な抗アレルギー薬がいくつかあるが、人によっては問題が長期化することがある。

刺激物

煙たい空気や大気汚染が目の反応を引き起こし、痛み、充血、結膜炎となりうる。

もしかしたら・・・

結膜下出血

患者は何の不都合も起きないため、安心しきって構わないという点では、医師にとってこの上なく診断を下しやすい病態である。

○ 痛みがないため、人に言われて気づくことが多い
○ 片方の目に明るい赤色の斑がひとつ現れるが、基本的にはこれは単なる軽度の打ち身のようなものであり、空気に触れて血液が酸化するため、2-3日は明るい赤色のままである
○ この斑は、白目の半分以上に及ぶことがある
○ 黒目の手前で止まる
○ 眼の端に向かって消退していく

見た目にはびっくりすることもあるが、細い血管から出血しただけであり、2-3週間もすれば徐々に消えていく。高齢者は、念のため血圧を測定しておいた方がよい。

ただし、頭部を強打した後に現れたものであれば、目の奥の方の眼窩《がんか》に損傷を来していないか専門医に診てもらう必要がある。

発熱性疾患

発熱性の疾患の多くは、目に軽微な充血がみられるものである。

発熱性の原因でまれなもの

両眼とも罹患するウイルス性結膜炎の原因としては、麻疹が典型的である。

ほかには、厄介な咳が出たり、発疹がまず頭頸部に現れ、2-3日かけて身体の下の方へ広がっていったり、といった特徴がある。発疹は隆起して、赤いこぶのようになり、ひいた後には褐色のしみが残る。

川崎病

○ 通常、幼児(2-5歳)が発症する
○ 高熱
○ こぶのような赤い発疹
○ 喉が痛み、唇が乾燥して割れる
○ 首のリンパ腺が腫れあがる
○ 両目が充血して痛みがあるが、目やには出ない

数日後、手の皮膚が一部剥がれることがある。

長期合併症を予防するためにも、緊急入院が必要である。

めったにないが・・

強膜炎／上強膜炎

○ 白目の一部が赤い
○ 血管がくっきりと見えるがゆえに、赤く見えているようである
○ 軽微な不快感
○ 再発することが多い

この炎症は、特に関節などのほかの疾患に起因する傾向にあるため、注意が必要である。

精密検査を必要とする。

髄膜炎

白目の部分に赤いしみが突然いくつか現れたら、それは乳幼児の髄膜炎の最初期の徴候である。ほかにも、下記のような症状がある。

○ かん高く泣く
○ 話せる年齢なら、激しい頭痛を訴える
○ 嗜眠《しみん》
○ まぶしがる
○ 乳児の頭皮の柔らかい部分（泉門）が膨らんでいる
○ 身体のほかの部分に、ガラスコップの底で押さえても（ガラス法）白くならない赤い発疹がある

上記の徴候がひとつもなくても、生命に関わる重度の髄膜炎を起こすことがあるため、子どもの具合が悪い時には、上記の特徴が全部そろわないという理由で、この疾患である可能性を否定してはならない。

髄膜炎は救急疾患である。ただちに病院へ連れて行くこと。

瞳孔が異常に小さい

瞳孔は目に光が入る開口部である。その大きさは、瞳孔を開いたり閉じたりする神経によって調節される。その神経は、脳内の変化のほかに、なんと、胸部を通る神経の影響をも受ける。片方の瞳孔が異常に小さいのか、それとも、もう片方が異常に大きいのかは、必ずしもはっきりとはしない。

明るいところでは両目とも瞳孔が小さくなるのが正常である。高齢者は、若年の成人よりも瞳孔が小さい傾向にある。

若い人が意識を失い、瞳孔が針の穴ほどになっていたら、即座に麻薬の過剰使用を疑うこと。

おそらく・・・・・

遠方視

遠くを見るときに瞳孔が小さくなるのは正常である。

○ 両目とも瞳孔が小さい
○ 明暗に対する瞳孔の反応が活発

もしかしたら・・・

薬剤

典型的なところでは、緑内障（p.42）治療に用いられるピロカルピンおよびチモロールの点眼薬など、瞳孔を収縮させる薬剤は多い。モルヒネ、ジヒドロコデインおよびペチジンといった強力な麻薬性鎮痛薬や、ヘロインのような乱用薬の副作用により、瞳孔が小さくなることもある。

虹彩炎

p.33を参照。下記の所見により示唆される。

- ○ 罹患した目は、瞳孔が小さくいびつである
- ○ 痛みがある
- ○ 虹彩の周囲が赤い
- ○ 視力の低下

めったにないが・・

Horner症候群

下記の全3項目に該当すること。

- ○ 片目の瞳孔が異常に小さい
- ○ 瞳孔が小さい方の眼瞼が垂れかけている
- ○ 瞳孔が小さい方の顔半分の発汗が少ない

Horner症候群で重要なのは、瞳孔をコントロールする神経のひとつが、脳から胸部まで下って再び目まで上がってくる経路のどこかに問題を抱えていることである。

神経が損傷を受ける原因には、たとえば、脳疾患（多発性硬化症など）、肺腫瘍、胸郭内の腺の肥大などがあることから、Horner症候群の発生頻度は低いが、この症候群の重要性は、下記に示す随伴症状があればなおさら大きい。

- ○ 胸部痛
- ○ 咳嗽《がいそう》時出血
- ○ 不安定な足取り
- ○ かすみ目

脳幹卒中

意識を失った人（通常、中年以上）の瞳孔が、両目とも針の穴ほどに収縮していれば、脳幹という脳のなかでもきわめて重要な部分で卒中が起きたと考えられる。

- ○ 呼吸が不規則であるか、回数がきわめて少ない
- ○ 過度の発汗
- ○ 失禁

患者は救急車にて直ちに病院へ搬送しなければならない。

瞳孔が大きい

瞳孔の大きさは通常、若い人ほど大きく、年齢を重ねるにつれてしだいに小さくなっていく。

おそらく・・・・・

感情

瞳孔は、恐怖、興奮、不安などの感情が引き金となって両目とも拡大する。下記のような症状を伴う。

- ○ 脈が速くなる
- ○ 心臓がどきどきする
- ○ 口が乾燥する
- ○ “星”がちらつく（これについては見解が分かれる）

薬剤

アトロピンやホマトロピンなどの処方点眼薬が、虹彩炎治療によく用いられるが、これは瞳孔を拡大させる目的で用いられるものである。

もしかしたら・・・

動眼神経麻痺

p.27を参照。動眼神経とは、眼球運動をコントロールしている3つの神経のひとつである。この神経には、瞳孔の大きさをコントロールする神経線維もある。この神経が損傷を受けると次のようなことが起こる。

○ 眼が外を向く
○ 眼瞼が下垂する
○ 瞳孔が拡大する

外傷

目を強打して内部構造が損傷を受けると、瞳孔の動きが乱れる。

スカッシュのように小さなボールを使った競技にありがちなリスクである。

○ 目の周りにあざができる可能性が高い
○ 瞳孔が拡大し、光に反応しない
○ かすみ目が起きやすい(水晶体がずれているか、眼内出血が起きている)

直ちに治療が必要な状態であることは明らかである。

こん睡

頭部への重度の損傷や、脳卒中など脳に悪影響を及ぼす重篤な疾患であれば、瞳孔が拡大する。

○ 深い意識喪失
○ 呼吸が不規則で浅い
○ 疼痛刺激に反応しない

最悪の場合、両目とも瞳孔が拡大して光に全く反応しなくなる。脳死の徴候である。

Adie瞳孔

有害ではない。

○ 片目の瞳孔が拡大し、明るい光に反応して収縮はするが、通常よりもゆっくりとしている
○ 視力もその他の健康状態にも問題がない

失明

失明の原因にもよるが、失明した方の目の瞳孔は、明るい光に対して正常に反応しないため、もう片方の目の瞳孔よりも大きい。

実際、目が光を感じにくくなる状態(角膜瘢痕、白内障、網膜剥離、視神経の損傷など)になると、その目は直射光に迅速に反応しなくなる。

めったにないが・・

神経が目に及ぼす刺激

Horner症候群(p.19)と同じ過程で、初期には神経が刺激され、瞳孔の拡大を引き起こす。

この状態を疑わせる随伴症状は次の通りである。

○ 胸部痛
○ 咳嗽《がいそう》時出血
○ 不安定な足取り
○ かすみ目、手のしびれ

瞳孔の形がいびつ

正常な瞳孔は円形またはわずかな楕円形をしているが、ちょっとした凸凹ならよくある。

本人の全般的な健康状態によって、その重要性は変わってくる。

おそらく・・・・・

正常範囲

軽微な不整であれば、重要でないことがほとんどであり、遺伝であることもある。

○ 痛みもなく、視覚障害もない
○ 経時的な変化がない
○ これを除けば健康である

もしかしたら・・・

虹彩炎

p.33を参照。小さくいびつな瞳孔は、特に虹彩炎を繰り返し発症している場合、痛みを伴うこの疾患の特徴となる。

めったにないが・・

多発性硬化症

成人期の早い段階から発生することが多い神経疾患である。

○ 初期の特徴として共通するのは、突然の片目の失明またはかすみ目
○ 身体のさまざまな部分がしびれて力が入らなくなる
○ 振戦、不安定歩行

多発性硬化症は、脳または脊髄の変化がさらに進んだ時点で即、確定診断となる。このようなことは全く起きないことが多く、起きるとしても数年経ってからである。

梅毒

昔なら、瞳孔が小さくいびつであれば、未治療の梅毒の終末期だと思っていたことだろう。

その他の特徴は次のとおりである。

○ 四肢に短時間の激しい痛みがある
○ 不安定歩行
○ 関節の痛覚が消失し、膝、足首が大きく歪む
○ 両目とも眼瞼が下垂する

眼球肥大

おそらく・・・・・

甲状腺機能亢進症

厳密には、この疾患によって眼球が肥大するのではなく、眼球が突出するのである。

○ 両目とも罹患するが、左右対称であるとは限らない
○ 発汗、体重の減少
○ 細かい振戦、多動
○ 心臓の激しい鼓動

治療により全身にみる影響は抑えられるが、眼球はやや突出したままになることが多い。

めったにないが・・

腫瘍

○ 眼球の腫れが進行する(小児でも成人でも)
○ 斜視、失明、痛み

専門医の診察を受けた上で初めて、治療が決まる。

先天性緑内障

下記に該当する小児に、眼球内部の圧の上昇が起こる。

○ "牛眼"
○ 角膜が隆起している

血栓症

髄膜炎および重度の脱水症であればリスクとなる。

眼球の裏側の部分で血液が凝固すると、すぐに次のようなことが起こる。

○ 目が突出し、痛みが出る
○ 眼球運動が妨げられる
○ 目が膨張しているように見える

目

眼球に色のついた斑がある

医師はよく、いつものことのように目をチェックする。たとえば黄疸や貧血のように、身体のほかの部分に疾患があると、目を見ればそれがわかることがあるためである。

色のついた斑点の原因として考えうるもの、まれなものはあるが、実際のところ、頻度はきわめて低い。

おそらく・・・・・

翼状片

血管鞘およびそれに付随する組織が、白目に沿って角膜へ向かって増殖する。ハエの翼に見た目がよく似ていることからこの名が付いた。長時間にわたって何らかの作用(特に風)を受け続けることが原因であると考えられており、自転車に乗る人や船員に最もよく起こる。

○ 通常は中年にみられる
○ 小さな三角形の白い組織と、内部の血管が見える
○ 三角形の底辺部分は角膜から離れている

翼状片が生じても、審美的な問題と、わずかに刺激が生じる可能性があること以外は、ほとんど何も起こらない。ただし、増殖して角膜を覆いそうであれば、除去してもよい。

瞼裂斑

「油脂と関係がある」という意味から名付けられた。黄色く変色するため、こちらも審美的に気持のよいものではないという程度のものである。

通常は、高齢者のみに見られる。

○ 白目の部分に、黄色い不透明のものが盛り上がってくる
○ 三角形で、その底辺部分が角膜に最も近い

もしかしたら・・・

強膜炎

一度炎症が起きて、次に炎症が起きるまでの間に、この炎症を起こした血管によって、片

方の眼球に平坦な変色部分が現れるというものである。

p.18を参照。

めったにないが・・

腫れもの

皮膚のどこかに「こぶ」や「ぶつぶつ」(いぼ、ほくろ、痛)があれば、白目にもそれが現れることがある。

診断を下すのは専門医である。最近気づいたシミがあれば、医師に伝えること。

ただし、このようなものが目に現れることは、きわめてまれである。

目からの分泌物

目から出るものには涙と膿汁(目やに)とがあり、同時に出ることも多い。

p.403も参照。

おそらく・・・・・

結膜炎

- ○ 1日ほどで目が赤くなる
- ○ 黄色い目やにが少しずつ常に出続けている
- ○ 朝起きると、目の周りが目やにで固まって開かない

軽度の感染症であれば、目をぬるま湯に浸ければよい。重度の感染症であれば、特に小児の場合、抗生物質の点眼が必要になる。p.16も参照。

アレルギー

下記の条件がそろえば、アレルギーが考えられる。

- ○ 両目から透明な目やにが出る
- ○ 透明な鼻汁で鼻詰まりが起き、くしゃみが出る
- ○ 季節性(花粉症)であることもあれば、通年性(動物の上皮によるものなど)であることもある

もしかしたら・・・

鼻涙管閉塞

生後12カ月までの乳児であれば、たえず涙が出る原因となるものであり、結膜炎の再発を繰り返す原因となることもある。

鼻涙管が細く涙が鼻に抜けない(新生児はまだ涙を正常に出すことができないため、通常は生後1カ月を過ぎた頃に現れる)。

- ○ 通常は片目のみが罹患する
- ○ 乳児は全く健康であるのに、目から涙が出る

1歳の誕生日を迎えるころには、成長してこの状態を脱することがほとんどである。

必要であれば、プローブを入れて鼻涙管を拡張させることも可能である(入院の必要はない)。

眼瞼外反症

下眼瞼が歪んで外側にめくれているために、涙がこぼれる。通常は高齢者に見られる。

めったにないが・・

淋疾

乳児の目から激しく分泌物が出てくる理由として、淋疾を疑ってもおかしくないほどこの疾患が多かったのは、それほど昔のことではない。今では、先進国で淋疾はめったにない。新生児が患うものであり、治療せずにおくと失明の原因となる。

- ○ おびただしい量の黄色い目やにが、目の周囲から眼瞼の下まで及ぶ
- ○ 眼瞼が腫れ、目を開くのが困難になる

目が常に痙攣のように動く

医学用語では眼球振盪《しんとう》という。必ずしも異常とは限らず、極度に何かを凝視すると眼振が数回起きることもある。

おそらく・・・・・

白内障

水晶体が濁る疾患であり、瞳孔が白灰色に輝いて見えることもある。視力が次第に悪化していく。

通常は、長く生きている人の疾患であるが、出生時に認められることもある（次ページを参照）。治療法としては通常、白内障を来した水晶体を人工水晶体に交換する。

外傷

角膜が重篤な損傷を受けると不透明な斑が残り、その位置によって視力が低下することがある。

もしかしたら・・・

先天性

珍しい遺伝性の病態で、小児期に白内障を引き起こしたり、角膜の変質を引き起こしたりするものがいくつかある。

診断が確定するには、専門医による検査が必要である。

めったにないが・・

トラコーマ

先進国ではまれであるが、この感染症は、失明の原因として最も多いもののひとつである。

- ○ 眼瞼が腫れる
- ○ 眼瞼の裏が顆粒状になっている
- ○ 角膜が徐々に不透明になっていく

ビタミンA欠乏症

角膜軟化症ともいう。

世界中で、特に小児の失明の原因になっている。重大ではあるが回避することは可能である。

- ○ 先進国ではまれである
- ○ 角膜が混濁して肥厚し、ざらざらしているように見える
- ○ 夜盲症

感染症

こちらも視力に有害であるが、現在では、主として発展途上国に限られる。

感染源としては、寄生虫、淋疾、梅毒が考えられ、それぞれの合併症によって角膜混濁が生じる。

急性緑内障

角膜混濁を引き起こすが、赤みを帯びていると激しい痛みがある（p.15を参照）。

腫瘍

幼児の場合、眼内腫瘍の最初期の徴候に、瞳孔が不透明であることが挙げられる。フラッシュをたいて写真を撮っても“赤目”現象がみられず、罹患した目の瞳孔は、白く見えたり黒く見えたりする。

- ○ まれに、両目とも罹患する
- ○ 新たに斜視が現れることも、腫瘍を疑わせる原因となる

早急に病院での治療が必要である。

白内障

白内障とは、水晶体内部が不透明になることである。それにより、目に入る光の量が減り、光が入らないものはどんなものも混濁してかすむ。早期には症状がなく、目の検査をして初めて見つかるが、成熟白内障になると、水晶体が白く濁っているのが見てわかる。そこに至るまでの段階で、さまざまな症状が現れる。

白内障は、加齢の結果として起きるものがほとんどである。外傷または疾患により生じることもある。まれな代謝疾患または胎児期の何らかの感染症が原因で、出生時に白内障を患っていることも、ごくまれにある。

おそらく・・・・・

加齢

ほとんどの60歳以上の人は、水晶体がやや濁っているが、視力に支障を来さないのであれば、そのままにしておくのが最善であろう。ほかに全身疾患がない。

- ○ 視力が徐々に衰えていく
- ○ 目に痛みはない

白内障手術がきわめて効果的である。

外傷

眼球に物が刺し込むような負傷（ハンマーやドリルを使うことなどにより、破片が勢いよく飛んでくるというものが最も多い）により水晶体が傷つき、白内障形成の引き金になる可能性がある。

- ○ 混濁の大きさが変化しない
- ○ 視力障害の程度は、その混濁の大きさに依存する

もしかしたら・・・

糖尿病

糖尿病を患っている人は、年を重ねたときに白内障になるリスクが高い。

ステロイド

ステロイドはきわめて貴重な薬剤であり、重度の喘息、関節疾患のほか、虹彩炎（p.33を参照）などの炎症性眼疾患など、多くの疾患の治療に用いられている。しかし、長期間用いると、さまざまな副作用を引き起こすことがあり、白内障の早期形成もそのひとつに数えられる。この問題は、経口ステロイドを高用量で長期間用いることによるものである可能性が最も高い。しか

し、専門医の指示によってのみ処方されるはずのステロイド点眼薬によっても、起こりうるものである。

めったにないが・・

先天性風疹

妊娠4カ月目までの間に風疹にかかると、胎児には次に示すようなさまざまな異常が引き起こされる。

○ 白内障
○ 精神遅滞
○ 心疾患
○ 聴覚消失

このように不幸なことが起きないよう、女児を対象に風疹の定期予防接種を受けさせる。

代謝性疾患または先天性疾患

小児の白内障の原因にはいくつかあり、通常は成長障害によるものであるが、てんかんまたは発育遅滞によることもある。

眼瞼がピクピクする

どういうわけか、この症状は不安に駆られる。なぜこのようになるのかは明らかではない。ハリウッド映画では、切迫する神経衰弱をわかりやすく表現するのに用いられているが、実際は無害である。

○ 短時間にピクピクするのを繰り返す
○ 同じ眼瞼に起きる
○ 疲れたり、ストレスを感じたりすると悪化する
○ 2-3日以上つづくことはまれである

眼瞼下垂

おそらく・・・・・

眼瞼外反症

下眼瞼が下がることであり、高齢者に多い。

○ 眼瞼の裏面の赤い部分が外を向いている
○ 涙が頬にこぼれやすくなる
○ 結膜炎のリスクが高くなる

本当にひどい場合には、簡単な手術で治すことができる。

もしかしたら・・・

Bell麻痺

顔面神経の麻痺である。

○ 患側の下眼瞼が下垂している
○ 突然発症する
○ 患側の顔面が下垂する
○ 目を完全に閉じることができない

通常は、目を閉じると、角膜に危害が及ばないよう眼球が上を向いて静止位になる。しかし、Bell麻痺になると、まばたきするたびに目が上を向くという、やや厄介な特徴がある。

回復には時間がかかり、完全には回復しないことが多い。

この麻痺は単純ヘルペスウイルスが引き起こしていることが最も多いことから、まずは医師に診てもらう。早期に積極的に治療すれば、回復の大幅な向上が見込める。

卒中でないことを確認する必要もある。きわめて似た状態に陥るが、わずかに異なっている。

先天性

上眼瞼が下垂した小児が、このように診断される可能性が高い。

○ 目の動きは正常
○ 筋力も正常

めったにないが・・

動眼神経麻痺

動眼脳神経が(圧力などにより)損傷を受けていることをいう。

○ 麻痺は片目のみ現れる
○ 目が外側を向く
○ 瞳孔が拡大する

脳腫瘍、糖尿病、神経を圧迫する脳の血管の肥大など、基礎疾患を明らかにするには、専門医による検査が必要である。

重症筋無力症

治療可能であるが、迅速な筋肉疲労を引き起こす。眼瞼下垂は初期の特徴である。

○ 両方の上眼瞼が初期の特徴である
○ 両方の上眼瞼に症状が現れる
○ ほかの筋肉の疲労が異常に速く、不明瞭発語、嚥下困難または複視を来すこともある

梅毒

梅毒を治療せずに末期になると(最初の感染から最長で20年以上)、幅広い神経障害が引き起こされる。

○ 足のピリピリ感
○ 四肢に射られるような痛みが短時間起きる
○ 不安定な動き
○ 痛覚が薄れていく
○ 両目とも眼瞼下垂

眼瞼の炎症または掻痒

局所的な炎症は、概ね感染によるものである。

かゆみが広い範囲に及ぶようであれば、通常はアレルギーによるものである。

おそらく・・・・・

眼瞼炎

この炎症は刺激性のものであり、まつ毛の付け根のすぐそばにある眼瞼の辺縁が、慢性的に炎症を起こすものである。

○ なかなか傷がふさがらないように見える
○ まつ毛の付け根付近の皮膚がかさぶたのようになっている
○ 眼瞼の皮膚が薄くはがれる
○ ひりひりと痛む

この炎症が起きていると、身体のほかの部分にも湿疹が認められることが多い。医師にはそ

れぞれ、いつも用いる治療法というものがある。つまり、それは治癒を保証してくれる人がいないことにほかならない。温めた生食水で患部を湿らせるだけで十分である。

この炎症はよくみられるものであるが、眼瞼にできるフケ（皮膚科の章を参照）の一種であると考えられる。シャンプーを溶かした液に綿棒を浸し、毎晩それで眼瞼を洗うという方法が効く人もいる。

アレルギー

- ○ 両目ともに症状が現れ、軽度の刺激が続くため、目をこすりたくなる
- ○ 皮膚にわずかな赤みがある
- ○ 皮膚が乾燥し、薄くはがれる
- ○ ほかの部分に湿疹があることが多い

こちらも大したことはないが、厄介ではある。アレルギー性の接触反応によって現れることが多い。ヘアスプレーやアイメイク、あるいはマニキュアが引き金になることすらあるが、アレルギー検査をしても、理由がよくわからないままであることが多い。

目の周りの皮膚はとてもデリケートであることから、（マニキュアのように）ほかの部分の皮膚は何事もなく済むような、ほんのわずかな刺激にも反応する。

もしかしたら・・・

虫刺され

夏から秋にかけてよく起こる。

- ○ 局所的に、赤く腫れる
- ○ 2-3時間ほどかゆみがある

ケジラミ

シラミは、適度の密度で毛髪があるところならどこでも好んで棲みつくため、眼瞼がそれに該当することもある。

シラミに触れれば診断が確定する。

- ○ まつ毛の付け根の方に、丸く小さな虫が見える
- ○ 眉毛にいることもある

ワセリンを大量に塗ってシラミを窒息させるという方法で治療する。

めったにないが・・

トラコーマ

発展途上国にみられる感染症で、次のような症状を引き起こす。

- ○ 眼瞼が腫れる
- ○ 眼瞼の裏面が赤くざらざらしている

予防可能な失明の原因として、最も多いもののひとつである。p.24を参照。

眼瞼のしこり

おそらく・・・・・

麦粒腫《ばくりゅうしゅ》

まつ毛の毛根の感染症である。

- ○ 前日に軽度の不快感があることが多い
- ○ 目やにが出ることがある

最も重要な治療法は、定期的に温めた生食水で湿らせることである。抗生物質の点眼薬も有用である。

マイボーム腺嚢腫

マイボーム腺は小さな構造で、まつ毛の潤滑油になる液体を産生するという働きをしている毛根を通じて、感染がこの腺に到達する。

この病態と麦粒腫との違いで重要なのは、まつ毛の毛根の奥、眼瞼の平坦な部分に、しこりがあることである。

豆粒ほどのしこりが皮膚の下にあることが、見ても触れてもわかる。

○ 眼瞼の内側に痛み、赤みがある
○ 小さくやわらかなしこりが現れる

治療法は麦粒腫と同じであるが、経口抗生物質が必要になることが多い。目障りな塊が残ることが多く、後に除去することが必要になることもある。

もしかしたら・・・

伝染性軟属腫

名前は長いが良性の「いぼ」である。小児の間で小規模な伝染が起きる。

○ ごくわずかに隆起した小さく丸いしこりであり、通常、中心にへこみがある
○ 身体のほかの部分にも同じようなものがある

無害ではあるが、審美的に気持のよいものではない。

下手にいじるとウイルスが広まりかねないため、自然に消えるまで放置しておくのが最善である。

めったにないが・・

涙嚢炎

涙が眼瞼の内側の隅から入って鼻に抜ける鼻涙管の炎症である。

○ 鼻梁の近くに痛みがあり、腫れる
○ 皮膚が赤くなり、触れると痛い
○ 目やにが出る

早期治療を必要とするかなり重大な炎症である。p.31を参照。

蚕食性潰瘍

ゆっくりと大きくなる皮膚癌で、戸外で過ごすことの多かった高齢者に最も多くみられる。

○ 最初は小さな真珠状の塊である
○ ゆっくりと増殖する
○ 中心が潰瘍化して出血することがある

治癒は可能であると考えられるが、できるだけ早く気づくことが必要である。

次の「眼瞼の腫れ」も参照。

眼瞼の腫れ

眼瞼の皮膚はゆったりしているため、驚くほどの大きさに腫れやすいが、重大な原因によるものはまれである。

おそらく・・・・・

アレルギー

香水、化粧品、ヘアスプレー、マニキュアなど、さまざまなものに対する眼瞼の皮膚のアレル

ギー反応。原因不明のままになることも多い。通常は両目ともに発症する。

- ○ 痛みはない
- ○ 軽度のかゆみがあり、皮膚が薄くはがれる
- ○ 横になると腫れが悪化するため、寝て目を覚ますと悪化しているように見える

麦粒腫

麦粒腫は、まつ毛の毛根部分が膨らんだものであるが、大きなものになると眼瞼の全体の腫れを引き起こす。p.33も参照。

- ○ 片目のみに発症する
- ○ 麦粒腫の治療をする

眼瞼炎（慢性）

p.27に記載した炎症が長引くと、最終的には眼瞼がわずかに腫れたままになってしまう。

めったにないが・・

眼窩蜂巣織炎《がんかほうそうしきえん》

眼瞼およびその周囲の皮膚に起きる拡大性の感染症である。

- ○ 片目にのみ現れる
- ○ 腫れがひどく、眼瞼を開くことができない
- ○ 眼瞼が赤く、触れると痛い
- ○ 疲労感、発熱

抗生物質による強力な治療をただちに実施し、感染が目の奥の方に広がるのを予防する。

腎炎症候群

今ではきわめてまれな病態であり、レンサ球菌感染後の腎臓での免疫反応によるものであることがほとんどである。

- ○ 目の周りが腫れ、暗色尿が（最初に）ごく少量だけ出る
- ○ 腰痛

通常は入院して、緊急に検査する必要がある。

目のあたりの痛みまたは疼き

おそらく・・・・・

眼精疲労

よく知られている症状であるが、特に暗いところや眩しいところで、適切な保護メガネを着用せずに、長時間にわたって細かい作業をすることによって生じる。

- ○ 視力障害はない
- ○ 目の奥と目の周囲が痛む
- ○ 2-3時間ほど休めばやわらぐ

眼精疲労が何度も起こるようであれば、目を休ませるか、または明かりを調節する必要がある。

鼻づまり

風邪をひくと、次のような症状がよく現れる。

- ○ 眼球の奥と目の周囲が痛む
- ○ 鼻水、鼻づまり
- ○ 軽い頭痛

こうした症状は、2-3日で治まる。

結膜炎

チクチクする感覚のほか、次のような症状が現れる。

○ 目が充血し、目の外側ほどひどくなる
○ 光が当たると軽度の刺激を感じる
○ 視力低下はない
○ まつ毛が目やにで固まることが多い

もしかしたら・・・

緑内障

p.42を参照。緑内障は重大な疾患ではあるが治療可能であり、眼窩の中と周辺がなんとなく痛む以外、何ら症状がないことが多い。

眼科医による簡単な目の検査で、容易に発見することができる。

涙嚢炎

目の内側の隅にある鼻涙管の感染症である。

○ 痛みがあり、腫れる
○ 赤いこぶが現れる
○ 涙と目やにが出る

抗生物質による早期治療が望ましい。

インフルエンザ様疾患

目の痛みは、風邪やインフルエンザといった発熱性疾患によるものが多い。

○ 視力には問題ない
○ 目がわずかに充血している
○ 発熱、筋肉痛がある

2-3日で基礎疾患が治る。

副鼻腔炎

目の奥と目の周囲の痛みを引き起こすものとしてきわめて多いのが、この疾患である。

○ 通常は風邪をひいた後に発症する
○ 午前中、額全体に痛みまたは押さえられている感覚がある

副鼻腔炎には蒸気の吸入が効く。

鼻噴霧用ステロイド薬または経口抗生物質が必要になることもある。

めったにないが・・

腫瘍

特に下記の項目に該当し、痛みが続くようであれば、考える必要がある。

○ 小児である
○ かすみ目
○ 視力障害
○ 今までなかった斜視になる

ドライアイ

いつも目に刺激があり、軽度の結膜炎になる頻度が高い。

おそらく・・・・・

加齢

涙で目を潤すという目に本来備わっている能力は、年齢とともに低下する。点眼薬のような“人工涙”が有効であるが、定期的に用いなければならない。

テレビやパソコンなどの画面を習慣的に見る

目の不快感やドライアイを引き起こす。目と画

面との間には静電気があり、ほこりが目に引き寄せられて、刺激を起こす可能性もある。ヒントとしては、帯電防止布を用意し、それを使ってできるだけ仕事場周りにほこりがないようにするのがよい。

もしかしたら・・・

空気の乾燥

暖房機を使う冬場や、空調の効いた空間でしばらく過ごして、ドライアイを訴える人が多い。

めったにないが・・

シェーグレン症候群

涙腺による涙の産生が劇的に減少するほか、口腔内の唾液の産生が減り、ドライマウスになる。

次のような症状を呈するリウマチ性疾患または自己免疫疾患に起因することがある。

- ○ 関節痛
- ○ 関節の腫れ
- ○ 発疹

診断を確定するには通常、血液検査が必要となる。

目にものが入ったような感覚

街なかで、どれほどのほこりが舞っているかを考えれば、目にものが入るというのは実にまれなことである。

- ○ 突然、片目に刺すような痛みが現れる
- ○ すばやく瞬きする
- ○ 涙が出て、光を忌避する
- ○ 軽度の不快感
- ○ 目に入ったものを取り除かなければならないと感じる

おそらく・・・・・

異物

ほこりがその典型である。ほかの人に見てもらって取り除けることも多い。しかし、ハンマーやドリルを使っていて、勢いよく刺さったような破片などの異物には注意すること。

症状が治まらないか、感染の徴候があり、異物が目の奥深くに入り込んでしまった場合には、専門的な検査を受ける。

結膜炎

赤みが認められない結膜炎の初期には、目に何かが入ったような感じがすることが多い。

実際に、小さな異物が入って感染を引き起こし、そこから結膜炎になることもある。

もしかしたら・・・

逆さまつ毛

逆さまつ毛は見過ごしやすいため、目の一部分に常に刺激を感じるのであれば、まつ毛をよく見た方がよい。

アレルギー

刺激を何度も感じるようであれば、アレルギーが原因であると考えられる。

○ 軽度の赤み
○ 痛みというよりも、かゆみ

p.23も参照。

麦粒腫

まつ毛の毛根の感染症である。

○ 黄色く腫れているように見える
○ 目が赤くなる
○ 眼瞼が腫れるのが普通

p.30も参照。

目に中等度ないし重度の痛みがある

明らかな異物は例外として、これほどの痛みがあるのであれば、放置すると視力障害になることもあるため、専門医に診てもらう必要がある。

おそらく・・・・・

異物

ほこり、ちり、逆さまつ毛は、その異物の大きさとは全く不釣り合いな刺激を引き起こす。

○ 片目のみ症状がある
○ 突然発症し、目に何か入った感じがする
○ 刺激が強く、涙があふれる
○ 視力には問題ないが、涙でかすんで見える

ほとんどの場合、目そのものの保護機構により異物は洗い出される。

角膜の潰瘍または上皮剥離

異物または感染による損傷から、デリケートな角膜に潰瘍はかなり容易に発生する。症状は以下のとおりである。

○ 片目に強い不快感がある
○ 2-3時間かけて強まる
○ 光によってますます不快感が増す
○ 虹彩（黒目の部分）の周囲が赤い

もしかしたら・・・

虹彩炎

虹彩の炎症であり、さまざまなリウマチ性疾患に起因するため、再発する場合にはこれを考える必要がある。

○ 片目に発症する
○ 赤みがあり、黒目の周囲が最も強い
○ 光をひどく嫌がる
○ かすみ目
○ 患側の瞳孔が小さい

かなり単純明快ではあるが、虹彩に後遺症が残らないようにするには、点眼薬による治療が必要である。

上強膜炎

目の一部に刺激がある。

○ 白目のよく見える部分に赤みがさす
○ 血管がはっきり見える
○ 痛みは中等度である
○ 光に対する忌避が中等度である
○ 涙でかすんで見えることを除き、視力に問題はない

帯状疱疹

水痘帯状疱疹ヘルペスウイルスが原因のこの疾患の初期にだまされた話なら、医師なら誰にでもあるはず。

○ まず、皮膚には何の変化もないのに、顔の左右いずれかの半分ぐらいが不快な感じになる
○ 2-3日して、発疹が現れる
○ 眼瞼から鼻の側面、額にかけて、ただれてかさぶたができたようになる
○ 激しい痛みを伴う

鼻の側面または内側に斑点が現れれば、眼球が感染している可能性が高くなる。

ほかに特に害のない帯状疱疹で唯一心配なのが、角膜の潰瘍である。現在は幸い、強力な抗ウイルス薬があり、潰瘍ができる可能性は低いが、投薬は早期に開始する必要がある。

めったにないが・・

急性緑内障

p.15を参照。

球後視神経炎

特に多発性硬化症による視神経の炎症である。

○ 片目の視力が急速に低下する
○ 目を動かすと、中等度の痛みがある

血栓症

目の奥の頭蓋内にできる血餅であり、次のような症状が現れる。

○ 両目の奥が突然痛む
○ 目が突出する

角膜潰瘍

炎症が片目のみであれば角膜潰瘍の可能性があり、珍しい感染症ではあるが、次のような症状がまず現れる。

○ 片目のかゆみ
○ 激しく眩しがる
○ 主に虹彩の周囲に赤みが出る

角膜潰瘍はコンタクトレンズの使い過ぎによっても生じるため、コンタクトレンズをしている人は特に注意しなければならない。

潰瘍の有無の検査には、蛍光染料を用いる。通常はヘルペスウイルスが原因である。専門医による診察と、抗ウイルス点眼薬による強力な早期治療がきわめて重要である。

目が光に対して異常に敏感

目にすでに何らかの刺激があれば、明るい光の下ではやや不快感が生じる。光に対して敏感な状態が続くものや、その状態が重いものを羞明《しゅうめい》（光恐怖症）といい、次のような疾患の症状として現れうる。

おそらく・・・・・

結膜炎

白目の外側の周囲に軽度の赤みが現れるほか、次のような症状が現れる。

○ ねばねばした目やに

○ 目のなかの軽度のざらつき感

できるだけ人にうつさないようにするためにも、通常は抗生物質の点眼薬または軟膏が望ましい。p.16を参照。

アレルギー

特に次のようなアレルギー体質の徴候に該当するものがあれば、羞明《しゅうめい》(光恐怖症)をくり返すときはアレルギーが考えられる。

○ 湿疹

○ 鼻水がでる、花粉や動物の毛などにさらされるとくしゃみが出る

○ ほこりにさらされたり、特定の環境におかれると目がかゆくなる

○ アレルギーによる流涙はあるが、視力に影響はない

治療には通常、抗ヒスタミン薬の錠剤と、抗アレルギー薬の点眼剤とを併用する。

もしかしたら・・・

虹彩炎

p.33を参照。

角膜の損傷

臨床像は虹彩炎に似ているが、下記の点で異なる。

○ 痛みの程度が小さい

○ 角膜の周囲に赤みがさす

○ 目の上皮剥離または潰瘍の既往がある

しかるべく治療する必要がある。

麻疹

先進国ではワクチン接種プログラムによって麻疹は根絶に向かっており、ますますまれになっているが、発展途上国ではまだ発生している疾患であり、小児の死亡率は20%にもなる。

目立った特徴としては、光を嫌がるようになってから数日後に発疹が現れる。

○ 4日間にわたって高熱が出る

○ 目が血走っている

○ 鼻水と咳

○ 斑点状の赤い発疹が目に現れて、全身に広がる

○ さらに3-4日間、高熱が続く

髄膜炎

光を嫌がるというのは、髄膜炎の重要な症状であるが、通常は下記に示す症状も現れる。

○ 頭痛

○ 首が曲がりにくく、曲げようとすると痛みが出る

○ 吐き気

○ 嗜眠《しみん》または錯乱

○ 乳幼児なら、頭頂部に柔らかい隆起がある

髄膜炎が疑われる場合には、ぐずぐずせずに診察を受けること。

白皮症

白皮症の人は色素がないため、明るい光には特に敏感である。眼振(異常な目の動き、p.24の「目が常に痙攣のように動く」を参照)および斜視もよく見られる特徴である。

かすみ目

世界がなんだかぼやけて見えるという経験を日常的にしているのなら、ほとんどの場合、考えられるのは単にあれ、つまりメガネをかけた方がよいということである。一時的に目がかすむのは、たとえば結膜炎のように、涙が出るほどの何らかの刺激によるものである。

目のかすみが続いたり再発したりするのには、次のような原因が考えられる。

おそらく・・・・・

必要な矯正をせずに見ている

時間の経過とともに、目からさまざまな距離にあるものに焦点を当てようと、水晶体の形を変化させる筋肉の力が変化するため、水晶体の屈折力が変化する。

○ ごくゆっくりと変化する

○ メガネで矯正可能である

成人であればその過程に気づく。小児の場合はそうはいかず、何かおかしいと気づかないこともある。このため、小児は目の検査をすることが重要である。

もしかしたら・・・

黄斑変性

高齢者の網膜部分が編成する過程のことであり、程度の差はあるが鮮明視ができなくなり、メガネでも矯正することができない。

p.41を参照。

白内障

白内障により光が妨げられるため、かすみ目と間違うことがある。

p.25を参照。

薬剤の作用

目の筋肉に影響を及ぼし、結果としてかすみ目になる薬剤は多い。

その症状が、薬の服用と関係があるかどうかの問題である。

膀胱の機能を制御するための薬剤や、抗うつ薬などが犯人であることが多い。

めったにないが・・

糖尿病

血流中の糖の濃度が変動すると、かすみ目になることがある。

○ 症状は一時的で、数分で消えていく

まだ診断されていなくても糖尿病であれば、喉が渇き、尿量が多くなり、疲れやすくなる。

ものが歪んで見える

ある物の見え方が小さすぎたり、大きすぎたりするほか、直線が曲って見える。

あまりよくあるものではないが、この症状が続くようであれば、専門医に診てもらう必要がある。

おそらく・・・・・

原因不明

物の大きさや形が歪んでいるという感覚は、ごく短時間にだけある。ある物が突然、遠くにあるように見えたりすることもある。

○ ほかに視覚障害がない
○ すぐに元に戻る

もしかしたら・・・

網膜剥離《はくり》

剥離してしわが寄った網膜に光を当て、それを暗くしていくと歪んで見える。

○ すでに激しい飛蚊症になっているのであれば、p.39を参照
○ 典型的な症状は、“幕が下りていてよく見えない”という表現がよく用いられる
○ 光がチカチカする

早期に治療すれば失明を未然に防ぐことができるため、直ちに診察を受けること。詳細はp.44を参照。

めったにないが・・

網膜の歪み

銀幕が歪んでいるとそこに映し出される映画も歪んでしまうのと同じように、網膜の歪みは同じような作用をもたらす。

この原因としては、腫瘍、出血または炎症が考えられる。

○ 先に書いた網膜剥離のその他の諸症状
○ びっくり眼
○ 失明
○ 小児であれば、水晶体に白いものが現れる

複 視

目の動きは、脳の自動的な過程によって精巧に調整されている。必要な調整能力が発達しきらないうちは、新生児は目が驚くほど回転するのを考えると、この過程は、学習によって得られているはずである。

発達してしまいさえすれば、ハリウッドですらかなわない立体視ができるようになる。それが上手くいかなければ、脳はもう、ふたつの目から出力されたものをひとつの映像に融合させることができないため、目に映るあらゆるものが2つあるように見えるようになってしまう。この症状とかすみ目とを混同しないこと。かすみ目であれば、全く異なる可能性が生じてくる。

おそらく・・・・・

視界の端を注視する

目を上下左右に回転させて視界の端の方を見ると物が二重に見えるが、これは正常である。

眼筋の麻痺

目を動かしている筋肉は6つあり、それぞれの働きによって特定の方向に目が向くようになっている。その筋肉のうちのいずれかが麻痺すると、それ以外の筋肉は目を動かせても、麻痺した筋肉は目を動かすことができないため、複視になる。次のうちいずれか2項目以上が該当するといったその弱点のパターンから、どの筋肉が麻痺しているかのヒントが得られる。

○ 異常を来した目は、内側を向いたり外側をむいたりする
○ 眼瞼が下垂する
○ 異常を来した方の瞳孔は、正常なもう片方よりも大きいことがある

原因の説明がつかないものが多いが、頭部の損傷が原因となることが多く、因果関係がわかりやすい。

ほかの可能性としては、髄膜炎、感染症およびボツリヌス中毒があるが、そうであるなら、複視など気にならないほどのもっと激しい症状が現れてくる。

○ 重度の頭痛
○ 錯乱、嗜眠
○ 光による目の痛み

目

もしかしたら・・・

多発性硬化症

成人期の早い段階から発生することが多い神経疾患である。

複視になるのは、眼筋が部分的に弱った結果である。

○ かすみ目になることもある
○ 目に軽微な不快感がある
○ 足取りが不安定
○ 腕または脚に振戦があるか、または力が入らない
○ 四肢のしびれ

複視は通常、2-3週間ほどで消える。

めったにないが・・

眼球脱臼

前方へ押されるような力と、その動きに真っ向からぶつかる力とがかかったときに生じる。

次のいずれかに該当すれば、目の裏側の出血または血栓症が疑われる。

○ 突然の発生
○ 片目または両目の痛み
○ 片目または両目が突然突出する

甲状腺の過活動によるグレーブス病であるか、または目の裏側に腫瘍があれば、下記のような状態になる。

○ 発症が遅くなる
○ 片目または両目が徐々に突出してくる
○ 発汗、速脈および体重の減少

重症筋無力症

身体のいずれかの部分の筋肉が急速に疲労するまれな疾患である。目に症状が現れるのは、初期の特徴である。

○ 眼瞼下垂
○ ある方向を凝視すると複視になることがある
○ 両目ともに症状が現れる

特定の注射薬に対する反応によって診断が確定する。

水晶体の疾患

片目のみ罹患する複視の症状というものは、ありえなさそうではあるが、実際まれに、片目の水晶体の疾患が原因となって、視界がプリズムを覗いたときのように分割されて見えることがある。

閃光

個々の光受容体が網膜から刺激を発することによって起きる。

おそらく・・・・・

正常

閃光は、頭部を強打したり、しゃがんだ姿勢から突然立ち上がったりすることによって、瞬間的に血流が妨げられたときによく起きる。

○ 両目ともに症状がある
○ 少しの間、立ちくらみがする
○ 数秒もすれば元に戻る

もしかしたら・・・

片頭痛

光のチカチカが視界の一部分で起きるのは、片頭痛発症の典型的な警告である。

p.45も参照。

○ 通常は両目ともに症状がある
○ 吐き気
○ 頭痛

p.101も参照。

めったにないが・・

網膜剥離

p.44を参照。

○ 片目にのみ現れる
○ 閃光の雨が起きる
○ 激しい飛蚊症

上記の症状があれば、急遽、専門医に診てもらう必要がある。

飛蚊症、目の前をふわふわと動く点々

目は内部が液体であり、そのなかで細胞塊が浮遊しているのが普通である。

それが見えることを、蚊が飛んでいる様子に似ていることから、医学用語では飛蚊症という。

おそらく・・・・・

正常

次のような飛蚊症であれば、害はないと思われる。

○ 見えるのはひとつかふたつ
○ それ以外の視力は正常
○ 目に痛みがない

もしかしたら・・・

強度の近視

通常の数を上回る浮遊物が見える。

めったにないが・・

網膜剥離

p.44を参照。

完全に剥離する前の段階で、次のような警告徴候が現れる。

○ 多数の浮遊物が見える
○ 光の雨

このような症状が現れたら、急遽、専門医に

診てもらう必要がある。

網膜の損傷

眼内の炎症または出血によって、次のような症状が現れる。

○ 片目に多数の浮遊物が見える
○ 目がかすむ
○ 痛みがある
○ 充血する

原因に応じて治療する。

光の周囲に光輪が見える

緑内障のように角膜の水分が多すぎるか、または水晶体内の何かが光を拡散させることによって起きる。

おそらく・・・・・

緑内障

p.42を参照。

○ 光輪は特に、夜間に見える
○ トンネル視野

緑内障を治療しないでおくと、次第に視覚が失われていくが、かなり進行してしまうまで、症状によってそれに気づくことはほとんどない。このため、近親者に緑内障の人がいれば、目の検査を受けることが重要である。ただし、いずれにせよ60歳以上になれば、時々は検査を受ける必要がある。

もしかしたら・・・

白内障

p.25を参照。水晶体の濁りがプリズムのように作用し、光を拡散させるため、目に映るものが光輪や虹で覆われているように見える。

トンネル視野

外視野が失われることであり、管を通してものを見ているような状態になる。脳は適応能力に長けているため、気づいた時には相当進行していることがある。

おそらく・・・・・

緑内障

次の3項目に該当すれば、緑内障が疑われる。

○ トンネル視野
○ 夜間、眩しい光を見ると、その周りに光輪が見える
○ 時々、目が痛む

p.42を参照。

もしかしたら・・・

網膜色素変性症

p.47を参照

目

片頭痛

○ 症状は数分間にわたって現れる
○ 視野が縮んだように見える
○ その後、重度の頭痛と吐き気がする
○ 視覚は回復する

めったにないが・・

脳腫瘍

脳内圧が上昇したり、見たものを解釈するのに必要な脳の部分が直接破壊されたりすることによって、トンネル視野になることかある。

このほか、次のような症状が現れやすい。

○ 重度の頭痛、特に夜間に目が覚めた時
○ 吐き気が続く
○ 人柄の変化
○ 意識の変化

梅毒

感染から何年か経ってからも、この疾患による広範囲に及ぶ損傷が、次のようなさまざまな症状を引き起こす。

○ 脚の重度の電激痛
○ 不安定歩行
○ 眼瞼下垂
○ 四肢の痛覚が消失し、関節が大きく変形する
○ 多少の精神障害

失 明

失明の原因の多くは未だ治療不可能であるという言い訳は、もう成り立たない。このため、失明の原因のうちのどれが治療可能であるかや、どの程度の確率でコントロール可能かを知ったところで、ほとんど慰めにはならない(それでも重要ではある)。高血圧、糖尿病または緑内障の家族歴のある人は、目に関しては特に用心し、閃光、目の痛み、側頭部の痛みなど、ちょっとした警告徴候も見逃さないようにしなければならない。

おそらく・・・・・

白内障

水晶体に白い斑が現れる疾患であり、ほとんど必ずといっていいほど加齢によるものである。

○ ごく少しずつ視界が鮮明さを失っていく
○ 光の感じ方は変わらず、鮮明さだけが失われる

白内障手術は、現代医学ではまず間違いなく成功するといいきれるほどである。

p.25を参照。

黄斑変性症

網膜は、光に敏感な要素が何層も重なって形成されている膜である。黄斑は網膜の小さな領域で、光に敏感な部分はここに最も集中しており、最も輪郭がはっきりした像はここで作られる。

“変性”というのは、機能が低下すると言う意味であり、自然に起こる加齢の過程のひとつである。

高齢者の視覚変性の原因としては、これが最

も多い。

黄斑部の疾患は、視力に深刻な影響を及ぼすが、完全に失明するまでにはならない。通常は、黄斑部とそこに至るまでの血液供給または神経に問題がある。

ただ、一度変性してしまうと、それを止める手立てはほとんどない。しかし、最近ではいろいろと進歩しており、それが黄斑変性症の人々の役に立っている。

○ 痛みはなく、徐々に視力が衰えていく
○ 中心視覚が衰えていき、読書などができなくなる
○ 視覚は、特に近くのものを見る場合にかすみ、メガネ等では改善されない
○ 外側の方の視力には影響がない
○ ものが歪んで見えたり小さく見えたりすることもある

網膜の外側の部分が補ってくれるため、完全に失明することは決してない。

糖尿病性眼疾患

糖尿病の長期影響のひとつに、網膜内の血管の変性がある。これによって視力が失われることがあるが、それは変性の仕方によって徐々に進行することもあれば、突然に起こることもある。このため糖尿病であれば、網膜を定期的に検査する必要がある。この疾患に罹っていると思われる血管があれば、レーザービームで治療することが可能である。この疾患は症状が現れないため、専門医に診てもらわなければならない。

緑内障

この疾患には、眼内圧の上昇がよく起こるため、高齢者はもちろん、高齢でなくても緑内障の家族歴のある人は早いうちから検査を受ける必要がある。

この疾患は潜伏性であるが、この疾患によって引き起こされる視力消失の特徴は、次のとおりである。

○ 痛みがない
○ 周辺視野が失われ、トンネル視野になる
○ 目に疼くような痛みがあることもある
○ 夜間に眩しい光を見ると、その周りに光の輪が見える

もしかしたら・・・

高血圧

高血圧になると、黄斑変性症(p.41を参照)になる確率が高くなり、治療が必要である。軽症ないし中等症の高血圧は症状がない。血圧がきわめて高い状態が長期間にわたって続くと、次のような症状が現れてくる。

○ 重度の頭痛
○ 息切れ、足首の腫れなど、心臓に負荷がかかることによる諸症状
○ 動悸、胸の痛み

脈絡膜炎

脈絡膜は、網膜を形成する層のうちのひとつである。脈絡膜が炎症を起こすと、損傷部位に応じて視力が徐々にではあるが永久に衰え続けていく。

ほとんどの脈絡膜は原因不明であるが、腺熱に似た疾患を引き起こす感染症であるトキソプラスマ症との因果関係が明らかにされている。

梅毒が原因となることの方が多い。

○ そういえば、片目に視覚障害が起きたことがある

○ その同じ目に、見えない領域があることに気づく
○ 片目にのみ症状がある
○ 見えない領域は決まっていて、大きくも小さくもならない

網膜色素変性症

網膜が変性する病態であり、眼底鏡で見ると、網膜全体に黒っぽい色素が見えるためにその名がついた。

この疾患は遺伝する傾向にあり、食い止める手立てはない。

○ 症状は青年期にはじまる
○ 周辺視野が徐々に失われていき、トンネル視野になる
○ 夜盲症

めったにないが・・

トラコーマ

世界全体でみると、トラコーマは失明の原因になることが多いが、先進国ではまれである。

この感染症により、次のような症状が現れる。

○ 痛みがきわめて激しく、目が腫れる
○ 涙が止まらない
○ 角膜瘢痕から、部分失明または完全失明に至る

突然の失明

珍しいものではあるが、実際に起きたときには、通常の何らかの重大な根本原因がある。

おそらく・・・・・

網膜中心動脈の遮断

この動脈は、目の裏側に血液を供給する血管である。

小さな血栓が生じているか、または動脈が一部収縮して、血流が途絶えていることにより起きていると考えられる。

○ 突然の完全失明
○ 無痛
○ 片目のみに起こる

この動脈がけいれんすることによる遮断であれば、1時間程度で元に戻る。それ以外の場合、治療法はない。

心臓の血栓源または側頭動脈炎など、もう片方の視力をも脅かす可能性のある原因がないか、探ることが重要である。p.44参照。

網膜中心静脈の遮断

この静脈は、目から血液を運び出す血管である。通常は、すぐそばを通る網膜動脈が異常を来し、そこからの圧迫が原因となる。

○ 高齢で、糖尿病または高血圧であると、リスクが高くなる
○ 視力の衰えは速いが、動脈の遮断のように瞬時ではない
○ 通常はそれまでどおりに見える

部分的に視力が戻ることもあるが、それでも2-3週間はかかる。

網膜剥離

驚かれるかもしれないが、網膜は目の後ろにしっかり貼り付いているわけではなく、目のなかにある液体の圧力によってそこに押さえられているだけである。

網膜は破れることがあり、そうなると、その裏側に液体が漏れ出てしまい、網膜が目の後ろから剥がれてしまう。頭部を強打することによっても網膜が剥がれることがあるほか、まれではあるが、腫瘍が目の後ろで増殖することもある。

○ 近視の強い人に最も多い
○ 複数の閃光は剥離の警告である
○ 視野全体が暗くなり、視野全体に幕が下りたようだと形容されることもある

早期治療により、網膜を元の位置に戻すことは可能である。

一過性黒内障（小発作）

実際には、網膜中心動脈が遮断されることであるが、血餅はすぐに流れ去ってしまう。

○ 突然、痛みもなく片目が見えなくなる
○ 2-3分後には視力が元に戻る

医師に診てもらう場合には、血餅の出所を調べなければならない。通常は、首に沿って上へと走る頚動脈にある。

卒中

卒中は、脳内を流れる血液が遮断されることによって起きる。脳のなかでも、目から送られてくる情報を処理する部分がこの遮断に巻き込まれたときに起きるのが、失明である。

○ 突然、痛みもなく発症する
○ 視力は通常、両目ともに同時に失われる
○ 身体の左右いずれかの半身が突然麻痺する
○ 重度の卒中では、意識も喪失する

厳密にどのような形で失明したかがわかれば、それが、脳のどの部分が損傷を受けたかを知るヒントになる。

p.46の「盲点が複数ある」も参照。

もしかしたら・・・

側頭動脈炎

これも失明の原因であるが、治療可能であることから、よく知られているはずである。

これが起きるのは、ほぼ必ずといっていいほど55-60歳以上である。

○ 頭皮側の動脈がきわめて脆弱《ぜいじゃく》になり、頭髪のブラッシングや帽子をかぶるのにも耐えられなくなる
○ 咀嚼《そしゃく》するときの筋肉への血液供給が弱まり、2-3分おきに食べるのをやめざるをえなくなる
○ 全身倦怠感

この病態にはステロイド薬が劇的に効き、この病態に気づくのが間に合いさえすれば、視覚は守ることができる。

側頭動脈炎は、同じく高齢者にのみ現れるリウマチ性多発筋痛症（p.447を参照）という病態を引き起こすものである。

○ 徐々に、なんとなくだるく、気分がすぐれない状態になる
○ 特に肩から首にかけての筋圧痛

片頭痛

一過性失明などの視覚障害は、片頭痛時によくみられる。最も多いのは若年から中年であるが、それ以外の年齢層にもみられる。

○ チカチカする光が見える
○ 吐き気
○ 片側の一過性失明
○ 不明瞭発語、片方の手が使えない
○ 症状が薄らいでいくと、重度の頭痛がはじまる

片頭痛が初めてであれば、卒中のようなものであると考えられる。片頭痛の原因が脳内にあることもあるため、精密検査を勧める医師は多い。

視神経炎

視神経の炎症であり、通常は若い成人にみられる。

○ 突然、片目が失明する
○ 通常、見えなくなるのは中心視野に限られ、“視野の端の方で”物を見ることはできる
○ 目に痛みがあることもある
○ 2-3日もすれば回復する

視神経炎は、多発性硬化症の警告徴候でもある。

ほかの基礎疾患としては、梅毒、糖尿病、ビタミンB欠乏が考えられる。

硝子体出血

眼球内の液体中に出血することであり、糖尿病に起因するものと、全身性動脈疾患に起因するものとがある。

○ 軽症であれば飛蚊症(p.39を参照)になる
○ それ以外では、片目が痛みのない部分失明を来す

この病態は、眼底鏡で目の内部を見ることによって確認する。

治療法はほとんどない。その先どうなるかは、出血の程度や、基礎疾患があればそれに応じて異なる。

急性緑内障

p.15を参照。

次のような症状が突然現れたら、この疾患が疑われる。

○ 片目のみが激しく痛む
○ 嘔吐
○ 目の充血
○ 目がどんよりしている

緊急治療が必要である。

めったにないが・・

メチルアルコール

変性アルコールを飲む人は、片目または両目ともに突然失明するリスクにさらされている。それだけである。

損傷

頭部損傷により、脳の視覚をつかさどる部分が損傷を受けるか、または網膜剥離(前ページを参照)となることによって、突然失明することがある。

ヒステリー

目の裏側が正常であり、電気検査で視覚刺激が脳に届いていることが明らかになれば、心理的なものに原因のある失明が疑われる。

そのような場合には通常、ほかに下記のような奇妙な身体症状が現れているはずである。

○ 説明のつかない麻痺

- ○ 失語
- ○ 歩行異常
- ○ ほとんどの人にとっては絶望的なことであるはずの失明に対して、予測がつかない情動的反応を示す

精神疾患の既往があることが多い。

盲点が複数ある

視界のなかに、暗い部分または全く見えない部分があることに気づくことがある。どこを見ても、その部分は視界全体のなかの決まったところにある。これを暗点という。

暗点が突然に現れると、そこに注意が向くが、ゆっくりと拡大していくと、相当な大きさになるまで見過ごしてしまい、非特異的なかすみ目にしか気づかない。両目ともに暗点があるのは通常、視神経が脳内のどこかで損傷を受けていることによるものである。片目にのみ暗点があるのはほぼ必ずと言っていいほど、その目のなかに原因がある。

暗点と盲点とを混同してはならない。盲点は、誰にでもあるもので、目標物を片目で見ながら、それをゆっくりと横へ動かしていくと、見えていない部分があることに気づくものと思われる。目標物がほんの少し視界のなかから消える場所がある。これは、網膜のうち、視神経が目から離れる部分と対応しており、そこには視覚受容器がないためである。

おそらく・・・・・

黄斑変性症

加齢による目の変性であり、視野のなかの暗い部分または見えない部分が生じるものである。p.41を参照。

- ○ 片方の目の方が、もう片方よりも進行が速い
- ○ 視野の中心の視力が失われる
- ○ 見えない部分はごくゆっくりと拡大していく

卒中

脳の後方で卒中が起きると、次のような症状が現れる。

- ○ 視野の一部が消失する
- ○ 両目ともに罹患する
- ○ 麻痺、錯乱など、卒中のその他の特徴

p.377も参照。

損傷

目または脳が損傷を来すほど頭部を強打すると、失明することがある。

- ○ 両目ともに罹患する

もしかしたら・・・

下垂体腫瘍

下垂体は脳のなかにある構造体で、目から来る神経の近くに位置している。この腺に腫瘍が生じれば、その神経を圧迫して暗点が生じる。

- ○ 無痛
- ○ 視界の外側が消失する

○ 軽度の頭痛

ほかにも、身長が伸び過ぎる、月経がない、乳汁が常に漏出するなど、ホルモンが異常に産生されることによる症状もある。

めったにないが・・

中毒

タバコ、エチルアルコールおよび鉛は、視神経に悪影響を及ぼすことのある毒物に含まれる。

○ 中心視野が徐々に失われていく
○ 視界が全体的に暗い
○ 暴食後に突然失明することがある
○ 回復するかどうかは、損傷を来していた時間によって決まる

頸動脈瘤

脳内で腫れた頸動脈からの圧の作用によって起きるものであり、視神経を圧迫する。

○ 視野の外側に見えない領域がある
○ まず片目に症状が現れる
○ 徐々に両目とも罹患する

夜盲症

おそらく・・・・・

網膜色素変性症

p.43を参照。

若い成人で下記事項に該当すれば、この疾患が疑われる。

○ 夜盲症
○ トンネル視野

もしかしたら・・・

強度の近視

○ 暗いところではものを見るのが困難
○ メガネをかければ治るかすみ目

先天性

出生時から夜間の視力低下である場合もある。

めったにないが・・

ビタミンA欠乏症

ビタミンAは視覚に必要であり、このことが、夜間の視覚に有用なこのビタミンが豊富に含まれているニンジンを子どもに食べてほしいという、親の願いにもつながっている。

そんな説明をしても子どもの心には響かず、ニンジンを残してしまうのはまず間違いないが、せめて、発展途上国ではこのビタミンが不足することが失明の主な原因になっていることだけは、知っておく必要がある。

○ 夜盲症が初期症状である
○ 目がこわばり、水晶体が曇る
○ すみやかに対処すれば、ビタミンAを大量に投与することによって視界は守られる

色 盲

男性は12人に約1人、女性は200人に約1人の確率で起こる病態である。最も多いのは、赤緑視覚が一部または全部失われるものであり、それよりも頻度が低いものに、青緑視覚に異常を来すものがある。何の色も見えないというのはきわめてまれである。

脳は適応能力に長けているため、何の問題も疑われないまま成人することもある。本人は、明るさと暗さの微妙な差を感知して色を見分けているほか、周りの状況（たとえば、信号は下の方が青だと周りの皆がそういう）も役だてている。著者自身も、色盲でありながらインテリアデザイナーで成功を収めた人物を知っている。パイロットや電車の運転士など、色を間違いなく正しく見えることが不可欠であるために、色覚が正常でなければ務まらない職業もある。

色覚が正常であっても、次のいずれかが原因で色覚が衰えていることに気づくこともある。

もしかしたら・・・

白内障

よく起きる病態であり、水晶体にもやがかかったように感じるのが典型である。色覚がだめになることは実際にはないが、色の判別はしにくくなる。

p.25を参照。

網膜の損傷

色を見る役割を担う受容体が損傷を受けることによって、色覚に悪影響を及ぼしうる網膜疾患は多い。

ほかにも次のような症状があるが、詳細はそれぞれのページで説明する。

○ 視力が徐々に衰える
○ 突然、失明する
○ 盲点が複数ある

目、視神経および視覚をつかさどる脳の部分を医学的に検査しない限り、詳しいことはわからない。

もしかしたら・・・

栄養失調症

視覚受容器に必要なビタミン類やタンパク質が不足すると、色覚が変性する。

重度の栄養失調症、アルコール中毒、消耗性疾患、精神障害のある人が、色盲になる可能性がある。

ほかにも、次のような状態になる可能性がある。

○ 夜盲症
○ 小児なら、成長障害
○ 抜け毛、皮膚の退色
○ 足首の腫れ

めったにないが・・

毒性のある薬物

○ 大量の喫煙およびアルコール摂取が含まれる
○ 心疾患に用いられるジゴキシンを過剰投与すると、視野全体が黄色または緑色に見えるようになる

斜 視

斜視は目の軸がずれているものであり、違うところを見ているように見える。本当に見えているかどうかではなく、印象として斜視が疑われることが多く、ある人の目がきちんと並んでいないという印象を抱くことがある。斜視は重要な症状であり、決して無視してはならないものであるため、それが子どもであって、そのような印象を抱いたのなら、どうかそれを無視しないでほしい。また、子どもは成長すれば斜視がなくなるというのはただの迷信で、実際にはそんなことは起こらない。子どもが複視になると、脳はそれを克服しようとして、一方の目から送られて来る映像を無視することを徐々に学習していく。これに気づかないでいると、片目の視覚は損なわれたままになってしまう。

斜視であることをうかがわせる症状は次のとおりである。

○ 片目または両目が明らかに視線からずれている
○ 斜視を補うため、頭の向きがおかしい
○ 子どもが疲れているのは、斜視を示すものである

斜視の評価および治療は複雑な領域である。ほとんどの場合、左右それぞれの水晶体の筋の不均衡またはその差が原因である。いずれの原因も手術またはメガネによって治療することができる。

もしかしたら・・・

筋の不均衡または視力の不同

頭の角度がおかしい場合、筋の不均衡が斜視の原因になっている可能性が示唆される。片目がある一定以上の回転ができないことに気づくこともある。ほかにも、片目がもう一方の目よりも遠視であったり、近視であったりする可能性もあるが、後者はどちらかというと少ない。しかし通常は、専門医に診てもらい、それぞれの問題を判別してもらう必要がある。

もしかしたら・・・

顕著な贅皮

小児は通常、鼻梁による贅皮が広く、寄り目になっているような印象がある。これが偶発的に起きたとしても、一応検査はする必要がある。

めったにないが・・

神経麻痺

6つの筋肉が眼球の動きを制御していることは、すでに言及した(p.37の「眼筋の麻痺」を参照)。筋肉はそれぞれ、さまざまな原因によって麻痺する。次の項目に該当すれば、神経麻痺が原因である可能性が高い。

○ 眼瞼下垂
○ 瞳孔の大きさに左右差がある(p.18およびp.19を参照)

神経麻痺にはさまざまな原因があり、そのそれぞれについてさらに検討する必要がある。

目または眼窩の腫瘍

これは年齢を問わず発生する可能性があり、眼球に圧力がかかることにより斜視となる。このため、これまではなかった斜視が現れたら、特に小児の場合は、決して無視してはならない。

○ 眼球がどんどん突出してくる
○ 目の奥に痛みがある
○ 眼球内に腫瘍があれば、瞳孔が白く見える

鼻

鼻の形がおかしい

「正常」な鼻の形というのは、もちろん存在しない。ここでは、鼻を変形させる“二つとない”要因について考える。

おそらく・・・・・

外傷

鼻は損傷すると通常は扁平になるか、または歪む(医者は後者の方を“ずれている”という言い方をすることもある)。損傷すると、腫れたり出血したりする可能性があり、鼻の骨が折れていればそうとわかる。

1週間ほどして腫れがひくようであれば問題ないため、手術で鼻をまっすぐにする必要があるかどうかは、それから決めればよい。

○ 鼻骨骨折
○ 鼻の扁平化
○ 鼻のずれ
○ 腫れ
○ 出血

もしかしたら・・・

鼻瘤

“酒さ鼻”、“団子鼻”ともいう。鼻にある皮脂腺の過活動が原因である。こうなるまでに数年はかかる。

比較的よくみられる症状であり、女性よりも男性に多い。また、通常は年を重ねた人、飲酒量が多い人にみられる。

○ 球状の大きな鼻
○ 紫がかった赤い鼻
○ 表面は“あばた状”のでこぼこで、この穴が腺の入口になる

手術により容易に治療することができ、発生を抑えるために抗生物質を長期投与してもよい。

めったにないが・・

鼻中隔壊死

鼻を強打しても鼻骨骨折せず、その代わりに鼻中隔(鼻を左右に隔てている軟骨の薄い層)が損傷を受けることがある。鼻中隔を覆っている粘膜下に血餅でき、その圧力により次のようなことが起きる。

○ 頭痛
○ 鼻尖に局所痛がある
○ 鼻尖が広がったように見える
○ 鼻の皮膚の感覚がなくなる
○ 数週間かけて鼻中隔軟骨の破壊が進み、鼻梁部が落ちくぼむ

ハンセン病

鼻中隔の潰瘍化により鼻がつぶれる。

○ 目に見える明白な症状のうちのひとつである

鼻の癌

鼻にでこぼこしたただれが、数カ月から数年かけて拡大し、出血するか、潰瘍化するか、または痛みがあるようであれば、悪性であるといえる。局所リンパ節の腫大も、悪性であることを示唆するものである。

赤らんだ鼻

おそらく・・・・・

ぶどう球菌感染症

鼻の皮膚の感染症である。

○ 局所的な腫れ
○ 局所的な赤み
○ 局所的な痛み
○ 局所的な熱

抗生物質が必要となることが多い。

もしかしたら・・・

紅斑性ざ瘡

皮脂腺の過活動に起因する発疹である。

○ 顔面紅潮を伴う
○ 小血管からの発赤
○ 鼻、眉、顔面および顎に及ぶ発疹
○ 小膿胞がはっきりわかる
○ 何年間も残る

治療可能であり、通常は抗生物質を長期投与するが、困難ではある。

丹毒

皮膚の細菌感染である。

○ 皮膚が破れる
○ 目、鼻、口の近くにあることが多い
○ 発熱
○ 倦怠感
○ 患部全体が熱をもって赤く腫れる
○ 痛みがある
○ 水疱が現れることがある

すぐに医師に診てもらう必要がある。

早期であれば、抗生物質で効果的に治療することができる。

鼻腔

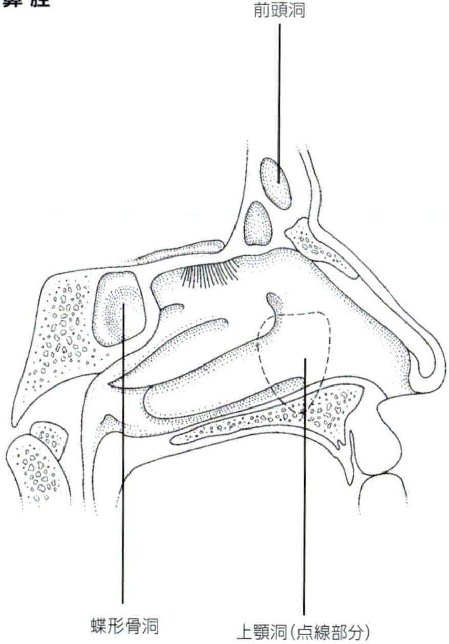

鼻瘤

p.50を参照。

鼻水

おそらく・・・・・

風邪

風邪ウイルスにはさまざまな種類がある。ひとつ風邪が治るたび、そのウイルスに対する自然免疫を獲得する。小児は“鼻水が絶えない”ことが多い。これは、学校で常に新しいウイルスにさらされているためである。高齢者にもなれば、数多くのウイルスに対して免疫を獲得しているため、風邪をひくのはまれである。

血管運動神経性鼻炎

鼻の内側の膜が反応しすぎて困る人もいる。これにより、通常は「正常な」少量の鼻水が過剰になってしまう。治療法としては、薬店で入手することができる鼻スプレーによるものがあり、この炎症には有用である。その特徴は、アレルギー性鼻炎に似ている。

アレルギー性鼻炎

花粉が原因で花粉症になるのと同じく、さまざまなアレルゲンが鼻水を引き起こす。ステロイド薬を鼻スプレーで局所投与するのが、アレルギー反応の予防に効果的である。

もしかしたら・・・

副鼻腔炎

黄色または緑色の鼻汁が出ることが多く、粘り気が強いものであることもある。頭痛を伴うこともある。

異物

○ 片方の鼻のみ異臭のする鼻汁が出る

異物は医師に取り除いてもらう必要がある。

鼻ポリープ

ポリープ（良性で肉様新生物）が鼻の内部に現れることがある。鼻の通りが悪くなり、鼻を塞いでしまうこともあるほか、分泌物の量が増えることにもなり、鼻水が出ているだけのように思えることにもなる。

治療法には内科的なもの（ステロイドの鼻腔内局所投与）と、ポリープ除去する外科的なものとがある。

薬物離脱症状

ヘロインなどの“ハードドラッグ”と呼ばれるものや、その代替物であるメタドンを中止すると、透明で水のような鼻汁が出ることが多い。

ほかにも、次のような徴候が現れる。

○ 流涙
○ 発汗
○ “鳥肌”
○ あくび
○ 胃けいれん
○ 下痢

めったにないが・・

鼻の癌

鼻または鼻周りの空間に腫瘍ができると、鼻汁が出る。

鼻血または血液が筋状に混じった鼻汁が何度も出るというのが、その特徴である。

医師に相談すること。

鼻 血

鼻出血ともいう。小児に特に多いが、成人でもほとんどが、鼻から出血したことは何度かあるものである。原因はいろいろあり、局所性疾患によるものや"全身性"疾患があることを示す症状にもなる。

鼻血はほとんどの場合、鼻梁のすぐ下を両側からしっかりとはさんで押さえ続けることによって止まる。重度の鼻血になると、10分間ほど押さえ続ける必要がある。頭部を支えて前かがみに座り、口で呼吸する。鼻梁に氷のうを当ててもよい。

内科的または外科的な処置が必要になるのはごくまれであるが、鼻血の量が多かったり、出血が長引くようであれば、かかりつけの医師または最寄りの病院の救急診療科で診察を受けること。

おそらく・・・・・

軽度の感染症

鼻血が長引いたり再発したりする原因として最も多いのが、軽度の鼻感染症である。鼻の内表面にごく近い血管に生じると、ごくわずかな異常でも、鼻血が出ることになる。抗生物質の軟膏を2-3日間にわたって鼻内部に塗布すると、劇的に効く。

鼻をほじる

小児に最も多い原因であるといえよう。鼻の入口部分にあるキーゼルバッハ部位の皮膚を指や爪で傷つけるものである。

○ 大量の出血をみることがある
○ 夜間に発生する
○ 押さえていればほぼ必ず治る
○ 再発することがある

外傷

強打して鼻が明らかに変形したり位置がずれたりしていれば、医師に診てもらう。骨折が原因と思われる。

風邪

風邪の症状としては、鼻血の頻度は驚くほど高い。細い血管に炎症が合併するためである。鼻をかみすぎても出血することがある。

もしかしたら・・・

異物

よちよち歩きの頃からの乳幼児が、ビーズなどの小さいものを鼻孔に押し込んでしまい、何日、何週間、さらには何カ月も気付かずにいることがある。炎症が起きると、次のような症状が現れる。

○ 片方の鼻孔から鼻水が出る
○ その鼻水は膿のような黄緑色
○ 血液が混じっていたり、血液の臭いがすることがある

異物を除去するには全身麻酔が必要になることもある。

慢性副鼻腔炎

骨ばった副鼻腔の内壁の感染が慢性化したものである。

○ 大量の鼻汁が、鼻孔から出ずに喉へ下りる
○ 鼻づまり
○ 頭部、特に額または目の下の痛み

鼻咽頭部

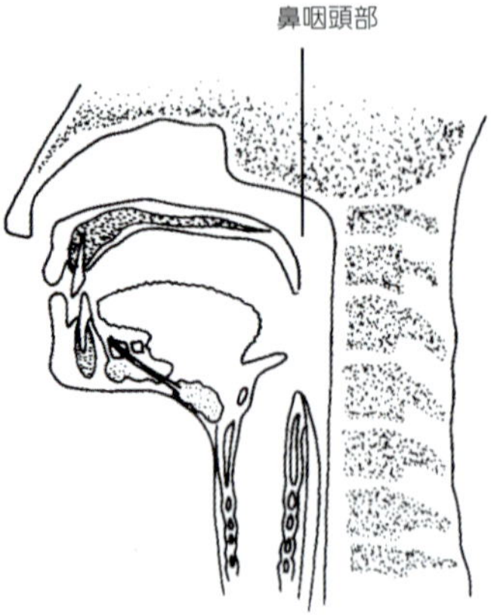

○ 嗅覚の消失
○ 鼻血、鼻をかみすぎた時に多い

薬物性

血液を薄めるさまざまな薬剤があり、その典型がワーファリンである。ほかにも、関節炎治療に用いられる薬剤の一部に、鼻血を引き起こすものがある。

ワーファリン服用中に鼻血が出たら、服用量が多すぎるということもあるため、医師に相談する。

鼻ポリープをはじめとする良性の腫瘍

鼻をほじったり鼻をかんだりした後に、時々出血することがある。

○ 鼻づまり
○ 副鼻腔炎を引き起こす
○ 粘液が出る
○ 嗅覚の消失

めったにないが・・

遺伝性出血性毛細血管拡張症

p.79を参照。

血液凝固障害

最も多いのが第VIII因子欠乏症（真性血友病）、クリスマス病、von Willebrand病である。

次のような特徴がよくある。

○ 軽度の切り傷、擦り傷でも出血が長引く
○ 著明な紫斑
○ 抜歯後の出血
○ 関節内への出血により、最終的には変性を来す
○ 鼻血を含む自然出血

簡単な血液検査をすれば、凝固に異常があるかどうかがわかる。

特に重要なのは、歯科治療前に異常があるかどうかを知っておくことであり、不確かであれば検査をする。

高血圧

中高年の場合をいう。

それ以外でも、突然、再発性の鼻出血が起きた場合には、血圧を測定して凝固能を検査しなければならない。

鼻の癌

次のような症状が現れる可能性がある。

○ 鼻づまり
○ 鼻からの分泌物
○ 副鼻腔炎の併発
○ 鼻出血

鼻血が出たからといって、医師に鼻の癌の症状だという人は「きわめて」まれである。

鼻 声

鼻をふさいだり、鼻咽頭部を歪めたりする疾患または損傷を来すと、声質が変化する。その原因として最も多いのが、風邪、鼻中隔弯曲症(p.56を参照)、“アデノイド”(p.56を参照)および損傷である。頻度は低くなるものの、考慮した方がよいものに、口蓋裂(p.80を参照)、異物(p.53を参照)、慢性副鼻腔炎(p.53を参照)および鼻ポリープをはじめとする良性腫瘍(p.54を参照)がある。

いびきと睡眠時無呼吸

よくありがちな問題で、いびきをかく人が医師にそれを伝えることはまれである。

舌が軌道をふさぐことによって起きるものであるが、口腔内の構造、特に(左右の扁桃腺の間にだらりとぶら下がっている)口蓋垂、軟口蓋および舌が振動している。酒飲み、肥満、40歳以上の男性、鼻づまりまたは奇形鼻の人に最も多い。仰向けではなく横向きに寝た方がましではある。一緒に寝ている相手のいびきにほとほとうんざりしているのであれば、医師から、いびきをかいている本人にはどうしようもないから理解してあげてほしい、と言われても困ると思うことだろう。しかし、いびきのなかには時に、必然的なものもあるということには、関心をもってほしい。

きわめて重度で、途切れないほどのいびきであれば、手術もやむなしである。最新の手術法に、口の奥の方にある軟口蓋の形を変える口蓋垂形成術というものがあるが、この手術により、重度のいびきをかいていた人の生活を変えてしまうこともできる。

それほど重度ではない場合、ヘアブラシをパジャマの背中のなかに縫い付けておくと効く、という裏技がある。こうしておけば、(いびきが出る)仰向けになろうと寝がえりを打つと目が覚める、という具合である。ほかにも、枕やベッドを調節したり、寝室での呼吸を変えてみたり、就寝時にスナック菓子を食べる(いずれも、いびきに変化が生じた人がいると言われている)など、いろいろ試してみよう。

睡眠時無呼吸とは、就寝中に一時呼吸が止まることであると定義されている。これは夜間に何度も発生し、その結果、睡眠が妨げられて、日中の嗜眠《しみん》、集中力の低下、記憶力の低下、居眠りにつながる。

通常は、過体重で首が短く太い人に生じる。

小児の場合、扁桃腺が大きすぎて左右の扁桃腺が中央で接触してしまうことがある。

これについては、専門医に診てもらう必要がある。

口で呼吸する、鼻づまり

鼻づまりがどのような影響を及ぼすかは、その原因によって異なるが、おおむね次のとおりである。

○ 鼻の痛み
○ 鼻汁
○ 臭いを感じない
○ 口で呼吸する
○ いびき
○ 口の渇き
○ 口臭

詳しくは、それぞれの症状に関する章を参照のこと。鼻づまりの原因は、次のとおりである。

おそらく・・・・・

アデノイド

“口呼吸”の理由として最も多いのではと思われる。アデノイドはリンパ組織であり、鼻および軟口蓋に近い咽頭部の裏を通っている。急性にせよ慢性にせよ、感染しやすい組織である。

急性感染により起きる症状は次のとおりである。

○ 鼻の奥の痛み
○ カタル
○ 鼻づまり（腺肥大による）
○ 頸部リンパ節の肥大

慢性感染により起きる症状は次のとおりである。

○ アデノイド肥大
○ 慢性カタル
○ 咳が止まらない
○ 口で呼吸する
○ 耳感染症、これにより聴覚が損なわれる可能性あり

いずれの“アデノイド咽頭炎”も、声がおかしくなる。アデノイドには特に不可欠な機能がないことから、切除するのが一般的であり、通常はそれがきわめて有用であり、小児についても、もちろん同じである。

この手術は、以前は高い頻度で施行されていた。最近は、アデノイドおよび扁桃腺の発生に関する理解が進んでおり、10歳の誕生日を迎えるころには、両組織とも自然に収縮することがわかっている。症状がよほど厄介なものでない限り、手術はせずに済ませることができる。

鼻中隔弯曲症

鼻中隔とは、鼻を左右に隔てている薄い軟骨の層である。“弯曲”は出生時に生じることがある（乳児の1-2%が永久的な鼻中隔弯曲症となる）。出生以降に損傷を受けた結果として鼻中隔弯曲症になることもある。左右いずれかの鼻孔の一部ないし全部が閉塞することになる。p.50の「鼻の形がおかしい」を参照。

損傷と風邪

p.50およびp.423を参照。

血管運動神経性鼻炎とアレルギー性鼻炎

p.52を参照。

もしかしたら・・・

異物、慢性副鼻腔炎、鼻ポリープをはじめとする良性腫瘍

p.53およびp.54を参照。

鼻が痛い

これは全身性の症状であり、これそのものについて調べてみても得るものはない。ほかに随伴する要素があれば、その出所を突き止めることができる。鼻汁や鼻血はないか。声がおかしくなっていないか。鼻の形がおかしくないか。鼻にかゆみはないか。嗅覚はあるか。いずれについても、次ページ以降に詳しくみていく。"鼻の痛み"について深く正しく知ることができるだろう。

鼻がチクチクする、くしゃみ

まずは、周囲に原因がないかみてみよう。室内用植物の臭い、あるいは動物に原因はないだろうか。それとも、チリパウダーやコショウではないだろうか。なかには、眩しい日差しを浴びるとくしゃみをする人もいる。原因にはさまざまなものがあり、その人独特なものも多い。そのいずれにも該当しないのであれば、p.52の「血管運動神経性鼻炎」または「アレルギー性鼻炎」ではないか考えてみること。

臭いを感じない

おそらく・・・・・

喫煙
風邪
血管運動神経性鼻炎
アレルギー性鼻炎

上記はそれぞれ自明のものであるか、または詳細について別の箇所で触れているかのいずれかである。p.52を参照。風邪であれば、臭いがわからないのは一過性のものであり、血管運動神経性鼻炎およびアレルギー性鼻炎であれば、断続的に臭いがわからなくなり、それが長期に及ぶこともある。

もしかしたら・・・

鼻の閉塞性病変

前ページの「口で呼吸する」を参照。

口で呼吸する

前ページを参照。

副鼻腔炎

p.53を参照。

急性副鼻腔炎であれば一過性の嗅覚消失となり、慢性副鼻腔炎になると、長期間嗅覚が失われる。

めったにないが・・

頭部損傷

頭部を強打すると、鼻頂部の脳神経線維が切断されることがある。正面から鼻を押さえつけられるか、または額を打つと、骨がずれて匂いを感知する神経が遮断されて、嗅覚が永久に失われることもある。

髄膜腫

脳を覆っている鞘の腫瘍である。(嗅覚をつかさどる)嗅神経を圧迫して、嗅覚が徐々に失われていったり、頭痛などの諸症状が現れたりする。

前頭葉腫瘍

これが生じると、匂いの感知に関与する脳組織が圧迫され、嗅覚を伝える経路が損傷を受ける。嗅覚は次第に消失し、それ以外の諸症状が現れてくる。

耳：はじめに

耳という組織は、どこか氷山に通じるものがある。見えているところより、見えていないところの方が圧倒的に多い。

耳は外耳、中耳、内耳の3つの部分に分けられる。

見えている部分の耳は軟骨であり、皮膚で覆われている。その皮膚は、紫斑、感染、湿疹など、身体のほかの部分の皮膚が受けているのと同じ問題が生じる。見えていない部分の耳に、内耳を守る鼓膜があり、その構造は見事に入り組んでおり、音波を電気刺激に換えて脳に伝達する。

内耳にはこのほか、液体で満たされた三半規管があり、これによって平衡感覚および方向感覚が維持できている。さらに、内耳と喉の奥とをつなぐ通路があり、これによって左右の鼓膜の空気圧が平衡に保たれている。この機能がなければ、耳のなかが圧迫されたり、“ポンとはじけ”たりすることになる。

皮膚、神経、骨、液体で構成されている以上、耳を患うちょっとした疾患が数多くあったり、重篤なものがいくつかあったりしても不思議ではない。

耳出血

耳から出る血液は通常、膿汁と混じり合っており、よく起きる症状ではあるが、重大な原因によるものであることはあまりない。

おそらく・・・・・

中耳炎

この問題は、小児のうち、時に成人してからも逃れようがなく、通常は風邪に随伴して起こる。鼓膜が赤く膨らむ。

鼓膜が破裂すると、2-3日間は膿汁および血液が耳から流れ出てくる。

- ○ 1-2日間は耳が痛い
- ○ 次に突然、血液の色をした匂いのある分泌物が出る
- ○ 痛みがなくなる
- ○ その後2-3日かけて分泌物が減っていく

ほとんどの耳感染症はウイルス性であることを示す証拠がある。ほとんどが鎮痛薬で治まるため、医師も最初の3日間はあまり抗生物質を処方したがらない。

鼓膜はほとんど必ずといっていいほど治癒するが、主治医は確認のため経過を見たいと言うと思われる。

もしかしたら・・・

腫れもの

身体のほかの部位に生じる吹き出物のように、耳道にできた腫れものは破裂して、血液のしみのように混じって出てくる。

- ○ 極端に痛いところであり、耳道のすぐ内側にある
- ○ 1-2日後に破裂する
- ○ 症状はその後、急速に消失していく

ポリープ

感染が再発した場合には、耳内部の奥深くに

肉の塊が形成される。

痛みはないが、膿汁が出たり出血したりすることがあり、耳の内部を見るための器具を通して観察する。

外傷

頭部を激しく強打することによって、鼓膜が破れて出血することがある。

めったにないが・・

癌

耳道内または内耳内に新生物ができることはあまりない。

- ○ 耳が長時間にわたって激しく痛む
- ○ 膿汁に血液が混じった分泌物が止まらない
- ○ 顔面の左右いずれかの側に部分麻痺が生じる

耳内の腫れもの

おそらく・・・・・

腫れもの

腫れものは、耳道の内壁を覆うごく細い体毛の根元にできる。これができると、その小ささに似つかわしくないほどの痛みが現れる。これは、耳道の皮膚がそれほど伸びないために、必ず激しい痛みが生じるためである。

- ○ 局所的な拍動性の痛み
- ○ 柔らかいこぶに触れられることもある
- ○ 1-2日間でピークに達する
- ○ 少量の血液および膿汁の分泌が2日間ほどある

通常は放っておいても治るが、抗生物質の点耳薬が有用である。

抗生物質の経口投与が必要になることがある。

もしかしたら・・・

単純ヘルペス

耳道のヘルペスの症状は腫れものによる症状と似ているが、次のような特徴がある。

- ○ 痛みが長く続き、再発する
- ○ ヘルペスの内部は膿汁ではなく、透明な液体で満たされている

Ramsay-Hunt症候群

p.63を参照。

耳の腫れやぶつぶつ

おそらく・・・・・

腫れものの分解

腫れものの後遺症を意味する。

- ○ まず、腫れものが痛み、赤くなる
- ○ 膿汁を出す
- ○ 2-3週間もすれば小さくなる
- ○ 硬いしこりがその部位に残る

通常、腫れはひくがそれには数カ月を要する。

カリフラワー耳

これは、腫大して肉が盛り上がった耳の奇形

で、外傷の後遺症である。外耳を形成する軟骨が永久に瘢痕化した結果であり、ボクサーやラグビーの選手の職業病のようなものである。

もしかしたら・・・

心耳

耳道と頬との間にできる小さな新生物であり、痛みはない。

出生時からあり、無害ではあるが切除することも可能である。

いぼ

身体のほかの部分の皮膚にできるのと同じように、耳にもいぼができることがある。

- ○ 突然現れ、長さ5㎜ほどになったところで止まる
- ○ 先端はざらざらしており、黒い斑点がある

切除可能であるが、完治は難しい。

めったにないが・・

痛風

生化学的な異常で、身体のさまざまな部分、特に関節に尿酸の結晶が生じるものである。

- ○ 痛風結節という硬く、でこぼこした腫れものが外耳にある
- ○ その腫れものは極度に痛い
- ○ ほかにも関節、典型的には足の親指に痛みがある

腫瘍

増殖が遅い皮膚癌が、耳にできることもある。

- ○ 最初は小さな痂皮性の点である
- ○ 辺縁がドーナツ状に隆起してくる
- ○ 出血することもある
- ○ 治らない
- ○ 徐々に拡大してく

治療は可能である。医師に診てもらうこと。

耳

耳漏

おそらく・・・・・

耳の感染症

p.64を参照。

- ○ 痛み、膿汁および出血が2-3日続く

外耳炎

耳道の内壁の皮膚にできる湿疹をいう。湿疹のできやすさに、耳道の皮膚と身体のほかの部分の皮膚とは差がない。

悪化させる要因として、プールで使われている化学薬品、鉛筆やイヤホンで耳をつつくことが挙げられるほか、点耳薬によっても悪化することがある。細菌または真菌が湿疹に侵入し、感染と刺激との混合状態になって治癒しにくくなることも少なくない。

- ○ 耳道に強いかゆみがある
- ○ 粘り気のない分泌液が出続ける
- ○ 耳を引っ張ってみて痛みが出るようであれば、感染している

抗真菌性、抗炎症性の点耳薬および経口抗生物質を用いて治療する。

もしかしたら・・・

慢性中耳炎

文字どおり、耳のなかの慢性の感染症であり、鼓膜の穴から膿汁が数週間にわたって出続ける。通常は、それまでにも耳の感染症を繰り返している。

○ 黄色い分泌物
○ その量は日によって異なる

治療としては、感染巣を除去し、耳に空気を送り、最後に、鼓膜の穴を修復する。

めったにないが・・

真珠腫性中耳炎

これは異常な細胞の塊であり、通常は耳の感染症を再発してできるものである。細胞は周囲の組織を破壊するため、次のような症状が現れる。

○ 聴覚消失
○ 分泌物
○ 回転性めまい

治療としては、真珠腫を手術により除去し、耳のなかを修復する。手術としては複雑なものである。

ポリープ

真珠腫から生じる非癌性の肉の盛り上がりであり、分泌物が出て、血液が混じることもある。

鼓膜の破裂

外傷によるものであり、次のようなことが起きる。

○ 聴覚消失、部分的な消失もあれば、完全な消失もある
○ 耳鳴り
○ 血液が混じった分泌物

耳の近くの頭蓋骨を骨折するほどの重篤な外傷であれば、脳の周囲にある液が耳から漏れていることがある。

これは重大な状態であり、上記諸症状に加え次のような症状もある。

○ 痛みはなく、透明な液体が漏出しつづける

耳 痛

耳の痛みは通常、どちらかといえば些細な耳内の問題によって引き起こされる。それでも、身体のほかの部分の疾患の症状である可能性があるため、医師は用心している。

おそらく・・・・・

耳の感染症

p.64を参照。

○ 痛みがあり、膿汁および分泌物が数時間ないし数日間にわたって出る

風邪をひいた小児にありがちな症状である。

耳管カタル

これは、医師の言葉を借りればEustachian管の機能不全である。

耳のなかの液体が増えてきたら、聴力が低下する。この状態は風邪をひいてから2-3日で治まることもあれば、数週間続くこともある。花粉症または副鼻腔炎の人には、慢性カタルも多い。発話や学校での学習進度にさし障るほど重度の聴覚障害を来す可能性があるため、幼少時に

気づいてあげることが特に重要である。

○ 聴覚が妨げられる
○ 耳のなかが圧迫されているように感じる
○ あくびをすると、一時的に圧迫感が和らぐ
○ 小児の場合、言葉の遅れがある

成人で、うっ滞除去法以外の治療が必要になることはまれである一方、聴覚障害の小児は、手術により液体を排出させることが必要になることもある。

Eustachian管

Eustachian管は、喉の裏側から内耳へと通る通気管である。空気がこの管を通って左右の鼓膜の圧が等しくなるように調節している。耳が詰まった感じがしたときに、食べ物などを飲み込んだりすると治まるのはこのためである。

この管は小児期に最も狭いため、この時に最も問題が起きやすい。

耳垢

硬い耳垢のかたまりがあると、次第に痛みが生じ、音が聞こえづらくなってくる。耳垢が生じる量は人によって大幅に異なるが、耳洗浄器での耳掃除が必要なほど耳垢がたまってきたら、自分で気づくことが多い。ただし、可能であれば、耳はそのままにしておくこと。

耳は自浄作用のある臓器である。耳洗浄器が必要になることはまれである。

細い毛が耳垢を外耳へ押し出してくるので、それをふき取るだけでよい。

綿棒での耳掃除は避けること。問題がなくなるどころか逆に増えてしまう。耳垢を柔らかくする点耳剤を必ず最初に用いてから、無理のない程度で耳掃除をすること。耳洗浄器が必要になることはまれである。

腫れもの

p.59を参照。

耳道に吹き出物ができると、小さい割には相当痛い。

もしかしたら・・・

喉の感染症

喉の感染症（扁桃炎を含む）はわかりやすく気づきやすいが、喉の症状にばかり目が行って、耳の痛みに気づかないことが多い。幼児に多い。

○ 喉の痛み
○ 嚥下時の痛み

扁桃に白い斑点があれば、扁桃炎であることがすぐわかる。

歯の問題

大臼歯が虫歯になると痛みが出て、それが耳にまで広がることがある。

小児は奥歯の萌出により、耳の感染症ととらえがちな諸症状が現れる。

○ 熱っぽく、不機嫌になる
○ 耳を擦る
○ 耳だれが出る

乳様突起炎

乳突骨は、耳の後ろにある出っ張った部分の骨であり、かつては耳の感染症がこの両域にまで広がることが多かった。

抗生物質を用いるようになり、そのようなことは今ではあまり起きなくなっている。

○ 耳の後ろが痛い
○ 乳突骨が赤く腫れて、触れると痛い
○ 発熱および倦怠感
○ 耳から黄色の分泌物が激しく出る

この病態は、緊急手術により乳突骨から排膿する必要がある。

軟骨膜炎

軟骨でできている外耳は時に、特にぶつかった後や寒い日に、炎症を起こすことがある。

○ 外耳全体がズキズキ痛む
○ 皮膚が赤くなる

症状はいずれも2-3日で自然に治まるが、時に抗生物質による治療が必要となることもある。

めったにないが・・

蚕食性潰瘍(基底細胞癌)

皮膚癌の一種であり、耳にも耳道にも生じる可能性がある。

○ まず、小さなただれのようなものが現れ、治癒しない
○ ごくゆっくりと大きくなる
○ 出血したり、痛みを引き起こしたりする

早期であれば、治療により治癒する。

疼痛性チック

医学用語でいうと、三叉神経痛である。

顔および耳の大部分の感覚を伝える神経が刺激されて不快状態が現れる。原因は不明である。中年の終わりから高齢者にかけてが最も多い。

○ 耳、顔、鼻に突然、重度の激痛が走る
○ 食べ物や冷たいものなどが、痛みの引き金になる

害はないが、このような苦痛に効く治療薬がいくつかある。

ラムゼイハント症候群

帯状疱疹の一種であり、痛みの原因はよくわからない。

○ 左右いずれかの喉に痛みがあり、同じ側の耳も痛む
○ 聴覚が過敏になることがある
○ 同じ側の舌の味覚が消失する
○ 1-2週間後、喉および耳に小さいかさぶたのような斑点が現れる

耳の癌

耳道または耳のなかの癌はあまりない。

○ 激しい痛みが長く続く
○ 血が混じったような分泌物が出る

舌の癌

耳の痛みが続く場合には、耳のなかそのものに原因がないことがあるため、舌の裏を調べることが重要である

○ 舌の裏側に浅い潰瘍がずっとある
○ 喫煙者に最も多い
○ 徐々に拡大し、それに痛みや出血が伴う

扁桃の癌

こちらの癌も珍しく、高齢者に最も多い。

○ 扁桃が片方のみ肥大する
○ 耳が痛い
○ 嚥下時に痛い

耳が“詰まった”感じがする

よくある感覚であり、耳が詰まった、耳の間に綿が挟まった、耳が圧迫される、頭がぼーっとする、などさまざまな表現がされる。

基本的には、聴覚が物理的に一部ふさがれたことにより、耳が難聴気味で覆われている感じがするのが特徴である。

原因が明白であることが多く、すぐに治療で治る。

おそらく・・・・・

耳管カタル

p.61を参照。

風邪をひくなどして内耳に液体がたまることによるものであり、治療が必要であれば、うっ血除去剤およびアロマ吸入剤を使用する。

耳垢

なんとなく耳が詰まっている感じがする原因として、最も多いものであると思われる。浮動性めまい、不快感、軽度の耳の痛みなどを伴うことが多い。p.62を参照。

耳垢を軟化させる点耳剤だけで、自然に清潔になることが多い。

感染症

すでに記載した痛みを伴うもの（p.61の「耳痛」などを参照）ではなく、次のように経過がわかりづらい感染症もある。

○ 漠然とした軽度の痛み
○ 軽度の変動性難聴
○ 耳のなかの圧迫感

鼓膜を診ることができる医師または看護師が診断しなければならない。

もしかしたら・・・

花粉症

鼻および耳の内壁が腫脹する結果として、耳が詰まった感じがする。

○ 季節性のくしゃみ、目の痛み
○ 花粉の季節に鼻水が止まらない
○ 湿疹や喘息が随伴することが多い

めったにないが・・

慢性外耳炎

重度のものになると、耳道の慢性的に腫脹し、耳かすでふさがることにもなる。

長時間にわたる洗浄が必要である。p.68を参照。

成人の難聴、耳が遠い

成人の難聴または聴覚消失は、その大部分が通常の加齢の一部である。聴覚消失は徐々に悪化し、仕事や人づきあいなどで支障を来すまで気づかない。この時点で、“新しい”問題が突然生じたように思う。突然、耳が聞こえなくなったり、片耳だけが聞こえなかったり、痛み、浮遊感または耳鳴りを伴うものであれば、特に注意しなければならない。

おそらく・・・・・

耳垢

軽度の聴覚消失の原因として圧倒的に多い。

○ 突然、部分的に聴覚が消失することが多い

○ 耳が“詰まった”感じがする

慢性中耳炎

耳のなかの長期間にわたる感染症であり、次の症状が現れる。

○ 難聴

○ 膿汁のような分泌物が続く

○ 痛みや回転性めまいが時々ある

治療としては、専門医のいる診療所で細心の注意を払って耳を洗浄する。

痛みおよび回転性めまいが突然現れたら、病状が悪化している可能性もあることから、専門医による救急診療を受ける。通常、耳を連続して洗浄することにより治癒する。

耳硬化症

鼓膜から音波を伝達する骨のうちのひとつが徐々に硬化していく病態である。

○ 家族性であることが多い

○ 女性に多く、妊娠中に悪化する

○ 成人の若いうちに難聴がはじまり、進行していく

○ よく耳鳴りがする

手術が有用であるが、通常は最も簡単な治療法として補聴器を用いる。

老年性難聴

年齢とともに起こりやすい聴覚消失であり、音波を脳に伝達するために電気刺激に変える経路が変性することに起因する。

○ 通常は60歳代後半に気づく

○ 両耳ともに罹患する

○ 痛みはない

もしかしたら・・・

メニエール病

回転性めまいおよび耳鳴りを伴う難聴発作が何度も起こると、この疾患であることが示唆される。

音響外傷

繰り返し大きな音を効いていると、聴覚が外傷を受ける。しかし重大な外傷を来すには、5年間そのような音にさらされ続けている必要があるといわれているが、どんなに熱心にディスコ通いをしていても、それほどの時間が経つまでには、刺繍でもするようになっているだろう。

実際、ディスコ難聴は一時的になものであるのが普通であるが、大きな音に長期間かつ繰り返しさらされていると、聴覚消失が起きることがある。大きな音を聞いた後はよく耳鳴りがする。仕事で大きな音にさらされている人は耳保護具を着用し、定期的に聴覚検査を受ける。

> ヘッドホンなどで大きな音を長時間効いていると、耳が外傷を受ける。大きな音を伝えるイヤホンを直接装着すると、若い人々の聴覚に有意な影響を及ぼすことはすでにわかっている。周囲の人にもその音が漏れ聞こえているということは、相当大きな音である。

動脈硬化症

耳に血液を供給する動脈への血流が悪くなると、さまざまな症状が現れてくるが、通常は高齢者に限られる。

○ 変動性難聴、浮遊感、耳鳴り

症状は首の位置によって多岐にわたる。特異的な治療法はない。

めったにないが・・

感染症

難聴は、重要なところでは麻疹（はしか）や耳下腺炎（おたふくかぜ）など、特定の感染症の合併症としてはまれであり、かつ予測不可能である。髄膜炎および梅毒が原因で難聴になることもある。

小児がこれまでに耳の感染症に何度もかかっているのであれば、聴覚が低下してしまっている可能性もある。次ページの「子どもの耳が遠い」も参照。

聴神経鞘腫

聴覚神経に生じる増殖の遅い腫瘍である。まれではあるが、次のような症状があれば、この神経鞘腫が疑われることが多い。

○ 片側のみ難聴が進行する

○ 片側のみ耳鳴りがする

○ 回転性めまい

○ のちに、顔のしびれ、ふらつきが現れる

脳CT検査を実施すればかなり正確な位置がわかり、手術による切除の成功率も高くなる。

頭蓋骨骨折

聴覚神経を傷つけたり、音を伝達するデリケートな骨を途絶させてしまったりして、突然に聴覚が失われる。

薬剤

聴覚神経が影響を受けやすい薬剤がいくつかある。そのうち最も多いのがアスピリンの過剰投与である。

○ 耳鳴りが初期の警告徴候である

○ 浮遊感

ページェット病

年齢を重ねた人にとっては少なくない疾患であり、次のような症状が現れる。

○ 骨が軟らかくなる

○ 脚が曲る

○ 頭部が拡大する

難聴は、骨の拡大により聴覚神経が押さえつけられることが原因である。この疾患は、レントゲン写真で特徴な徴候がみられない限り、気づかれないことが多い。

小児の難聴、耳が遠い

小児期に耳が遠いのは見つかりにくいものではあるが、何としてでも気づかなければならないものでもある。新生児を対象にした特殊な検査が、日常的に実施されるようになりつつある。突然大きな音がしても驚いた様子を見せなかったり、発育しても音がする方を向かなかったりする場合には、聴力に問題があるのではと疑うこと。さらに時間が経って、なかなか言葉を発しない場合にも疑わなければならない。さらには、就学してから、特に明白な理由もなく学業に支障を来すようであればもう一度、聴覚が失われている可能性を考えること。

念には念を入れること。

おそらく・・・・・

耳垢

見つけるのも簡単で、耳垢を柔らかくする点耳剤による治療も簡単である。

ほとんどの専門家は、幼児には耳洗浄器を用いないようにと言っている。

漿液性中耳炎

耳の感染症が再発したことのある小児の聴覚消失の理由として多いのが、この中耳炎であり、内耳に液体がたまってしまう。

この液体が濃く粘り気があることから、グルーイヤー(にかわの耳)ともいう。この病態が治まりを見せるまでには2-3カ月を要することが多い。

症状は次のとおりである。

- ○ 難聴(部分的または完全)
- ○ 耳が痛むこともあり、鼓膜の外観がある典型的な変化をしていれば、医師はこの中耳炎であることに気づく

治療法としては、グロメットを挿入する。

もしかしたら・・・

先天性

聴覚器が発達せず、生まれながらにして聴覚障害であるかもしれないことは、常に考える必要がある。難聴は家族性であることもあるが、耳に外傷を与える薬剤(下記参照)を母親が服用するなどしていたか、または母親が風疹(ドイツ風疹)に罹っていた可能性もある。

症状は多く、難聴はいくつもある異常のひとつであるが、専門医に診てもらうべきものである。ただし、先天性難聴は原因が見つからないことがある。

めったにないが・・

先天性風疹

ワクチン接種が一般的に実施されるようになったことから、珍しい疾患になった。妊婦が4カ月目までに風疹に罹ると、胎児に壊滅的な打撃を与える。難聴のほかにも、次のようなことが起きる。

- ○ 脳の発育不全および精神遅滞
- ○ 白内障
- ○ 心欠損

風疹に対しては、国によるワクチンのおかげで、このように痛ましいことになるのはまれである。

風疹の免疫ができているか、妊娠する前に検査すること。

感染症

難聴が、麻疹や流行性耳下腺炎といった特定の感染症の合併症となることはあまりなく、予測不可能であるが、予防接種のおかげで麻疹も流行性耳下腺炎もますます少なくなっている。

髄膜炎によるものであることもある。

新生児黄疸

生後数日で重度の黄疸が現れると、難聴をはじめ脳の障害が起こる可能性がある。このため、そのような病態となった乳児の治療には力を入れる。

薬剤

聴覚神経が影響を受けやすい薬剤がいくつかある。そのうち最も多いのがアスピリンの過剰投与である。

もうひとつがゲンタマイシンであり、現在は髄膜炎のように生命に関わる疾患に用いられているが、聴覚が外傷を来すリスクよりも生命に対するリスクがまさっている。

耳鳴りは、下記のもの初期徴候である。

○ 浮遊感

有害である可能性のある薬剤を使用しなければならない場合には、血中濃度をモニタリングして副作用を回避する。

先天性甲状腺機能低下症

甲状腺機能が低下していると小児には、次のようなことが起こる。

○ ざらざらした顔貌
○ しわがれ声でなく
○ 舌が肥大する

この疾患は新生児期のできるだけ早期に治療することができるものであり、これを検知するスクリーニングプログラムを用意している国は多い。

耳がかゆい

おそらく・・・・・

外耳炎

耳道の皮膚にできる湿疹の一種である。成人期に多く、身体のほかの部分にも出ているのが普通である。

身体のほかの皮膚と同じく、化学物質の影響を受けやすい。そこにはプールの塩素、ヘアスプレー、さらには外耳炎治療に用いられている点耳剤に含まれる抗生物質すらも含まれる。

もしかしたら・・・

真菌感染症

真菌という微生物は、外耳炎ですでに破壊された皮膚に侵入する。

○ 外耳炎の諸症状
○ 分泌物内に黒い胞子が見える

治療には、抗真菌点耳剤を用いる。

耳の雑音

耳鳴り以外の雑音はきわめてよくあるが、厄介な基礎疾患によるものであることはきわめてまれである。たいていは2週間もすればなくなる。

原因がわからないままのものが多く、その症状が現れるのも消えるのも謎に包まれている。決まった場所で雑音が聞こえるのであれば、集中冷暖房システムや電力線などと似たような雑音のように、すぐにわかるような原因がないか調べてみること。

p.70の「耳鳴り」も参照。

おそらく・・・・・

耳管カタル

耳のなかに液体がたまって耳がふさがってしまうものであり、風邪をひいたときなどに起こることが多い。

○ 音がこもって聞こえる
○ 耳のなかがポコポコ、パチパチいう
○ 耳の圧迫感によるごく軽度の不快感
○ 嚥下により一時的に和らぐ

内耳の急性感染症

聴覚のカタルとよく似た原因により雑音を引き起こす（上記参照）。

○ すぐに痛みが現れる
○ 難聴
○ 耳の内側がパチパチいう

通常は、抗生物質を投与する。

めったにないが・・

心雑音

心臓の弁に異常があることによる音が、ほかに競合する雑音がない場合に、頭部のなかで聞こえることがある。

○ シューシューとう雑音
○ 心拍と一致している
○ 医師に診てもらう必要がある

貧血

極端な場合ではあるが、貧血により耳に雑音が聞こえると言われている。この症状は通常、次のような貧血の特徴によってかき消されている。

○ 蒼白
○ 疲労
○ 舌の痛み
○ 立ちくらみ

血液検査をすれば、すぐに診断が確定する。

耳の裏の圧痛

耳のすぐ後ろには、乳突骨という骨があり、触れると出っ張っているのがわかる。この部分に痛みや腫れがあるというのは、例外なく重要である。

おそらく・・・・・

耳の急性感染症

この感染症は中耳に限られるが、乳突骨全体に軽度の圧痛があることがある。中耳の感染症は通常、抗生物質により治療して、それ以上拡大しないようにする必要がある。

もしかしたら・・・

乳様突起炎

今でこそ珍しい炎症であるが、乳様突起領域から脳に感染が広まる可能性があることから、かつては耳感染症の恐ろしい帰結であった。

- ○ 耳の感染部位からはじまる
- ○ 乳突骨の部分全体が赤く腫れる
- ○ 黄色／緑色の分泌物が耳から出る
- ○ 発熱、疼痛、倦怠感

緊急手術が必要である。

耳鳴り

あらゆる耳の疾患のなかでも、耳鳴りはその持続性から最も苦痛なものである。通常は耳がベルのように響くというが、それよりも低い音で、ハチなどがブンブンいう音よりは高いぐらいの音であることもある。時々起こる症状としてきわめて多く、不愉快以外の何物でもない。

慢性の耳鳴りも問題である。治療法は薬剤の投与から音を塞ぐ装置まで多岐にわたるが、実際に治癒させる方法はない。短時間の耳鳴りの原因には、頭の強打、耳垢、異物、感染症または突然の気圧変化が考えられる。長く続くものであれば、その原因は次のようなものが考えられる。

おそらく・・・・・

耳硬化症

難聴の原因として多いもののひとつである。p.65を参照。耳硬化症の場合、耳鳴りは最も早期に現れる症状であり、これは、音を伝達する骨のひとつの硬度が大きくなることによるものである。

メニエール病

この疾患の典型的な症状は、次に挙げるものがさまざまに組み合わさって現れる。

- ○ 耳鳴り
- ○ 回転性めまい
- ○ 難聴

老年性難聴

加齢過程の一部としての聴覚消失であり、耳鳴りを伴うことが多い。p.65を参照。

もしかしたら・・・

動脈硬化症

脳および耳へは、頸部にある大きな動脈から血液が供給され、その動脈には、加齢とともに、垢のようなものがたまってくる。これが、次のような症状を伴う高齢者の耳鳴りの原因であると考えられる。

○ 立ちくらみ
○ 頭を動かそう、とくに上を見上げようとした時の浮遊感
○ 難聴

時間をかけて、ゆっくりと起き上がったり、とっさに首を動かしたり極端な動きをしたりしないようにすればよい。

薬剤

耳鳴りを引き起こすことの多い薬剤としては、アスピリン、キニンおよびストレプトマイシンがある。

心理的なもの

重度の精神疾患を患う人の場合、耳鳴りなどの耳の雑音が、実際には幻聴であることがある。本人が次のようなことを言うようであれば、その疑いがもたれる。

○ 奇怪な雑音
○ その本人の行動について何か言っている声

その本人は次のような様子を見せることもある。

○ 異常に疑う
○ 過度に不機嫌

このような状況をデリケートに扱うことのできる専門家に見てもらう。

めったにないが・・

ページェット病

聴覚神経を圧迫しうる骨の疾患であり、次のような症状が現れる。

○ 難聴
○ 耳鳴り

p.66も参照。

回転性めまい

回転性めまいとは、回転する感覚を意味する。浮遊感は、それよりも軽度のものである。いずれも、耳の異常が原因であることが多いが、ほかに痛み、耳だれ、耳鳴りなど、耳の疾患の特徴がないため、つながりが明確でないことがある。このため、回転性めまい／浮遊感については、p.348-382の「脳神経系」で詳しく扱うので、そちらを参照のこと。

ただし、以下に示す病態は耳に関わるものである。

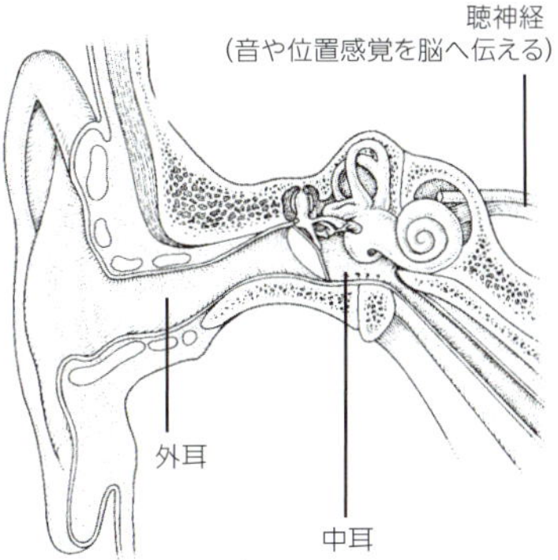

おそらく・・・・・

カタル

風邪をひいたときにおこるうっ滞であり、軽度の浮遊感が2-3日続くこともある。

○ 鼻のうっ滞

○ 耳にわずかな圧迫感

○ 軽度の難聴および耳鳴り

迷路炎

頻度としては高く、驚きはするが無害であり、ごく小規模の流行性疾患である。耳のなかにある平衡器のウイルス感染によるものと考えられるが、耳内部で繊細な構造をとる結晶が移動することによるものであるという考えが増えてきている。通常なら平衡をどのように保っているかを知らせるメッセージを伝達する耳の末端部が、炎症を来して、紛らわしいメッセージや誤ったメッセージを伝達する。これが原因で、急性の平衡感覚喪失および極度の真性回転性めまいが起き、部屋がぐるぐる回っている感覚がする。

○ 突然、何もできないほどの回転性めまいが起き、立っていることすらできない

○ 通常は、朝起き上がろうとして気づく

○ 吐き気がしたり嘔吐したりすることが多い

○ 頭を動かすたびに回転性めまいが起こる

迷路炎になるとパニックを起こすことがあるが、症状は2-3週間ほどで消退するので安心してほしい。発生から数カ月間は、小規模なものが再発する可能性がある。

メニエール病

この病態の初期症状に回転性めまいがある。その後、次のような症状が現れる。

○ 耳鳴り

○ 難聴

もしかしたら・・・

慢性中耳炎

p.65を参照。黄色または緑色の耳だれが片耳から出続けるほか、次の症状がある。

○ 不快感

○ 難聴

専門的な治療により耳を洗浄し、感染を取り除く必要がある。

耳硬化症

中年期の難聴の原因であり、初期症状として次のような特徴がある。

○ 耳鳴り

○ 回転性めまい

○ 耳垢

従来は、さまざまな耳の異常を耳硬化症のせいにしていた。おそらくその方が、都合がよかったのであろう。しかし、ごく軽度の浮遊感があり、硬い耳垢が耳に充満している以外に特に症状がない場合には、医師から耳垢を柔らかくする点耳剤を用いて耳垢を除去するか、必要であれば、耳洗浄により回転性めまいの原因となっている耳垢を除去するようにとの示唆があってもおかしくない。

めったにないが・・

聴神経鞘腫

p.66を参照。回転性めまいのほか、次のような症状が進行していれば、聴覚神経に新生物ができていることが疑われる。

○ 片側の難聴

○ 片側の回転性めまい

○ 片側の耳鳴り

口・顔・頭部・喉・頸部

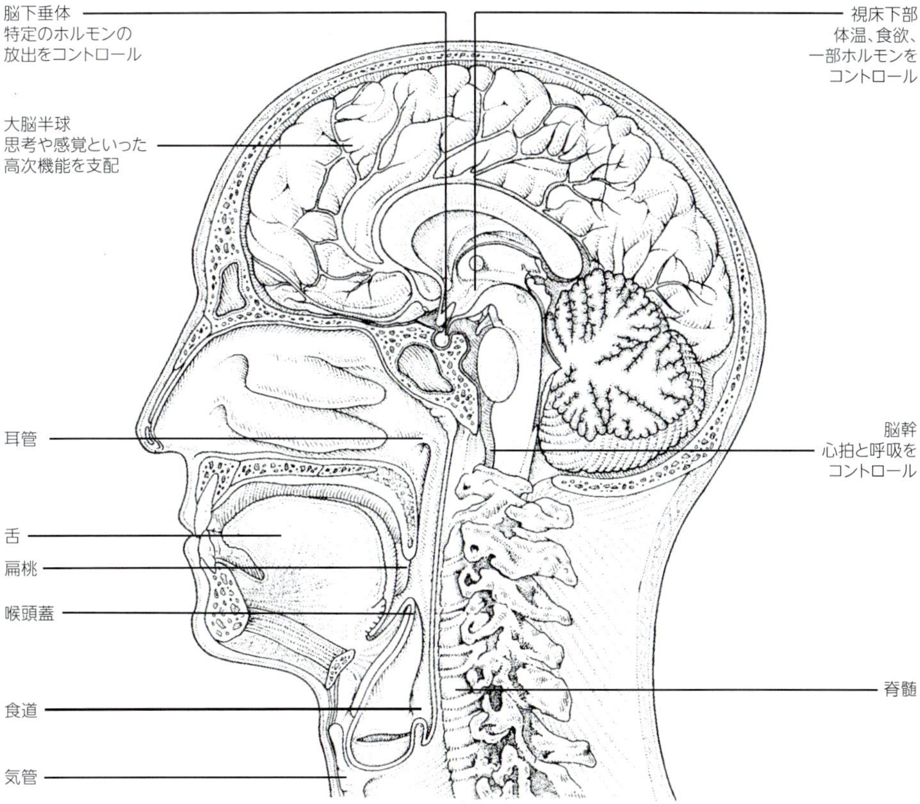

脳下垂体
特定のホルモンの
放出をコントロール
視床下部
体温、食欲、
一部ホルモンを
コントロール
大脳半球
思考や感覚といった
高次機能を支配
耳管
脳幹
心拍と呼吸を
コントロール
舌
扁桃
喉頭蓋
脊髄
食道
気管

口

唇が青紫色

チアノーゼの特徴であり、p.397の歯のところで扱う。体温が低いことにより生じることがある。しかし、チアノーゼが長期にわたると、血中酸素濃度が低いことをうかがい知ることができる。

耳たぶ、粘膜という粘膜や舌をはじめ、爪床のように血液の流れが皮膚の表面に近いあらゆる部分も同じように血色がなくなることがある。一般に、チアノーゼは心臓または肺のいずれかの疾患を示唆するものである。

おそらく・・・・・

低体温

浜辺で震えている子どもによくみられる。しかし、チアノーゼは高齢者の低体温に伴うことがある。これ以外に次のような症状が認められれば、低体温症を考えること。

○ 錯乱
○ 思考が遅くなる
○ 動きが少なくなる

このような症状が現れたら、ゆっくりと体を温め、何枚もの毛布でくるむのが最善である。お茶などの温かい飲み物を与えてもよい。熱が奪われやすくなるため、酒類は避けること。いずれにせよ、直ちに治療を求めること。低体温症は病院で扱うべきものである。

慢性気管支炎

p.201を参照。

肺気腫

○ 息切れがして、それが数カ月から数年という時間をかけて悪化していく
○ ずっと息を吸い続けているかのように胸部が拡張する
○ 慢性気管支炎を併発することもある
○ 吸気感染症
○ チアノーゼ
○ 呼吸不全

肺水腫

心臓のポンプ機能がうまく働かなくなり、肺に水がたまることである。心臓への血液供給が悪くなっているか、または心臓の弁の疾患のような構造的な異常のいずれかを原因として、心不全となっている可能性がある。

次のような症状が現れる。

○ 労作時の息切れ、重度の場合には安静時の息切れ
○ 体を伸ばして横になっているときの息切れ
○ 夜間の息切れ
○ 薄い喀痰《かくたん》、血が混じりピンク色のことも
○ チアノーゼ
○ 心拍が早い、または不規則
○ くるぶしが腫れる

もしかしたら・・・

ショック

p.381で詳しく扱う。

チアノーゼは、いくつかある気づきやすい特徴のひとつでしかない。緊急事態である場合もある。

肺炎

実際には、いくつかの種類があるため、“肺炎群”という書き方の方がよいのではないかと思われる。チアノーゼは、そのいずれの疾患においても典型的な特徴である。p.397を参照。

肺炎のなかには依然として、特に幼い子どもや高齢者は生命に関わるものもあるため、すぐに医師に診てもらう。

めったにないが・・

肺塞栓症

p.196で詳しく扱う。唇が青ざめるのは、いくつかあるもっと激しい特徴、すなわち突然の息切れ、突然襲ってくる鋭い胸の痛み、血液の混じった喀痰、虚脱などのひとつにすぎない。

先天性心疾患

チアノーゼは、心臓に異常のある新生児にみられる典型的かつ明白な特徴である。ファロー四徴症および大血管転位が、最もよく知られているものと思われる。心欠損症にはこのほか、ダウン症候群のような異常を伴うこともあれば、妊娠中に風疹を患った母親に起因することもある。チアノーゼ以外には、次のような症状がある。

- ○ 息切れ
- ○ 手のばち指変化
- ○ 脚のばち指変化
- ○ 赤血球増加症（酸素化不良を補うためにヘモグロビンが過剰になる）
- ○ 倦怠感
- ○ 発育不良

異物による気道閉塞

何らかの物体によって、肺を空気が自由に出入りするのが妨げられると、チアノーゼになることがある。食べ物などをのどに詰まらせた人や小児が突然青くなったら、ピーナツやおもちゃの一部など、異物を吸い込んだことによるものと考えなければならない。

生命に関わる緊急事態である。p.219の「ハイムリッヒ法」を参照。

喉頭浮腫

感染症（通常はジフテリアまたは喉頭蓋炎）または重度のアレルギー反応によって、喉頭の軟部組織が腫れて、肺を空気が出入りできなくなることがある。

- ○ 唇が青い
- ○ 喘鳴（気道の遮断部で息を無理やり通そうとするため、耳ざわりかつ恐怖を感じる音が聞こえる）
- ○ 苦痛

上気道の感染によるものであれば、ありがちな特徴がいずれも認められる。

喉頭浮腫は緊急事態であり、迅速に救助する。

線維化性肺胞炎

中年期に発生し、その後徐々に進行する傾向にある。

- ○ 息切れが増える
- ○ 乾性咳
- ○ ばち指変化
- ○ チアノーゼ

じん肺症

職業病としてのさまざまな胸部疾患に用いられる言葉であり、通常は埃っぽい環境での作業に起因する。

- ○ ゆっくりと発症する

○ 労作時、その後は安静時にも、息切れが増える
○ 間欠的な咳
○ 気管支炎の発症
○ チアノーゼ
○ 呼吸不全
○ 心不全

外因性アレルギー性肺胞炎

動植物からのほこりに対するアレルギー反応が何度も起きることにより発生する疾患である。

農業従事者にきわめて多い。

○ ほこりにされされることによる息切れ、倦怠感、発熱および咳による再発性の短い発作が、最長2-3日続く

何年にもわたって繰り返しさらされると、慢性状態となり、次のような症状が現れる。

○ 息切れ
○ 手足のばち指変化
○ チアノーゼ
○ 呼吸不全
○ 心不全

口角のひび割れ

医学用語では口角炎または口角症という。単独の症状であれば、通常はさほど重要ではない。

おそらく・・・・・

小児期のひび割れ

わが子の口角がいつも湿っているのであれば、ひび割れを起こすリスクが高い。哺乳瓶を使っていたり、指しゃぶりをしていると、口角が炎症を起こしやすくなる。また、もう少し年齢が上の子どもにも、特に明らかな原因もなくひび割れを起こすことがある。

○ 赤みがある
○ ひび割れている
○ 痛みがある
○ 自然に治る
○ 片方だけのこともある

年齢

年齢とともに、しわが口角から下の方へ向かい、それに沿って唾液が流れて皮膚を刺激するほか、次の症状が現れる。

○ 赤みがある
○ ひび割れている
○ 痛みがある
○ 片方だけのこともあれば両方のこともあり、自然に治る

もしかしたら・・・

脳損傷

脳損傷（卒中、事故）を受けたか、または慢性神経疾患を患う人は、顔面脱力がみられたり、嚥下に支障があることがあり、これにより、唾液が口中にたまってよだれが出ることがある。

○ 赤みがある

○ ひび割れている
○ 痛みがある
○ 自然に治る
○ 片方だけ(卒中後)のこともあれば、嚥下に問題があれば両側にみられることもある

めったにないが・・

壊血病と亜鉛欠乏症

それぞれp.399およびp.79を参照。リボフラビンという、さまざまな食品に含まれている水溶性ビタミンがある。欠乏症は重度かつ全身性の栄養失調症のみの特徴のようである。p.116には、舌炎に関する項目がある。

兎 唇

話し言葉では口唇裂という。p.80の口唇裂と口蓋裂を参照。

唇のひび割れ、ただれ、斑点

唇がただれて炎症を起こすのは、成人にも小児にもよくみられ、その唇は赤く、ひび割れていることが多い。通常は、高温および低温に間欠的にさらされることにより生じる。唇の皮膚は体内から出る油分を失い、乾燥して不快な“荒れ”が起きる。

ほかにも、唇をなめたり噛んだりすることも、原因となることが多い。唇をなめるのは風邪をひいた小児の典型的な行動で、鼻水が出るためずっと上唇をなめたりこすったりすることによって、炎症を起こす。唇を噛むのは、ストレスを受けた時に慰めとなる癖である。

唇とその周囲の皮膚は、ただれたりさまざまな疾患の病変があらわれたりしやすい部位である。局所的なものもあれば全身性のものもあり、永久に残るものもあれば一時的なものもあり、治療が必要なものもあれば、そうでないものもある。以下に原因を示すが、当然ながら原因はそれ以外にもある。ここでは、そのなかから特に注目すべき例を挙げている。

おそらく・・・・・

アフタ様潰瘍

(身体的または精神的に)疲れ果てているときに、けがをすると生じることがあるが、明白な理由がないことの方が多い。

○ ひどく痛い
○ 粘膜が破壊されて潰瘍が形成されてから24時間経っている
○ 灰色/白色であることが多い
○ 潰瘍は通常、直径3-4mmほどであり、楕円形をしている
○ 痛みのせいで食事、会話、歯磨きなどが困難になる
○ 多発性のこともある
○ 唇の裏側にできやすい
○ 5日から2週間の間に治癒する

単純ヘルペス

顔面ヘルペスともいう。皮膚に感染するウイルスである。

- ○ 上部消化管感染症があると発生が早まることが多い
- ○ 極端な気候（暑い、寒い）によっても発生が早まることが多い
- ○ 最初は、唇または局所的な皮膚に刺激のあるごく小さな斑点が現れる
- ○ 小胞に少量の液体が現れる
- ○ カサカサのかさぶたのようになる
- ○ 10日から14日で自然に治る
- ○ 重度であっても、早期に見つかれば抗ウイルス薬が役に立つ

粘液嚢胞または貯留嚢胞

唇の内側にある小さな腺のひとつが遮断され、次のような症状を引き起こす。

- ○ 突然、直径2-3mmのこぶができる
- ○ 痛みはない
- ○ 透明／青みがかっている
- ○ 突然、中身がなくなる
- ○ 2日以上続くことはまれである

熱傷

唇（特に下唇の中央）に疼痛および潰瘍が局所的に現れるのは、喫煙者が酒に酔って、誤って唇付近にタバコの火をつけてしまうことが原因であることが多い。本人はそのことを思い出すことができないことが多い。5日もすれば治る。

膿痂疹《のうかしん》

不快で感染性の強い皮膚感染症であり、身体のどこにでも起こりうるが、顔および唇のほか、皮膚が露出している部分に多い。小児に最も現れやすい。

- ○ 赤みがでることからはじまる
- ○ 小胞および水疱（嚢に液体がたまっている）が皮膚表面に発生する
- ○ それが破裂して痂皮形成する
- ○ 顔の大部分に広がることもある
- ○ 非対称性であり、顔の左右にまんべんなく広がるものではない
- ○ 抗生物質による治療が必要である

もしかしたら・・・

カンジダ症

唇の“鵞口瘡《がこうそう》”の感染であり、“義歯”のある高齢者、“疲れ果てた”高齢者、またはビタミン類や鉄分が不足している高齢者に多い。治療には、抗真菌薬のクリームまたはバッカル錠を用いる。

- ○ 赤み
- ○ ただれ
- ○ 軽微な腫れ
- ○ ひび割れたり出血したりすることも
- ○ 白い斑点などがみられることがある

白板症

- ○ 舌または口の内壁に白い斑点がある
- ○ こすっても落とせない
- ○ 赤いつけねを残して消失することもある
- ○ 斑の下が局所的に硬くなることもある

原因には、喫煙、飲酒、香辛料、敗血症、尖った歯および梅毒がある。

白板症はこのほか、癌の初期の警告徴候でもあることから、舌または口内に長期間にわたって硬く白い斑点が居座っているようであれば、これを放っておいてはならない。

めったにないが・・

亜鉛欠乏症

粗末な食事をしていたり、吸収不良や栄養不良といった問題を抱えており、口まわりが間欠的にただれる高齢者は、亜鉛欠乏症であると思われる。血液検査を実施してこのことを確認することが必要であり、亜鉛欠乏症であれば亜鉛を補給する。

AIDS

口内に複数の潰瘍ができるほか、次のようなことが起こる。

○ 全身の倦怠感
○ 体重減少
○ 皮膚の発疹
○ 血液検査で診断が確定する

癌

唇に潰瘍が長期間あるか、それが大きくなるようであれば、特に口腔衛生が保てていない高齢の喫煙者であれば、癌が疑われる。

○ 持続性の潰瘍またはいびつな形の腫れもの
○ 痛みはないものの、リンパ節の腫れが続く
○ 病変部からの出血
○ 体重の減少
○ 倦怠感

遺伝性出血性末梢血管拡張症

Osler-Weber-Rendu症候群ともいう。遺伝性の病態である。

○ 小さく赤い血管病変が唇と口内にできる
○ これと似た病変が、消化管全体に生じる
○ 胃腸の病変は内出血を引き起こす
○ 40歳未満ではまれである

下疳《げかん》

梅毒感染の最初の徴候である。オーラルセックス後に唇または口内に現れることがある。

○ 接触から3-4週間して現れる
○ 当初は、硬く盛り上がった弧発性の病変である
○ 浅い潰瘍になる
○ 痛みはない
○ 出血しない
○ 縁が赤く盛り上がる
○ 痛みのない局所リンパ節肥大

疑わしい場合には、医師に診てもらい、治療を受けなければならない。

皮膚炎

皮膚のどこかが、ちょっとしたことにも敏感になることがある。たとえば、ペンなどを加えたり噛んだりする癖があったり、リップスティックまたはリップバームを塗ったりすることが、反応する因子になる。

○ 赤み
○ かゆみ
○ 痛み
○ 痂皮が形成されたり、じくじくすることもある
○ 刺激物さえなければ唇は正常

ベーチェット病

10代から30代前半までの男性に最も多い。

- ○ 口に痛い潰瘍ができる
- ○ 口に病変ができてから2-3週間で全身に潰瘍が広がる
- ○ 生殖器の潰瘍形成を伴う目の炎症（ぶどう膜炎）

この病態は、再発したり再燃したりする。治療は、症状の緩和を目的としたものになる。この病態は中東地域に最も多い。

多形紅斑

薬剤または感染に対する反応によるものである。若い男性に最も多い。

- ○ 口内の広範囲に痛みのある潰瘍が現れる
- ○ 病変は皮膚に現れることもある
- ○ 歯肉炎
- ○ 痂皮、血液がにじんだ病変が唇にできる

治療法としては、原因を特定し、それを取り除いたり治療したりする。

扁平苔癬《へんぺいたいせん》

30代以上に現れる。

- ○ 細く白い線が唇、舌および頬に複数現れる
- ○ 同じ領域に小さく白い点々が現れる
- ○ 点と線との間に潰瘍ができることも
- ○ 時に、液体が充満した嚢ができ、それが破裂すると痛みのある潰瘍になる

毒物

症状や徴候にはほかにもあるが、ヒ素、ビスマス、鉛、水銀といったさまざまな薬物が、口および唇の色素沈着を引き起こす。口の色素沈着の原因としてほかに決定的なものがない場合には、偶発的または故意にこのような薬物を摂取したと考える必要がある。

唇の荒れ

基本的には、p.77の「唇のただれ」と同じである。

口唇裂と口蓋裂

両用語とも、子宮での発生中に生じる異常をかなり幅広く指すものである。

新生児750例に1例という、かなり頻度の高いものである。何らかの理由で、一般には知られていない組織の領域同士が“結合”できず、出生時に溝ができていることがわかるというものであり、片側性のこともあるが、重度の場合、鼻のすぐ下から両側性の口唇裂および口蓋裂となる。

○ 患側の小鼻に歪みがある
○ 半数以上は、硬口蓋にも欠損がある
○ 未治療のまま放置すると、発話に問題が生じる(特に鼻声)

最近の傾向としては、授乳および発話の発達への影響が可能な限り小さくなるよう、このような変形を出生後しかるべく速やかに形成外科手術により修復している。

口の周りの皮膚が青白い

これはきわめて特異的な症状であり、口囲蒼白ともいい、猩紅熱によるものである。この症状よりも一般的な貧血または失血による皮膚、粘膜および爪の蒼白と混同してはならない。p.390を参照。猩紅熱の症状は次のとおりである。

○ 扁桃炎
○ 主として体幹の赤い発疹
○ 舌のただれ、舌苔
○ 口囲蒼白
○ 中耳炎になることもある(p.58を参照)

歯肉出血

これはほぼ必ずといっていいほど、歯磨き時の力の入れすぎであり、毎日当たり前のように出血する人もいる。

出血が続くか、または歯肉に痛みがある場合には、程度はともかく歯肉疾患(歯肉炎または歯周病ともいう)を来していることがある(p.82を参照)。これは治療しなくても治まるが、感染が併発していれば、抗生物質が必要になることがある。歯科衛生士によるケアが有益であると思われる。

きわめてまれな原因としては、ビタミンC欠乏症による壊血病がある。

汚物臭がする口臭

呼気悪臭である。歯科医も医師もそのほとんどが、口臭の原因は口腔衛生状態が悪いことにあるとしている。口臭の原因としては、口腔衛生状態の悪さが圧倒的に多い。

ただし、ほかにも原因はあり、口、副鼻腔および肺のさまざまな異常のほか、身体のほかの部位の疾患によるものであることもある。

おそらく・・・・・

口腔衛生状態の悪さ

口臭を発生させるのに最も確実な方法は、歯を磨かないことである。食べ物のかすは歯と歯の隙間に入り込み、腐敗して悪臭を発するため、規則正しく歯磨きをするだけでは、その蓄積を予防するのに十分ではない。デンタルフロス（歯と歯の間に通す特殊な糸）を使うことによって隙間もきれいになり、口臭予防にもなる。

○ 歯と歯の間に着色がある
○ 歯の色にむらがある
○ 朝の起床時の息が臭い

ブラッシングとフロッシングのほか、歯科医または歯科衛生士による定期的な歯石取りも、口臭予防になる。

飲食物

少し前にスパイスの効いた食べ物を食べたか、お酒を飲んだことによるものである。

○ 口にもそれ以外の身体部位にも、疾患があることを示す証拠がない
○ 食事がスパイスの効いた食べ物以外に限定されているわけでも、飲酒を止められているわけでもない

喫煙

○ 口臭
○ 歯の着色汚れ

齲歯

齲歯とは虫歯のことである。歯を覆っているエナメル質が、細菌によって傷つくものである。定期的に歯を磨いて、甘い食べ物を控えるとよく、フッ素も有用である（歯科医にアドバイスを求めること）。

○ “歯の知覚過敏”
○ 歯が1本以上痛む
○ 口臭

○ 熱すぎたり冷たすぎたりする食べ物や飲み物で悪化する

口呼吸

鼻ではなく口で呼吸してしまう病態があると、洗口液として作用する唾液が分泌されても乾燥してしまうことにより、口臭を招くことがある。このため、鼻で呼吸をしづらい鼻ポリープ、鼻の骨折、花粉症、さらにはいびきすらも、口臭を引き起こすことがある。

口または喉の感染症

口または喉が感染していると、口臭が起きることがあり、いずれの場合にも、次の症状が随伴する。

○ 痛み
○ 発熱
○ 倦怠感
○ 口臭
○ 口のなかで不快な味がする

歯肉疾患

歯肉の炎症を伴う歯肉および歯槽の疾患（歯肉炎ともいう）。主として口腔衛生状態が悪いことに起因する。

○ 特に歯磨き後に歯肉から出血する
○ 歯肉の知覚過敏
○ 口臭
○ 齲歯があることが多い

義歯

定期的に十分洗浄しなければ、食べ物のかすや唾液が義歯に蓄積し、口に装着していても悪臭を放つことになる。

後鼻漏

インフルエンザや風邪をひいてから数週間たって現れることがある。

○ 粘液が喉に下りて反射的に咳が出る
○ 夜間に悪化する
○ それ以外の全身の健康状態は良好である
○ 口臭があることもある

p.120の「喉にできる喀痰」も参照。

もしかしたら・・・

副鼻腔炎

副鼻腔のいずれかの感染症であり、下記のような症状を引き起こす。

○ 鼻漏(鼻から外に出るか、喉に下りるか)が治まらない
○ 緑色または黄色
○ 頭痛がする可能性も
○ 時に発熱する
○ 倦怠感
○ 口臭

カタル

カタルにはさまざまな意味があり、(鼻の炎症により)鼻が詰まることであるという人もいれば、感染粘液が大量にあることをいう人もいる。口または鼻の感染が併発しているか、または鼻が詰まって口で呼吸をしているかのいずれかが原因で、口臭が起きることが多い。

肺の慢性病態

p.85の「汚物臭がする口臭と咳」も参照。

肺が粘液を産生し続ける病態にあるか、または肺に長期にわたる感染巣があると、これが口臭の原因となることがある。慢性気管支炎、結核、嚢胞性線維症、気管支拡張症、肺気腫などの疾患のある患者に、口臭の愁訴があってもおかしくない。基礎疾患の主な症状には通常、次のようなものがある。

○ 化膿性(緑色/黄色)の粘液
○ 咳
○ 発熱
○ 倦怠感

歯槽膿漏

歯肉および歯槽の疾患であり、実際には重症度が高く、進行している歯肉疾患を指す(前ページを参照)。

○ 歯肉縁が退行している
○ 歯がぐらぐらしている
○ 歯槽の感染に起因する膿汁が、歯肉と歯の間から漏れ出ている
○ 痛み
○ 口臭

糖尿病性ケトアシドーシス

糖尿病で、血糖値を適正にコントロールしていない場合、ケトアシドーシスのような血液生化学的な異常が起きることがある。

この病態の特徴は、息が甘い臭い(胸が悪くなるような臭いという人もいる)がする。

めったにないが・・

ヴァンサンアンギーナ

“潰瘍性偽膜性アンギナ”ともいい、歯肉に広がる扁桃の細菌性疾患である。衛生状態の悪さによるものである。

○ 発熱
○ 喉の痛み
○ 歯肉の感染
○ 頸部リンパ節の腫れ

片側の扁桃のみに発症することが多く、潰瘍化し、膜が軟口蓋および硬口蓋に広がることがある。

感染力が強い。抗生物質がすぐに効く。

口、上気道および喉頭の癌

口、上気道および喉頭のいずれかの癌、特に腫瘍が感染したものであるか潰瘍化したものである場合に、口臭が伴うことがある。このため、下記の少なくとも1項目に該当するほかに、口臭が続くようであれば、特に喫煙している高齢者は、精密検査が必要である。

○ リンパ節の腫れが続くも痛みはない
○ 口／舌または口蓋に上記以外の腫れものがある
○ 声の変化
○ 体重の減少
○ 体調不良を感じる
○ 口または首の痛みが続く
○ 義歯が合わない
○ 貧血

腎不全

尿毒症がある。尿素は通常、尿中に排出される排泄物であり、腎で産生される。

○ 皮膚が茶色／黄色っぽい
○ 紫斑がある
○ 呼吸が速い
○ 足首が腫れる
○ 心不全
○ 息が尿臭／アンモニア臭
○ 四肢の感覚がおかしい

肝不全

肝炎や肝硬変など、肝組織を傷つけるさまざまな疾患の結果として起きるものである。

次のような症状が多数現れる。

○ 黄疸
○ 疲労
○ 精神衰弱
○ 手のひらが赤い（“肝”手掌といい、手のひらの脂肪部分に赤みがさす）
○ 小さな血管が皮膚から透けて見える（“星芒状血管腫”）
○ 発熱
○ 口臭（甘い臭いや汚物臭）、肝性口臭

薬剤と中毒

薬剤には、肺から空気中に排出されるもので、独特な臭いがするものがある。その例に、今ではめったに用いられないパラアルデヒドや、アルコール依存者に処方される薬であるジスルフィラムがある。

汚物臭がする口臭と咳

おそらく・・・・・

慢性気管支炎

詳しくはp.201を参照。典型的な臨床像は次のとおりである。

○ 特に早朝の喫煙者咳
○ 冬場の咳
○ 喘鳴
○ 白色ないし黄色／緑色の喀痰
○ 数年間に息切れが増えていく
○ チアノーゼ
○ 口臭

もしかしたら・・・

肺癌

詳しくはp.209を参照。目に見えてわかる随伴症状は次のとおりである。

○ 乾性咳
○ 血の混じった喀痰
○ しわがれ声
○ 息切れ
○ 胸部痛
○ 肺の感染症
○ 倦怠感
○ 体重減少
○ 口臭

気管支拡張症

空気の通り道が広がり、酸素が循環中に入る効率が低下すること。次のような特徴がある。

○ 胸部感染症の再発の既往
○ 多量の黄色／緑色の喀痰、血液が混じるかどうかは問わない
○ 発熱
○ 体調が悪そうに見える
○ 体重減少
○ 倦怠感
○ 重度の口臭

嚢胞性線維症

p.137を参照。

乳児期の後期に生じ、下記に示す症状の少なくともひとつが現れる。

○ 発育遅延
○ 激しい下痢
○ 口臭を伴う呼吸感染

めったにないが・・

肺膿瘍

肺組織に膿汁がたまっている状態である。肺炎の合併症として、感染したものを吸入するか、またはまれではあるが肝膿瘍の胸部への拡大が原因であると思われる。一般に、次のような特徴がある。

○ すでに感染症を患っている
○ 発熱
○ 震え
○ 発汗
○ 倦怠感
○ 胸膜炎(呼吸時に胸部に痛み)
○ 汚物臭のする喀痰
○ 口臭

肺結核

栄養失調患者または免疫抑制患者に最も多い。

- ○ 倦怠感
- ○ 疲労
- ○ 体重減少
- ○ 喀痰(血が混じることがある)を伴う咳
- ○ 胸部痛
- ○ 息切れ

尿臭がする息

- ○ 口臭

p.84の「汚物臭がする口臭」の「腎不全」のところで詳しく説明している。

甘い臭いがする息

p.83およびp.84の「汚物臭がする口臭」の「糖尿病性ケトアシドーシス」および「肝不全」をそれぞれ参照。

歯の異常

変色および変形がある。以下に示す疾患および誘因は一考の価値がある。

年齢

よく知られているとおり、歯は年齢とともに変色する傾向にある。歯肉炎などの歯周病によって歯肉が退行し、正常なときと比べて歯が長くなったように見える。

喫煙

普通に歯磨きしていても、黄褐色になる。年齢による歯の変色を速めることにもなる。

ビンロウの実を噛む

歯が全体に赤褐色に変色するもので、男女問わず、ビンロウの実を噛む習慣のあるアジア人によくみられる。

横走隆線

歯の横走隆線は、歯のエナメル質の表面が形成されていた時期に壊血病またはくる病を患った人にみられる。

上顎歯と下顎歯

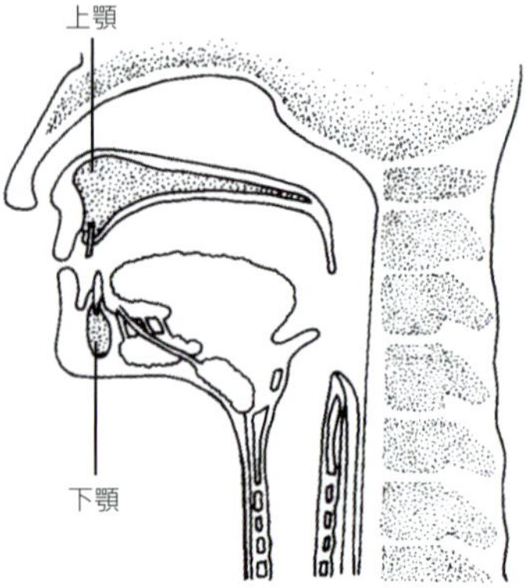

軟骨外胚葉異形成

先天性の異常である。次のような特徴がある。

○ 身長が低い
○ 指が短い
○ 歯が小さい
○ 乾皮症
○ 薄毛

ハッチンソン歯

現在ではまれであり、先天性梅毒を原因とする。切歯の下縁に小さな切れ込みがあり、それが端の方ほど浅く薄くなっていく。先天性梅毒のそれ以外の徴候も現れる。

歯ぎしり

この症状は配偶者や親など、周囲の者の方が気になる。通常は夜間に発生し、いびきを伴うこともある。歯ぎしりが習慣になっている人もいる。その音は、上の歯と下の歯が互いに反対方向へ移動することによるものである。この症状は自然に消えることが多い。歯が傷ついたままになってしまうことは、まれにしかない。症状が続くようであれば、歯科医にアドバイスを求めること。"オーダーメード"のマウスピースを装着して就寝するなどして、歯を保護したり歯が擦り合わないようにしたりする。

歯ぎしりと片頭痛との間には因果関係があり、両方ある人は多い。

歯の損傷

可能であれば、欠けた部分を取っておき、歯科に持参する。歯も歯根も全体が抜けてしまった場合は、それを元に戻すことができる。また、顎を骨折している可能性がある場合には、直ちに専門医に診てもらう。歯が折れたり欠けたりといった審美的な問題と比べれば、根本的な骨の損傷の方がはるかに重要である。骨は元の形に再建する必要がある(p.92の「上下の歯がかみ合わない」を参照)。審美的な修復は、骨の損傷の治療が終わってから、後日実施することができる。

歯生期の痛み

最初に生える乳歯は通常、下の中切歯であり、時期としては生後6-10カ月である。歯の萌出は、生後約2年半にわたって続く。ほとんどの乳幼児が、泣き叫び、発熱、よだれといったものを経験するが、それは、(絶対にとはいえないが)歯の萌出または成長によるものであることがある。

歯生期にある子どもの発熱は目立った症状ではなく、子どもが熱を出したからといって、歯が生えているからだと考えることはない。痛みや不快感が主な症状であり、それによってかんしゃくを起したり泣いたりする。大人でも歯痛になったら鎮痛剤を服用するのと同じように、歯生期にある子どもには、乳児用のパラセタモールを用いて鎮めるのが賢明である。

ただし、耳や喉など別のことが原因でないことを確認することは、常に重要である。

口内乾燥症

可能性の高い原因としては、もちろん、脱水症および口呼吸のほか、恐怖または不安が挙げられる。

このうち、脱水症および口呼吸に関しては、それぞれp.444およびp.56で扱い、恐怖または不安に関してはp.349で扱う。

原因を取り除けば、正常な“湿った”口に戻る。口内乾燥症が続くようであれば、基礎疾患があることをうかがい知ることができる。

麻酔薬および抗うつ薬にも、口内乾燥を引き起こすものがある。

唾液腺

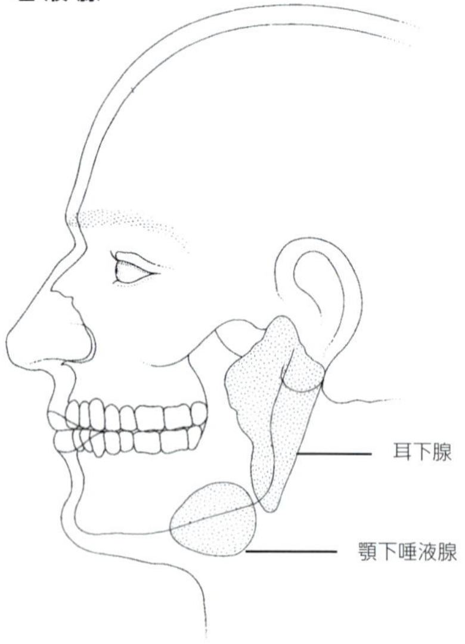

もしかしたら・・・

唾石

大唾液腺の管に石が形成され、唾液を遮断する。顎下唾液腺に最も多いが、耳下腺に生じることもある。

○ 片側の腺が腫れる
○ 食事中または食べ物を口に入れると腫れが悪化する
○ 腫れに不快感がある
○ 口内の腫れと同じ側に乾きを感じる
○ 腫れが突然下へ降りる（口に唾液が流れ込むのがわかる）

石が通過してしまうこともあれば、手術により除去する必要があることもある。

めったにないが・・

シェーグレン症候群

自己免疫疾患である可能性が高く、中年女性に多い。

○ 痛みやざらつき感を引き起こすドライアイ
○ 口内乾燥、口臭を伴う
○ 唾液腺の腫れ

慢性関節リウマチなど、ほかの結合組織の異常を伴うことがある。

口全体の感染

舌、口蓋および歯肉を含む口腔全体が重症の感染を来したら、緊急処置が必要である。まれではあるが、口腔の衛生状態が極端に悪いか、またはまったく衛生状態を維持していない場合に起こることがある。

めったにないが・・

ヴァンサンアンギーナおよびヴァンサン急性潰瘍性歯肉炎

感染性の生物から名前がついた。塹壕《ざんごう》口内炎ともいう。いずれも口の細菌性疾患であり、歯と歯の間の歯肉や、扁桃(ヴァンサンアンギーナ)が発生源となる。隣接組織に迅速に拡大する。

ヴァンサンアンギーナとは、次のようなものである。

○ 発熱
○ 局所疼痛
○ 喉の痛み
○ 頸部リンパ節の腫れ
○ 片側の扁桃のみ罹患して潰瘍化することが多い
○ 軟口蓋および硬口蓋に膜が拡大することもある
○ 唾液分泌過多
○ 感染性が高い
○ しかるべき抗生物質にすぐ反応する

ヴァンサン急性潰瘍性歯肉炎は、上記諸症状に加えて、次のような症状がある。

○ 深部歯肉潰瘍

水癌

上記病態の重度のものをいい、栄養状態の悪い小児にみられる。

治療をしても、大きな瘢痕が頬に生じることがあり、顎の動きが制限されることもある。

口を開けづらい

通常は、患部が開口に関与している疾患によるものであり、痛みまたは腫れのいずれかを伴う。痛みがあると顎を開きにくいという印象があるが、痛みが主症状になることはまれである。

その疾患を発生頻度の順に列挙する。口の開けにくさの原因として多いものの順ではない。

おそらく・・・・・

アフタ様潰瘍

p.118を参照。

齲歯

p.82を参照。

歯性感染症

p.129を参照。

上気道感染症

p.128を参照。

扁桃炎

p.116を参照。

流行性耳下腺炎

耳下腺の炎症であり、リンパ節と間違えられることが多い。

- ○ 左右ともに罹患し、著しく腫れる
- ○ 腫れのため、口を開けるときに不快感がある
- ○ 時に、膵臓および精巣が罹患する（思春期を過ぎてから）

もしかしたら・・・

伝染性単核症

p.118を参照。

扁桃周囲膿瘍

p.130を参照。

埋伏智歯

智歯（親知らず）が生えてくるとき、特に既存の歯によって阻まれている場合にも、口の奥の方に同じような痛みや不快感があったり、そこが感染したりすることがあり、そのために歯を開けにくくなる。疑わしい場合には、歯科医に聞いてみる方向で考えること。

側頭下顎関節炎

これは、下顎蝶番と頭蓋骨との関節である。関節炎は加齢により発生することもあれば、損傷後に発生することもある。

- ○ 耳の前のみが局所的に痛い

側頭下顎関節

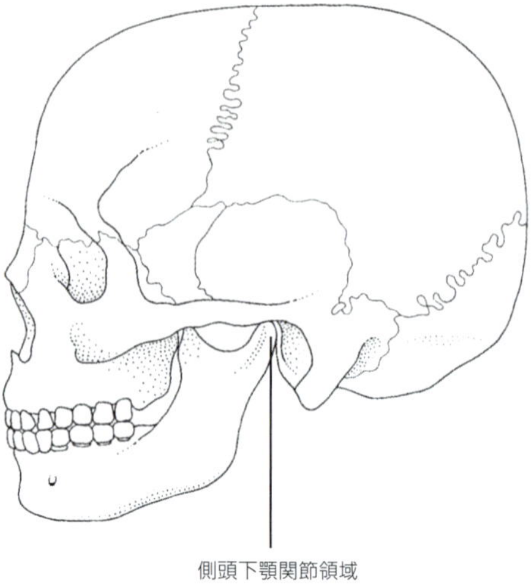

- ○ 顔の反対側まで痛みが広がることがある
- ○ 物を噛んだり顎を動かしたりすると痛みが悪化する
- ○ 関節全体がきしむ感じがする
- ○ 最初は片側のみ
- ○ 最終的には両側が罹患する

めったにないが・・

破傷風

ごく小さな皮膚の傷口に土が入り込み、そこが破傷風菌で汚染されることによって生じる疾患である。死に至ることもある。

- ○ 創傷付近の局所的な筋力低下

- ○ 筋肉のけいれんが起きる
- ○ 口を開けることができない口痙または“開口障害”といわれるもの
- ○ 痙攣や口痙により、歯をむき出しているように見える“痙笑”になる
- ○ 発熱

しだいに、ほんのわずかな刺激にも痙攣が起きるようになる。重度になると、痙攣の回数および頻度が増大し続け、死に至る。破傷風の予防接種は常に新しいものを受けておくことがきわめて重要である。

ストリキニーネ中毒

ストリキニーネ中毒の症状は破傷風のものと似ている（前ページを参照）が、創傷部汚染の既往がない点が異なる。

ほかに問題がない場合、このような問題が起きることはまれである。嚥下時に痛みが生じたり喉の痛みを引き起こすような何らかの病態があ

唾液が多すぎる

れば、痛みのせいで通常の頻度では口から胃へ唾液が通らなくなるという理由で、唾液が目に見えて多くなることがある。

しかし、唾液過多が顕著な特徴となる条件もある。

おそらく・・・・・

喫煙

喫煙者の多く、特にパイプや葉巻の喫煙者は、喫煙中はニコチンの作用により唾液が過度に出ていることに気づいている。

このことに気づいているのが全員ではない理由は不明である。

吐き気と嘔吐

嘔吐する前には、口内が塩分の多い唾液で満たされていることがよくある。

扁桃炎

p.116を参照。唾液過多は典型的な特徴のひとつである。

咽頭炎

p.115を参照。腫れた部分の痛みが原因で、目に見えて唾液が過剰に出ることがある。

もしかしたら・・・

伝染性単核症

p.118を参照。

脳損傷

p.76を参照。

神経疾患

p.114の「嚥下の諸問題と体重減少」の多発性硬化症、パーキンソン病、運動ニューロン疾患、仮性球麻痺および球麻痺を参照。

扁桃周囲膿瘍

p.345の「頸部リンパ節腫大」を参照。

めったにないが・・

食道癌

p.113を参照。

埋伏歯

ほかの歯がさえぎるなどして出てくるのを妨げていることが原因で、歯が萌出できずにいること。これは、成人の親知らずに当てはまることが最も多い。

未萌出歯は歯肉に覆われ、感染したり痛みが出たりする。未萌出歯は抜歯することが多く、それが効果的な治療法である。全身麻酔下で実施しなければならないこともある。

弛緩歯

p.82の「齲歯」、「歯肉疾患」、p.83の「歯槽膿漏」を参照。

いずれも弛緩歯、齲歯および歯痛の直接的または間接的な原因になる。

上下の歯がかみ合わない

医学用語では、不正咬合という。歯は上下が一対となってぴったりとかみ合っていなければならない。ほとんどの人が、程度の差はあれ不正咬合（前歯の突出、すなわち過蓋咬合が典型）であり、これはそれ以上の治療を必要とするものではない。乳幼児期の歯の発達が遅すぎたり、感染症を来したり、余分な歯があったりするために、歯並びが悪い人もいる。

そのような変形を修正して機能面でも審美面でも改善させるのが、歯科医である。

顎骨が損傷を受け、そのなかに歯が埋まっている場合にも、不正咬合になるものと思われる。骨の損傷が疑われる場合には、特殊な治療が不可欠である。

変形があれば顔や耳の辺りに痛みが生じる。p.89の「口を開けづらい」を参照。関節炎を発症することもある。

歯の知覚過敏

ほとんどの人が、いずれは歯の知覚過敏に悩まされる。その原因は、歯磨きに力を入れすぎていることが多く、それにより歯肉が退行する。これによって歯の周囲にある神経線維が露出され、熱さと冷たさに対して極端に過敏になることがある。歯が損傷を受けたり感染したりした場合にも、神経が露出されて異常に過敏になる。p.82の「齲歯」、「歯肉疾患」、p.83の「歯槽膿漏」を参照。

知覚過敏専用の歯磨き剤を使うことにより、神経が覆われて過敏性が少なくなる。ただし、歯肉疾患、齲歯または感染の場合には効果がない。

虫歯

p.82の「齲歯」、「歯肉疾患」、p.83の「歯槽膿漏」を参照。

歯痛

p.82の「齲歯」、「歯肉疾患」、p.83の「歯槽膿漏」を参照。

顔：はじめに

顔に現れる症状の多くは、身体のほかの部位にも現れる可能性がある。ここでは、顔に限定される可能性が最も高い病態に的を絞ってみていく。

顔の腫れ、むくみ

顔全体が腫れたりむくんだりするのは（首の腫れは除く）、むしろ少ない。ここでは真性の顔全体の腫れまたはむくみについて考える。

局所的な腫れについては、皮膚の章、さらには首の章を参照のこと。

目の周りの組織はきわめて柔らかいため、やや軽度の炎症でも眼瞼が大きく腫れ、目が開けられなくなることもある。

もしかしたら・・・

虫さされ

○ さされた部分とその周囲の組織が突然腫れてくる
○ かゆみが強いことが多い
○ 1日ほどで治まる
○ 感染したり、腫れに赤みがさして熱をもったり、発熱して倦怠感が伴ったりすることもある

歯の膿瘍

○ 上下いずれかの顎の上または下が腫れ、痛みもある
○ 頬全体が腫れることがある
○ 明らかに歯が痛いか、虫歯である
○ 2-3日かけて腫れが悪化していく

歯科を受診するほか、抗生物質の服用により迅速に緩和するはずである。歯科治療はその後も必要になることがある。

外傷

○ 損傷の既往がはっきりしている

顔に打撲傷を負うと、特に打撲して1-2日程度しか経っていない場合には、著しく腫れて、その後、色が変わりはじめる。

もしかしたら・・・

血管神経性浮腫

じんま疹を伴うことが多い。「皮膚」の章を参照。

通常は、アレルギーが原因で生じ、その典型が食物または薬剤であるが、原因が特定できないことも多い。

次のような症状がみられる。

○ 唇と目の腫れ

舌も腫れて呼吸がやや妨げられることがあり、緊急治療が必要となる。

丹毒

皮膚およびその下の組織の感染症である。小さな切り傷や擦り傷から細菌が入り込んで起きることが多い。

その名の通り、赤くなるのが特徴である。

○ つやのある赤色で、その部分の皮膚は熱をもっている
○ 痛みがある

○ 発熱
○ 倦怠感

抗生物質による治療が必要である（入院して点滴することもある）。

クッシング症候群

p.251を参照。

甲状腺機能低下症

この病態に起因する体重の増加をはじめとする変化によって、顔がむくんで見えることがあるが、本当の意味で腫れているのではない。p.320参照。

めったにないが・・

先端巨大症

この疾患は、成人期に成長ホルモンが過剰に産生されるものである。顎および額の拡大がこの疾患の臨床像のひとつであり、顔のむくみと間違われることがある。

p.258を参照。

糸球体腎炎

p.291の「腎炎」のところで説明されている病態のひとつである。

腎炎症候群

p.30を参照。

顔に結節やしこりがある

可能性としては痛風が挙げられる。これについてはp.261で詳しく説明する。

ごくまれな例としては、ハンセン病がある。こちらはp.50を参照。

顔に水疱や潰瘍ができる

おそらく・・・・・

顔面ヘルペス

ヘルペスウイルスを原因とする比較的よくみられる疾患である。発熱性疾患の発症時または発症後か、全身が弱っている場合に現れることが多い。ただし、直射日光のように皮膚の温度の上昇を引き起こすものによって誘発されることもあれば、女性が月経前に体温が若干上昇するだけで誘発されることもある。

○ 最初は、通常は口の周りの皮膚に刺激を感じる
○ 次第に痛みが増していく
○ 皮膚が赤くなり、（水が溜まった）小さな水泡が現れる
○ この水疱が破れ、かさぶたになることがある
○ 完全に消えるまで2週間ほどかかる

似たような感染症が生殖器領域にみられることもある。

膿痂疹

皮膚の細菌感染症である。伝染性が強い。小児にも成人にも起きる。

○ 新生児に現れるような形で水疱が現れる
○ はちみつ色のかさぶたが、迅速に現れる

○ 治療しないでいると、広い範囲に感染が及ぶ

その段階によっては、膿痂疹か顔面ヘルペスかの区別がつかないことがある（しかも、膿痂疹は顔面ヘルペスの上に発症することがある）。

抗生物質が推奨され、軽度であれば軟膏を塗布し、重度であれば錠剤を内服する。

もしかしたら・・・

湿疹

皮膚炎ともいう。

顔の場合、化粧品が原因であることが多いが、毛染剤、マニキュア、一部の植物が原因になることもある。

次のような特徴がある。

○ 赤くなる（化粧品をつけると）
○ 赤いぶつぶつ
○ 小さな水疱で汁が出る
○ かさぶたになって剥がれる

湿疹の斑点が最終的に全身に広がることはあまりない。

帯状疱疹

水疱瘡を引き起こすのと同じウイルスが原因の感染症である。

○ 赤い水疱疹
○ 強い痛みが出る可能性がある（発疹よりも痛みが先に出る）
○ 広範囲に及ぶこともある（通常は、顔の左右いずれかの半分全体）
○ 身体の左右いずれかにのみ現れる
○ 水疱がかさぶたになる
○ 約2週間で治癒するが、痛みは数カ月ないし数年にわたって続くことがある

年齢を問わず発症するが、通常は、年を重ねているほど症状が重くなる。

鼻（または鼻孔の内側）の片側にできた場合には、眼球に波及するリスクがあるため、緊急治療が必要になる。

めったにないが・・

蚕食性潰瘍

小さな癌性のただれであるが、身体の離れたところにまで広がることは決してない。高齢者の鼻、目、耳または口のあたりに現れることが多い。

○ 最初は小さなピンク色のこぶである
○ 数週間ないし数カ月後に潰瘍となる
○ 診断も治療もしないでいると、徐々に鼻の骨などの内部の組織に浸潤していく

通常、診断されれば、すぐに治療を開始する。

尋常性天疱瘡

p.226を参照。

疱疹状皮膚炎

p.225を参照。

類天疱瘡

p.224を参照。

多形性紅斑とStevens-Johnson症候群

後者の方が前者よりも重度であり、口の内側が罹患する。

いずれも、感染または投薬といったものが誘因になって反応したものである。次のような特徴がある。

○ さまざまな形の赤い発疹が全身に現れることがある
○ 赤く盛り上がった病変および水疱が生じることがある

○ 一度発症すると、2-3週間続くことがある

Stevens-Johnson症候群ではさらに次の特徴が含まれる。

○ 発熱
○ 倦怠感
○ 肺の炎症
○ 腎障害

顔が赤い

原因として可能性の高いものには、もちろん、当惑、熱および飲酒があるが、そのいずれもが、皮膚の血管が広がって、そこを通る血液が増えるというものである。いずれの場合にも、顔および頭だけでなく、首および上部体幹まで赤くなる可能性も十分ある。

血管が心の状態に反応しうることは、心と身体は実際には別々のものではなく、相補的であることを必要とあらば証明するものである。

おそらく・・・・・

紅斑性ざ瘡

中高年に最も多い。

○ 顔が赤くなる
○ 炎症性膿疱がいくつかある
○ 皮膚がてかてかしている
○ 永久に残ることもある

熱い食べ物やスパイスの効いた食べ物、アルコール、当惑または温度変化によって、赤みが強まることがある。

てんかん

てんかん患者は、発作を起こす直前に顔が紅潮しているのがわかるが、周りの人は後になってから気づくことが多い。

投薬

血圧の治療によく用いられるカルシウム拮抗剤のように、紅潮を引き起こす薬剤が何種類かある。

紅潮が起きるようであれば薬剤を変更する可能性もある。

閉経

紅潮は、"更年期"にさしかかった女性が経験する症状として最も頻度が高いもののひとつである。

症状が数年間にわたって続くこともある。

めったにないが・・

僧帽弁疾患

○ 息切れ
○ 肺うっ血
○ 咳で血が出る
○ 気管支炎
○ 心不全
○ 顔面紅潮、目の下が特にひどい

カルチノイド症候群

身体のさまざまな部分に現れる腫瘍である。

その症状のほとんどは、その腫瘍から分泌される化学物質によるものであり、次のようなものがある。

○ 顔面紅潮、全身に広がる
○ 下痢、腹痛
○ 肝肥大

○ 胸部の喘鳴
○ 心臓の異常

褐色細胞腫

分泌される化学物質によって症状が引き起こされるもうひとつの腫瘍である。

きわめてまれな疾患である。

○ 高血圧
○ 下痢
○ 吐き気
○ 腹痛
○ 顔面紅潮

全身性エリテマトーデス

p.417を参照。

アデノイド性顔貌

鼻よりも口で呼吸する傾向にある人をいう用語である。歩いている時も、体を動かしている時も、座っているだけの時でさえ、口はずっと開いたままである。これは、アデノイドが肥大して鼻で呼吸するのを妨げているためである。声にも影響があり、こちらも"アデノイド性"の声ということが多い。次のような症状がある。

○ 口で呼吸する
○ いびきをかく
○ 口が開いている(顎が下がっている)
○ 鼻声

歯がむき出しになっている

いくつかある破傷風症状のひとつ(p.90を参照)に痙攣があり、顔が歪むいわゆる"痙笑"になる。笑いごとではなく、生命に関わりうる症状でもある。予防接種を受け、常に最新の防御をしておくことがきわめて重要なのはこのためである。ガーデニングをする人は特に、皮膚の傷が破傷風菌のいる土で汚れる危険がある。

顔に表情がない

表情がない、顔が動かない、といったものは、パーキンソン病が典型的な原因である。ただし、さまざまな病態によって、脳のなかの顔などの動きをコントロールする部分が損傷を受けた結果として、同じような現象が起きる可能性がある。

おそらく・・・・・

パーキンソン病

中高年にみられ、ゆっくりと進行していく疾患である。

○ 振戦

○ こわばりと一部の筋肉痛
○ 緩慢な動き
○ 動きのない、お面のような顔
○ 書く動作が困難
○ 時に、嚥下障害となる

投薬によりコントロール可能である。

抑うつ

抑うつの人は、その顔から表情がどんどん失われていくものである。どんよりとして、悲しそうで、生気のない顔は、抑うつの特徴である。

p.363も参照。

もしかしたら・・・

薬剤

パーキンソン病の症状の一部（全部とは限らない）を引き起こすことがある薬剤として、フェノチアジンおよびブチロフェノンがある。

いずれの系統の薬剤も、精神安定剤として用いられることがある。

強皮症

多系統疾患のひとつであり、男性よりも女性の方が罹患することが多く、すでに診断されているものと思われる。p.242を参照。

○ 手がこわばり、硬直するに至る
○ 皮膚はなめらかで硬く、てかてかとしている
○ 口を開けづらい
○ 顔に表情がなく、動かない
○ 消化管、心臓および腎臓にも影響が出ることもある

めったにないが・・

肝レンズ核変性症

ウィルソン病である。遺伝性の障害であり、通常は13歳以上の未成年にみられる。パーキンソン病の諸症状のほかに、次の症状がみられる。

○ 肝障害から黄疸に至ることがある
○ 目に黄褐色の輪が現れる

顔面の一部が麻痺している

顔全体が動かないものはここでは対象としない。これについてはp.98「顔が無表情」で扱う。

おそらく・・・・・

ベル麻痺

原因は不明であるが、顔面神経が片側のみ障害を受けたものである。これを患った人は、朝起きて症状に気づくこともあれば、寒いところにいた後や、風に吹かれて気づくこともある。

○ 異常のある側に鈍痛があることもある
○ 目を閉じることができない
○ 損傷を受けた神経から離れる方向に口が引っ張られる
○ 異常のある側からよだれが出る
○ 上手く笑うことも歯を見せることもできない
○ 片方の味覚がおかしくなることもある

運がよければ、1週間から10日で回復しはじめるが、数週間かかることもある。

ベル麻痺が疑われる場合には、できるだけ早く医師に診てもらうこと。

最近では、単純ヘルペスウイルスが原因である場合が多いことが確認されている。早期に抗

ウイルス薬で治療し、ステロイドも合わせて投与することにより、その転帰は大幅に改善しうる。まれな例としては、ライム病の後期およびギラン・バレー症候群がある。

高用量のステロイドを十分早期に投与することによって、回復の見込みも高くなると考えている医師もいる。

脳卒中

卒中を来すと、顔の筋肉を動かす神経をコントロールする部分の脳が損傷を受けることがある。

顔に悪影響を及ぼす脳卒中にも何種類かあり、それぞれに影響の及ぼし方が少しずつ異なるため、重度のものから軽度のものまで、下記に示すような数多くの症状が現れる可能性がある。

- ○ 額にしわを寄せることができないか、しづらい
- ○ まばたきしたり目を閉じたりといった動作ができないか、しづらい
- ○ 左右対称の笑顔を作ることができないか、しづらい
- ○ 歯を見せることができないか、しづらい
- ○ 口笛を吹くことができないか、しづらい
- ○ 異常のある側の口からよだれが出ることがある

左手に力が入らず、顔も左半分が麻痺するなど、身体の異常も通常は顔と同じ側に現れる。身体の優位な側（右利きなら右側）に異常を来すと、発話に支障を来すことが多い。ほかに症状がないのに顔面だけが麻痺するということはあまり起こらないことから、このことが診断の確定に役立つ。

もしかしたら・・・

損傷

顔面の筋肉の動きをコントロールする顔面神経の全部または一部が損傷を受けることがあり、それが後遺症として残ることがある。症状はベル麻痺（p.99を参照）と同じである。顔をナイフで傷つけること（手術、特に耳下腺に対するものを含む）が原因になることもある。顔面神経は耳の鼓膜のすぐ後ろを通っていることから、この部位でも損傷を受けやすい。

小児麻痺（ポリオ）

“ポリオ”は、顔面神経にも悪影響を及ぼし、p.99の「ベル麻痺」と同じ結果となりうるものである。

めったにないが・・

腫瘍

顔の動きをコントロールする部分、または顔面神経が関与したりこれに役割を負わせたりする部分の脳に、原発性または続発性の癌性腫瘍が発生するというものであり、p.99の「脳卒中」や「ベル麻痺」と似たさまざまな症状を引き起こす。

水痘ヘルペス

口、口蓋または耳がヘルペスに感染すると、顔面に通じる神経を傷つけ、これが原因でp.99の「ベル麻痺」に似た症状が生じる。

Ramsay-Hunt症候群ともいう。

ギラン・バレー症候群

神経系の疾患であり、軽度のものから重度のものまでさまざまな症状がある。

ほとんどの場合が回復するが、何カ月もかかることがある。

○ 腕および脚の感覚がおかしくなる
○ 肩から背中にかけて痛みがある
○ 顔面麻痺
○ 呼吸筋が弱くなり、人工呼吸が必要になる
○ 嚥下に支障を来し、回復の過程で経管栄養が必要になる

運動神経疾患

p.253を参照。

顔の痛み

ここでは、症状が目に見えない痛みの原因を扱う。このため、帯状疱疹のようなものには言及しない。

おそらく・・・・・

歯科疾患

顔の痛みが局所的に発生していて原因がはっきりしない場合には、歯と歯肉をまず検査する。膿瘍が疑われれば、必ずかかりつけの歯科医に診てもらう。

副鼻腔炎

p.423を参照。

関連痛

身体の"配線"(つまり神経系)が連係しているため、ある部分で生じた疼痛が、そこから先へ移動したり、別の部分に"飛び火"したりする。歯と歯肉に問題ないようであれば、顔の疼痛は頭部のほかの部分、たとえば顔面にある静脈洞からくるものであるものと思われる。

三叉神経痛

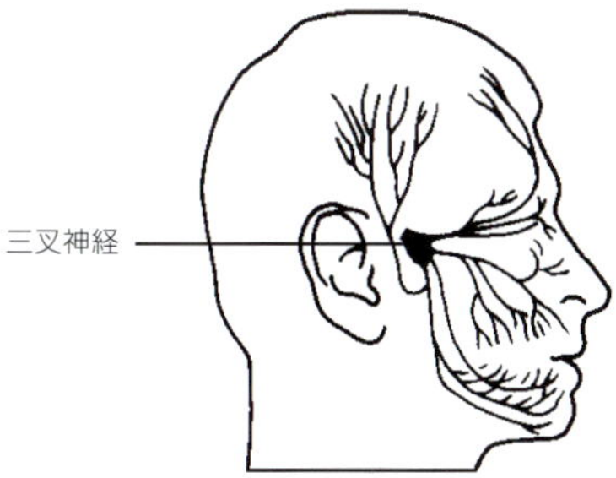

側頭下顎関節の機能不全

特に、咬合に何の問題もないのであれば、疼痛の原因はこれにあることが多い。夜間の歯ぎしりで相手を悩ませることが多い。

もしかしたら・・・

片頭痛

詳しくはp.105を参照。片頭痛発作の一部として、顔の痛みを感じる可能性がある。

○ 通常、重度で鋭い痛みがくる
○ 典型的な片頭痛は、顔の左右いずれかにのみ現れるが、普通型片頭痛は両側に痛みが出ることがある（“片頭痛”という言葉は、フランス語で“顔の半分”という意味の言葉に由来するものである）

群発頭痛

○ 目のなかまたは目の裏に激しい重度の痛み

発作時、目は充血していることが多く、痛みが出ている側の鼻孔がややこわばることがある

疼痛発作は毎日きっかり同じ時間に現れ、軽減するまで2-3週間ほど群発が続くのが典型である。

ヘルペス後神経痛

焼けるような傷みが、以前に帯状疱疹の発作が現れた時と同じ側に出る。p.34を参照。

○ 通常は高齢者に現れる
○ 自殺を考えるほど痛みが激しい
○ その部分に触れただけでも痛みの発作が現れることがある

三叉神経痛

疼痛性チックともいう。三叉神経が通っている部分の顔面が痛む（前ページの図を参照）。

○ 顔に刺すような痛みが間欠的に現れる
○ 触れることが引き金になることもあれば、理由もなく痛みだすこともある
○ 発作的に痛みが現れる

これまで、さまざまな治療法が試みられてきたが、効くこともあれば効かないこともある。症状が原因で何もできなくなることがあることから、専門家に見解を求めるとよい。

めったにないが・・

悪性疾患

特に高齢の喫煙者の場合には、医師は鼻、口、副鼻腔または咽頭の癌性腫瘍の可能性を考える。

イーグル症候群

耳の下の顎側に局所的な鋭い痛みが現れる。口の内側にも痛みを感じることがある。

頭蓋骨の底面からの骨棘が成長しすぎることに原因がある。

ページェット病

この疾患（p.407も参照）は、顔の骨も含め、異常を来した骨が局所的に痛くなるものである。

心理的なもの、または非定型的なもの

ありとあらゆる方法で検査しても、痛みの原因がわからない人も少数ながらいる。この場合の痛みは“非定型性”であるといわれる。歯科の専門家や疼痛専門医らによる最近の研究では、一般にうつ病治療に用いられている薬の一種である三環系抗うつ剤が、“非定型顔面痛”患者に有用であることを突き止めている。“精神療法しか役に立たない”と思い込む前に、試す価値は確かにある。

頭 部

頭が大きすぎる

可能性はふたつ、水頭症とページェット病(p.407を参照)である。

水頭症とは文字通り“頭のなかに水がある”ことであり、新生児および生後間もない乳児にみられる。脳内では、大量の透明な髄液が産生され続けている。この液体は通常、脳内の空洞部を循環して脊髄に下りていく。また、脳の表面にある小さな穴を通ってその外へと抜け、再吸収される。時として、この循環が損なわれ、脳の空洞に液体が溜まっていき、圧が上昇して膨張する。その結果、次のようなことが起きる。

○ 頭部が肥大していく
○ 泉門が膨隆する

圧の上昇により脳が損傷を受け、次のようなことが起こる。

○ 知能障害
○ てんかん
○ 身体障害
○ 感染しやすくなる

水頭症は専門医による治療が必要であり、頭皮の下に管を永久設置し、髄液を腹腔内へと排出させる。

頭部に隆起部や陥没部がある

頭部に隆起部が現れるいくつかの原因は、それ自体で考える価値があり、身体のどこにでも現れる可能性があり、別章で詳細に取り上げるこぶ、ぶつぶつ、腫れとは分けて考える。

ここでは、泉門について言及する必要もある。泉門は柔らかい“溝”であり、乳児の頭部で、頭蓋骨がまだ密着、癒合した覆いになっていない部分である。小さく、後方にある泉門ほど生後すぐに閉鎖するが、大きく、前方にある泉門は通常、生後1年半までに閉鎖する。

泉門の大きさは、子どもによって実にさまざまである。子どもの具合が悪いとき、医師は泉門を触知してみることがよくある。泉門が隆起していれば、(髄膜炎のときのように)頭部の圧が上昇していることがわかる。泉門に少しでも変化があったり気づいたことがあれば、医師に確認するのが最善である。

おそらく・・・・・

脱水症

下痢が続いた後などは特に、体液が不足している乳児は次のような症状を呈する。

○ 目がくぼむ
○ 泉門が陥没する
○ 皮膚の弾力が失われる
○ 意欲も表情もない行動
○ 唇および口の乾燥

乳児であっても幼児であっても、脱水症は重篤な病態であり、それが疑われる場合には、緊急に医師に診てもらう。効果的に治療することは可能であるが、時間との勝負である。

もしかしたら・・・

ページェット病

p.407を参照。

めったにないが・・

水頭症

p.103の「頭が大きすぎる」を参照。

頭蓋内圧の上昇

腫瘍があるか、感染症を来していると、頭蓋骨内部の圧が上昇する。乳児が泣いたり身体に力が入ったりする際、たとえば咳などをする際に、泉門が隆起するのは正常である。しかし、頭蓋内圧が上昇した場合、泉門は隆起したままになる。

ほかにも、嘔吐や頭痛といった症状が出てもおかしくない。医師に診てもらうこと。

生後1年半が過ぎて泉門が閉鎖すれば、それが隆起することはない。この時期を過ぎてからの頭蓋内圧上昇の特徴としては主として、嘔吐および頭痛が現れることになる。

頭部の血管が浮き出る

側頭動脈炎の明白な特徴である。p.106を参照。

顔が左右どちらかを向いたままになっている

頸部硬直かもしれない。p.126の「首のこわばりと痛み」を参照。よくある原因に斜頸がある。これについてはp.126で詳しく書いている。

頭痛と発作または痙攣

p.356の「痙攣」を参照。

頭 痛

頭痛が脳腫瘍のような重大な基礎疾患の症状であることは、きわめてまれであることから、そうではないかと思い悩むのは（わからなくはないが）、普通は時間の無駄である。それよりも、喫煙、飲みすぎ、コレステロールの多いものの食べ過ぎなど、健康面で現実的に重大なことについて気にした方がましである。大まかな経験則として、最もたちの悪いズキズキする痛みであっても、十中八九“シロ”であり、脳腫瘍があることを示す頭痛は全く別物であり、ほかにも症状を伴うことがほとんどである。医師が治療する頭痛全体の98%は、緊張によるものか、または副鼻腔の異常が原因である。

おそらく・・・・・

緊張性頭痛

仕事や家族に問題を抱える人に多い。状況に関係なくプレッシャーを感じることによって生じることもある。緊張の出所は必ずしもはっきりとしているものではない。

- ○ 既に発作を起こしたことがある人なら、数週間ないし数カ月間にわたって間欠的に現れる
- ○ 頭痛が現れていない間は正常である
- ○ 頭の周囲をバンドのようなもので絞められているように痛む
- ○ ほかには身体異常がない
- ○ 治まるまでの時間にはばらつきがある

副鼻腔炎

p.423を参照

副鼻腔（顔の骨のなかにある空洞）が炎症を来すと、頭痛が起きる。これは、感染、カタルのほか、花粉症によるものもある。

- ○ 悪性度は低いものの、容赦なくズキズキと痛む傾向がある

月経時または閉経期に関するもの

体内でのホルモン産生が変調を来すと、月経中またはその前後のいずれであっても、さまざまな頭痛が起きることは当然である。

医師にたずねれば、有益な治療や検査を教えてくれる。

感染症

どのようなウイルス感染も、複数の症状をもたらすことはよく知られており、頭痛はそのうちのひとつでしかないが、鈍痛が続くことが多い。ほかにも、次のような特徴がある。

- ○ 発熱
- ○ 筋肉痛と関節痛
- ○ 倦怠感
- ○ ほかのもっと特異的な症状に加え、通常は喉の痛みがある

もしかしたら・・・

片頭痛

再発性で重度ではあるが、必ずしも視覚障害を伴うものではない頭痛である。青年期に発症することが多い。次のようにさまざまな種類の症状が報告されている。

- ○ 頭痛が起こる前に、視力に異常が現れる
- ○ 頭痛が起こる前に、特に四肢のいずれかにしびれやだるさを感じることがある
- ○ 痛みは頭の左右いずれかの側から生じるが、広がることがある
- ○ ズキズキと痛む
- ○ 光を避けたくなる
- ○ 嘔吐することがある
- ○ 2日間ほど続くこともあるが、通常は4-12時間である

原因は十分にはわかっていないが、頭皮にある細い血管の血流の異常と関係がある可能性が高い。最新の医薬品により緩和が可能であるため、医師に診てもらうこと。

群発頭痛

○ 男性の方が多い
○ 片側にのみ現れる傾向がある
○ 重度であることが多い
○ 2-3週間の間に数回現れたのち消失し、数カ月後に再び現れる
○ 害はない

側頭動脈炎

顔の側面に沿って通る側頭動脈の炎症である。高齢者に最も多い。

○ 顔の側面に重度の痛み
○ 動脈の上の皮膚が炎症を起こす
○ 動脈は肥厚し、触れると痛む
○ 発熱および倦怠感があることも

この疾患が疑われる場合には、目に波及する恐れがあるため、緊急に治療を受ける必要がある。

目、耳、鼻、喉または歯の疾患

詳細はそれぞれの章を参照。

いずれの臓器も、頭に対する関連痛を発するところである。その痛みは持続性の鈍痛である。このため、頭痛が予想以上に長引く場合には、その可能性はないことになる。

薬剤

飲酒および喫煙も含む。分解された副産物を身体が排出することができないために中毒になる。

処方薬のなかにも、頭痛を引き起こすものがある。頭痛がしたのがその薬剤を服用した後であれば、このことを疑ってみなければならない。このような薬剤のひとつが、抗狭心症薬ニトログリセリンであり、拍動性頭痛が起きる人もいる。また、大衆薬に多いコデイン含有鎮痛剤の過剰服用は、慢性頭痛を引き起こすことがよく知られている。

処方された薬剤の服用と、頭痛とのタイミングが一致するようであれば、必ず医師にその旨報告すること。ほかのものを代わりに試してみることができるものと思われる。

有毒煙霧

ドライクリーニング剤、タールおよびディーゼルの臭気が「常習犯」に挙げられる。臭気ガスに対する過敏症は、そのなかで長年にわたって働いている人であっても、突然現れることがある。

セントラルヒーティングのボイラーが不具合を起こし、そこから排出された一酸化炭素によって軽度の中毒を起こすと、頭痛がすることがある。特徴としてはほかにも、嗜眠状態になったり、顔色が異常にピンク色になったりする。一酸化炭素中毒が起きる状況(日常のなかにある)にないかどうか、誰もが気をつけておかなければならない。

めったにないが・・

髄膜炎

脳および脊髄を覆っている膜の感染症である。髄膜炎が疑われる場合には、直ちに医師に診てもらうこと。

○ 重度の頭痛
○ 頸部硬直(首を曲げると痛みが悪化)
○ 意識レベルの低下
○ 光恐怖
○ 嘔吐
○ 発熱
○ 体調がきわめて悪い
○ 発疹が現れることがある

くも膜下出血

血管から脊髄および脳が浸かっている髄液中に、血液が漏れ出るものである。次のようなことが起きる。

○「後頭部を殴られたような」と表現されることの多い重度の頭痛が突然現れる(労作後のこともある)

ただし、

○ 頭痛はゆっくりと、どちらかというと潜伏的に発症することがある
○ 嘔吐
○ 頸部硬直
○ 精神錯乱
○ 発話困難
○ 手足に力が入らない
○ 視覚障害
○ 痙攣

疑わしい場合には、緊急に医師に診てもらうこと。

脳腫瘍

成人の頭蓋骨は硬いため、そのなかに増殖物があると内圧が上昇し、頭痛が起きる可能性がある。ただし、どの脳腫瘍もこのような作用があるわけではない。

脳腫瘍は原発性(下垂体腫瘍など)のものもあれば、続発性、すなわち身体のほかの部位(原発性乳癌など)から転移したものもある。ほぼ必ず現れる症状は次のとおりである。

○ 頭重感が徐々に増していく
○ 嘔吐
○ 意識障害
○ 脈が遅くなる
○ 呼吸が遅くなる
○ 痙攣が起きることがある
○ 視覚に異常を来すことがある
○ 朝の起床時に頭痛がすることが多い

上から3つの症状があり、神経障害の徴候(手足に力が入らない、しびれるなど)がほかにもあれば、緊急に検査する必要がある。

腫瘍そのものを摘出することができなくても、症状を和らげることはできる。

硬膜下出血

脳を覆う層状の組織の間に血液が溜まることである。この血液が細かく分かれてあざになると、体液がさらに流れ込んで圧が上昇する。(見た目は)たいしたことのない頭部の打撲を負った高齢者にみられることがある。次のような症状が、数週間後に現れることがある。

○ 頭痛(軽度のものが多い)
○ 眠気がしたり意識のない時間帯がある
○ 錯乱や失禁が増える
○ 発話困難となる可能性もある
○ 痙攣を起こす可能性もある

“年を取った”と思われてしまうことが多いことから、最近誰かが頭を打ったのであれば、それを軽視しないこと。

脳膿瘍

頭皮の負傷とその下の頭蓋骨の骨折か、耳、喉、副鼻腔および肺の感染からか、または、時に顔の感染からか、のいずれかによって、感染が脳に及ぶものである。

○ 初期感染の症状、たとえば耳痛など
○ 頭痛の進行
○ 嗜眠状態の進行
○ 発熱
○ 嘔吐
○ 倦怠感
○ 食思《しょくし》(食欲)不振
○ 痙攣

高熱を伴う頭痛

発熱と頭痛が同時に現れる病気として最も多いのは、インフルエンザや腺熱といった一般的なウイルス感染症である。しかし、似たような症状を招くもので、まれではあるが危険な感染症もいくつかある。ここを読んだら必ず、p.410の熱に関する項目も読むこと。

頭痛がして寒気と発熱がある

p.410の「発熱」を参照。

頭痛(乳幼児)

乳幼児も成人と同じ原因で頭痛が起きるが、原因を探るに当たっては、次の2点を考慮する必要がある。ひとつは、乳幼児(5歳か、せいぜい6歳まで)は痛い部分が正確にわからないこと。“頭痛”が耳痛にもなれば喉の痛みにもなる。このため、頭痛だろうと片づけてしまう前に、ありとあらゆる可能性を探ること。もうひとつは、頭痛の再発を訴えるのは、不満があったりストレスを感じている子どもにありがちであるということ。そのような子どもは通常、学校で不運な目にあっている。ほかに症状がなく、体調不良や疾患でないことが本当に確認できた場合には、問題の原因を突き止める必要がある。

原因を取り除けば、頭痛も一晩で消えてしまう。

頭痛が再発する

p.108の「高熱を伴う頭痛」を参照。

喉

発話が不明瞭、聞き取りにくい

しわがれ声については、別途p.110で取り上げる。

ここでは、発話障害の主な原因を挙げていくが、発話障害自体よりもほかの症状の方がよく目につくことに留意されたい。

いずれも詳細については、本書の別項を個別にお読みいただきたい。

おそらく・・・・・

薬物、アルコール

○ 一時的に話すのが遅く、ろれつが回らない
○ 難聴

鼻中隔彎曲症

○ 声がこもったり、鼻声になる

p.56を参照。

鼻の損傷

○ 声がこもったり、鼻声になる
○ 口内炎
○ 麻酔(直前に歯科治療を受けているなど)

p.50を参照。

風邪

○ 声がこもったり、鼻声になる

p.423を参照。

アデノイド

○ 声がこもったり、鼻声になる

p.56を参照。

吃音《きつおん》(どもり)

子どもが言葉を身につけはじめる2歳頃以降に現れる傾向にある。

舌足らず

必ずしも発話障害というわけではなく、正常の範囲内である。子どもが初めて話しだすころに多く、6歳までにはなくなっていく傾向にある。長引いたり著しい場合には、言語療法を受けてもよい。実際、早い時期に言語療法士に診てもらえば、言語障害が残るのを予防することができる。

もしかしたら・・・

口蓋裂

p.80を参照。

神経疾患

舌や軟口蓋、関連構造のコントロールに悪影響を及ぼす疾患の場合、発話が不明瞭でろれつが回らなくなる。卒中、運動神経疾患、多発性硬化症、パーキンソン病がその例。特に小脳疾患は、言語障害を引き起こす可能性がある。

慢性副鼻腔炎

声がこもったり、鼻声になることがある。p.53を参照。

良性腫瘍

鼻ポリープなどがあり、声がこもったり、鼻声になることがある。p.52を参照。

めったにないが・・

鼻または口の悪性腫瘍

p.54の「鼻の癌」を参照。

しわがれ声または声が出ない

重度のしわがれ声になると、声が全く出なくなってしまうことがあるが、軽度は単に、一時的に声が不明瞭になったりガラガラ声になったりする程度である。

原因は大きく分けて、声帯そのものが影響を受けているもの、声帯につながる神経が影響を受けているもの、喉頭のほかの疾患の影響を受けているものの3つがある。しわがれ声が10日以上続くようであれば、必ず医師に伝える必要がある。p.113の「嚥下の問題に加えてしわがれ声がある」も参照。

おそらく・・・・・

喫煙、飲酒、しゃべりすぎ、叫びすぎ

この4つの条件が重なっていれば明白で、よくある話であるが、声帯の炎症が単独で起きることもある。

○ しわがれ声

○ 喉の痛み

○ 3-4日あまり声を出さないようにしていれば治まる

声帯を傷めつけ続ければ回復も遅れ、声が全く出なくなることもある。安静にする（話をしない）ことが唯一の答えである。

過度に咳をしても、声帯が傷つくことがある。

喉頭炎

p.116を参照。

風邪

喉頭にも影響が及んでしわがれ声になることも時としてある。

咽頭と喉頭

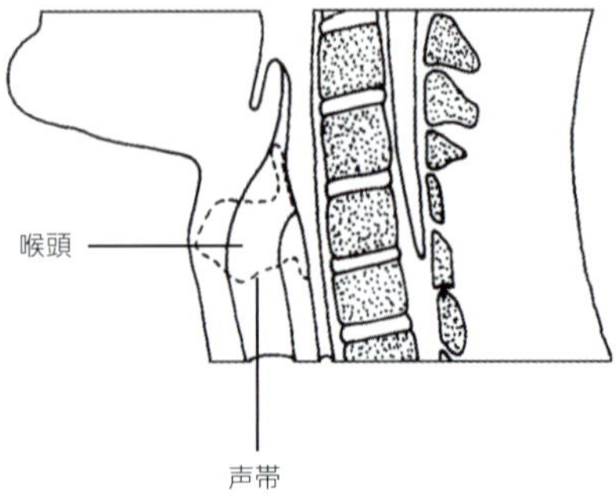

もしかしたら・・・

声帯結節

歌手結節ともいう。普段の声域を超えた高い声を出す歌手にみられるのが典型である。

○ しわがれ声が進行する

○ 結節を手術により摘出することが必要になることが多い

手術

首、特に甲状腺の手術を受けると、反回神経が損傷を受けることがある。回復には2-3週間かかるが、しわがれ声は残る可能性がある。そうなっても、発話を改善させる方法はある。

気管内挿管で手術を施行した後は、軽微なしわがれ声と喉の痛みがあるのが普通である。

粘液水腫

甲状腺の機能低下により目の周りおよび足が腫れるほか、明白な特徴として、低いどら声が

ある。

喉頭蓋炎

p.211を参照。

喉頭の癌

p.84を参照。

吸入

煙または化学物質を吸入すると、一時的にしわがれ声になることがある。

めったにないが・・

異物

p.53を参照。

胸部大動脈瘤

動脈は、胸部の主要な動脈である。動脈瘤は、その壁が弱くなったことにより腫れたものである。この動脈瘤は、反回神経を局所的に圧迫してしわがれ声を引き起こしうる。

癌

胸部、特に食道または肺にできる悪性腫瘍であって、反回神経を圧迫したりそれに浸潤したりすることによって、しわがれ声を引き起こす。ただし、この症状は通常、最後に現れるもののひとつである。

p.123の「首の血管がはっきり浮上がって見える」、p.128の「頸部リンパ節の腫れ」および本ページの「嚥下の問題」を参照。

放射線治療後

放射線治療は、喉頭の癌の治療に用いられることがあり、後遺症としてしわがれ声になる。

サルコイドーシス

（原因不明の）疾患であり、リンパ節が肥大して、喉頭をはじめとするさまざまな組織に沈着物が生じ、それによってしわがれ声になる。

重症筋無力症

p.27を参照。

喉

咳払い

p.120の「喉にできる喀痰」を参照。

嚥下の問題

おそらく・・・・・

扁桃炎および咽頭炎

p.116およびp.115を参照。

もしかしたら・・・

ヒステリー球

不安が関わる体調不良の既往がある若い女性によくみられ、何かが喉に詰まっていると確信し、息が詰まっていると感じる。全項目に及ぶ医学検査を必要とし、徹底的に調べてほかに原因がないことを確認しなければならないことも多い。万事正常であれば、必要とされるすべてが有力な安心材料となる。

食道炎

下記を参照。

めったにないが・・

アカラシア

食道の下端が狭くなった状態である。若い成人にみられる。

- ○ 嚥下困難
- ○ 未消化の食物が口に逆流する
- ○ 嘔吐
- ○ 体重減少
- ○ 時に、発熱を伴う胸部感染症

先天性食道閉鎖症

出生時に次の症状がある。

- ○ 与えたものが全部逆流する
- ○ 口から泡だらけの唾液が出る
- ○ 授乳中は呼吸困難になる
- ○ チアノーゼ（青ざめる）発作
- ○ 肺に溢れたものが入るか、または食道と主要な気管との間にフィステル（通路）があるかのいずれかを原因として肺炎が再発する

食道の癌および胃の癌

p.113およびp.437を参照。

咽頭蓋炎

p.211を参照。

神経疾患

典型的なMND／重症筋無力症、p.27を参照。

嚥下の問題に加えて逆流または嘔吐がある

おそらく・・・・・

食道炎

胃酸が食道に逆流することによって起きる。

- ○ 嚥下時に焼けるような痛みがある
- ○ 食物や液体が逆流する
- ○ 口のなかが苦い
- ○ 胸やけがする
- ○ 胸部の中央部（前後は問わない）または前腕に痛みがある
- ○ 食物が胸骨の裏に“貼りつく”
- ○ スパイスの効いた食べ物および飲酒によって悪化する
- ○ 制酸剤で緩和する

もしかしたら・・・

消化性狭窄

逆流性食道炎が長引くことによって、食道が狭まることである。

- ○ 食べた物が液体とともに逆流する
- ○ 胸やけ
- ○ 長期間経ってから体重が減少する
- ○ 逆流による胸部感染症

○ 裂孔ヘルニアを伴うことがある(p.217を参照)

咽頭嚢

p.125を参照。

めったにないが・・

食道の癌

50歳以上の人に最も多い。

○ 嚥下困難
○ 固形物よりも液体の方が飲み込みやすい
○ 食物が逆流することがある
○ 痛みはまれである
○ 体重減少
○ 食思《しょくし》(食欲)低下
○ 疲労
○ 貧血(特に女性)
○ しわがれ声
○ 時に、発熱を伴う胸部感染症(逆流による)

胃癌

症状は食道癌と似ているが、次のような症状もある。

○ 腹痛
○ 食思《しょくし》(食欲)低下(現れるのが早い)
○ ごく少量食べてすぐに満腹感が得られる
○ 消化不良の諸症状であって、持続したり、通常の治療が奏功しなかったり、重症度が増したりする
○ 膨満感
○ 潰瘍に罹患したことがある
○ 貧血
○ 後期には、時々嚥下困難になる

その他の癌

食道の外にあって、胸郭内にある続発性腫瘍または大きな原発性腫瘍が、食道を圧迫して、次のような事が起きる。

○ 嚥下困難
○ 体重減少
○ 食思《しょくし》(食欲)低下
○ 衰弱
○ いずれも、原発性腫瘍の諸症状に加えて生じるものである

胸部大動脈瘤

p.111を参照。

嚥下の問題に加えてしわがれ声がある

おそらく・・・・・

喉頭炎

p.116を参照。

もしかしたら・・・

食道内の異物(骨など)

○ 嚥下時の痛みと不快感
○ しわがれ声
○ “何か喉にある”感じ

めったにないが・・

重症筋無力症

筋肉の衰弱および疲労を引き起こす疾患である。

- ○ 筋肉の脱力
- ○ 眼瞼が垂れる
- ○ 複視
- ○ しわがれ声、かぼそい声
- ○ 嚥下困難
- ○ 体重が減少することも

ほかに症状がないのにしわがれ声が続くのは、喉頭ポリープまたは癌のいずれかの徴候である。早期治療が、良好な転帰に大いに影響を及ぼす。できるだけ早く、医師に診てもらうこと。

食道の癌

p.113を参照。

嚥下の問題に加えて体重減少がある

この組み合わせで症状が現れるのは、重篤な疾患の徴候である。早期治療によって回復の見込みがきわめて大きくなるため、早急に受診するなどすること。過度の喫煙および飲酒によって、食道に問題が生じたり胃癌になるリスクが高まる。

おそらく・・・・・

食道狭窄

p.112の「消化性狭窄」を参照。症状は同じであるが、その原因は有毒化学物質を偶発的または故意により飲み込むことなどである。

食道の癌

p.113を参照。

もしかしたら・・・

食道の良性腫瘍

線維症、平滑筋腫または血管腫などがある。

- ○ 間欠的な嚥下困難
- ○「何か」が食道にある感覚
- ○ それ以外の健康状態はよい
- ○ ごくわずかな体重減少、ただし腫瘍が大きくない場合

多発性硬化症

運動器および感覚器の変化のほか、次のような症状がみられる(p.298を参照)。

- ○ 嚥下困難
- ○ 食べた物が逆流して肺に入るリスクもある
- ○ 徐々に体重が減少する

運動神経疾患

筋力低下の進行に伴い、次の症状がみられる。

- ○ 舌の筋肉のコントロールがうまくいかないことにより嚥下しはじめるのが困難
- ○ 食べ物や流動物を誤嚥するリスクがある
- ○ 徐々に体重が減少する

p.379も参照。

パーキンソン病

振戦、お面のような顔、緩慢な動き以外にも、

次のような症状がみられる。

- ○ 嚥下しはじめるのが困難
- ○ 時に息が詰まる
- ○ 体重減少

仮性球麻痺および球麻痺

両疾患は通常、それぞれ脳卒中(仮性球麻痺)または運動神経疾患(球麻痺)により発症する。それにより次の症状が現れる。

- ○ 発話困難
- ○ 嚥下困難
- ○ 食べ物が鼻へ逆流する
- ○ 長引くと体重が減少する

めったにないが・・

シャーガス病

南米に多い。*Trypanosoma cruzi*に感染することが原因となる。症状はp.112の「アカラシア」と似ている。

重症筋無力症

p.38を参照。

強皮症

影響を受ける臓器が多い疾患であり、通常はすでに診断ずみである。30-40歳代の女性に多い。

- ○ 食道炎を原因とする疼痛を伴う(p.112を参照)
- ○ 少しずつ体重が減少する

全身性エリテマトーデス

p.417を参照。

胃癌

p.113を参照。

嚥下の問題に加えて疼痛がある

おそらく・・・・・

扁桃炎

p.116を参照。

咽頭炎

咽頭は口の後部にある扁桃の奥、喉頭および食道の上にある。

- ○ 嚥下時に痛みがある
- ○ 喉の奥が真っ赤である
- ○ リンパ節が腫れている可能性があり、扁桃炎と似ているが扁桃は炎症を来していない

扁桃をすでに摘出している人は、本来なら扁桃炎を引き起こしていたはずの感染に反応する形で咽頭炎を起こしているものと思われる。

喉頭炎

p.116を参照。

もしかしたら・・・

カンジダ(鵞口瘡《がこうそう》)

- ○ 不快感があり嚥下が困難
- ○ 頬の内側や喉の奥に白い斑がある

最近では、吸入ステロイドの過剰使用が原因であることが最も多い。免疫抑制状態にある人(HIV保有者を含む)および高齢者に多い。

食道炎

逆流性食道炎と似ているが、主な症状は次のとおりである。

○ 胸骨の裏側に焼けるような痛みが、嚥下後2秒以内に起きる

このほか、次の症状がある。

○ 痛みが腕に広がる
○ 胸やけ
○ スパイスの効いた食べ物や飲酒によって悪化する

食道痙攣

食道の筋肉の痙攣である。

○ 食事または心のストレスによって胸が痛みはじめる（重度の場合、心臓発作と間違えることもある）
○ 軽度のものもあれば、重度のものもある
○ 発作時の痛みの強さはさまざまである
○ 無痛のこともある
○ 間欠的な嚥下困難があり、痛みと同時に起こることが多い

舌および口内の潰瘍

p.77を参照。

舌炎

舌が腫れて痛みがあり、時に発熱を伴う。リボフラビンの欠乏に起因するものであることがある。

単純ヘルペス

ウイルス感染症であり、痛みを引き起こすほか、液体で満たされた吹き出物または潰瘍が形成される。

口、喉または食道に生じることがある。

○ ヘルペスのただれによる重度の痛み
○ 小胞および痛みの強い潰瘍が口内にみられる
○ かなり気分が悪い
○ 発熱

めったにないが・・

食道の癌

p.113を参照。

喉頭の癌

○ しわがれ声が治らない
○ 広がったり潰瘍を形成したりすることにより、嚥下時に痛むことがある

嚥下の問題に加えて発熱がある

おそらく・・・・・

扁桃炎

口の奥の左右にある扁桃が炎症を起こすものである。

○ 扁桃の肥大
○ 時に、扁桃に白苔が付着する
○ 喉が赤くなる
○ 嚥下時に痛みがある
○ 時に、咳を伴う
○ 発熱
○ 頸部リンパ節が腫大する傾向にある

喉頭炎

喉頭が炎症を起こすものである。

○ しわがれ声またはとにかく話すのが困難
○ 発熱
○ 嚥下時に痛みがあるが、扁桃炎のときほど

のものではない

めったにないが・・

ルートヴィヒアンギナ

口の底部の重度の感染症である。

○ 重度の疼痛
○ (上気道の腫れが原因で)呼吸困難になることもある
○ 嚥下時に痛みがある

この病態は通常、口腔の衛生状態がよくないために起こるものであり、感染した歯または歯肉に関する問題である。

食道の癌

p.113を参照。

喉の腫れ

p.128の「頸部リンパ節の腫れ」を参照。

喉のしこり

p.111の「嚥下の問題」を参照。

喉の痛み

喉が痛む理由として多いものについては、p.115の「嚥下の問題に加えて疼痛がある」で取り上げる。

この症状が単独で起きていると思われる場合には、p.128の「頸部リンパ節の腫れ」、p.124の「首の内部および表面にある孤立性のしこりおよび腫れ」、p.126の「首のこわばりと痛み」、p.115の「嚥下の問題に加えて疼痛がある」、次ページの「口内の潰瘍」を参照。

ただし、発熱を伴って起きる可能性が最も高い。下記を参照。

発熱を伴う喉の痛み

おそらく・・・・・

風邪

p.423を参照。

扁桃炎

前ページを参照。

喉頭炎

前ページを参照。

喫 煙

喫煙者で、ここに挙げた条件にひとつでも該当すれば、過度の症状に悩まされる可能性がある。また、非喫煙者よりも回復に時間がかかりやすい。さらには、耳や肺の二次感染のような合併症が起きるリスクが大きくなる。

咽頭炎

p.115を参照。

もしかしたら・・・

伝染性単核症

“腺熱”ともいう。p.129を参照。

歯の感染症

p.129を参照。

めったにないが・・

舌炎

p.116を参照。

ルートヴィヒアンギナ

p.117を参照。

薬物有害反応

喉の痛み、口の粘膜の炎症および発熱はいずれも、特に発疹が伴っていれば、薬物有害反応の症状になりうるものである。

口内の潰瘍

おそらく・・・・・

アフタ様潰瘍

- ○ 小さく、複数ある(大きく、ひとつだけのこともある)
- ○ 口内または舌のどこにでもできるが、下唇正面の裏側が典型的である
- ○ 極度の痛み(酸味のある果物を口にすると悪化する)
- ○ 尖った部分のある義歯など、歯の問題があると悪化することがある
- ○ ストレスを受けると現れることが多い

2-3日で治ることがほとんどであるが、大きなものほど時間がかかる。とはいえ、8-10日以上かかることはまれである。アフタ様潰瘍の治療は、満足いかないことが多い。疼痛緩和用のゲルや錠剤は、薬局で売られている。練り歯磨きのブランドは、ラウリル硫酸ナトリウム(SLS)を含有するものがほとんどであり、それに対する過敏反応が原因であることもある。

薬剤

原因薬剤であることが最も多いのが、ニコランジル(狭心症治療薬)である。

単純ヘルペス

p.116を参照。

もしかしたら・・・

多形紅斑

不規則な赤いあざである。薬剤に対する反応によるものであることもあれば、感染によるもの

であることもある。小児や若い女性に最も多い。
○ かゆみのある発疹が身体部位を問わず現れる(麻疹とよく似ている)
○ 中心が白っぽい膨疹、“的形病変”ともいう
○ 喉の痛み
○ 頭痛
○ 発熱
○ 口内および喉での潰瘍形成

重度のものになると、Stevens-Johnson症候群という。

めったにないが・・

口または喉の癌

口または喉のどこに現れてもおかしくない。喫煙者、特にパイプや噛みタバコをしている人は、この癌のリスクがある。

次のものに該当すれば、この癌が疑われる。
○ 大きな潰瘍がなかなか治らない(2週間以上)
○ 不規則な形状をした潰瘍
○ ポリープの表面に潰瘍がある
○ 潰瘍の縁が盛り上がっている
○ 気分がすぐれない
○ 口臭がする
○ 頸部リンパ節が腫れる

梅毒

喉の潰瘍は一期、二期、または三期の梅毒であることがある。潰瘍は次のような特徴をしている可能性がある。
○ 単発性
○ 浅い
○ 土台部が硬い
○ 無痛
○ 出血がない

さらに、次のような特徴がある。
○ 縁が赤く盛り上がっている
○ リンパ節の腫れがみられることがある

天疱瘡

圧迫および外傷を受けた部分の皮膚表面に、液体で満たされた水疱が現れる皮膚病である。
○ 液体で満たされた水疱が口内にできる

これが破裂すると、次のようになる。
○ 潰瘍が数週間つづく

クローン病

腸管疾患の徴候はほかにもあるが、それに伴って下記の症状が必ず現れる。
○ アフタ性の潰瘍(前ページ参照)

アフタ性の潰瘍があることを除けば健康な人が、体重が減少するかどうかに関係なく下痢を繰り返すようであれば、クローン病の可能性が出てくる。

小児脂肪便症

p.137を参照。

ベーチェット病

一部の中東諸国で最も多くみられるが、まれである。
○ 口および喉の大きな潰瘍形成を繰り返す

次の症状が続いて現れる。
○ 生殖器に潰瘍ができる
○ 目および関節が炎症を起こす

白血病／骨髄腫

○ 口内に潰瘍ができる
○ 喉の痛みが治まらない
○ 感染症になりやすい
○ 気分がすぐれない
○ あざができやすい

p.450ページも参照。

結核

○ 小さな潰瘍

○ 喉の痛み

○ 嚥下困難

○ 唾液過多

p.208も参照。

血液の異常

骨髄抑制の何らかの原因となる。

喉にできる喀痰

必ず取り除こうとするものである。

おそらく・・・・・

血管運動神経性鼻炎

○ 量の多少に関係なく、鼻腔で絶えず粘液が産生されている

○ 透明な分泌物が鼻から出てくることもあれば、鼻の奥から喉に下りることもあり(鼻と喉はつながっている)、後者は後鼻漏ともいう

○ 環境または空気が変化したとき、そのことによって引き起こされる

○ 鼻呼吸が困難

○ これ以外に「アレルギー性鼻炎」(下記を参照)の症状がない

アレルギー性鼻炎

人にはたいてい、花粉、ほこり、動物などに対して、何らかのアレルギーがある。

○ 透明な分泌物が鼻から出てきたり、鼻の奥から喉に下りたりする

○ 鼻呼吸が困難

○ なみだ目

○ くしゃみ

○ 喘鳴

アレルギー性鼻炎の人は、喘息、湿疹、花粉症の家族歴があることが多い。

> 窓は二重ガラス、空調にはセントラルヒーティングが使われ、室内で過ごすことが多い現代の生活によって、ハウスダストの量が全体的に増えてしまい、その結果起きる鼻炎がますます増えてきている。

胸部の炎症／慢性肺敗血症

気管支炎、嚢胞性線維症、気管支拡張症など、胸部に慢性的な異常を抱える人は、可能性が高い。

喫煙者もハイリスクグループに入る。

○ 咳が続き、緑色または黄色の喀痰が出る

○ 発熱

○ 気分がすぐれない

○ 呼吸が困難になることがある

○ 通常は抗生物質を必要とする

もしかしたら・・・

副鼻腔炎

鼻腔のいずれかが感染し、局所的な疼痛／不快感を引き起こすものである。

○ 鼻汁が続く(緑色または黄色)

○ 頭痛
○ 患部に痛みがある
○ 発熱
○ 口臭

鼻ポリープ

ポリープは、できて間もない新生物、つまりは腫瘍であり、悪性でないものがほとんどである。複数できることも多い。

○ 鼻のなかを除くと見つかることがある
○ 鼻が詰まる
○ 透明な分泌物が時々出る
○ 嗅覚が失われる
○ アレルギーに伴うものであることが多い

めったにないが・・

鼻腔または鼻咽頭の癌

高齢者に最も多い。

○ 汚物のような臭いおよび味のする分泌物が鼻から出る
○ 痛みが続く
○ 口臭
○ 口または鼻のなかにしこりが見つかるか、または顔が腫れることがある
○ 歯が痛みだす
○ 鼻汁または喀痰に血が混じる

口および喉の白斑

おそらく・・・・・

ミルク（特に乳児）

簡単に拭きとることができ、口の表面に異常が残らない。

カンジダ症

鵞口瘡《がこうそう》またはモニリア症ともいう。罹患するのは新生児または幼児がほとんどである（鵞口瘡であるのに、頬の内側にミルクが残っていると勘違いした親御さんがいるのも知っているが、白斑はなかなかとれず、乳児に不快な思いをさせてしまう）。

○ 口のなかに白斑ができる（ミルクとは異なり、なかなか取り除けず不快感を引き起こしてしまう）
○ 赤みを伴う
○ 唇、舌および頬が痛むことがある
○ 斑は取り除いてもよいが、簡単にいくとは限らない

抗生物質による治療、全身の不調および（さらにまれであるが）免疫抑制状態が原因で発症することが多い。

扁桃炎

p.116を参照。

もしかしたら・・・

コプリック斑

麻疹の確かな徴候である（p.415を参照）。

○ 白斑が頬の内側にできる
○ 斑は塩粒ぐらいの大きさで、その周りは赤みがさしている

○ 肝腫大

単発性のしこりは、リンパ節のほか、首のさまざまな構造に起因することがある（ここを読む以外に、p.128を参照）。

首にある構造には皮膚、唾液腺、甲状腺がある。出生時から存在するものも若干ある。

首の内部または表面にある孤立性のしこりおよび腫れ

おそらく・・・・・

癤《せつ》

皮膚感染症は、毛嚢または濾胞を起源とすることが多い。

○ 痛い
○ 局所的に赤みがある
○ 皮膚に触れると温かい
○ 局所的な腫れ
○ 中心が黄色く、膿汁が出る

皮脂嚢胞

○ 表面にできる
○ 痛みはない（感染していない限り）
○ 何年にもわたって存在する
○ 少しずつ大きくなっていく
○ 中心に“斑”がある（嚢の原因である遮断された汗腺に向かって開いている）

脂肪腫

良性の脂肪の腫瘍であり、皮膚の表面または皮下に広がる。

次のものを除けば、特徴は皮脂嚢胞と同じである。

○ 斑がない

もしかしたら・・・

び慢性甲状腺肥大

甲状腺は、のどぼとけの下で首の正面にある。

○ 嚥下時に上下する
○ び慢性の腫れ（単独のしこりがない）
○ ほかに症状はない

び慢性甲状腺肥大のほかの原因は、甲状腺ホルモン分泌過多によるものと、甲状腺機能低下によるものとに分けられる。いずれも、専門医に診てもらう必要がある。

詳細はp.319およびp.320を参照。

孤立性甲状腺結節（良性）

甲状腺内での限局的なしこりであり、良性のものもあれば悪性のものもある。次ページを参照。

○ のどぼとけより下の首の左右いずれかに触知することができる
○ 嚥下時に上下する

甲状腺の機能亢進または低下の徴候を伴うこともある。上記を参照。

顎下腺結石

顎の下には、舌の両側に、2つの唾液腺がある。結石はこの導管のなかでも腺体内でも形成され、次のような症状を引き起こす。

○ 痛みのある腫れ(通常は片側)
○ 食事中は腫れが増し、食間は引いている
○ 腫れが口(舌の裏側)のなかで当たって気づくことがある

めったにないが・・

頸肋

p.127を参照。

び慢性甲状腺肥大(悪性腫瘍)

甲状腺肥大の特徴に加え、次のものがある。

○ 不規則かつ非対称な肥大
○ 嚥下時の腫れの上がりの動きがなくなる
○ 気管が圧迫され、呼吸困難になることもある

孤発生甲状腺結節(悪性)

甲状腺内部に局所的なしこりが現れるものである。

○ 嚥下時に上下する
○ ほかに症状はないが、次のようなことが起きる
○ しわがれ声
○ 疼痛
○ 下垂眼瞼(Horner症候群)

甲状舌管嚢胞

首の前のなかほどにある。

○ 表面に近い
○ 舌を出すと上にあがる
○ 無痛

甲状腺

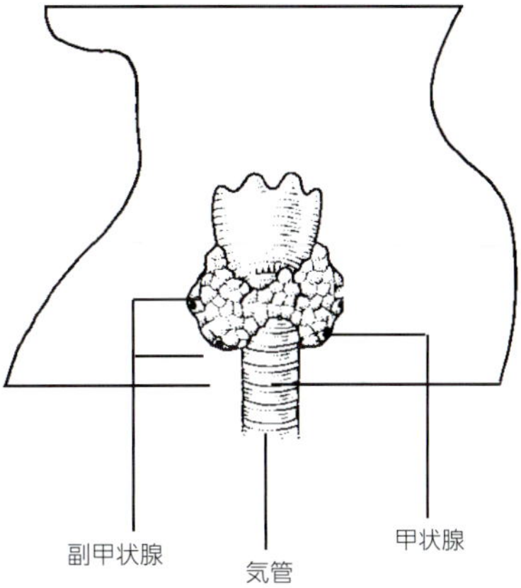

咽頭嚢

上部消化管の欠損が原因で首の片側が腫れる。

○ 大きさはさまざまである
○ 嚥下の困難度もさまざまである
○ 食べたり飲んだりすると肥大する
○ 液体が排出される際に"グル音"がする
○ 古い食物を吐き出す
○ ここに直接圧がかかることによって排出される
○ 痛みはないが、大きくなると不快を感じる

胸鎖乳突筋の腫瘍

出生時からあり、真性の腫瘍ではない。

○ 首の側面にある筋肉の中央部にしこりがある
○ 顔が、そのしこりがある側とは反対方向を向いている

顎下腺腫瘍

良性のものもあれば、悪性のものもある。

○ 腺の片側が肥大する
○ 進行性である
○ 痛みが現れることもある
○ リンパ節に浸潤することもある

首のこわばりと痛み

おそらく・・・・・

急性頸部硬直

寝違えによるものである。寒いところにいて起きることもある。

○ 首だけを動かそうとすると痛い
○ 痛みと筋肉の痙攣により首の動きが制限される

急性頸部捻挫

突然よじったり、振り向いたり、曲げたりすることによるものである。

○ ちょっとした動きでも極度に痛い
○ 上背部および頭部に痛みがある
○ 著しい筋肉の痙攣により首の動きが制限される

むち打ち症

交通事故(前後からの追突)により起きるのが典型である。

○ 首および上背部に痛みがある
○ 首がこわばって動かない
○ 受傷から痛みが現れるまで2-3時間ほどかかる
○ 痛みとこわばりは数週間続く
○ 腕に痛みがあったり、力が入りにくくなったりすることもある
○ 首の可動域が狭まる

斜頸

○ 頭が異常のある側に引っ張られる
○ 顎の位置は反対側の肩を指している
○ 異常のある筋肉は硬い帯状になっている
○ 首の動きが大幅に制限される
○ 歩いていて起きるのが典型であり、突然、首を自由に動かせなくなり、1-2日で消退する

もしかしたら・・・

頸部脊椎症

下部頸椎椎間板の変性が原因で起こるものである。

○ 中年に多い
○ 首と背中が痛い
○ 首全体が痛い
○ 歩くと悪化する
○ 動きがやや制限される

ときには、次のような症状もある。

○ 腕の痛み
○ 腕のしびれ
○ 腕の脱力

頸部をスキャンすると、下部頸椎椎間板が脱出している様子が見える。

下部頸椎椎間板

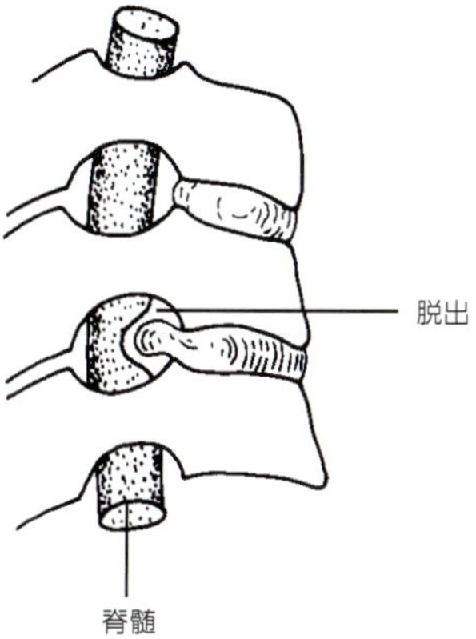

頸肋

生まれつき肋骨が1本多い人や、頸部の神経および動脈を締め付ける線維帯をもつ人がいる。20歳代の終わりになって症状が現れることがある。

○ 首に触れるとしこりに当たることがある
○ 首に痛むことはまれである
○ 鎖骨の裏が痛い
○ 買い物袋を持っている時か、その後に腕の内側が痛くなる
○ 指が間欠的に冷たくなったり青ざめたりする

慢性関節リウマチ

慢性関節リウマチであることがわかっている患者は、首に変性変化が生じることがある。

○ たいてい痛みがある
○ 可動域が狭い
○ 腕および時に脚に力が入らなくなったり感覚が変化したりする

めったにないが・・

頸椎感染症

結核感染は今でも発症することがある。

○ 軽度の頸部痛
○ ちょっとした動きでも痛みが出る
○ 頭を両手で抱えることがある
○ こわばりに伴って動きが小さくなる
○ 時に、突然麻痺が起きて脊髄が巻き込まれることがある

髄膜炎

脳および脊髄の内側の感染症である。通常はほかにも、発熱など顕著な症状が現れる。

○ 頸部硬直（痛みと筋肉の痙攣で首を前に曲げられない）
○ 頭痛
○ 気分がすぐれない
○ 発熱
○ ガラスのコップを押し当てても色が変わらない細かい紫色の発疹が現れる

髄膜炎が疑われれば、直ちに医師に診てもらうこと。

頸椎椎間板脱出

突然の動きによって引き起こされることがある頸椎椎間板の変性である。次のような症状が突然現れる。

○ 首の痛みとこわばり
○ 腕の痛みと感覚異常

○ 首および上背部の筋肉の痙攣

○ 症状は解消しても再発することがある

脊髄の腫瘍

次のような症状が漸次発生する。

○ 腕および脚の感覚異常

○ 各部のしびれ

○ 腕および脚の脱力

○ 筋萎縮

○ 排尿障害

頸部リンパ節の腫れ

ほとんどの人が、一時的に頸部のリンパ節（単に腺ともいう）が腫れることがある。

これは一般に、感染または炎症によるものであり、局所的なものもあれば全身に及ぶものもある。リンパ節がひとつだけ肥大し、1カ所だけ腫れるということもある。また、肥大が再発したり持続したりするのは、さらに重篤な基礎疾患があることを示しているものである場合もある。

肥大したリンパ節は、唾液腺の肥大（p.124の「首の内部および表面にある孤立性のしこりおよび腫れ」を参照）など頸部のほかのしこりと識別する必要がある。

頸部のリンパ節

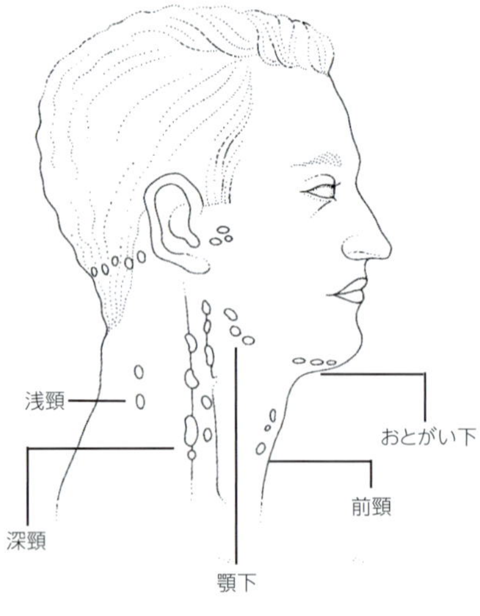

もしかしたら・・・

風邪または上気道感染（URTI）

それぞれ単独で起きることもあれば、同時に起きることもある。

○ 耳の下および顎下のリンパ節が左右ともに腫れ、触れると痛い

○ 発熱

○ 倦怠感

○ 喉の痛み

○ 咳

○ 鼻水

○ 耳の痛み

○ 通常は自然に治癒する

扁桃炎

○ 扁桃が肥大する

○ 喉が赤くなる

○ 顎の下および裏のリンパ節が腫れて、触れる

と痛い
- ○ 腫れの大きさに左右差があることが多い
- ○ 白斑が扁桃の表面にはっきりと見えることが多い(扁桃からの膿汁が出ている)
- ○ 発熱
- ○ 気分がすぐれない

抗生物質が必要である。病院に行くと、特に表面が化膿していれば、綿棒で取り除くこともある。扁桃炎を頻繁に繰り返すようであれば、咽喉専門の外科を紹介してもらう必要がある。

局所的な感染または炎症(にきび、膿痂疹、皮脂嚢など)

- ○ 最も近いリンパ節が肥大し、痛むこともある
- ○ 頭皮に痛みと圧痛がある(髪をかき分けて見てみる)
- ○ しこりがあれば、皮脂嚢が感染していると思われる

うろこ状／赤みがさしている／じくじくしている／かゆいところは、膿痂疹、皮膚炎、湿疹／乾癬であると考え、そのいずれであるかを医師に診てもらう。

歯科領域の感染症

歯肉または歯の疾患になると、リンパ節が腫れる。

- ○ 患歯に最も近いリンパ節が腫れる傾向にある
- ○ 歯痛
- ○ 歯肉出血(歯肉炎)
- ○ 歯の詰め物がゆるんでいる
- ○ 歯性膿瘍(歯／歯肉の痛みと局所的な腫れ)

もしかしたら・・・

腺熱(伝染性単核症)

エプスタイン・バーウイルスの感染を原因とするものであり、“キス病”ともいわれる。小児および若い成人が罹患する疾患である。

- ○ 全身性リンパ節腫大および圧痛がみられるが、頸部リンパ節は後頭部のものも含め最も高率に腫れる
- ○ 発熱
- ○ 喉の痛み
- ○ 気分がすぐれない
- ○ 症状によって2-3日続くものから2-3週間続くものまである
- ○ 血液の変化に特徴があるため、血液検査をして診断を確定するものと思われる
- ○ 脾腫が最大50%の確率で起こる

トキソプラズマ症

われわれ人間の半数が感染している原虫である。大半が、1-3週間ほどで自然に治癒する。

感染した肉、生肉、十分に火が通っていない肉を食べることによって感染する(ネコの糞に接触することによる経路もある)。

症状が実際に現れる確率は20%程度でしかない。

- ○ 発熱
- ○ リンパ節腫大(主として頸部リンパ節)、こちらも触れると痛い
- ○ 気分がすぐれない

血液検査か、またはリンパ節を摘出して顕微鏡検査をすることによって、診断が確定する。

妊娠中にトキソプラズマ症になると、胎児に悪影響が及ぶリスクがある。その影響は主として

脳および目に現れる。

トキソプラズマ症の定期検診を実施する国は多いが、英国では実施していない。

妊娠中に
トキソプラズマ症にならないために

- ○ 生肉も火が十分に通っていな肉も絶対に食べない
- ○ 果物、野菜、サラダは必ず十分洗う
- ○ ネコトイレの掃除をしない（せざるをえない場合には、保護手袋を着用するなどする）
- ○ ガーデニング時には保護メガネをかける

扁桃周囲膿瘍

徴候は扁桃炎と似ているが、次のような症状がある。

- ○ 膿瘍または“化膿性の炎症”が発生しているため、口を開けるときにも痛みがある

手術により排膿する必要がある。

喉頭蓋炎

- ○ 喉がとても痛い
- ○ 嚥下時に痛みがある
- ○ 呼吸に変化がある
- ○ 口で呼吸する
- ○ リンパ節が腫れることもある
- ○ 高熱が出る

緊急に治療してもらうこと。

めったにないが・・

ドイツ風疹

風疹である。小児に最も多い。

- ○ 鼻水が出る
- ○ 主として胴部に発赤が現れる
- ○ 特に首のすぐ上の後頭部あたりの頸部リンパ節が腫れ、触れると痛い
- ○ 13歳以降の未成年および成人の女性は、手の関節に痛みが出る

MMRワクチンを接種することにより、原因ウイルスを駆除することができる

結核

圧痛のない孤立性リンパ節腫大であり、移民に最も多い。

- ○ 赤くなる
- ○ リンパ節の上を覆う皮膚に異常がみられる
- ○ 間欠的な発熱

皮膚検査と血液検査をするか、またはリンパ節生検により、診断が確定する。薬物療法が必要である。

口または上気道（喉頭を含む）の癌

上記いずれの癌であってもリンパ節が腫れる。癌が進行した結果であることが多い。

いずれも50歳以上の喫煙者に特に発生する癌である。

- ○ リンパ節が腫れても痛みはない
- ○ ほかにも口内、舌または口蓋にしこりが出現する
- ○ 声の変化
- ○ 体重減少
- ○ 気分がすぐれない

○ 口または首の痛みが続く
○ 歯に違和感がある
○ 貧血

身体のほかの部分の癌

鎖骨から上のリンパ節が痛みもなく腫れるのは、胸部または腹部から腫瘍が拡大していることをうかがわせるものであるが、その部分からくるほかの症状もあるのが普通である。

白血病

下記項目の一部または全部が並行して現れる。

○ 頸部だけでなく、至るところのリンパ節が痛みもなく腫れる
○ 気分がすぐれない状態が続く
○ 貧血により青ざめる
○ 息切れ
○ 疲労
○ あざ

リンパ腫

下記のもの以外に症状がないことがある。

○ 全身のリンパ節が痛みもなく腫れる

後期になると、次のような症状が現れる。

○ 発熱
○ 体重減少
○ 貧血

HIV／ARC／AIDS

HIVとは、ヒト免疫不全ウイルスの略語である。このウイルスは人に感染するが、何年間も発病しない傾向にある。しかし、いずれはARC（エイズ関連症候群）になり、最終的には末期のエイズになる。

下記に示す諸症状は、ARCからAIDSまでの全体に及ぶものである。

○ リンパ節腫大
○ 発熱
○ 気分がすぐれない

HIV感染のハイリスク群に該当する人は必ず、医師にリンパ節の腫れが続いていること知らせる必要がある。治療の有効性は早期診断にかかっている。

症状の持続

頸部リンパ節腫大が2週間以上続き、特にそれ以外の症状もあるのであれば、医師に診てもらわなければならない。

腹部：
消化器系と泌尿器系

腹部：はじめに

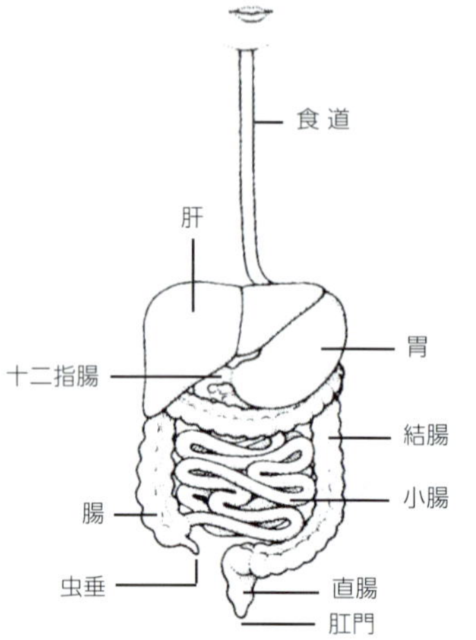

胸郭の下から骨盤の上までを腹腔といい、「おかな」、「胃」、「腸」といった言葉がよく使われるが、「胃」と「腸」は正しくは、腹腔内にある臓器を指す。

腹部には、食道の一部、胃、小腸（十二指腸、空腸、回腸を含む）、さらには、大腸（虫垂、結腸、直腸を含む）といった消化および吸収の臓器がある。このほか、腸につながって消化に必要な化学物質を供給している肝、膵、胆嚢および胆道といった臓器もある。

腹部にはさらに、本章では対象としていない腎、尿管および膀胱といった臓器がある。いずれも尿の排泄に関わるものである。また、数多くの身体機能をコントロールするホルモンを分泌するという役割を担う副腎もある。基本的にきわめて大きなリンパ組織であるともいえる脾は左季肋下に収まっている。

男性にはこのほか、生殖器系の一部である前立腺および精嚢があり、女性にも同じく生殖器として子宮、卵管および卵巣がある。

重要な血管および神経も多数ある。

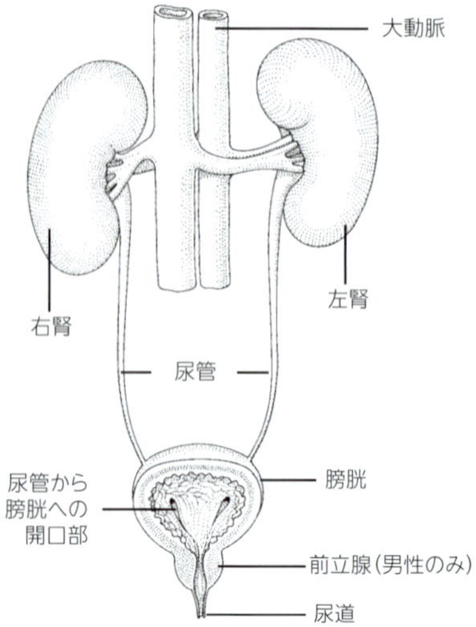

腹部：消化器系

嘔吐

嘔吐は強制的に、食べた物が口に逆流したときに起きるものである。

苦い胃酸または十二指腸液を吐くこともあれば、未消化の食べ物、あるいは血液を吐くこともあり、新鮮な血液もあれば古い血液もある。基礎疾患を診断するには、正確にメモしておく必要があるが、嘔吐の性質を考えれば、不快なものである。なおこの章では、飲みすぎ、食べ過ぎ、乗り物酔いのように、原因が明白で誰でもわかっている類のものには言及していない。

用語

- ○ “胃内容物”は典型的な嘔吐物であり、消化された食べ物と未消化のものとが混ざっており、ピンクがかった黄色をしており、泡が多く悪臭がする。
- ○ “十二指腸内容物”は、胆汁色（緑色）をした薄い液体であり、粘性物質と透明な分泌物とが混ざっている。
- ○ “糞吐”は読んで字のごとくである。嘔吐の重症度または慢性度は上記よりも高くなり、部分的に消化された腸の内容物が胃に戻って嘔吐することである。

おそらく・・・・・

胃腸炎／食中毒

胃または十二指腸の内容物を嘔吐するものである。ウイルス性の疾患と同じく、食中毒の一種でもある。腹痛が特徴のひとつになる。

嘔吐物は、消化された食べ物と未消化のものとが混ざっているものと思われ、最初は見た目が“典型的な嘔吐物”であるが、何度か嘔吐するうちに、黄緑色の透明な液体と粘液になっていく。

p.157を参照。

急性胃炎

胃および十二指腸の内容物に古い血液が混じり、見た目は茶色に染まっていてコーヒー残渣《ざんさ》（かす）のようである。これは暴飲後に起きやすい。腹痛が特徴のひとつになるものと思われる。p.161を参照。

妊娠

胃および十二指腸の内容物を嘔吐するものである。これ以外にも、妊娠の症状がはっきりと現れる。

- ○ 吐き気（通常は目覚めたときが最も顕著である）
- ○ 胃に酸っぱい感じがあり胸やけする傾向がある

p.139も参照。

片頭痛

胃および十二指腸の内容物を嘔吐するものである。p.105を参照。ほかにも片頭痛の諸症状が現れる。

もしかしたら・・・

消化性潰瘍

胃および十二指腸の内容物を嘔吐するものである。p.159を参照。

食道裂孔ヘルニアおよび食道炎

逆流症と同じ感じがするものである。

- ○ 喉の下部に酸っぱい感じがある(胆汁の味)
- ○ 胸やけの症状
- ○ 重度になると、未消化の食べ物も嘔吐する

さらには、

- ○ 古い血液あるいは、新鮮血を嘔吐することもある

胃癌

嘔吐は胃癌の末期の特徴であり、倦怠感、顕著な体重減少、貧血など、癌のほかの特徴も現れているものと思われる。嘔吐するのは胃および腸の内容物である。少量を口にしただけでも満腹感があらわれ、これが進行していくものと思われる。

p.154の「胃の疾患」も参照。

腸閉塞

- ○ 腹痛が出たり消えたりする
- ○ 直腸からは空気も糞便も出ない
- ○ 膨満感
- ○ 胃腸の内容物を嘔吐し、下痢のようであることもある

p.162も参照。

胃切除術後症候群

p.158を参照。十二指腸の内容物を嘔吐するものである。

幽門狭窄症

幽門(この言葉は、ギリシャ語の"門番"という意味の言葉に由来する)は、胃の出口にあって、筋肉で収縮する。まれではあるが新生児(決まって生後6週未満)のなかには、この筋肉が発達しすぎて、胃内容物が腸へ排出されないことがある。授乳から数分以内に、消化されていないミルクをいともあっさりと嘔吐したり、時に噴水状嘔吐がみられることがある。ごく簡単な手術で解決する問題である。

成人の場合、胃の出口の潰瘍または癌が慢性的に瘢痕化することによって、この領域が狭窄することがある。嘔吐物は胃内容物(胆汁は絶対に混入しない)であり、遮断されているのに反して胃がその内容物を腸へ排出しようとするため、その嘔吐も半端ではない。

薬剤

オピエートおよび癌の化学療法剤として用いられているものなど、副作用に吐き気および嘔吐がある薬剤は多い。

放射線治療

放射線治療も、吐き気および嘔吐の原因となる。照射から約4-8時間経ってから現れるのが普通であり、この治療継続を妨げてしまう。

糖尿病

特にインスリン依存性で、コントロール不良な糖尿病は、嘔吐を伴う危険な状況を招く可能性があり、急速に脱水となる。これが、糖尿病の初発症病状となることもある。

内耳疾患

前庭ニューロン炎またはBPPV(良性発作性頭位めまい)による回転性めまいが、重度の吐き気および嘔吐の原因となりうる。

めったにないが・・

慢性膵炎

p.157の「腹痛と下痢」を参照。

- ○ 胃内容物を嘔吐するものである

脳腫瘍

p.368の「脳」の章を参照。

○ 胃内容物を嘔吐するものである

脳幹の血管障害

脳幹の出血及び梗塞であり、きわめて重度の嘔吐を引き起こすが、ほかの特徴の方が圧倒的に目立つのが普通である。

腎不全

○ 急性及び、慢性肝不全でも生じる
○ 精神錯乱
○ 頭痛
○ 尿臭のする息
○ 胃内容物を嘔吐する
○ こん睡

過食

p.396の「神経性食思不振症」を参照。

ボツリヌス中毒症

危険ではあるが、食中毒としては極端にまれである。

○ 倦怠感
○ 吐き気
○ 浮動性めまい
○ 胃および十二指腸の内容物の嘔吐
○ 腹部痙攣および下痢
○ 呼吸の異常
○ 瞳孔散大
○ 虚脱から昏睡に至る

コレラ

p.147を参照。

胃石

絶えず毛髪を噛んでいると、胃のなかで毛玉ができる。これが徐々に胃腔を満たしていく。

食べ物を口にすると不快感が現れ、嘔吐することがある。

吐 血

p.161の「腹痛があり、吐血もする」を参照。

嘔吐と頭痛

特にp.105の「片頭痛」を参照するほか、p.104の頭痛のその他の原因および発熱を伴う頭痛を参照。

逆 流

p.133の「嘔吐」を参照。

腹部に血管が浮き出ている

表面が著しく大きい静脈が腹部の皮膚に現れることがある。それは、その下を通る血管に異常がある徴候であり、腹圧や新生物によって、血流が遮断されていることが原因であることもある。

上記のような原因のいずれかが該当する場合に、現れると思われる症状として、ほかに次のようなものが挙げられる。

○ 脚のむくみ（片側のみのこともある）
○ 下腹壁静脈が最も目立つ
○ メドゥーサの頭（メドゥーサはギリシャ神話に出てくるゴルゴンの一人で、女神アテナに美しい髪をヘビに変えられた）（「へそ」の穴から静脈が放射状に膨らんで出てくること）

上のような症状を引き起こしうる病態には次のようなものがある（いずれもまれ）。

○ 「急性膵炎」（p.140を参照）
○ 「肝硬変」（p.140を参照）
○ 「悪性腹水」（p.141を参照）
○ 「卵巣嚢腫」（p.160を参照）

乳幼児の腹部全体の膨らみ

おそらく・・・・・

正常範囲内の形態

太鼓腹の小児は単にそうなっているのであって、小児期はお腹が膨らんでいる方が自然であることから、必ずしも成人になってもそのままということはない。

便秘

便秘になる強い心理的要素を抱える幼小児もいる。親が排便を促すことに対して抵抗するなど、トイレトレーニング時にそういった要素が現れ、生涯にわたる習慣に発展することもないとはいえない。

衣服を便で汚してしまう（“みかけの下痢”）こともある。根本的な問題は、硬い便が詰まって直腸を塞いでしまうことにある。これにより、便意が刺激され、常に切迫感を感じたりする。この刺激によって結腸で“急かされ”、結果的に水分量が減らないまま直腸に到達して液状便になってしまう。この液状便は、先ほどの硬い便の間をくぐって不随意的に漏れ出てしまうことになる。

p.152の「便秘」も参照。

何があっても、トイレトレーニングが戦いの場となるようなことがあってはならない。普通はリラックスして臨むのが最善である。どんな子どもでも、いずれはトイレのタイミングを覚えるものである。ほとんどの問題は、子どもが催してくる前に“汚れないよう”無理強いする過保護に原因がある。少しでもわからないことがあれば、かかりつけの医師や巡回看護師などにアドバイスを求めること。

もしかしたら・・・

嚢胞性線維症

これは遺伝性の疾患であり、ほとんどの症状は、身体の分泌物の異常に原因がある。

- ○ 成長障害がありながら食思《しょくし》（食欲）は健全である
- ○ 痩せているが、腹部は膨らんでいる
- ○ 胸部感染症を繰り返す
- ○ 臭い便が大量に出る
- ○ ばち指
- ○ 直腸が肛門から滑り出ることがある（直腸脱）

小児脂肪便症

（シリアルなどに含まれる）小麦の成分であるグルテンに対するアレルギーを原因とする疾患である。そのような小児は通常、低体重で思うようには成長しない。

- ○ 色が白い小児であることが多い
- ○ 気持ちが沈んでいる
- ○ あまり食思《しょくし》（食欲）がない
- ○ 筋肉が弱々しい
- ○ 腹部が膨隆している
- ○ 時に下痢や嘔吐がみられる

治療法として生涯にわたってグルテン非含有食を摂取すれば、回復が見込まれる。

早産児

早産児は、出生時に腸内に存在している緑色の胎便によって腸管が膨隆し、便秘になっていることがある。この段階は通常、すぐに改善する。

未熟児とは、出生時体重が2500gを下回る新生児をいう。

めったにないが・・

ヒルシュスプルング病

腸管の一部について、神経組織が発達していないために正しく機能せず、便が溜まって大腸が次第に膨張していく疾患である。大量に留まり、腹部は大きく膨れ上がる。便秘の諸症状が出生後すぐに現れるが、何年間も診断されないこともある。

クワシオルコール

タンパク質の摂取不足を原因とする栄養失調症である。発展途上国、特に熱帯地域の貧しい農村部に多い。

- ○ 小児の気持ちが沈んでいる
- ○ 腹部が膨隆している
- ○ 顔と四肢がむくんでいる
- ○ 毛髪が乾燥して細い
- ○ 皮膚に色素沈着部がある
- ○ 下痢を起こすこともある

腹部全体の膨らみ

医師が腹部膨満などと表現するものである。よくある原因としては、脂肪、ガス、糞便、体液があり、女性であれば妊娠も理由のひとつになる。本当に膨隆しているかどうかを確かめるのは難しいことが多い。

ここでは、腹部に触知される孤立性のしこりや隆起は扱わない。妊娠も対象外である。

腹部の腫れにはさまざまな原因がある。無害

なものもあれば、重大な基礎疾患が潜んでいるものもある。

腹部の腫れを伴う諸症状が現れたばかりで不快（痛みや消化不良など）であるのか、または個々の状況の変化（運動量の減少、“やけ食い”、家族の危機、死別など）に伴って徐々に膨らんでいったのかを考えることが重要である。

通常、自らの症状が、腹部不快感という長い（場合によっては生涯にわたる）既往症の一部であるのか、それとも、新しく現れた疾患を疑わせるものであるのかは、患者自身がよく認識しているはずである。

おそらく・・・・・

肥満

診断名としては明らかに、しかもあまりにもよく聞くものであるが、それ自体よく考えるに値するものである。脂肪は単に皮膚の下に蓄積するものではなく、身体の隙間という隙間に蓄積していく。身長および年齢に見合った適正体重を維持すること。あるいは医師に対応を教えてもらうこと。そうして、超過分の体重と同じ重量のバターを用意してみる。それだけのものが身体のいたる所に蓄えられているということである。

ガス

医師は腸内ガスという言い方をする。食べた物が腸内で発酵することによってできたものである。何を食べればガスが出やすいかを知っている人がほとんどであろう。

筋緊張が弱い

出産を経験するとお腹が出っ張ってくる女性は多い。たいていは、腹壁筋の強さが元に戻るようしっかり運動することが必要になるが、そのようなことを全くしない人もいる。

男性も、運動をやめてしまったり、ビールばかり飲んでいるなどして、自分が“ビール腹”になってしまっていることに気づくことが多い。

便秘

普通に生活していれば、1日に1回便通があることがほとんどである。便秘とは、便通がスムーズにいかなかったり、十分な便通がないと思っている人が使う言葉である。便秘には次の3種類がある。

ひとつは、硬い粒または石のような便が腸で停滞しているものであり、食事や生活の変化が原因であることが多く、小児をはじめ若い人によくみられる。

もうひとつは、便通の間隔が長い（1-2週間に1回など）ものである。今まで長年にわたってこのパターンであったとしても、本人は自分が便秘だと思っている。実際には、特に何が悪いわけでもなく、あくまでも正常の範囲内である。

便通は規則正しく訪れることがほとんどである（変動があると気になって、頭から離れないほどになる人もいるであろうが）。便通はたいてい、毎日ほぼ同じ時間にある。ただし、規則正しくないからといって異常であるとは限らない。必ず重要になってくるのが、いつものパターンからの変化である。医師に伝えなければならないのは、それである。

最後は、突然起こる便秘である。高齢者に多い。ガスを出すことすらできないこともある。これは、原因となる疾患があることをうかがわせるものであるため、医師に伝え、検査しなければならない。

もしかしたら・・・

妊娠

これもまた、実にわかりやすい診断であるが、自分が妊娠していることに気づかない人もいる。妊娠可能な年齢で性交経験のある女性のお腹が膨らんできて、月経がなくなり、胸やけがして、胸に張りと不快感があれば、つわりの有無に関係なく、簡易妊娠検査をしてみること。

過敏性腸症候群

西洋社会に際立って多い病態であり、程度の差はあれほとんどの人に時々起きるものである。

症状がかなり重度になることがあり、検査ではどこも正常であるということになっても、患者本人は不快で大いに心配になる。おそらくは、腸の異常な運動に原因がある。現れたり消えたりする傾向にあり、ストレス、食事の変化、食べ慣れない物など、腸の活動に影響を及ぼすあらゆることがらが関わってくる。

通常は次のような状況になる。

○ 間欠的に腹痛がして、腸が空になると治まる
○ 排便頻度が高い軟便から便秘まで、排便習慣が変動する
○ 粘液が出る
○ 腹部膨満
○ ガス

大腸憩室症

憩室とは、大腸の壁にある小さな嚢である。大腸には、その進行方向に沿って3層の筋肉があり、それぞれの筋肉間の腸壁は比較的弱い。軽度の便秘が慢性化すると、腸はさらに強く便を押し出さなければならなくなり、圧が高くなって先程の弱い部分に小さな憩室ができる。ほとんどの人はそれが年齢とともに増えるが、数は少ないものの、症状が現れる人もいる。通常は、憩室のひとつが炎症を起こして症状が現れる。

○ 排便習慣の変化
○ 規則的な腹痛または疝痛性腹痛があり、左側が多い(日本では右側が多い)
○ 腹部膨満
○ 粒状の便
○ 直腸から出血することがあるが、その色は暗いものから明るいものまである

炎症が重症化すると、次のような症状が起きる。

○ 発熱
○ 激しい痛み
○ 腹部にしこりができ、触れると痛い

この状態を憩室炎という。通常は抗生物質で治まる。

食べる量を減らすことによって、腸が休まり回復にもつながる。

繊維の多い食事を続け、圧の低い状態で大腸が機能するようにすることが重要である。そうすることによって便が軟らかくなる。

心不全

重度の心不全を治療せずにおくと、さまざまある症状に加えて、腹腔に体液が溜まることになる。p.198を参照。

消化管の穿孔

この病態の主な症状は疼痛であり、腹部のいかなる不快や膨らみよりも強い苦痛である。

腹腔内にある消化管は、どんなものでも炎症を起こす可能性もあれば損傷を受ける可能性もある。炎症または損傷が一定の重症度であれば、臓器の壁（主に胃、小腸、結腸または虫垂）が破裂する。腸内容物が腹腔に漏れ出す。その内容物には微生物が含まれており、治療が遅れれば腹膜炎（腹腔の炎症）を引き起こす可能性がある。そうなると生命に関わる。

どの臓器の穿孔も症状は似通っているが、最初に疼痛が現れる部位は異なる。炎症を来した虫垂、消化性潰瘍および憩室はいずれも破裂する可能性がある。

- ○ 重度の疼痛が突然現れる
- ○ 発熱
- ○ 腹部に触れた時の痛みがひどい（腹壁の筋肉が硬直しているものとみられる）
- ○ 顔が青ざめて発汗し、目が落ちくぼんでいる
- ○ いずれは、腸内のガスや内容物が漏れ出して腹部が膨隆する
- ○ ショックを起こすことがある（p.381を参照）

大腸癌

結腸および直腸の癌が含まれる。この癌により腸は狭くなるが、それは徐々に進行することもあれば、突然起きることもある。よくある症状に排便習慣（便の種類または排便の頻度）の変化が挙げられるが、腹部の膨らみ（膨隆）は、食べた物、体液、糞便またはガスの蓄積に原因があることもある。その他、考えうる症状には次のようなものがある。

- ○ 疝痛性腹痛
- ○ 症状が間欠的に現れる可能性もある
- ○ 粘性物または粘液が便に混じる
- ○ 異常な便
- ○ 便に血が混じる

めったにないが・・

急性膵炎

腹痛が主要かつ最初の症状である。腹腔の背中側にあって、食物の消化を助ける酵素などで知られる化学物質を産生する膵臓の炎症である。炎症が起きると、自らの内部を消化しはじめることが実際にある。軽度のものからきわめて重度のものまであり、生命に関わるほどのものになることもある。

過度に飲酒する人や胆嚢疾患の既往がある人は、リスクが高い。次のような特徴がある。

- ○ 腹部の中心部が持続的に痛む
- ○ 痛みが背中の方に広がる
- ○ 嘔吐
- ○ 倦怠感
- ○ 初回発作から2日ほど後に軽度の黄疸がみられる
- ○ 2-3日してから、へそから脇腹にかけてあざ／変色が見られる

特に目立った理由もなく倒れた人が、後になって膵炎であったことがわかる人もいる。

肝硬変

さまざまな原因により、肝臓が不可逆的に変質することである。最もよく知られているのが、アル

コールの暴飲ではないだろうか。

肝硬変が進行すると、次のような特徴がみられる。

- ○ 倦怠感、虚弱
- ○ 体重減少
- ○ 食思《しょくし》(食欲)不振
- ○ 足首の腫れ
- ○ 腹腔の体液による腹部膨龍(腹水)
- ○ 嘔吐、むかつき
- ○ 吐血、血便
- ○ 黄疸
- ○ 精神荒廃
- ○ あざができやすい
- ○ 皮膚に赤い血管紋理(くも状母斑)がみられる
- ○ 棍棒状爪(p.276を参照)

男性の場合

- ○ 乳房の肥大
- ○ 精巣の収縮

肝硬変の原因にはほかにも、次のようにさまざまな種類のものがある。

- ○ 活動型の慢性肝炎
- ○ 血色素症
- ○ ウィルソン病
- ○ 原発性胆汁性肝硬変
- ○ バッド-キアリ症候群
- ○ 慢性心不全

ほとんどの場合、本人は肝硬変になる前の最初の診断名を認識している。

悪性腹水

腹腔内にある臓器のいずれかが癌になると、腹腔に液体が溜まる腹水になる。癌本来の諸症状のほか、次のような症状が現れる。

- ○ 腹部が膨れてパンパンになる
- ○ 足首が腫れる
- ○ 息切れ(横隔膜に圧がかかるため)

卵巣嚢胞

巨大な嚢が発生して腹部膨満を引き起こすことが、ごくたまにある。手術が必要となる。

腸閉塞

対象範囲は小腸から大腸に及ぶ。

さまざまな理由により腸管が閉塞するものである。いずれも特徴は、次のように似通っている。

- ○ 疝痛性腹痛が腹部の中央に現れることが多い(部位は原因による)
- ○ 腹部膨隆(低い位置で起きれば、回腸、結腸／直腸が閉塞している可能性がある)
- ○ 胃または空腸の閉塞初期の特徴に嘔吐があり、その後に回腸にも及び、大腸閉塞では後期の特徴となる傾向がある
- ○ 便秘(便通がなく、ガスも出ないことが多い)
- ○ 腸ループが皮膚表面下で波打っているように見えることがあるが、これは閉塞を解消しようとしているものである
- ○ 最終的に穿孔が生じることがある(p.140の「臓器の穿孔」を参照)

緊急治療が必要である。原因には次のようなものがある。

絞扼《こうやく》性ヘルニア

○ 鼡径部のヘルニア（破裂）部が痛み、押し戻せないこと

癌

○ 排便習慣の変化（便秘／下痢）、体重減少、食思《しょくし》（食欲）不振、不眠などが現れる前に、癌のほかの特徴がすでに現れているものと思われる

炎　症

○ たとえばクローン病、憩室症を伴う

○ 癒着ともいい、開腹手術後によくみられる体内の線維帯

○ 生まれつきあるか、または出生後に現れる腸管が線維性組織の周囲で、内側へ向かって腸がねじれること

腸捻転症

○ 腸そのものがねじれ、遮断されること

胆　石

胆石が腸管に入り、狭い部分（回腸終末部）でつかえることがある。

潰瘍性大腸炎

結腸の慢性疾患である。

主な特徴は次のとおりである。

○ 下痢

○ 急性発作時に、血液、粘液および膿汁が出る

○ 急性の場合には腹痛および発熱がある

○ 場合によっては、合併症として腹部膨隆がみられる

腹部の全体的な膨らみに加えて下痢がある

おそらく・・・・・

肥満

ガス

p.138を参照。

もしかしたら・・・

便秘

特に高齢者なら、便が詰まりすぎて、その塊を通りぬけてほかの腸内容物が直腸から漏れ出てしまうことがある。下痢をしているような印象を受ける。

過敏性腸症候群

憩室症

p.139を参照。

虚偽性下痢症

下剤を常習的に服用し、下痢であると訴える人がいる。体重を落とそうとしてそうしていることもあるが、医師によれば、それほどしょっちゅう下剤を服用する理由を説明することができない人もいれば、何もかも否定する人もいるとのことである。このため、ほかはどうもないのに下痢であると訴える人が現れれば、上のことを考慮するとよい。

下剤には、腹部膨満および腹部不快感を引き起こすものがある。

クローン病

- ○ 若年の成人にみられる傾向がある
- ○ 下痢の有無に関係なく間欠的な疝痛がある
- ○ 体重は減少することもあれば、そうでないこともある
- ○ 自然に解消し、ぶり返す
- ○ “盲腸の断続痛”と勘違いすることがある
- ○ 時に、腸管が狭まって腸閉塞になることがある

薬物療法や手術が必要になることがある。

p.119も参照。

めったにないが・・

大腸癌

p.140を参照。

潰瘍性大腸炎

p.416を参照。

腹部の全体的な膨らみに加えて便秘がある

おそらく・・・・・

ガス

便秘

p.138およびp.152を参照。

もしかしたら・・・

過敏性腸症候群

憩室症

p.139を参照。

めったにないが・・

大腸癌

大腸癌は直腸、結腸または盲腸を起源とするものがほとんどである。発症形式はさまざまであるが、日常的に実施する検査で偶然見つかることもある。

右結腸+盲腸と、左結腸+直腸とに症状を分けることができる。p.141の「腸閉塞」も参照。

右結腸+盲腸の症状は次のとおりである。

- ○ 漠然とした下腹部痛
- ○ 疼痛は右側に限られている
- ○ 腹部の右半分にしこりがある
- ○ 排便習慣に変化があり、下痢であることが多いが、便秘であることもある
- ○ 貧血と、徐々に血液が失われていくことによる関連症状(p.390を参照)

左結腸+直腸の症状は次のとおりである。

- ○ 便秘がひどくなる
- ○ 間欠的に下痢を起こす
- ○ 疝痛性腹痛および腹部膨満
- ○ 排出された便に血液が混じっている
- ○ 腹部の左半分にしこりがある

50歳以上で排便習慣の変化が続くようであれば、医師に診てもらわなければならない。

食事ですぐ満腹になる

胃の手術後

罹患した胃を切除し、ごく一部しか残っていない場合、比較的少量の食事で満腹になる。

胃癌

p.154の「胃の疾患」を参照。

胃石

○ 全身の倦怠感(p.135を参照)

蠕虫《ぜんちゅう》類

人体に影響を及ぼすことが最も多い蠕虫には4種類ある。

発展途上国では、通常みられる唯一の蠕虫が蟯虫《ぎょうちゅう》である。

おそらく・・・・・

蟯虫

○ 肛門に刺激がある

蟯虫は、学童に寄生することが極端に多い。小児のほとんどが、いずれは蟯虫を体内に抱えることになる。通常は、夜間に肛門がかゆくなって気づく。これは、雌が夜間に肛門のところまで出てきて卵を産みつける習性によるものである。白く小さな糸のような蟯虫が、肛門の皮膚に付いているのを見ることはできるが、糞便中に見つけるのはそれほど簡単ではない。治療は簡単で、通常は家族全員が薬を飲む。蟯虫はほかの子からもらうことが最も多いが、その卵は庭の土のなかにもある。爪の間に至るまで手をよく洗うことが、感染または再感染の予防に役立つ。

○ 眠りが妨げられることがある
○ 糞便中に蟯虫を確認できる

もしかしたら・・・

回虫(*Ascaris lumbricoides*)

○ 症状がないことがある
○ 糞便中に回虫を確認できる
○ 時に、腹痛がある
○ 時に、肺が炎症を起こす
○ 時に、じんま疹皮膚反応が現れる(p.242を参照)

鉤虫

○ 慢性出血を引き起こす
○ 貧血
○ 倦怠感
○ 下痢

条虫

○ 腹部不快感
○ 食思《しょくし》(食欲)増進
○ 条虫の一部が糞便中に確認できる

蠕虫の寄生はどの種類でも、医師による検査および治療が必要である。

タール便

p.148の「直腸から血が出る」を参照。

淡 色 便

糞便は体内の胆汁色素と細菌とが混ざり合っており、通常は褐色である。一定の条件下にあっては、この色になるのが妨げられ、胆汁が尿から排泄されることがあるが、そのような場合には暗褐色またはオレンジ色になる。黄疸が出ることもあれば、かゆみが出ることもある。

黄疸は、通常なら腸管または尿の老廃物中に分泌される色素が、体内にある一定量蓄積して起こるものであり、目や皮膚が黄色味を帯びる。

胆 石

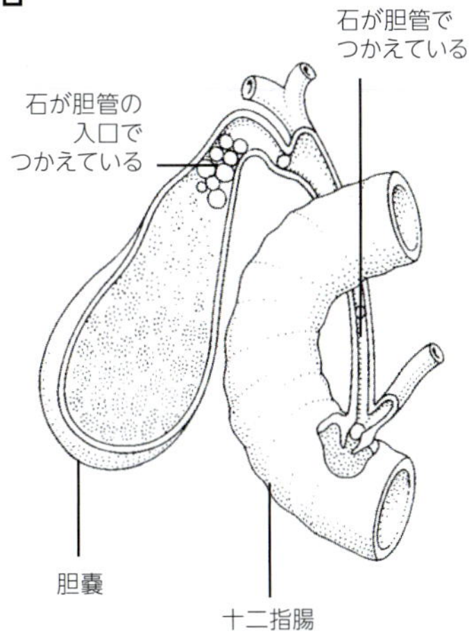
石が胆管で
つかえている
石が胆管の
入口で
つかえている
胆嚢
十二指腸

おそらく・・・・・

胆石

p.162の「胆嚢炎」を参照。

肝炎

数種類のウイルスが肝炎を引き起こす。とりわけ重篤なものもあることから、肝炎が疑われれば専門医に診てもらう必要がある。場合によってはごく軽度で、風邪かインフルエンザかと思ってしまうほどである。

○ 嗜眠《しみん》
○ 食思《しょくし》(食欲)低下
○ 喫煙および飲酒に対する欲求の低下
○ 吐き気
○ 関節痛
○ さまざまな発疹
○ 腹部右上の痛み
○ 発熱
○ 下痢

白色便、暗色尿および黄疸は、(実際に起こるとすれば)2-3日後に現れる。軽度であれば、黄疸が現れないこともある。

もしかしたら・・・

膵癌

p.155の「膵が罹患している」を参照。

慢性膵炎

p.157を参照。

肝硬変

p.141を参照。

肝腫瘍

p.401の「肝疾患」を参照。

薬剤

肝にある細い胆管を傷つけたり膨張させたりする薬剤がある。これにより、総胆管が遮断されたときと似た状況になり、白色便および黄疸が現れる。

めったにないが・・

妊娠黄疸

少数の女性にみられる。通常は無害であり、これがみられるのは妊娠の最後の3カ月間である。

胆道閉塞

胎児期に胆管が正しく発達しなかったものである。

- ○ 生後2-3日にわたって黄疸がみられる
- ○ かゆがる
- ○ 発育遅延
- ○ 吸収不全
- ○ 肝移植すれば助かる望みがある

硬化性胆管炎（成人）

原因はわからないが、胆管が線維化して収縮する。

- ○ 黄疸が進んでいく
- ○ かゆみがある
- ○ 2-3週間後には肝不全になる

胆管癌

きわめてまれである。黄疸が現れ、体重減少など癌のほかの徴候と併せて白色便および暗色尿がみられる。

下痢

それと確認するのが難しい。便の軟らかさおよび排便頻度が、不都合であると言えるに足るものであるかどうかが、基準としては最も有用である。

下痢の特徴としては、水気が多く、黄緑色で、血液が混じっている（明るい赤色、暗い色またはタール状）こともあれば、正常な色であることもあり、粘液と膿汁が混じっていることもある。

厳密には、血液が肛門から排泄されるのは下痢ではないが、液状便との区別が難しいことが多く、この「下痢」の項目で扱う。

おそらく・・・・・

胃腸炎

- ○ 軟便、液状便、水様便

p.157を参照。

過敏性腸症候群

- ○ わずかに軟らかい正常便

p.139を参照。

憩室症

- ○ 正常便であるが、血液のすじがあるか、または黒っぽい血が混じっている

p.139を参照。

もしかしたら・・・

虚偽性下痢症

○ 軟らかいが正常な便

p.142を参照。

クローン病

○ 軟らかいが正常な便

p.119を参照。

潰瘍性大腸炎

○ 血液、粘液および膿汁が混じった軟便(p.416を参照)

腸管癌

○ 軟らかいが正常な便で、血液のすじがあることもある(p.140を参照)

小児脂肪便症

○ 軟らかい白色便がまとまって出る(p.137を参照)

慢性膵炎

○ 軟らかい白色で臭いの強い便がまとまって出る(p.157を参照)

細菌性赤痢

○ 軟らかく血液、膿汁および粘液が混じったような便(p.158を参照)

スプルー

下痢の初回発作からはじまる吸収不全。

○ 下痢が続く

○ 白色の脂肪便がまとまって出る

○ 徐々に体重が減少していく

○ 食思《しょくし》(食欲)不振

○ 貧血

○ 浮腫

○ 舌の炎症

抗生物質が必要になる。

旅行者下痢

衛生水準の低い国を旅行して起きる下痢。

血液が混じっているか、持続しているか、本人の体調がきわめて悪いかどうかを調べる必要がある。

AIDS関連下痢

AIDS患者は、その症状として下痢になったり腹痛が現れたりすることが多い。調べた上で、その症状がAIDSのみによるものであるのか、細菌感染によるものであるのかを明らかにする必要がある。

甲状腺機能亢進症

○ 軟らかいが正常な便である(p.319を参照)

クワシオルコール

○ 軟らかいが正常な便である(p.137を参照)

胃切除術後症候群

胃の一部を摘出(胃切除術)後に下痢を訴える患者は多い。現在は幸い、潰瘍治療薬があるため、胃切除術が以前ほどは実施されなくなっている。

薬剤(メトホルミン)

副作用として下痢を引き起こす薬剤は多い。主治医と相談すること。

めったにないが・・

カルチノイド症候群

p.159を参照。

コレラ

○ 大量の水様便(p.135を参照)

腸チフス

○ 軟便、水様便(p.158を参照)

直腸から血が出る

この出血には数通りあり、新鮮な赤い血液であることもあれば、結腸からであれば色が黒っぽくなり、それより先、つまり十二指腸等からであれば“タール便”になる。一般に、腸の出血を引き起こす疾患は、吐血することもあれば便に血が混じって出てくることもある。

おそらく・・・・・

痔核

医学用語ではこういうが、いわゆる痔である。直腸の静脈がうっ血してできた塊が、肛門から押し出されたものであり、愁訴としてはきわめて多い。

- ○ 排便後に明るい色の出血があり、それが便器内に付いていたり、拭いた紙に付いていたりして気づく
- ○ 合併症のない痔であれば、痛みがあってもそれは症状ではない
- ○ 新しくできると、排便後に肛門から出たり入ったりするのがわかり、それは肛門括約筋の内側へ戻すことができ、しかもそうしておく必要がある。ただし、突出したままになる痔核もある

痔核は通常、不消化物が異常に少ない食事、食に変化が現れるほどのストレス、または直腸周囲の静脈が圧迫される妊娠を原因とする。痔核の90%は通常、食事に含まれる不消化物の量を増やす（理想的にはふすまを加える）ことによって治癒する。

重度の場合には注射が必要になるか、または、まれではあるが手術が必要になることもある。

腸重積

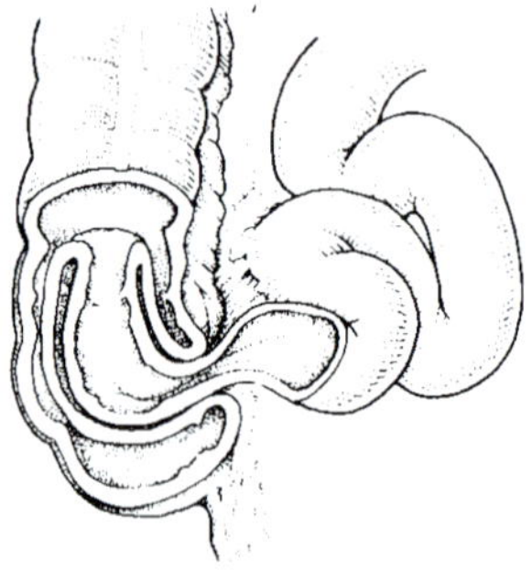

裂肛

次ページを参照。

もしかしたら・・・

ポリープ

当初は良性の新生物である腸ポリープ（回腸の内層の組織が増殖したもの）は、貧血や直腸出血発作を引き起こすことがある。大きくなるにつれ、癌化のリスクが高まる。p.140の「腸管癌」も参照のこと。

憩室症

p.139を参照。

大腸癌

p.140を参照。

出血性消化性潰瘍

ほかにも症状はあるが、黒いタール便の原因となることがある。黒い便が、胃・十二指腸からの著しい出血の唯一の初発徴候であることもあ

る。便の色が黒いのは、血液が腸内を通過するなかで変質したためである。便は黒光りしてほかとは明らかに異なり、不快な臭いがする。鉄剤療法で黒くなった便は、そのような臭いはなく、同じ黒でも光沢はない。

薬剤性のもの

特定の薬剤（アスピリンを含有するステロイド性および非ステロイド性の抗炎症薬）が、胃出血を引き起こすことがある。初期症状には、吐血またはタール便がある。

めったにないが・・

食道静脈瘤

食道の下端の静脈が、拡張して脆弱になったもの。肝硬変に合併することがある（p.141を参照）。大量の吐血を引き起こすことがあるほか、下血または黒い便となって排泄されることもある。突然血液が失われるため、この病態は生命を脅かす。

腸重積

前ページの図を参照。この病態は極度の痛みがあり、緊急治療を要する。腸の異常であるが、身体がポリープなどの望ましくない組織を追い出そうとして起こる傾向にある。

小児の場合、腸閉塞の形態として最も多い。原因が見つからないことが多いが、腸壁のリンパ節の炎症が原因であることもあれば、メッケル憩室が原因であることもある。

- ○ 重度の疝痛性腹痛
- ○ 痛みで前かがみになる
- ○ 血が混じった便および粘液が排泄される（ただしこれは通常、後期の徴候である）
- ○ 嘔吐
- ○ 腹部膨隆

空腸憩室

結腸と同じく空腸も、複数の憩室が発生する可能性がある。p.139の「憩室症」を参照。

- ○ タール便
- ○ 無痛であることが多い
- ○ 消化吸収に変化が生じて下痢を起こすことがある

メッケル憩室

もうひとつの虫垂のようであるが、回腸を起源とする。

きわめてまれであるが、出血または腸重積を引き起こすことがある。p.160を参照。

肛門周囲または直腸の痛み

おそらく・・・・・

外痔核

前ページを参照。

裂肛

肛門管の表面組織が少し破れたものであり、通常は硬い便を排泄することが原因である。これはクローン病の特徴でもあるが、こちらは（肛門性交時などの）損傷に起因するものであると思われる。

- ○ 局所痛があり、排便後に悪化する
- ○ 痛みのせいで排便したくてもできず、便秘になる
- ○ 出血（明るい赤色）が（便器にも紙にも）みられることが時々ある
- ○ 裂肛は自然に治癒することが多く、その上で、疼痛緩和クリームまたは肛門の筋肉を弛緩させるGTNクリームが役に立つ

一過性肛門痛

奇妙な病態ではあるが、おそらくは肛門を内側で支えている筋肉の痙攣によるものと思われる。予兆もなく、短時間の激しい肛門深部痛が起きることがある。ストレスレベルを下げ、繊維の多い食事を確実に摂ることによって、和らぐことが多い。

もしかしたら・・・

肛門膿瘍

湿った環境で糞便中には多数の微生物が存在することから、肛門または肛門管と直腸は、感染しやすい部位である。

- ○ 膿瘍は必ず外科で検査して治療する必要がある
- ○ 局所的な拍動痛（肛門周囲または直腸内）
- ○ 局所的に腫れて触れると痛い
- ○ 表面付近であれば、皮膚が赤みを帯びる
- ○ 発熱することが多い
- ○ 倦怠感を覚えることが多い
- ○ 心拍数が上がることが多い

重度または再発性の膿瘍を引き起こす基礎疾患として考えられるのは、糖尿病（p.168を参照）およびクローン病（p.119を参照）である。

めったにないが・・

痔瘻

膿瘍が最終的にはこうなることがある。破裂して皮膚を突き抜け、本来ないところに通路が出来てしまうことである。

- ○ 肛門付近の皮膚からの糞便排出が続く

肛門がかゆい

かゆみは通常、皮膚表面の炎症、感染または寄生の徴候である。いずれも、身体のほかの部位に基礎疾患があり、その結果として起きるものであり、ある特定領域にあるこの感覚を皮膚が受けやすくなる。

おそらく・・・・・

労働災害

この用語は、肛門領域はもともと湿っており、微生物の感染を受けやすく、感染および刺激に弱いことを婉曲的に表現したものである。（特に、体にフィットした車の座席に）一日中座っている人や、ストレスの多い仕事に従事している人は、特にこの問題を起こしやすいものと思われる。

洗ってきちんと乾かすことを習慣づけることによってかゆみは軽減する（下記を参照）。ただし、洗浄と拭きとりに力を入れすぎると、皮膚表面を

傷つけてしまい、軽度のヒリヒリ感とかゆみを引き起こすことにもなる。

穏やかに作用するクリームが有用である。医師に相談してみること。

蟯虫

p.144を参照。

痔核

p.148を参照。

酵母感染

この部分は常に湿り気があるため、酵母カンジダによって引き起こされる鵞《が》口瘡《こうそう》などの酵母および真菌の感染症になりやすい。シンプルな抗真菌クリームによって治癒可能である。ただし、再発することがある。

小児は特に、重症度の低い腸内生物（糞便連鎖球菌）感染症により、肛門が慢性的に刺激される。きれいに拭いてしかるべき抗生物質で治療するとよい。

もしかしたら・・・

肛門かゆみ症

習慣的または緊張により、肛門の辺りをひっかく人がある。絶えずひっかいていると、炎症、ひび割れ、かゆみおよび不快感の原因になる。

硬化性萎縮性苔癬

まれなのではなく、見過ごされることが多い病態である。「皮膚」の章を参照。

裂肛

p.149を参照。裂肛の人は時に、局所的なかゆみまたは刺激を訴える。

痔瘻

前ページを参照。痔瘻の人は時に、局所的な刺激またはかゆみを訴える。

毛巣嚢胞

左右臀部に挟まれている皮膚の下に小さな穴が開くことであり、皮膚の下で内部に向かって毛が生えることにより生じるものと考えられている。感染およびかゆみの再発を引き起こす可能性がある。

めったにないが・・

糖尿病

p.168を参照。糖尿病患者のなかには、ほかに局所的な原因が見当たらず、肛門周囲部のかゆみを訴える人がいる。

帯状疱疹

肛門の辺りにも生じうるものである。まず痛みとかゆみが現れ、その後、不快な水疱が発生する。医学的に重要である。

排便習慣の変化

p.152の「便秘」およびp.146の「下痢」を参照。排便習慣に、食事内容が急に変わったなどの単純なことでは説明がつかない変化が少しでもみられたら、医師に伝えること。

便 秘

診断名でもあり、症状でもある。診断名としての便秘に関する詳細は、p.152を参照。

おそらく・・・・・

食べる量が少ない

水分が少なすぎる食事や、不消化物が少なすぎる食事は、便秘の原因となる。

妊娠

妊娠中の便秘の原因は主に次のふたつである。

○ 腸の動きが低下する

○ 子宮が大きくなり腸を圧迫する

p.133を参照。

裂肛

p.148を参照。

薬剤の副作用

特にコデインおよびモルヒネなど、鎮痛剤の多くは便秘を引き起こす物質を含有している。ほかにも、副作用として便秘を引き起こす薬剤は多い。

もしかしたら・・・

憩室症

p.139を参照。

腸閉塞

p.141を参照。

腸管癌

p.140を参照。

早産児

p.137を参照。

体を動かさない

あまり体を動かさない人や寝たきりの人（高齢者や、頭部の損傷、卒中または進行性神経疾患の人）は、便秘になりがちである。

めったにないが・・

クローン病

p.119を参照。

ヒルシュスプルング病

p.137を参照。

腹腔内部が膨れている感じがする

腹部にある臓器が疾患を来すと、腫れ、しこりまたは腫瘤があるように感じられる。自分で気づくこともあれば、日ごろ実施される検査で医師が気づくこともある。

これは全身症状にあたるため、可能性のある主な原因のみを列挙すれば意味をなす。

そのうちひとつでも疑われるものがあれば、医師に診てもらわなければならない。妊娠は可能性から除く。

おそらく・・・・・

鼡径大腿ヘルニア

ヘルニアとは、腹部の筋肉の壁の弱い部分から腸管が突出したものをいう。厳密には腹部ではなく、鼡径部にこぶのようなものがあることに気づくことがある。鼡径ヘルニアの方が大腿ヘルニアよりも圧倒的に多い。

○ ゴロゴロという音がすることがある
○ 押し戻すことができる
○ 夜間にはなくなり、起きて動き出すとまた現れる
○ 男性は、ヘルニアが伸びて陰嚢に入り込むことがある
○ ヘルニアは次第に大きくなっていく

腸管がヘルニアにはまり込み、腸閉塞（p.141を参照）になることがある。そうなると、次のようなことになる。

○ ヘルニアが痛むようになる
○ 押し戻すことができない
○ 間欠的な腹痛がある
○ 嘔吐する可能性もある
○ 手術が必要になることがある

臍ヘルニア

上記の鼡径大腿ヘルニアと症状は同じであるが、腸が閉塞することはあまりない。乳幼児（特に黒人）に最も多い。腹筋の発達とともに消失することがある。

もしかしたら・・・

膀胱緊満

通常はp.172の「前立腺肥大」が原因である。

○ 恥骨より上の下腹部の正中が腫れる
○ 常に痛い
○ 排尿不能
○ 排尿後尿滴下が起こることもある

大動脈瘤

身体の主な動脈の腫れである。予兆もなく破裂することがある。

○ 腹痛
○ 腹部の中心部が、心拍に合わせて脈打つように膨らむ
○ 背部痛
○ 突発性虚脱を来すこともある

重度の疼痛が突然発生するまで、本人が動脈瘤に気づいていないことが多い。

結腸または直腸の癌

p.140の「腸管癌」を参照。

胆嚢

胆嚢が肥大する原因には、主として感染と腫瘍のふたつがある。感染を原因とする場合の症状は次のとおりである。

○ 腹部の右上に痛みがある
○ 右肋骨縁のすぐ下に、触れると痛い塊がある
○ 息を吸い込むと痛みが強くなる
○ 発熱
○ 倦怠感

（膵、胆管または胆嚢の）腫瘍を原因とする場合の症状は次のとおりである。

○ 黄疸
○ 腹部の右上に触れても痛くない塊がある
○ 白色便
○ 暗色尿
○ その他、悪性疾患の徴候があることもある

卵巣の問題

卵巣嚢胞(p.141)および卵巣癌によって腹部が膨れる可能性があり、それが極端になることもある。

胃の疾患

事実上、胃が触知できるほど肥大する唯一の原因は腫瘍であるが、胃癌などがすでにできてしまっている場合であっても、胃が肥大していることが触れてわかる人は、ごく少数である。肥厚性幽門狭窄症(下記を参照)の乳児は、幽門が触れてわかることもある。

胃癌のその他の特徴(45歳未満はまれ)は次のとおりである。

- ○ 食思《しょくし》(食欲)不振
- ○ 消化不良および腹痛
- ○ 体重減少
- ○ 貧血
- ○ 上腹部正中の腫瘤
- ○ 時に、幽門が遮断されると嘔吐する
- ○ 上記項目よりも高い頻度で吐血する

黄疸および腹水(p.233を参照)を愁訴として受診し、いずれも腫瘍がすでに広まってしまった結果であることがわかるということもある。

肥厚性幽門狭窄症

生後間もない男児にみられることがほとんどである。腸の筋肉が肥厚して幽門が遮断されるものである。

めったにないが・・

虫垂炎

虫垂の炎症である。その特徴として、まれにしこりに気づくことがあるが、虫垂炎が初期の段階で診断されなければ、2-3日後に、虫垂腫瘤というしこりが右脇腹に現れる。

- ○ 右側の下腹部痛("へそ"辺りからはじまり、その後、右下へと移動していくことが多い)
- ○ 虫垂がある辺りを抑えると痛みが強くなる
- ○ 発熱することがある
- ○ 食思《しょくし》(食欲)不振
- ○ 吐き気と、時に嘔吐
- ○ 倦怠感

腎疾患

腹部および腰部の右か左を見て腎が肥大していることに気づき、塊のようなものに触れる。

肥大の原因は腫瘍、多発性嚢胞症または尿路閉塞(関連項目「腹部：泌尿器系」を参照)である。肥大はそういった病態の症状のひとつであり、それほど目立つというものではないことが多い。

肝疾患

肝は、右季肋の下にあるが、正中をまたいで伸びる形をしている。腫瘤として肥大しているものは、呼吸に合わせて出たり入ったりする様子が手でも目でも確認することすることができる。

肝が肥大する主な原因は次のとおりである。

肝硬変

p.141を参照

癌

肝にまで拡大する癌には、乳癌や肺癌など数

種類ある。しかし、放っておくとそうなるというものではなく、癌はすでに診断され治療中であることがほとんどである。時に、肝が腫瘍の原発部位であることもあり（肝癌という）、これは手術により治療することができる。

感染

肝はさまざまな微生物に感染し、肝膿瘍となることがある。

- ○ 消耗熱
- ○ 発汗
- ○ 右上腹部痛
- ○ 肝が肥大して触れると痛い
- ○ 黄疸が出ることもある
- ○ 倦怠感

包虫症

条虫による感染症であり、肝に嚢胞が形成される。

- ○ 無症状であることが多い
- ○ 時に、大きな嚢胞のため肝が肥大する

膵が罹患している

膵は腹部の裏側にあり、炎症または癌によって肥大することがある。

膵癌

- ○ 腹痛
- ○ 衰弱
- ○ 吐き気
- ○ 黄疸
- ○ 白色便
- ○ 暗色尿
- ○ 時に、嘔吐

膵炎

p.140を参照。急性膵炎は時に、仮性嚢胞（大きな嚢胞が腹部の中央にある塊として触知される）という合併症を引き起こすことがある。

脾が罹患している

脾臓が正常な大きさの2-3倍に肥大すると、腹部にある塊として触知される。その先端は、左肋骨縁の下に触知することができる。何らかのウイルス感染（腺熱が典型）によって肥大すると考えられるが、塊があると気づいた場合、主な原因は次のとおりである。

マラリア

p.422を参照。

カラ・アザール

スナバエによって広まる感染症である。

- ○ 発熱
- ○ 発汗
- ○ 過度の脾腫
- ○ 肝腫大
- ○ リンパ腺腫大
- ○ 貧血

慢性骨髄性白血病

- ○ 貧血
- ○ 巨大な脾による腹部不快感
- ○ 寝汗
- ○ 発熱
- ○ 体重減少
- ○ 時に、全身にかゆみが出る

骨髄線維症

癌などのほかの疾患に随伴することが多い。

- ○ 貧血
- ○ 衰弱
- ○ 脾腫
- ○ 痛風

子宮が罹患している

p.311の「子宮痛」を参照。

腹部がこわばっている

p.140の「消化管の穿孔」を参照。

腹部に圧痛がある

腹痛が関わる症状を全項目（本ページ、p.159-60、161、162、163、433-5）参照すること。

きわめて重度の腹痛が続く

この症状が主症状であるなら、直ちに医師に診てもらうこと。何をおいてもまず受診する。以下に列挙する原因は、よくみられるものではないが、直ちに対処する必要があるものである。

もしかしたら・・・

消化管の穿孔

p.140を参照。

腸管膜血管閉塞症

腸の主要血管が遮断され、腸への血液供給が妨げられるものである。

- ○ 重度の疼痛が突然現れる
- ○ 血便
- ○ 嘔吐
- ○ ショック
- ○ 時に、腹部膨満

めったにないが・・

急性膵炎

時に、きわめて重度の上腹部痛とともに突然に膵炎が発症する。p.140を参照。

大動脈瘤破裂

p.153の「大動脈瘤」を参照。

重度ながら間欠的な腹痛

上記のような重度の疼痛が続く場合とは異なるものが原因となっていることが示唆される。

おそらく・・・・・

腎結石

p.171を参照。

虫垂炎の早期

p.154を参照。

もしかしたら・・・

腸閉塞

p.141を参照。

胆嚢疝痛

胆石が一時的に胆管を遮断することを原因とするものである。

- ○ 激しい痛みが数分間から数時間にわたって続く
- ○ 疼痛は上腹部にあって、肩先に移ることがある
- ○ 嘔吐
- ○ 顔が青ざめ、手が冷たく湿っている
- ○ 黄疸が出る可能性もある
- ○ 発熱またはふるえが出る可能性もある

心臓発作

きわめてまれなことではあるが、心臓発作からくる疼痛が腹部疝痛となって現れることがある。

子宮痙攣（生理痛）

子宮外妊娠

卵巣捻転

精巣捻転

精巣捻転を起こすと、精巣への神経供給が陰嚢のなかへ行くほどだめになるために疼痛が現れる。このため疼痛は腹部の中心に現れる。

下痢と腹痛

おそらく・・・・・

胃腸炎

食中毒ともいう。ウイルス感染が原因であることが多いが、特定の原因菌（カンピロバクターなど）が、それ特有な形で疼痛を伴う下痢や、時には血の混じった下痢を引き起こす。発生頻度はきわめて高い。発作が24-36時間以上続くことはまれであり、自然に治癒する。

- ○ 腹痛
- ○ 嘔吐
- ○ 水のような下痢
- ○ 筋肉／関節痛
- ○ 頭痛
- ○ 時に発熱

過敏性腸症候群

p.139を参照。

もしかしたら・・・

腸管癌

クローン病

潰瘍性大腸炎

p.140、119および416を参照。

慢性膵炎

不可逆性の後遺障害となる膵臓の炎症である。飲酒が関与していることが多いため、この病態になったら、飲酒をやめなければならないことになる。

- ○ 食べ物やアルコールで痛みが悪化し、しつこ

く後を引くことが多い
- ○ 吸収不全、消化酵素不足によるもので、脂肪性下痢を引き起こす
- ○ 体重減少
- ○ 糖尿病発症(p.168を参照)
- ○ 時に、黄疸、白色便および暗色尿を伴う

細菌性赤痢

細菌が人から人へ広まって起こる。
- ○ 発熱
- ○ 腹痛
- ○ 水のような下痢
- ○ 1-3日後に、粘液を含む血性下痢となる
- ○ ほとんどは自然治癒するが、抗生物質が役立つものと思われる

めったにないが・・

悪性貧血

胃の内側が胃酸をはじめとする必須物質を産生しなくなる。30歳以上の人に起きる。
- ○ 貧血、ゆっくりと発症する
- ○ 舌の痛み
- ○ 四肢がチクチクしたりしびれたりする(末梢性ニューロパシー)
- ○ 発熱
- ○ 腹痛
- ○ 下痢
- ○ 軽度の黄疸

コレラ

インドをはじめ一部の発展途上国に多い。水中の微生物が原因で起きる。供給される水が汚染されていると大問題になる。
- ○ 最初は軽度の下痢
- ○ その後、大量の下痢
- ○ 嘔吐
- ○ 腹痛
- ○ 喉の渇き
- ○ 筋痙攣
- ○ 微熱

脱水状態をできるだけ抑えることを目標に治療する。

腸チフス

サルモネラ菌の一種を原因とする。最初の1週間に次のような症状が現れる。
- ○ 発熱が次第に高熱になる
- ○ 腹痛
- ○ 頭痛
- ○ 咳

第2週には次のような症状が現れる。
- ○ 全身の倦怠感
- ○ 感情喪失
- ○ 発熱
- ○ 腹部膨満
- ○ 下痢
- ○ 腹部のバラ疹

死に至ることもあるが、抗生物質があれば、疾患経過も変わってくる。

胃切除後症候群

胃切除とは、手術により胃を除去することである。

食後2-3時間は、次のような症状が現れる。
- ○ 上腹部膨満
- ○ 失神
- ○ 衰弱
- ○ 動悸
- ○ 発汗
- ○ 下痢

カルチノイド症候群

腸のいずれかの部分にカルチノイド腫瘍が現れることがある。それが化学物質を分泌することにより、次のような数多くの症状が現れる。

○ 顔面紅潮
○ 爆発的な水のような下痢
○ 喘息のような喘鳴
○ 腹痛および体重減少
○ 発汗

腹痛と進行性の体重減少

この組み合わせは重症であると考える必要がある。医師なら次の可能性を考える。以下に列挙するが、可能性の高い順ではない。診断は随伴症状によって決まる。

クローン病はp.119。

潰瘍性大腸炎はp.416。

慢性膵炎はp.157。

膵癌はp.169。

胃癌はp.154。

大腸癌はp.143。

肝への癌の拡大はp.405。

腹痛と嘔吐

おそらく・・・・・

胃腸炎

p.157を参照。

腸間膜リンパ節炎

小児では、虫垂炎と間違うことが多い(p.154を参照)。この病態は、腹部リンパ腺の肥大によって引き起こされるものであり、通常はアデノウイルスの感染が原因となる。また、風邪の諸症状に加えて次の症状が現れるのが典型である。

○ 右下腹部の疼痛と圧痛(疼痛は腹部全体にみられることがある)
○ 発熱
○ 吐き気と嘔吐
○ 腺炎は自然に解消する

もしかしたら・・・

消化性潰瘍

この言葉には、胃潰瘍および十二指腸潰瘍も含まれる。さまざまな症状があり、人によっても大いに異なる。

○ 心窩部痛(上腹部中央)
○ 疼痛が繰り返し起きる
○ 胸やけが起きることがある
○ 疼痛が背部にも広がる

○ 1回に2-3週間にわたって痛むことがある
○ 痛みで夜中に目が覚めることが多い
○ 吐き気と嘔吐がある可能性がある
○ 食事をして痛みが引くこともあれば、悪化することもある

潰瘍は出血性である可能性があり、貧血およびタール便または吐血の原因になる。p.148の「直腸から血が出る」およびp.161の「腹痛と吐血」を参照。

潰瘍も穿孔が生じる可能性がある。P. 140の「消化管の穿孔」を参照。

虫垂炎

p.154を参照。

腎結石

p.171を参照。

卵巣嚢腫

卵巣嚢胞は卵巣茎に付着するものであって、これを締め付けることから、重度の痛みを引き起こす。

○ 腹痛が突然現れる
○ 嘔吐
○ 嚢胞から出血することがあり、これが腹腔内の疼痛および刺激を引き起こす
○ 右卵巣の場合、虫垂炎とよく似ている

卵管炎（卵管留膿症）

卵管にできる膿瘍であり、広い意味でp.304の「骨盤感染」のひとつである。

胆嚢疝痛

p.157を参照。

胃癌

p.154の「胃の疾患」を参照。

メッケル憩室

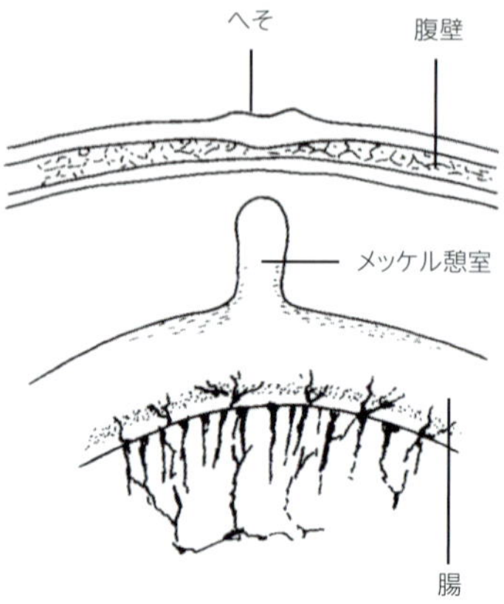

めったにないが・・

メッケル憩室

小さい嚢である憩室（図を参照）が突出するものであり、回腸にできる種類のものである。炎症を来した場合には虫垂炎と似た症状（p.154を参照）を呈し、次の症状をも引き起こす。

○ 貧血
○ 腸閉塞
○ 直腸出血

急性膵炎

腸閉塞

p.140およびp.141を参照。

ポルフィリン症

ある種の代謝疾患をいう際に用いる用語であ

り、最も多い特徴は次のとおりである。
○ 間欠的な腹痛
○ 嘔吐
○ 便秘
○ 発熱
○ 脈拍が早い
○ 神経学的異常

毒素

ヒ素をはじめとするさまざまな毒素による中毒が、腹痛と嘔吐を引き起こす。

腹痛と吐血

組み合わせとしてはまれであるが、このふたつの症状が同時に現れたら、医師に診てもらわなければならない。

嘔吐がなくても出血が続くこともあり、出血源を見つけてこれを止めないかぎり、危険にさらされることになる。

おそらく・・・・・

マロリー・ワイス裂傷

アルコール中毒者を対象にした研究ではじめて言及された病態である。重度になると、強い吐き気または嘔吐を繰り返し、食道の下部から胃の上部にかけての内表面に小さな亀裂が入ることがある。
○ 嘔吐、再発することが多い
○ 新鮮血を吐く(医学用語では吐血)
○ タール便

通常は、特に治療をしなくても自然に治癒するものであるが、嘔吐をそれ以上繰り返さないようにするためにも、その後に起こりうる重度の失血を落ち着かせるためにも、入院を勧められる。

急性胃炎

胃の内側の炎症であり、その原因には食物、薬剤、アルコールまたは感染症がある。
○ 消化不良
○ 時に、吐血する
○ 吐血したものは通常、コーヒー残渣《ざんさ》(かす)のように見えるが、これは血液が胃酸によって変質するためである

消化性潰瘍

p.159を参照。

薬剤によるもの

特にアスピリンを含有するステロイド性および非ステロイド性の抗炎症薬など一部の薬剤が、胃出血を引き起こすことがある。

吐血したりタール便が出る(メレナ)という形で現れる。

もしかしたら・・・

食道裂孔ヘルニアと食道炎

胃内容物が逆流することに起因する食道の炎症である。

○ 胸やけ
○ 嚥下困難
○ 苦い液体が口に上がってくる（"呑酸"とも"逆流症"ともいう）
○ 嘔吐
○ 吐き気
○ 時に、貧血
○ 時に、きわめて重度の場合、メレナまたは吐血が起きることがある

めったにないが・・

胃癌

p.154の「胃の疾患」を参照。

腹痛に加え、嘔吐と発熱がある

おそらく・・・・・

胃腸炎

p.157を参照。

尿路感染症

p.171を参照。

もしかしたら・・・

急性腎盂腎炎

p.171の「腎の感染症」を参照。

骨盤内炎症性疾患

p.304を参照。

虫垂炎

p.154を参照。

胆嚢炎

胆石が原因で、胆嚢が炎症および感染を来すことがある。胆石は脂肪、カルシウムおよび色素より形成されるものである。

胆石がある人は多いが、胆嚢炎を発症するまで気づかないままであることが多い。

○ 上腹部痛
○ 右肋骨縁のすぐ下を押さえると痛い
○ 息を吸うと痛みが大きくなることがある
○ 発熱
○ 倦怠感
○ 嘔吐
○ 胆石が胆管を遮断すると黄疸が現れる

直ちに医師に診てもらうこと。

めったにないが・・

腸閉塞

p.141を参照。

急性膵炎

p.140を参照。

メッケル憩室

p.160を参照。

ポルフィリン症

p.160を参照

腹痛、嘔吐および黄疸

おそらく・・・・・

胆嚢炎

胆嚢疝痛

前ページおよびp.157を参照。

もしかしたら・・・

急性膵炎

p.140を参照。

めったにないが・・

膵癌

p.169を参照。

胃癌

p.154の「胃の疾患」を参照。

見かけ上、便秘と下痢とを繰り返す

ふたつでひとつの症状とも考えうるが、可能性を詳しく探るには、p.152の「便秘」、p.146の「下痢」、p.151の「排便習慣の変化」をそれぞれ個別に読むのが最善である。

便秘と腹痛

p.152の「便秘」、p.156-163およびp.433-5の「腹痛」に目を通してあらゆる可能性を探ること。

消化不良

消化不良、胸やけ、消化障害はいずれも、上腹部痛、鼓腸、おくび、呑酸、吐き気の諸症状を表すものとして、いずれもほぼ同じ意味で用いられる。単なる大衆薬で治まる軽度の消化不良は、さほど重要ではない。頻繁に再発したり、いつもより長く続いたりするものは重要な症状であるということになる。それは、食物を受け付ける正常なパターンが変化していることを示すものであり、つまりは受診するようにとのメッセージである。

もしかしたら・・・

非潰瘍性消化不良

次のような症状が何通りかに組み合わさったものをいうのに用いられる言葉である。

- ○ 上腹部痛
- ○ 吐き気
- ○ 鼓腸およびおくびがあるも、特殊な検査をしても潰瘍が見つからない

食道炎と食道裂孔ヘルニア

p.134を参照。

消化性潰瘍

p.159を参照。

妊娠

p.133を参照。

もしかしたら・・・

胆石

p.145を参照。

虚血性心疾患

時に、患者本人が狭心症（“胸の痛み”）を消化不良と勘違いすることがある。

制酸薬を服用してもすぐに痛みが治まらないか、または労作により痛みが悪化する場合には、虚血性心疾患の可能性を考えなければならない。

めったにないが・・

胃癌

p.154の「胃の疾患」を参照。

食道癌

p.113を参照。

アカラシア

p.112を参照。

慢性膵炎

p.157を参照。

腹部が差し込むように痛い

p.156-163およびp.433-5の「腹痛」が含まれる症状のあらゆる組み合わせを参照のこと。

食思《しょくし》（食欲）消失

p.437を参照。

鼓腸とおくび

p.441を参照。

下痢、血性のもの

p.146の「下痢」、p.148の「直腸から血が出る」を参照。

下痢と嘔吐

p.146の「下痢」、p.133の「嘔吐」、さらにはp.157の「胃腸炎」を参照。

“胃 痛”

p.156-163およびp.433-5の「腹痛」が含まれる症状のあらゆる組み合わせを参照のこと。

吐き気

p.133の「嘔吐」を参照。

消化不良

p.163の「消化不良」を参照。

胸やけ

p.163の「消化不良」を参照。

腹部：泌尿器系

失禁

排尿活動をコントロールできず、偶発的または予想外に漏らしてしまうこと。刺激または炎症がある場合にも、ある程度漏れやすくなる。年齢を重ねるほどに悪化することが多い。ある程度の尿失禁および便失禁を経験している人は、英国では3,000,000人を上回ると推定されている。

おそらく・・・・・

前立腺肥大

p.172を参照。

膀胱頸部閉塞

p.176を参照。

尿路感染症

p.171を参照。特に高齢者は。

過敏性膀胱

p.176を参照。

腹圧性尿失禁

- ○ 妊娠後の女性に多い
- ○ 咳をしたり、笑ったり、くしゃみをしたり、運動したりすると尿が漏れる
- ○ 腹圧がかかると漏れる

もしかしたら・・・

膀胱瘤と直腸瘤

いずれも、腹圧性尿失禁を患う女性に多い。

膣壁が弱くなることが原因で、膀胱（膀胱瘤）および直腸（直腸瘤）が膨れて膣に食い込んでしまう。この解剖学的な歪み（しこりのように感じることが多い）が原因で尿が漏れる。

子宮脱出

子宮を本来の位置に維持する構造が、出産後、年齢とともに劣化する。子宮が脱出してしまう（膣のなかに落ちる）女性もおり、見たり触れたりできることも多い。

- ○ 膣が赤く腫れる
- ○ 出血することもある
- ○ おりものが出ることもある
- ○ 偶発的に尿漏れする
- ○ 押し戻すこともできる
- ○ 体を曲げたり、咳やくしゃみをすると出てくる

脳卒中

卒中した人はみな、失禁したり、排尿困難になったりする。膀胱が尿で拡張することがあるが、本人が落ち着かない様子で汗ばんでいても、感覚がないため痛みを感じない。溢流性尿失禁が現れることもある。

てんかん

てんかんの大発作（p.409を参照）時には、次の症状が現れる。

- ○ 痙攣のような動き
- ○ 舌をかむ
- ○ 尿失禁（発作時に、膀胱が空になるまで自然に起こる）

多発性硬化症

p.378を参照。

医師に伝えられる初期症状には、次のようなものがある。

○ 四肢（のいずれか）の衰弱、しびれ、ピンや針で刺される感じ
○ 四肢重感
○ “跳躍”脚
○ 筋攣縮
○ かすみ目
○ 排尿困難、頻尿、失禁および尿閉が全部現れることがある
○ 四肢および体幹の感覚異常

めったにないが・・

ここに挙げるいずれの疾患も、（ほかの諸症状はもちろん）膀胱のコントロールが突然に失われる。

脊髄損傷

○ 損傷位置から下の四肢の衰弱
○ 損傷位置から下の感覚消失
○ 膀胱コントロールの消失（通常は尿閉になる）
○ 緊急に治療が必要である

馬尾症候群

脊髄の最も下の部位が損傷を受けたものをいう。骨損傷、腫瘍または“椎間板ヘルニア”が原因となる。

○ 背部痛
○ 腰部および臀部と肛門の周辺の感覚消失
○ 脚の衰弱
○ 膀胱コントロールの消失
○ 緊急に治療が必要である

排尿の切迫感または頻尿

この症状からは通常、膀胱そのものが刺激されていることがうかがえる。その原因として最も多いのが、尿路感染（膀胱炎）である。

p.171を参照。ほかにも、p.175の「排尿にまつわる諸問題」を参照。

尿量過多または頻尿

明らかな原因には、茶、コーヒーまたはお酒の飲みすぎがある。いずれも、尿の産生を刺激して、夜間に尿意を催すことがある。

おそらく・・・・・

尿路感染

p.171を参照。尿量過多ではなく、頻尿および排尿時不快感を引き起こす。

もしかしたら・・・

前立腺肥大

p.172を参照。この疾患も、尿量過多ではなく、頻尿を引き起こす。

利尿薬

高血圧を抑えるためや、心不全を治療するために投与されるさまざまな薬剤のこと。それ本来

の目的は、排尿量を増やして体内の液体量を減じ、血管の張力を小さくすることにある。

上記の薬剤を服用した人のなかには、夜間に尿意がして目が覚める人もいる。

糖尿病

p.151を参照。

新たに発症した人には、次のような症状が突然現れる。

○ 尿量の増大(多尿)
○ 喉の渇きの悪化(多飲)
○ 急速な体重減少
○ 倦怠感
○ その他の症状として、嘔吐、有痛性筋攣縮、腹痛などがある

治療しないでいると、昏睡状態となって死亡することもある。

高齢者は、糖尿病による症状がほかにもいくつかあり、日常的に実施されている糖の有無をみるための尿検査または血液検査で簡単に見つかることが多い。

めったにないが・・

尿崩症

p.446を参照。上の糖尿病と混同しないように。尿崩症は自然に発症することもあれば、頭部損傷後(手術または事故後が典型)に発症することもあり、脳腫瘍が原因であることもあれば、感染が原因であることもある。

主な症状は次のとおりである。

○ おびただしい量の尿(1日に約5ℓ)

慢性腎不全

結果的に腎不全となる疾患はいずれも(p.178の「排尿不能」を参照)、いずれかの段階で尿量過多を引き起こす。

アルドステロン症

このアルドステロン症が、その一形態であるコン症候群といわれているのを耳にしたことのある人もいると思われる。副腎の腫瘍が原因である。血液生化学検査で異常がみられ、次の症状が現れる。

○ 筋力低下
○ 過度の排尿
○ 過度の喉の渇き
○ 高血圧

高カルシウム血症

次のようなさまざまな条件および疾患が原因で、血中のカルシウム濃度が高くなることである。

○ 副甲状腺の異常(p.125の図を参照)
○ ビタミンD過多
○ 類肉腫症(身体組織のまれな疾患であり、類肉腫という物質が身体のさまざまな部位に堆積する)
○ 悪性骨腫瘍(原発性または転移性)
○ 甲状腺中毒症(甲状腺ホルモンが多すぎることを原因とする疾患)

血中のカルシウムが過剰にあることによる症状は次のとおりである。

○ 食思《しょくし》(食欲)不振
○ 吐き気
○ 嘔吐
○ 喉の渇き
○ 多尿(排尿量が通常よりも多いことが多い)
○ 便秘
○ 筋肉疲労

尿の色が暗い

おそらく・・・・・

濃縮尿

水分の摂取量を増やさずに、暑いところで長時間過ごしたり、体を大いに動かしたりすると、尿が暗い黄色になっていたり、尿が少ししか出なかったりするのに気づくことがある。ほかに症状がなければ、それは正常である。

水分摂取量を増やすか、または暑いところを避けたり運動を控えたりすれば、尿は24時間以内に正常に戻る。

もしかしたら・・・

肝炎

肝臓の炎症である。種類がいくつかあり、特にB型およびC型の肝炎は、ほかの肝炎よりも重篤である。

肝炎が疑われる場合には、医師に診てもらわなければならない。全身症状には次のようなものがある。

- ○ 発熱
- ○ 倦怠感
- ○ 食思《しょくし》(食欲)不振
- ○ 筋肉痛と関節痛
- ○ 黄疸
- ○ 暗色尿(暗い黄色、オレンジ色または褐色)
- ○ 便は白っぽくなることがある

食物または薬剤

食物や薬剤には、さまざまな色調への変色を引き起こすものがいくつかある。たとえば、次のようなものである。

- ○ オレンジ色(ダイオウ、センナ)
- ○ 赤色(ビーツ、ブラックベリー)
- ○ 緑色／青色(メチレンブルー色素)
- ○ 結核の治療に用いられる一部薬剤
- ○ その食物または薬物の服用をやめると、約24時間以内に正常に戻るはずである

めったにないが・・

膵癌

胆管を遮断する膵の悪性腫瘍である。

これは、黄色い胆汁が尿中に排出されることを意味する。

- ○ 黄疸
- ○ 尿が暗い黄色／オレンジ色／褐色
- ○ 白色便
- ○ 腹痛および背部痛
- ○ 体重減少、食思《しょくし》(食欲)不振

血色素尿

血尿(医学用語で、血液に尿が含まれることを意味する。次ページを参照)とは異なり、血色素尿は、尿中で赤血球が破壊されていることを意味する。その原因には、さまざまな疾患または病態があり、尿が赤色というよりは褐色であることが多い。血色素尿には、溶血性貧血、血小板減少性紫斑病、心疾患(弁置換術後など)、マラリア、敗血症といった疾患等が随伴する。

変色尿が上記病態の第一かつ唯一の症状である可能性は低く、ほとんどの場合、すでに医師の処置を受けているものとみられる。

“クラッシュ”症候群

p.179を参照。

メラノーマ

メラノーマは皮膚癌である(p.317を参照)。進行すると、色素であるメラニンが尿に入り、尿が暗褐色ないし黒色になる。

アルカプトン尿症

先天性代謝異常の一例である。血中に含まれる特定の化学物質を身体が正しく取り扱えず、そのままにしておくと次第に暗い色になっていく。

尿に血が混じる

尿に血が混じることの重大性は、単純で容易に治療できるものから、重度で生命に関わるものまで実にさまざまなである。症状のひとつであると無視してはならない。再発すれば、その重要性は増す。繰り返しになるが、無視してはならない。尿中含まれる赤血球(医学用語では血尿)は、尿路、すなわち腎、尿管(腎と膀胱とをつなぐ)、膀胱および尿道(p.173のさし絵を参照)のいずれかの部分から来ているものと思われる。血液は、全身性疾患によっても尿中に見られるようになる。

尿に血が混じっていることがわかるのには、何通りかある。尿が血の色をしている(明らかな血尿)か、血液が少量の場合には、ピンク色になる程度であり、濁ったり曇ったりして見えることもある。血餅が出たときに、その尿にごくわずかな色がつく時もある。ほかにも、排尿開始時または排尿終了時に限って血液が見えることもある。男性と女性とでは尿路が異なり、男性は前立腺および精嚢が2つある(p.172のさし絵を参照)。妊娠可能年齢の女性は、月経の血液を血尿と間違えることがある。このような場合、月経の日数が経つほどに血液の色は薄くなって消える。

ビーツなど一部の食品によって、尿の色が変わることもある。

小　児

尿に血が混じることは重大なことであると必ず受け止めなければならない。検査が必要になる。成人は感染症を患い、それによって尿に血が混じることも多いが、小児にそれは通用しない。小児の尿感染は、いかなるものも異常である。尿路の構造に異常があることを知らせる最初の徴候であることもある。まれではあるが、腹部の腫れを伴うことが、ウィルムス腫瘍(通常3歳児までにみられる腎の悪性腫瘍)によるものであることもある。

おそらく・・・・・

膀胱炎

膀胱の内側が炎症を来したものであり、尿路感染の症状を呈する。

○ 頻尿
○ 排尿時に焼けるような痛みがある
○ 勢いよく排尿する割には尿量が少ない
○ 尿意が切迫して慌ててトイレに行かなければならない
○ 下腹部に鈍痛があり、排尿後も持続するかまたは悪化する
○ 発熱、背部痛
○ 暗く濁っているか、または血の色がついた尿

軽度であれば、抗生物質なしでも治癒する。

尿路感染

膀胱炎と同じ症状のほか、さらに重症度の高い症状に次のようなものがある。

○ 高熱
○ 背部、腰部、鼡径部、下腹部の痛み
○ 嘔吐、吐き気
○ 発汗

抗生物質が必要になる。

腎感染症

医学用語では腎盂腎炎という。この場合、尿所見から感染していることがわかるが、さらに腎そのものも感染している。

○ 膀胱炎と同じ症状、に加えて、
○ 重度の発熱
○ 腰痛
○ 腰部および脇腹の圧痛および過敏症
○ 身体全体の不調感

症状がおおむね上腹部に限られる初期では特に、膀胱炎の諸症状はそれほど目立たない。例えば、次のような症状がある。

○ 疼痛、嘔吐、吐き気
○ 悪寒(医学用語では振戦)

重症例および進行例(急性腎炎ともいう)では、排尿量の減少、顔面および足首の腫れ、頭痛のほか、上記症状がみられる。

治療には抗生物質を投与するが、静注することもある。

感染に対する抵抗力

よく処方される抗生物質が尿感染を引き起こす細菌に効かない、という事例が増えている。これが菌の耐性というものである。このため、治療開始前に採尿してできる限り培養検査に回すことが重要である。

もしかしたら・・・

腎結石

きわめて重度の疼痛が、左右どちらかの腎領域(腰部および腹部の端)に限局して、耐えられない揺り戻しで現れたり退いたりする。

○ 嘔吐
○ 発汗
○ 疼痛が背中から腹部の側面から前に向かって広がり、そこからさらに陰嚢／鼡径部へと広がるのが典型である

持続性の症状

抗生物質による治療中または治療後も症状が続くようであれば、尿培養検査の結果がどうなるかを知ること。どの抗生物質が細菌を死滅させるかが明らかになる。この検査は、最近の感受性を明らかにするための検査であるとの説明を受けることもある。

前立腺炎

○ 男性に限られる
○ 発熱
○ 前立腺の裏の直腸部に痛みがある
○ 排尿困難
○ 熱い尿が出ている感覚がある

膀胱／腎の良性腫瘍

尿路の良性腫瘍により、出血を来すことがある。症状には次のようなものがある。

○ 疼痛のない血尿（尿に血が混じる）、量が多いこともある
○ それ以外の全身の健康状態はよい
○ 特に、血餅により排尿が妨げられる
○ 貧血（時に、出血に気づいていない場合）

泌尿器の検査が必要である。

次のことが困難になる。

○ 排尿
○ 排尿の開始／停止
○ 排尿の我慢
○ 尿滴下が起きないようにする

排尿できない（尿閉）場合には、治療およびカテーテル法が必要になる。

前立腺癌

前立腺が肥大したもの。前立腺肥大の症状に対する治療法として手術をしていて初めて、この診断が下ることが多い。PSA（前立腺特異的こうげん）の有無をみる血液検査で前立腺癌のスクリーニングをするよう提案する権力筋もある。医師に相談すること。

80歳ごろを過ぎると、ほとんどの男性に前立腺癌がある。癌は腺の大半を占めるが、その年齢で重大な問題が起こることはまずない。

男性の膀胱

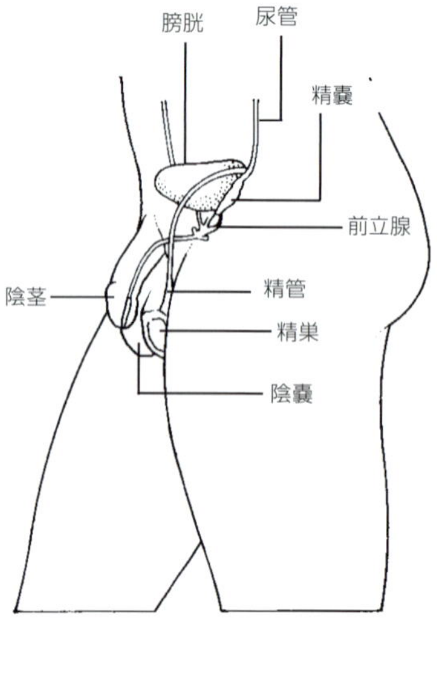

慢性腎炎

○ 夜間に大量に排尿する
○ 貧血
○ 腫れ
○ 息切れ

損傷

下部胸部または骨盤の損傷（打ち付けたり刺したりした創傷）は、その下の構造をも損傷させる。そのような損傷を受けた後に尿に血が混じっていれば、泌尿器をはじめとする各種系に深刻な損傷がないことを確認するためにも、その量に関係なく総合的な検査が必要になる。

運動

ある種の運動（特にマラソン）を長時間、繰り返し実施することによって、一時的に尿に血が混じることがあるのは、よく知られているところである。

めったにないが・・

膀胱癌／腎癌

尿細胞診（尿中に含まれる細胞の検査）などの簡単な検査により、悪性の細胞の存在が明らかになる。

○ 50歳以上の成人に最も多い
○ 痛みを伴わない血尿（尿に血が混じる）
○ 腰痛
○ 腰部または腹部の腫れ
○ 時に、腫瘍の拡大による骨痛がある
○ 発熱
○ 体重減少
○ 貧血

女性の膀胱

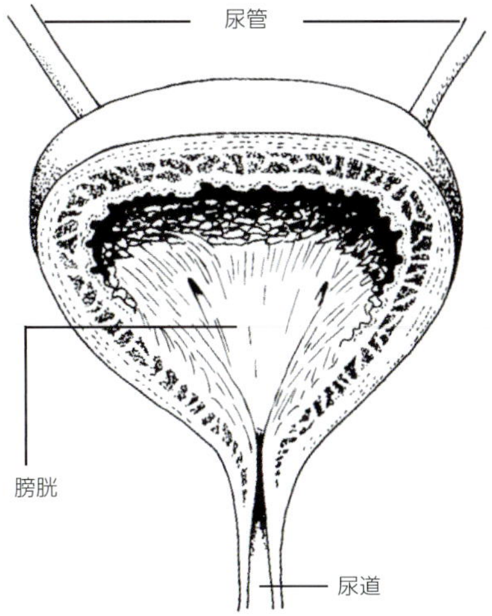

ウィルムス腫瘍（小児）

小児に次のような症状が現れる。

○ 腹部の片側が腫れる
○ 痛みもなく尿に血が混じる
○ 食思《しょくし》（食欲）低下
○ 貧血
○ 後期になってはじめて痛みが出る

最近の薬剤および医療技術により、この疾患の治療は革新的に進歩した。

早期診断が重要である。

心内膜炎

複数の症状が現れる。患者は容体がきわめて悪くなる。

症状には次のようなものがある。

- ○ 発疹
- ○ 関節痛
- ○ ばち指(p.276を参照)
- ○ 発熱
- ○ 胸部痛

抗凝固療法

抗凝固薬(血液を薄める薬)を服用している人は、尿に血が混じっていることに気づくことがある。

そのような場合には医師に診てもらう。おそらく、その薬剤の用量を減じた方がよいと言われる。

ビルハルツ住血吸虫症

単に住血吸虫症ともいう。水中に生息する微生物が原因である。

アフリカ、西インド諸島、南米および日本に多い。

- ○ 尿に血が混じる
- ○ 排尿痛
- ○ 頻尿
- ○ 膀胱の癌や肝障害を起こす可能性がある

尿に血が混じり、排尿時に痛みがある

可能性の高い原因としては、尿路感染、膀胱炎、腎結石がある。

可能性のある原因としては、急性腎盂腎炎、前立腺炎がある。

まれな原因としては、上記のビルハルツ住血吸虫症がある。いずれも、p.170の「尿に血が混じる」で扱った全項目を参照のこと。

腎臓の痛み

腎は側腹部の背中側にある。この部分は腎領域とも腰領域ともいう。この領域が痛む原因として可能性が最も高いのは、感染である。

ほかにも、可能性のある原因は数多くあり、それについてはp.170の「尿に血が混じる」およびp.174の「尿に血が混じり、排尿時に痛みがある」で扱っている。

排尿時の痛み

排尿時に痛みがあるのは、ほとんどの場合膀胱炎または尿路感染の徴候である。まれではあるが、腎結石またはNSUなどの性病を原因とする諸症状のひとつである可能性もある。p.176の「非特異的尿道炎」を参照。このほか、p.170の「尿に血が混じる」で挙げた病態はいずれも、尿に血が混じる前の初期症状として、排尿時の痛みを引き起こす可能性がある。

尿に濁りがある

身体が産出するさまざまなもの、主として血液、炎症細胞および微生物に、尿を濁らせる作用がある。ほかにも、同時に気づくものと思われる症状がある。濃縮はされても正常な尿もあり、そのまま放置しておくと濁ることが多い。濁っているからといって病気を示すものであるとは限らない。

おそらく・・・・・

尿路感染症
膀胱炎
腎結石

p.170の「尿に血が混じる」を参照。

もしかしたら・・・

急性腎盂腎炎
前立腺炎

p.170の「尿に血が混じる」を参照。

淋疾

性行為感染症である。女性は無症状であることが多いが、膣帯下、骨盤内炎症性疾患および排尿痛があることもある。

男性に外性器症状があるとすれば(ない人もいる)、次のものがある。

○ 尿道漏
○ 排尿時不快感
○ 尿の濁り
○ 陰茎および尿道の周囲が赤くなって痛む
○ 鼡径部のリンパ節が腫れる

めったにないが・・

ビルハルツ住血吸虫症

p.174を参照。

排尿にまつわる諸問題

排尿遅延または排尿開始困難、尿の出が悪い、尿滴下といった症状がある。根本的には、尿路の通過が妨げられているか、尿路の異常のいずれかである傾向がある。感染などほかの原因による排尿痛、神経損傷も排尿に影響を及ぼすことがある。

おそらく・・・・・

前立腺肥大(男性)

前立腺は、良性の増殖によっても悪性の増殖によっても肥大することがある。症状はいずれもよく似ている。

○ 排尿開始困難または排尿遅延
○ 尿の出が悪い
○ 排尿の終りに尿滴下が起きる
○ 残尿感
○ 夜間に排尿する必要がある(夜間頻尿)
○ 突然に尿意をもよおす
○ 尿に若干血が混じる
○ 時に、尿漏れする(溢流性尿失禁)

この疾患は後期になると、急性閉塞が起きて全く排尿できなくなる。膀胱が膨張し、重度の腹痛が現れる。

尿路閉塞が徐々に進行するために、膀胱が数週間から数カ月間にわたって肥大していくのを補っていることもある。ごくわずかな不快感があり、尿漏れの頻度が高いが、本人はコントロールできない。膀胱がしっかりと空にならず、張った感じが残り、腹部膨隆であると考えられることが多い。この種の排尿は溢流性尿失禁ともいう。

必ず検査する必要がある。前立腺が原因となっていることもある。

○ 背部痛
○ 骨痛

膀胱頸部閉塞症

前立腺肥大と症状はよく似ているが、若年層にみられるほか、女性が罹患することもある。尿道への出口部分の膀胱の筋肉が過剰成長したことによるものである。

尿路感染

p.171を参照。

淋疾

p.175を参照。

非特異的尿道炎

クラミジアという微生物が原因で起きる性行為感染症である。症状がないことが多い。

症状があるとすれば、男性には次のようなものがある。

○ 排尿時の不快感またはかゆみ（排尿しづらくなる）
○ 陰茎から分泌物（白色、黄色）

女性には次のような症状がある。

○ 排尿時に焼けるような痛み
○ 時に膣帯下が出る
○ 子宮および卵管が感染することもある（p.162の「骨盤内炎症性疾患」も参照）

もしかしたら・・・

過敏性膀胱

感覚神経または運動神経の刺激が膀胱に伝わることによるさまざまな症状を包括する用語である。その他の原因（感染症）は、まずは除外しておかなければならない。診断を確定するには、特殊な検査が必要である。

次の諸症状のうち、少なくともひとつが現れる。

○ 尿意の頻度が高い（30分ごとなど）
○ 膀胱の辺りが痛い
○ 排尿困難（少量）および残尿感
○ 尿閉になることがある
○ 時に尿漏れする

NSU（非特異的尿道炎）

この疾患を治療することはきわめて重要である。症状が全くなくても、パートナーと二人揃って治療を受ける必要がある。クラミジアは存在している可能性がある。クラミジア感染を放置しておくと、不妊になることがある。

尿道狭窄症

尿道狭窄症とは、膀胱からの出口が狭まることである。女性よりも男性に多く、原因としては、感染症の既往(おそらく淋疾)、手術、器具やカテーテルによる損傷(出産時が典型)がある。症状は次のとおりである。

- ○ 尿の出が悪い
- ○ 尿が飛び散る
- ○ 排尿時に力む必要がある

前立腺炎

p.172を参照。

腎結石

p.171を参照。

薬剤

p.178を参照。

めったにないが・・

尿道腫瘍

男女とも、良性であっても悪性であっても、腫瘍によって尿道の閉塞が進む。次のような状態になる。

- ○ いつもより力まないと尿が出ない

脊髄損傷

神経疾患

卒中

p.166の「失禁」を参照。

尿滴下

尿の出が悪いという意味にも、尿が出るのを止めようとしたときに滴下するという意味にもなる。失禁の一種ともいえる。下記に示すのは、いずれもp.175の「排尿にまつわる諸問題」で取り上げたものであるが、滴下の原因になることもある。

おそらく・・・・・

前立腺肥大

膀胱頸部閉塞症

尿路感染症

もしかしたら・・・

尿道狭窄症

前立腺炎

めったにないが・・

尿道腫瘍

夜間の排尿

寝る2-3時間以内に何か飲んだら、夜にトイレに起きなければならなくなることがよくあると思う。これが異常といえるのは、それが新たな症状として現れた場合と、起きる回数が著しく増えた場合に限られる。

原因としては、前立腺の肥大(男性)および膀胱の刺激（女性）が最も多い。薬剤も重要な原因である。この厄介な問題をできるだけ抑えるには、利尿薬を1日1回朝の服用とすればうまくいくことが多い。

p.175の「排尿にまつわる諸問題」およびp.167の「尿量過多または頻尿」も参照。

排尿できない

医学用語では無尿症といい、重大な問題である。

暑いところや激しい運動後など、尿が濃縮されて量頻度も少ないことと混同してはならない。尿が止まる原因には主として、尿道の閉塞（p.173の挿絵を参照）、膀胱筋が収縮しない、左右の腎がともに、疾患を来しているか別の部位の疾患の影響を受けて、尿の産生をやめてしまう、の3つがある。

上記の1番目と2番目の2項目は尿閉という。全3項目ともに当てはまるが、特に3番目の項目については、尿量が数時間ないし数日間かけて徐々に減っていく。

閉塞の場合、膀胱が徐々に膨張するため重度の疼痛がある。尿を排出できなければ有毒な化学物質が血中に蓄積されるため、もちろん、緊急に治療を要する。

おそらく・・・・・

前立腺肥大

突然排尿できなくなることに対する理由として最も多い（男性のみ）のは、前立腺が肥大して膀胱からの出口を塞いでしまうものである。膀胱が膨張するにつれて痛みを感じることになる。

p.172を参照。その他の原因でここに書いていないものは、頻度がずっと少ない。

腎結石

p.171を参照。石が尿道または膀胱頸部に留まった場合、排尿が妨げられることになる。排尿できない上に、次のような症状がある。

- ○ 膀胱の膨張による痛み
- ○ 排尿できない
- ○ 男性は陰茎の先端まで痛みが広がる

尿道狭窄症

p.177を参照。

もしかしたら・・・

手術または損傷

失血をコントロールできなくなり、それによって血圧が低下する事象が起きると、腎が損傷を受け、機能できなくなってしまう。高齢者のほか、慢性的に血圧が高い人は、この種の腎障害になりやすい。

薬剤

特に前立腺疾患の患者などで、不意に尿閉を引き起こす薬剤は多い。たとえば、アミトリプチリンやイミプラミンがある。

腎盂腎炎

p.171の「腎感染症」を参照。

重度の場合、治療せずにおくと、腎はひどく損傷を受け、腎として機能しなくなってしまう。尿が産生されず、患者の病状はますます悪化し、次のような症状を呈する。

○ 脈が弱い
○ 発熱
○ 硬直
○ 嘔吐

悪性腫瘍

骨盤内およびその近傍の臓器に悪性腫瘍が発生すると、尿路の一部が腫瘍に侵され、尿道、尿管、膀胱または腎が遮断される可能性がある。結腸、尿管、卵巣、膀胱および前立腺の癌はいずれもこのような影響を及ぼす可能性がある。しかし、無尿症が最初の症状となるのはきわめてまれであり、そのずっと前に癌が診断されているのが普通である。

ショック

p.381を参照。ショックを治療しなかったりできないでいると、腎が尿を産生することができず、排尿量が徐々に減少し、最終的には尿が出なくなる。生命に関わる病態である。

敗血症

何らかの原因で血流により全身に感染が及んだものであり、ショック（p.381を参照）に至る可能性があり、治療せずにいたり重度の場合には、急性腎不全になる。死亡する可能性がある。

めったにないが・・

損傷

交通事故などで骨盤を骨折し、尿道が直接損傷を受ける（特に男性）ことがある。この損傷が原因で尿が出なくなることがある。ほとんど場合、その患者はすでに入院しているため、救急治療をすぐに受けることができる。

頻度はきわめて低いが、男性の陰嚢または股間を蹴ると、尿道が損傷を受たり脊髄が損傷を受けることすらある。

脊髄損傷

神経学的疾患

p.430を参照。

中毒

腎を直接傷つけ、腎不全を引き起こす薬剤は多い。そういった薬剤には水銀、ヒ素およびビスマスが含まれている。

輸血

不適合の血液を輸血されると、腎が損傷を受けて腎不全となる。

これが、輸血中にそのようなケアをする理由、必要な場合に輸血するにとどめる理由である。

“クラッシュ”症候群

下肢に圧挫創を負って脚の筋肉が損傷を受けると、毒素が血流に入って腎が直接損傷を受ける。

○ 尿が変色するという症状が現れる

四肢の圧挫創が長いほどリスクは大きくなる。

心臓・胸部・肺・呼吸

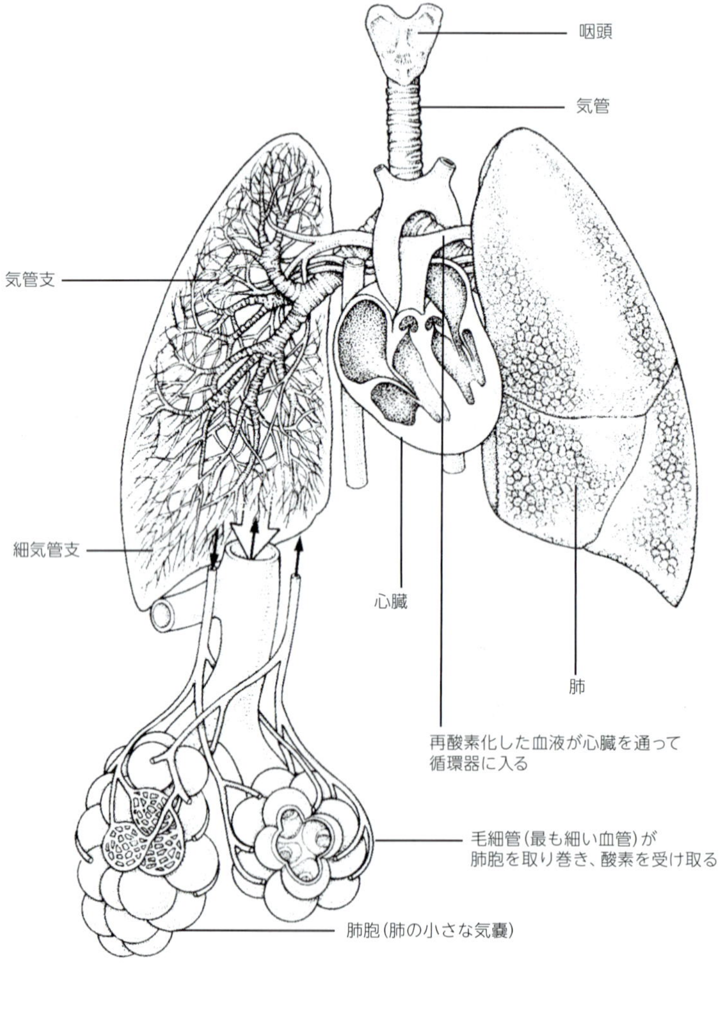
咽頭
気管
気管支
細気管支
心臓
肺
再酸素化した血液が心臓を通って
循環器に入る
毛細管(最も細い血管)が
肺胞を取り巻き、酸素を受け取る
肺胞(肺の小さな気嚢)

心臓：はじめに

心臓はきわめて優秀なポンプである。何年間も働き続け、成長、活動およびストレスのさまざまな要求のいずれにも自動的に応じているのに、われわれはその活動をほとんど意識していない。

心臓がどのように働いているかというと、主としてふたつのシステムがあり、いずれも電気的に心臓の活動をコントロールしている。このほか、心臓の筋肉の労作を高めて高い要求にも応じる機構も備わっている。

感情やストレスも、自律神経系という神経系の枝によって心臓に伝わる。たとえば、隣の牧草地に雄牛がいるのを見つけたときに脈が速くなり、自分とその雄牛との間に垣根のようなものが全くないとわかったときに、脈が強さも速さも増していくように仕向けるのは、このシステムである。

次に、心臓そのものの内部には、ふたつの電気的ペースメーカがあり、心拍数をコントロールしている。主要な方を洞房結節といい、通常は心拍数を決め、規則的な発射信号を電気経路の下流にあるもうひとつのペースメーカで、中継ステーションとなる房室結節に伝達する。そこから、脈を打つようにとの信号がほかの電気経路によって、心臓のそれ以外のところに伝達される。万一、洞房結節が何らかの理由でダウンしたら、房室結節がペースメーカとしての役割も果たす。

このシステムに不具合があった場合に備え、さまざまな機会があるのは明らかである。何か問題があれば、心拍は速くなりすぎたり、遅くなりすぎたり、不整になったりする。この心拍の不整は、胸部がゴトゴトいったりドキドキしたりするなど、さまざまな形で感じられることもあれば、特殊な検査をして初めて見つかることもある。

時々律動に異常があるのはよくあることであり、疾患の徴候であるとは限らないことを知っておくことが重要である。一生を70年間とした時、心臓は平均で約30億回も拍動することを考えれば、それ以上のものがないというのはすばらしいことである。不整脈が起きるとポンプの効率が著しく低下し、失神やめまい、最悪の場合には虚脱が起きることがある。

不整脈、動悸および類似した異常を診断することは、高い技術が求められるものであり、近年、研究が大いに進んでいることを覚えておいてほしい。電気的機能不全の出所は今や、心臓内の配線の各部位を辿って突き止めることができ、精密な手術により故障した部分をコントロールすることもできる。

心臓は故障しうるものであるという見方からはじまって、その機構は、F1グランプリのコンピュータ燃料管理システムがいかにすばらしいかを知らしめるものであると考えるまで、その道のりは長かった。ほかの数多くの身体の系と同じく、理解が深まるほどに、われわれが当然だと思っている活動の複雑さに驚かされた。

心臓の期外収縮

これはよくある症状であり、その原因が興味深い。何が起きているかといえば、心臓が素早く連続して2回拍動しているのである。期外収縮には気づかない。

しかし、2回目の分だけその次の拍動が遅れることになり、そのわずかに遅れたことに気づくことがある。遅れが生じている間にも、血液は心臓を満たし続けて自動的なメカニズムを働かせる。このメカニズムが心臓の拍動をさらに強くし、心臓はさらに満たされる。このため、遅れたあとの次の拍動はさらに強力となり、胸部が叩かれたように感じるのである。

おそらく・・・・・

原因不明

- ○ 若年者から中年のはじめあたりの人に見られる
- ○ 時々起る
- ○ それ以外は健康である
- ○ 期外収縮があってもそれ以外に症状が(失神も胸部痛も)現れない

コーヒーやお茶の飲みすぎ

コーヒーやお茶には少量のカフェインが含まれており、それによる"高揚感"が生じる。

カフェインを過剰摂取すると(どの程度を過剰というかは個人差があるが)、次のようなことが起きる。

- ○ 心拍数の上昇
- ○ 期外収縮
- ○ 振戦
- ○ 不安
- ○ 尿量の増大

単に摂取量を減らすことが治療になる。

アルコール

アルコールは心臓に直接作用する。これが時間とともに増大したり、過剰摂取により増大したりして、まれではあるが、心不全となる可能性もある。

喫煙

ニコチンは心臓を刺激する作用があり、心拍数および心拍出量が増大する。期外収縮はこれを反映したもののひとつである。

発熱

体温が0.5℃上昇するごとに心拍数は10回増え、期外収縮が起きる機会も増える。一部の感染症は、発熱を引き起こすだけでなく心臓を刺激する。

もしかしたら・・・

不安

自律神経系を経由してその作用を発揮し(p.181の「心臓：はじめに」を参照)、安静時心拍数および期外収縮の機会が増す。このほか、よく知られている特徴には次のようなものがある。

- ○ 首、肩が引っ張られる
- ○ 頭部が圧迫される感じが常にある
- ○ 過剰な発汗、振戦
- ○ 何かとてつもなく恐ろしいことが起きようとしている感じが常にする

消化不良

これが心臓にどのように影響を及ぼすかはわ

からない。おそらくは、消化器系及び心臓の両方を支配する神経における反射作用によるものである。胃の拡張により心臓が直接刺激されることもないことはないが。

消化不良の特徴は次のようによく知られたものである。

○ 腹部膨満、おくび
○ 食後に酸っぱい感じや胸やけがある
○ 胸骨の裏側に不快感がある

めったにないが・・

心臓発作の合併症

期外収縮は、心臓発作後の日々によくみられ、症状はほとんどないことが多い。また、心室（心臓の主要なポンプ室）の自発性収縮から生じる良性の期外収縮とは、その起源が異なる。心臓発作後は、まさにそのような心室の期外収縮がないかどうかをみるため、心臓の電気的活動を継続的にモニタリングする。虚脱、さらには突然死をも引き起こす心室の活動は、突然現れ、しかも制御できないことから、その警告にもなる。

ジゴキシン過量

ジゴキシンは、心不全および一部の不整脈を治療する薬剤である。これを過剰に服用すると、次のようなことが起きる。

○ 吐き気と嘔吐
○ きわめて遅い脈
○ 疲労感
○ 赤色または緑色の幻覚
○ 腹痛

軽度であれば、ジゴキシンを一時的に減じることによって修正可能である。

重度になると、病院での集中治療が必要になる。

リウマチ性心筋炎

○ かつてはこれが原因で小児が死亡することが多かったが、現在は幸いにして、先進国ではまれな疾患となった。しかし、それ以外の国や地域では依然として有病率が高い
○ ひどい喉の痛みが現れて2-3週間経った頃から発病する
○ 関節痛（脚から脚へこわばりが飛び火する）
○ 発熱
○ 発疹が迅速に現れ、退いていく
○ 脈が速くなり、期外収縮が起きる
○ 突然、落ち着かない様子で動く

心臓弁に後遺障害が残り、これがのちに心疾患になる危険性がある。

心拍の不整

自らの心拍に対する敏感さは、人それぞれである。規則的ではあっても心臓の鼓動がきわめて速ければ不整であると感じる人もいれば、正確に律動に集中することができる人もいる。医師であれば、聴診器で心拍の音を聞きながら、手首で脈をとる。こうすることにより、単なる律動を診断することができる。疑いがあれば、心電図検査が必要になる。

おそらく・・・・・

洞性不整脈

自らの脈を注意深く観察すれば、呼吸に併せて律動が変化するのがわかる。別の項目で言及する自律神経経路により、息を吐くと心臓の動きは遅くなり、息を吸い込むと速くなる。これが特に顕著で不安になる人もいる。

これは疾患ではなく、正常な反射が強く表れているのである。この反射は特に、小児に目立つ。

- ○ それ以外は体調がよい
- ○ 明らかに呼吸と連動している
- ○ 律動が変化は、心拍数が1分当たり10回ほど多いか少ないかの程度である

洞機能不全症候群

洞房結節が心臓内での引き金となって、心臓の拍動を引き起こす電気信号を発する(p.181の「心臓：はじめに」を参照)。

心臓のこの領域はきわめて重要であるため、専用の血液供給路があるが、年齢とともにこの血液供給が衰えていき、引き金の機能がおかしくなる。

- ○ 脈はきわめて速いものからきわめて遅いものまでさまざまである
- ○ 症状にもばらつきがあり、全くないこともあれば、失神して意識を失すこともある
- ○ 通常はペースメーカが治療法となる

もしかしたら・・・

期外収縮

期外収縮が頻繁に起きると、不整脈ではないかという印象を受ける。この状況を心電図なしで診断するのは難しい。

基礎疾患の治癒を目的として治療する。P.182の「心臓の期外収縮」を参照。

めったにないが・・

肺塞栓

血餅が肺の一部への循環を遮断するものであり、通常は腓腹静脈の血餅により生じる。

- ○ 突然、胸部が圧迫される感じがする
- ○ 息切れ
- ○ 胸に鋭い痛みがあり、咳に血が混じることがある
- ○ 心拍は、速くて規則正しいものから不整なものまでさまざまなである

動悸(迅速ながら規則正しい心拍数を含む)

厳密にいえば、“動悸”とは単に、心臓の鼓動が意識的に感じられることであるが、単に心臓の動きが意識的に感じられるという意味ではなく、鼓動に何らかの異常があると自覚することであるという意味に用いる人がほとんどである。このため、この症状は1)心拍は速いが規則正しい、2)心拍が不整である、3)心拍が速く、しかも不整である、の3つに分けることができる。期外収縮(p.182を参照)も動悸を引き起こすことがある。

それぞれの原因は多分に重複しているため、関係のある箇所には全部目を通すのが最善である。

心拍数は高いが規則的

おそらく・・・・・

発熱

体温が0.5℃上昇すると、心拍数は1分間に10回増える。このため、高熱を出すとそれに併せて心拍数も増える。これそのものに対する治療法はない。熱が下がれば治まる。

運動

よほど緩やかなものでない限り、運動をすれば心拍数は多少なりとも増大する。これは、酸素の豊富な血液を増やしてほしいとの筋肉および肺からの要求が高まることに対して、心臓が応えるためである。心拍数が1分間に120-130回を超えると、過労、体力低下、または両方が合わさったものの徴候ではないかと疑わなければならない。

労作時に胸部痛がみられるのであれば、必ず検査を受ける必要がある。

感情

興奮したり急性の感情的混乱に陥ったりすると、心拍数は自律神経系の機序を経て増大する。

次のような特徴を伴う。

- ○ 口渇
- ○ 呼吸が速くなる
- ○ 振戦

このような反応は通常、恐怖、性的興奮、突然の感情的ショックといった多くの状況においてみられる。身体の運動に備えたり、ストレスに対処したりするための調整システムの一部である。慢性不安を患うようになった人は常に高い興奮状態にあって、その応答に異常がみられるようになる。

発作性頻脈

説明のつかないものを除き、心拍が速くなる発作全般に用いる言葉である。コーヒー、お酒、タバコといった刺激物が過剰になったり、心疾患(p.398)または伝導障害(p.186)を来したりするなど、根本的な原因があるものと思われる(p.182の「心臓の期外収縮」を参照)。

記録装置を装着し、速くなった律動を捕らえて、それがどういう性質のものであるかを分析するという形で検査する。そうすることによって、しかるべく治療法を指示することができる。

- ○ 心拍数の増大が突然現れる
- ○ 律動は至って規則的である
- ○ 心拍数があまりにも速くなると、失神したり、立ちくらみがしたりする

律動が速すぎる状態が長く続きすぎると、心臓が疲弊して息切れすることがある。そうなると、治療して律動を正す必要がある。

もしかしたら・・・

妊娠

妊娠中、心拍数は1分間に最大10回までとわずかではあるが、着実に増大する。このため、通常の心拍数が1分間に70回であれば、1分間に80回まで増大するものと見込まれる。心臓はこのようにして、子宮、胎盤および胎児の成長に対処しているのである。

貧血

貧血状態にあると、身体全体への酸素輸送量が少なくなっている。心臓は拍出速度を上げることによってそれを補う。このため、重度の貧血では目立った特徴がこれだけということになる。

ほかには、次のような症状がある。

○ 蒼白
○ ほんの少しの運動でも息切れがする
○ 心拍数が増大する
○ 足首が腫れる
○ 横になっても息切れがする

心不全の理由を明らかにするためには、さらに検査が必要である。

p.196も参照。

甲状腺機能亢進症

甲状腺機能と亢進状態では、期外収縮または速脈の持続を引き起こす。

p.188を参照。

薬剤

プソイドエフェドリンまたはフェニルプロパノールアミンを含有する風邪薬など、ごく一部の人の心拍数を増大させうる大衆薬がいくつかある。フェニルプロパノールアミンなどの特定の喘息薬にも、似たような作用がある。

めったにないが・・

電気的伝導障害

心臓の短絡であると考えられており、通常であればスムーズにコントロールされている心拍が遮断されるものである（p.181の「心臓：はじめに」を参照）。比較的まれではあるが、心臓の電気回路図を明らかにする病態であることから、大いに関心がもたれている。障害の原因となる電気回路の異常を断ち切る方法としては手術もあるが、投薬でコントールできることもある。まれなもののなかでも特にまれもののひとつが、Wolff-Parkinson-White症候群であり、若い成人にみられることが最も多い。

○ 迅速な心拍の突発を繰り返す
○ 心電図に特徴的な変化がみられる

脚気

ビタミンB1欠乏症であり、白米を主食とする第三世界諸国に多い。発展途上国では、ビタミン類の不足した食事を摂っているアルコール中毒者に特に多い。

○ 筋肉が弱い
○ 弾むような速脈
○ 時に足首が腫れる
○ 認知症、不安定歩行
○ 十分早期に発見して治療すれば、迅速な回復も可能である

出血

重大な外出血は明白であるが、内出血は、次のもの以外ほとんど無症状のまま数時間続く可能性がある。

○ 心拍数が増大する
○ 喉が渇く
○ 立ちくらみがして、やがて下記のような症状が現れる
○ 蒼白
○ 四肢の冷え
○ 錯乱、虚脱

心筋炎

心筋の炎症である。原因はさまざまあり、そのほとんどが感染である。ウイルス性の疾患、インフルエンザ、トリパノソーマ症、ジフテリアによる可能性もある。

○ 突然、発熱性疾患が発症する
○ 息切れ、足首の腫れ
○ 横になっても息切れがする
○ 頻脈

診断には、血液検査、心電図のほか、難しい場合にはさらに、心筋の生検が必要となる。

心筋症

心臓のもうひとつの大きな疾患グループであり、非炎症性の障害が現れるものである。原因の多くが、アルコール中毒による先天性などであるか、または冠動脈疾患によるものである。

○ 心不全、疲労感、息切れ
○ 若年者の場合、運動中に失神発作を起こす
○ 整、不整に関係なく頻脈である

診断は、心電図および心生検による。この項目に該当する疾患は、薬物療法により突然重篤な心拍の乱れを来すリスクを抑える必要がある。家族性である可能性がある。

頻脈性不整脈

このような律動のほとんどは、心房細動または心房粗動のいずれかである。心房細動は高齢者に極端に多い。冠動脈の疾患によるものであると思われるが、ほかに症状がないことが多く、寿命にもほとんど影響がない。この病態は時に、若年者にも突発的に起きるが、これを発作性心房細動という。

基本的には、心房（心臓に入る血液が最初に入る小さな控室のような部屋）の収縮がコントロールできないことが問題である。細動時の心房は、1分間に4000回以上拍動しており、その収縮1回ごとに、主要なポンプ室である心室に拍動するようにとの信号が送られる。幸いにも、届くのはその信号のうちのごく一部であるが、それでも心拍数が1分間に100-150回になるほどではある。こうして心臓の鼓動は完全に不整となり、

それが拍動時に感じられたり、心臓の音が聞こえたりする。

心房細動によって心拍出の効率が低下し、それによって息切れがしたり足首が腫れたりするのは、ごく当然のことである。さらに、卒中を引き起こしたり四肢の動脈を遮断したりする血餅が、送り出されるというリスクもある。通常は、律動を減速させる作用および心臓を強化する作用の両方を備えた薬剤によって細動を治療する。抗凝固薬のワーファリンを投与することによって、血液の凝固を抑えることも考えておく。

心房粗動はあまり多くはなく、心房1分間に240-360回の一定の速度で拍動している。それでも、心房拍動の半分ないし4分の1にあたる1分間に90-180回という心室の規則的な収縮の引き金を引くには、十分な速さである。

厳密に言えばこれは規則的な頻脈であるが、心拍数が180回から120回、さらに90回となったあとに元に戻るなど常に急変し続けるため、不整脈であるとの印象を与えてしまう。心房粗動は重篤な心疾患の症状のひとつであり、入院治療が必要である。

発作が2-3分間以上続くと心臓は疲弊し、急速に心不全となって息切れがひどくなるという症状を呈する。

次に示す原因は主として、心房細動のものである。

おそらく・・・・・

虚血性心疾患

心臓への血液供給が途絶したり、血管に“垢がたまる”ことである。細動以外には症状がないが、狭心症でもあることが多い。p.216を参照。

甲状腺機能亢進症

特に高齢者は、心房細動が唯一、甲状腺が過活動状態になっていることを示す徴候であることがある。このため、この状態にないかどうかを日頃から検査しておく。ほかにも次のような症状がある。

○ 発汗
○ 振戦
○ 食思《しょくし》(食欲)の増進
○ 眼球の突出
○ 体重減少

もしかしたら・・・

僧帽弁狭窄症

僧帽弁は、左室と左房とを隔てる弁である。狭窄とは、弁が狭まってこわばってしまっているという意味である。その理由としてはリウマチ熱が最も多いが、リウマチ熱は今では発展途上国ではまれであり、近頃では、加齢の過程がよくある理由となっている。この病態により心臓は徐々に歪み、ついには心不全となる。

○ 何年か前にリウマチ熱の既往がある
○ ごく軽度の症状は細動のみである
○ 悪化すると、息切れ、血が混じった喀痰を伴う咳が出る
○ いずれは足首が腫れる
○ 頬骨の辺りが紫色になって治らなくなる

軽度の治療には薬剤を用い、それよりも重症度が高ければ手術にて弁を温存させる。

アルコール乱用

長期にわたるアルコール乱用者は心筋が衰弱しており、さまざまな律動障害が起きる。

心臓発作の合併症

心臓発作から数時間ないし数日間は、損傷を来した心臓が不規則な律動を起こすことがありうる。最も心配なのは心室頻拍であり、心室が突然迅速に拍動しはじめて、完全に不整で生命に関わる拍動になる可能性もある。

心臓発作後に冠動脈集中治療室で観察するのは、心室律動をモニタリングして対処することが、主な理由のひとつである。

○ 胸部に素早く叩かれるような感じする
○ 失神
○ 悪化すると、意識喪失となる

まれではあるが

肺炎

肺炎は重度の胸部感染症であり、時に心房細動を引き起こすが、肺炎が回復すれば心房細動もなくなる。p.201を参照。

心内膜炎

心臓の弁の感染症であるが通常は、リウマチ熱後など既に異常のある弁に起きる。細動は諸症状のひとつにすぎない。

○ 寝汗
○ 倦怠感
○ ばち指
○ 爪の下に割れたような線がある
○ 貧血

感染をなくすには、抗生物質による強力な長期治療が必要である。

心膜炎

液状または繊維性の物質によって心臓が収縮することにより、細動が引き起こされる。

p.205の「心嚢液」を参照。

心房中隔欠損症

胎児期には、左右の心臓の間には穴が開いている。この穴は出生時には閉じるはずであるが、時に開いたままになることがある。症状が現れるまでに何年もかかることもあれば、検査時に雑音が検知されることもある。

○ 胸部感染症になりやすい
○ 息切れ
○ 細動を含む動悸がよく起こる

心臓の鼓動が遅い

習慣的に、1分間に60回を下回ることであるとされている。症状もなく偶発的に見つかることが往々にしてあるが、1分間に40回を下回るほどになると、浮動性めまい、失神および（高齢者は）錯乱が起きやすくなる。

心拍がきわめて遅くなる原因は主として、心臓のペースメーカが遅い律動の信号を発しているか、またはペースメーカの律動が妨げられ、そこから発せらせる信号よりも心室の拍動がはるかに遅くなってしまっているかのいずれかである。

上記のいずれの状態にあるかを正しく診断するには、心電図検査が必要である。

おそらく・・・・・

健康

アスリートは、定期的に運動しているほかの人と比較しても、脈が遅いことが多い。

薬剤性

過剰に投与すると拍動がきわめて遅くなる薬剤のひとつに、ジゴキシンがある。もうひとつ、幅広く用いられている種類の薬剤にβ遮断薬というものがあり、これにより脈拍は1分間に60回前後に抑えられるが、これが本来の作用であり、用量が正しいことを示すものである。β遮断薬は高血圧および狭心症の治療に用いられている。

心ブロック

心ブロックは、ペースメーカの信号がそこから心臓全体へ送られる伝導経路の疾患からくるものである。心室には独自のペースメーカがあり、これが1分間に30-40回の速さで引き金を引いているため、完全心ブロックにならない限り、劇的な症状は現れない。

心ブロックは通常、加齢または心臓への血液供給量の減少が原因である。心臓発作後に起きることもある。

症状を重症度の低い順に並べると、次のようになる。

- ○ 症状は皆無であるが、心電図では検知される
- ○ 心臓がゆっくりとドキドキしているのがわかる
- ○ 疲労感
- ○ めまい発作
- ○ 突然の意識喪失を繰り返す

治療法としては、人工ペースメーカを用いて規則的な収縮を維持する。

β遮断薬

β遮断薬は心疾患の治療に重要である。不安症状を和らげるのにも用いられることがあり、動悸および発汗を止めることができ、音楽家や俳優が舞台に上がる前などに服用することがよくある。

もしかしたら・・・

甲状腺機能低下症

甲状腺の活動が弱まっていることをいい、ほかにも次のような症状が現れる。

○ 肌が荒れて乾燥する
○ 風邪をひきやすい
○ 思考が遅く、疲れやすい
○ しゃがれ声

甲状腺ホルモンによる治療を一生涯続ける。

洞機能不全症候群

p.184も参照。

心臓のペースメーカのある領域に、加齢の影響が出ることによるものである。

これにより、律動が遅くなったり速くなったりとさまざまに変化する。

○ 動悸
○ めまい発作
○ 疲労感

先天性

生まれた時から徐脈である人もいるが、医師は心雑音や心電図の異常波形といった心疾患のほかの徴候がないかどうかをみた上で判断する。

めったにないが・・

心筋症

一般的な言い方をすれば、心臓の筋肉の疾患ということになる。

この病態は、心拍を遅くするかまたは速くするかのいずれかによって、心不全の発生を速める。

p.187も参照。

呼吸：はじめに

われわれは、身体の細胞が機能する上で不可欠な酸素をそこへ供給し、代謝の廃棄物である二酸化炭素をそこから運び出すために呼吸している。呼吸が身体のあらゆる障害の影響を受けるのはごく当然のことであり、その影響は肺または心臓からのものが多い。

呼吸はこのほか、身体の酸アルカリ平衡の調節にも役立っている。呼吸をコントロールしているのは脳であることから、疾患のみならず薬剤も、来る日も来る日もわれわれの呼吸を維持している脳のそのような部分に影響を及ぼす可能性がある。

ここではまず、突然あらわれる息切れの原因を取り上げ、次いで比較的長時間かけて現れる息切れの原因へと進む。

原因は重複する傾向にあるため何度も同じ診断名が出てくるが、その点はご容赦願いたい。息切れは警告症状であり、多少の繰り返しはかえって有用である。

Heimlich法

本章には、この応急処置法が何度か登場する。この名称は、この簡単な救命法を考案したアメリカ人医師の名をとったものであり、食べ物などの固形物が喉に詰まって息ができない人や、喉に詰まったものを自分で取り除けない人に用いる方法である。

- ○ 窒息している人の背後に立つ
- ○ 上腹部辺りに両腕を回して抱える
- ○ 両手を握りしめ、胸骨のすぐ下を素早く圧迫する

この方法により、肺の空気を一気に強制的に排出させて、上気道に詰まった物を吐き出させることができる。詳しくは、最新の応急処置マニュアルを参照されたい。

呼吸時に耳障りな音がする、いびきのような音がする

いびき呼吸ともいう。疾患の症状であることはあまりなく、通常は単に困るだけである。

いびきは、口の屋根に該当する部分の奥にある軟口蓋が振動した結果生じるものである。寝姿勢を変えてみたり、枕の数や硬さを変えてみたりする程度のことで簡単に治る。

飲酒量を減らしたり、太りすぎであれば減量したりすることも有用である。

おそらく・・・・・

いびき

上記を参照。

もしかしたら・・・

アデノイド

鼻の奥には、扁桃と似た組織片がある。おそらくは口や鼻からの感染に対応するためのものであると思われる。小児期には、アデノイドが増

殖しすぎて鼻呼吸が妨げられることがある。

小児は次のような症状を呈する。

○ 鼻声
○ いびき
○ 口呼吸
○ 耳の感染症を繰り返す

治療法としては、アデノイドが自然に小さくなる様子がなく、呼吸に多大な影響がもたらされる場合には、手術によりアデノイドを摘出することもある。

睡眠時無呼吸症

呼吸が妨げられる位置としては、喉の奥とその周辺構造の辺りが多い。成人、特に太りすぎであるかまたは襟のサイズが43cm以上の男性は起きるのが典型である。

○ いびき
○ 呼吸が止まっているようにみえる時間があり、また大きな音を立てていびきをしはじめる
○ 朝、目覚めても疲れが取れておらず、日中はずっとだるい
○ 日中、車を運転している時でさえ寝入ってしまう傾向がある

治療法としては、重度かつ必要があれば減量し、特殊なマスクを着用して寝る。これにより気道が開いたままになる。手術が有用となることも時にはある。

脳卒中

脳内に血餅があるかまたは出血していると、次のようなことが起きる。

○ 片側麻痺
○ 昏睡
○ いびき呼吸（深い昏睡状態にある人に典型的にみられる）

酩酊状態

虚脱点まで飲酒すると、この症状が起きる頻度が高くなる。

しわがれ声、息継ぎ時にゼーゼーいう

これは喘鳴である可能性が高い。p.208の「異物」を参照。

胸部の形が異常

おそらく・・・・・

先天性

脊柱のねじれから、胸部が徐々に異形となる。発見が十分に早ければ、治療できることもある。

○ 背後から見て脊柱が弯曲している
○ 前かがみになると弯曲が目立つようになる

また別の先天性の異常に、漏斗胸になるものがあり、胸骨を圧迫する。こちらも、心臓が圧迫されるリスクがある場合に推奨される手術により矯正することができるが、通常、治療は必要ない。

もしかしたら・・・

慢性閉塞性気道疾患

慢性気管支炎および肺気腫の総称である。

この病態では、努力呼吸を続けているうちに、成人の場合、樽胸になる。

p.200を参照。

めったにないが・・

喘 息

重度の慢性喘息を十分に治療しないでいると、若年の成人は次のような状態となる。

○ 過度に膨張した広い胸になる

○ 肋骨縁が目立ち、胸部の前を指しているように見える

その理由は、喘息時に力を入れる肋骨間の筋肉が長年にわたって過度の労作状態にあるためであると考えられている。それにより、下方の肋骨が引っ張られて徐々に突出した形になる。

喘息治療が改善するにつれ、この病態を見ることがどんどん少なくなっている。

くる病

この疾患は、ビタミンDが不足することによるものであり、肋骨と胸骨との関節が見苦しく突出してくるものである。現在、先進国で見かけることはめったにない。

息切れ、急な発症

ここでは、迅速に起こるものの、突然の窒息や仮死状態にまでは至らない息切れ発作を扱う。その状況の重大性を認識するにあたり、乳幼児を除いては難しいことはほとんどない。乳幼児ついては、授乳中などに妨げとなる嗜眠および息切れがないかに十分注意する必要がある。

おそらく・・・・・

喘 息

この疾患は有病率が高いが、ほとんどの喘息患者にとっては、ほとんどの場合、障害というより厄介なものである。しかし、喘息は突然かつ不意に生命に関わる状態に陥る可能性がある。

気道の周囲は筋肉が覆っており、気道はまっすぐ下りて肺に入る。喘息はこの筋肉が過度に収縮した結果起こるものであり、具体的にはこの筋肉が気道を狭め、空気を肺に取り込むのに必要な努力の大きさが増すことである。慢性的な息切れの原因としての喘息については、p.199の「息切れと喘鳴」で扱い、喘息の特徴としてよくみられるものについて記載する。

重度の急性喘息は命を落としかねない。既に喘息であるとわかっていても、発作の重症度を甘くみていると危険である。また、初めての喘息発作が重度であったり、喘息発作であるとの認識がなかったり、すぐに標準とされる治療を受けない人も危険である。

次のような徴候があれば、喘息がコントロールできなくなっており、直ちに受診する必要があると考えられる。

○ 通常の喘息薬があまり効かない

○ 息切れがひどくて話を最後まですることがで

きない

○ 胸部が常に圧迫されている感じがする

○ 発汗、息切れ、脈が速い

○ 息を大きく吸おうとすると首の筋肉がひきつる

○ 発作が悪化すると、チアノーゼ(唇が青くなる)、疲労感、蒼白、嗜眠、錯乱、昏睡の状態になる

このような状態になったら救急車を呼ぶ。緩和薬(通常、青い吸入器)を10回吸入する(させる)。

発作が治まるまで数時間を要することもあれば、わずか数分で治まることもある。

気管支炎

小児の喘息に相当するものである。冬季の疾患であり、特定のウイルスが原因となる。流行性である。

○ 最初は、乳児が鼻をすすって軽い咳をする程度で、風邪と区別がつかない

○ 喘鳴がはじまり、2-3時間で悪化する

○ 呼吸時に胸部から破裂音がしているように感じる

○ 息切れで授乳できない

○ 呼吸が速くなり、うめくことが多い

○ 最悪の場合、蒼白、唇のチアノーゼ

応急処置としては、子どものいる場所で蒸気をたいておくと、状況が改善することがある。

医師に診てもらう。時に、入院して酸素吸入治療を受けることが必要になることもある。乳児がこの病態にあると、その後の人生で喘息になる可能性が高くなる。

両親が喫煙していると、その子どもが生後1年以内に胸部の異常で入院する可能性は、両親が喫煙していない子どもの3倍になる。

クループ

生後6カ月から3歳までの乳幼児が罹患するウイルス感染症である。典型的な症状には、発熱および「風邪」のほか、次のようなものがある。

○ しわがれ声

○ 間欠的な犬吠咳があり、夜間に悪化することが多い

○ 息を吸うときに喘鳴がある

○ 呼吸困難

応急処置としては、できるだけ子どもを落ち着かせ、医師に指示を求める。

胸部感染症

重度の胸部感染症である肺炎は、呼吸困難になるまでの進行が速い。

○ 色のついた喀痰を伴う湿性咳

○ 高熱

○ 鼻孔が広がる

○ 呼吸が速い

○ 特に息を吸う時に、胸部の罹患部分に痛みがある

○ 唇および舌のチアノーゼ(青くなる)

○ 血の色をした喀痰が出ることがある

○ 錯乱

これは高齢者またはほかの理由で衰弱している人に多い。

もしかしたら・・・

心不全

主として人生も終わりに近い人にみられる疾患である。

おそらくは心臓発作、高血圧のような心臓病の既往があることが多い。

○ 初期症状は疲労感、運動時の息切れである
○ 足首が腫れる
○ 横になろうとしただけで息切れが悪化する
○ 枕を高くしなければ眠れない
○ さらに進行すると、睡眠中に息苦しい感じがして目が覚めることがある
○ 泡が多くピンク色をした痰が大量に出る
○ 数分ほど背筋を伸ばして座っていれば緩和する

症状が重ければ緊急治療が必要な状態である。

肺塞栓症

血餅が肺動脈につかえることである。血餅がすでに脚で形成され（深部静脈血栓症、DVT）、それにより発症することが多い。

高危険因子としては、飛行機による長旅、経口避妊薬、体を動かさない（入院中や自宅で、ベッドの上で長時間を過ごす）。

○ 息切れ
○ 息を吸うときに痛みがある
○ 咳をして少し血が出る

直ちに医師に指示を仰ぐこと。

慢性気管支炎の急性増悪

胸部感染症が、小さいながらも余計なストレスになり、慢性気管支炎患者が重度の呼吸異常を来すことがある。すでに呼吸する力が入らなくなっており、不要な二酸化炭素を排出することも、新鮮な酸素を取り込むこともほとんどできなくなってしまう。短時間に窒息しているも同然となる。

○ 重度の頭痛
○ 温かく、青ざめた手、速い脈、筋肉の痙攣
○ 興奮、錯乱から悪化して昏睡状態に

このようになったら、救急救命が必要となる。

めったにないが・・

アレルギー性肺胞炎

肺胞とは肺にある嚢であり、二酸化炭素と酸素とが交換されている。アレルギー反応が起きると、この嚢が炎症を来す。その結果、腫脹してガス交換効率が低下する。

原因としてはカビの生えた干し草が最も多く（農夫肺症という）、機械化されていない農業地域に広まっている。

○ アレルゲン暴露から数時間後に息切れ、喘鳴が生じる
○ 発熱、咳と倦怠感、関節痛
○ 症状は2-3日ほどで消失する

慢性化すると、次のようになる。

○ 呼気級困難を繰り返す
○ ばち爪（大きく曲がる）（p.276のさし絵を参照）

治療法は、アレルギーの原因と接触しないことである。

息切れが数日間、数週間、または数カ月間も続く

この種の息切れは、二次症状としては特には目立たず、少なくとも最初はない。しかも、症状を同じくする全病態を正確かつ迅速に識別できる材料はないことから、ここに目を通した上で結論を下すなりをしていただきたい。

わずか数日間で治まるものでも数週間にわたるものでも、息切れがするなら検査が必要であるのは明らかである。

息切れが徐々に現れてくるものであるほど、不可解さは増す。通常の運動レベルと絡めて判断する必要がある。ガレージのドアを開ける程度しか体を動かさないのであれば、タイヤ交換時に息切れがしても、それほど驚くようなこととは言えない。いつも通り体を動かしていられるうちは、突然の労作に対応する能力は全く気づかないうちに低下しうるものであることにも留意されたい。たとえば、買い物に出てゆっくり歩きまわっているうちは何の問題もないが、階段を上るとこんなに息切れがするものかと驚くことがある。これ自体は疾患を示唆するものではなく、単なるトレーニング不足である。

しかしここに落とし穴がある。自分が耐えられるとわかっている範囲で労作をするのは当然であるが、実際にはそのレベルが異常に低いということもある。同年齢の人々の一般的な健康状態と比較してみるとよい。ゴルフのラウンドがあと半分残っているのであれば、問題があるかもしれない。

一足飛びに結論を出す前に、このことを心にとどめておいていただきたい。最後に汗をかくほどの運動をしたのはどのぐらい前であったか。最近、太ってきてはいないか。喫煙量が多くないだろうか。そう自問して、それに正直に答えればわかると思う。

健康状態を良くするには、息切れがして発汗するのを目標に、週3回以上、20分間ほど歩いてみる。心臓に問題がある人はまず、医師にアドバイスを求めること。

ほかにも、日常のなかに息切れが正常である場面はある。興奮、恐怖、怒りなどはいずれも、呼吸が速くなり、息切れが自分でもわかるものである。

以上の可能性を全部否定してはじめて、自らの息切れが病気の症状であるかどうかを考えるのが妥当である。

もしかしたら・・・

冠動脈疾患

心臓に血液を送る動脈が詰まると、心臓への血流が悪くなり、心臓が血液を効率よく運ぶ能力が低下する。

- ○ 息切れが唯一の症状である
- ○ 労作時の狭心症(胸部痛)
- ○ さらに進行すると、心不全の諸症状が現れる (p.186を参照)

診断に際しては、負荷心電図と、造影剤を注入して動脈を可視化する心血管撮影法を併せて実施する。通常は、ステントという管で動脈を開く手術や、移植片を用いた冠動脈バイパス移植術により治療する。

心不全

主として高齢者の問題である。心不全の諸症状は、劇的または突然にでない限り、加齢によるものとしてすまされてしまう。

いずれ高血圧、狭心症または心臓発作が病歴となることが多い。

初期症状は次のとおりである。

- ○ 疲労感、運動耐容能の低下
- ○ 足首の腫れ
- ○ 食思《しょくし》(食欲)低下
- ○ やがて、ベッドで横になっていて息切れがするようなる
- ○ 枕を重ね、高くして寝る
- ○ 夜間に息切れで目が覚め、軽い咳が出るが、しばらく起き上がって背筋を伸ばして座っていると症状が消える

高齢者は、疲労感が心不全の唯一の症状であることもある。最新の治療薬により、心不全患者のその後の見通しが大いによくなっている。

心理的なもの

若年者に該当する可能性がある。友人や同僚らが過呼吸に気づくことがあり、本人は生活のなかでストレスを抱えていることが多い。

- ○ 十分に大きく息を吸うことができないと訴える
- ○ それ以外の健康状態はよく、一般に、元気づけたり、徹底的に検査して何もないことを明らかにすることが有用である

もしかしたら・・・

慢性閉塞性肺疾患

以前は、慢性気管支炎とか肺気腫とか言っていたものである(p.201およびp.74を参照)。

- ○ 息切れがして、喘鳴を伴うことが多い
- ○ 通常は、喫煙者にみられる
- ○ 抗喘息薬のエアロゾルで呼吸に改善をみる
- ○ 診断に際しては、呼吸機能検査で確認する必要がある

p.397を参照。

妊娠

子宮が拡大して横隔膜を押し上げるようになる妊娠の中期から後期の特徴として、よくみられる。

貧血

血液は身体中に酸素を運んでいることから、体内の血液量が大幅に減ると、次のような症状を伴って息切れがするようになる。

- ○ 疲労感、疲れやすい
- ○ 下瞼や爪床が青白くなる

失血、粗食など、貧血を引き起こす異常の症状も認められるものと思われる。簡単な検査ですぐに診断が下るはずである。

胸水

皮膚が軽微な熱傷に反応するのと同じように、肺が刺激に反応したもの。組織液が漏れ出し、肺底部に溜まる。その量が増えていくと、上の肺を圧迫し、機能する能力が低下して息切れするようになる。滲出液が出ていることを示す特異的な症状というものはなく、内科的な検査または胸部X線検査で見つけなければならない。素因となる何らかの条件はほぼ必ずある。最も多いのは、重度の心不全、肺炎、肺塞栓および肺癌である。それによる諸症状については、p.186の「心不全」で説明する。

肺 癌

腫瘍が大きな気道を遮断することにより、肺の活動の一部または全部ができなくなり、息切れが起きる。

めったにないが・・

骨格の異常

胸壁が大きく歪むと、肋骨が肺および心臓を圧迫して、あまり拡張できなくしてしまう。

このような変形を「脊柱後弯」または「後側弯」といい、p.270で説明する。

職業性肺疾患

職業性肺疾患であるとされるものは、粉塵に長年さらされて起きるものである。よくみられるものとしては、珪肺（鉱員、窯業者）、塵肺（炭鉱夫）およびアスベスト肺が挙げられる。

症状は次のとおりである。

○ 運動時の息切れが進行する
○ 咳
○ 粉塵を抑制してマスクを着用すれば、有害物質を扱う業界に勤める作業員のリスクが低下する

高山病

高度2400mを超える高所での酸素不足による直接的な作用である。若く健康な人も、不健康な人や高齢者もリスクは変わらない。実際、若い人の方が登るのが速いため、リスクが高くなる。

高山病は危険な病態である。

初期症状は次のとおりである。

○ 息切れ
○ 頭痛、疲労感

放置しておくと、進行して次のようになる。

○ 咳に大量の血が混じる
○ 吐き気、錯乱
○ 昏睡

いずれも高度の低いところに下ろす必要があり、重度の場合には蘇生術が必要になることもある。

線維化性肺胞炎

「アレルギー性肺胞炎」（p.196を参照）の末期であることもあれば、出所が不明であることもある。

○ 慢性的な息切れ
○ ばち爪（p.276を参照）
○ 咳、チアノーゼ

息切れと喘鳴

p.195の急性胸部感染症を除き、気道が狭まっていること、気流が塞がれていることを示すものとしては、息切れと喘鳴の組み合わせはきわめて多い。アレルギーの要素も多く、粉塵および煙霧に敏感な喘息患者には、このふたつの症状が数時間にわたってみられ、数日間続くこともある。

おそらく・・・・・

喘息

喘息を患う人は人口の10%ほどであり、その数は増加の一途をたどっていると考えられている。典型的な特徴は下記のとおりである。

○ 息切れを繰り返す

○ 喘鳴と咳
○ 小児は、夜間にせき込む
○ 風邪をひくと、決まって胸部を患う

小児の場合、何の疑いもなくなるまで喘息であると決めつけたがらない医師は多いが、これがその子にとって「あだ」になることがある。有用な治療薬が市販されている。p.194も参照。

慢性気管支炎(慢性閉塞性気道疾患)

長年にわたり煙霧、化学物質、煙にさらされた結果であると考えられている病態であり、このうち喫煙は、回避しうる原因の代表格である。主な特徴は、次の諸症状が徐々に表れてくることである。

○ 咳き込みの程度が増す
○ 喘鳴
○ 息切れ
○ 大量の痰(“喫煙者咳”)

慢性気管支炎(慢性閉塞性肺疾患)は、世間の印象としては肺癌ほどではないが、快生度は著しく低くなりうる病態である。重度になると息切れが治まることはなく、一秒たりとも末期癌のようなつらさから逃れることができない。肺の障害が進むのを緩めるには、禁煙が不可欠である。

もしかしたら・・・

職業性喘息

特に亜麻、サイザル繊維、ヘンプまたは綿の製造に関わる特定の産業や、動物由来の物質、特定の金属、化学物質および有機物の粉塵を扱う産業に起因する数多くの病態が含まれる。

○ アレルギーの原因物質にさらされて起こる“月曜日の朝の息切れ”
○ 喘鳴、息切れ
○ 原因物質にさらされない週末および休日の間はよくなる

めったにないが・・

薬剤反応

この手の反応を引き起こしうるもので、最も幅広く用いられている薬剤は、高血圧または狭心症のコントロールに用いられているβ遮断薬であり、アスピリンおよび類似の抗リウマチ薬のほか、メトトレキセートなどのごく一部の抗癌剤も原因物質となりうる。

アスペルギルス症

腐朽した植物によくみられるアスペルギルスという真菌を原因とする感染症である。ほとんどの人には無害であるが、過去に感染症(結核など)または喘息を起こすなどして肺が損傷を受けていると、真菌が次のような症状を引き起こすことがある。

○ 喘鳴、咳を繰り返す
○ 何度も発熱する

血液検査とアレルギー検査で診断が確定する。

息切れと咳

おそらく・・・・・

胸部感染症

次の症状がいずれかふたつ以上認められれば、胸部感染症である。

○ 咳をすると黄色または緑色の痰が出る
○ 発熱、軽微な倦怠感

○ 息切れと喘鳴
○ 上の全3項目に該当するのは2日ほどにすぎず、その前には喉に痛みがあったり、風邪をひいていたりすることが多い

上記のように一般的でさほど重大ではない感染症は通常、抗生物質により治療する。

もしかしたら・・・

慢性気管支炎

厳密な医学的定義は、連続2年以上にわたる間に、痰が出る咳が3カ月以上続くことである。

喫煙者および埃っぽい環境で働く人がこの病態に陥るリスクがあることは、よく知られている。痰が過度に産生されることにより、感染および粉塵に対する肺の防御機構が過剰になり、ねばねばした粘液が異物を“取り込み”、咳をすることによって肺がそれを出そうとする。長期にわたって酷使すると、肺のその働きは弱りだす。胸部感染症が頻発するリスクがあり、結果的には息切れが悪化する。

この疾患は快方に向かうことはないが、禁煙したり、粉塵や煙霧を避けたりすることによって、それ以上の悪化を遅らせることはできる。

肺炎

重篤な肺の感染症であり、通常、発症は迅速で、次の諸症状を伴う。

○ 高熱、悪寒
○ 呼吸が速くなり咳が出る
○ 痰が錆のような色をしていたり、明らかに血が混じっていたりする
○ 胸部に痛み（重度の刺すような痛み）がある

時に、特に高齢者は、肺炎になっても明らかな症状に乏しく、突然衰弱して発熱することによって疑いが生じることがある。高齢者や、心疾患、慢性気管支炎および糖尿病といった問題を既に抱えている人については依然として不安が残るものの、抗生物質により積極的に治療することができる肺炎は、かつて言われていたような死の病ではもうない。

p.201も参照。

めったにないが・・

気管支拡張症

この疾患は、今と比べて以前ははるかによくみられる疾患であった。肺の構造が破壊され、肺に慢性感染が生じやすくなる。

○ まず、胸部感染が頻発する
○ 色のついた痰が定期的かつ大量に産生される
○ 痰に血が混じることが多い
○ 悪化すると、息切れ、（大きく曲がった）ばち爪がみられる
○ 小児は成長不良、疲労感

肺癌

息切れを伴う咳のみならず、呼吸の異常が続くあらゆることに関して、この診断を考慮しなければならない。喫煙している成人は特に、肺癌になりやすい。p.209を参照。

結核

現在、貧困層、HIV／AIDS患者、発展途上国からの移民、アルコール中毒者など自らを省みない人たちを除けば、先進国ではあまりみられなくなっている。

通常は次のような特徴がある。

○ 倦怠感、体重減少
○ 咳、血が混じっていることが多い

○ 合併症による息切れ

治療は長引くが、治癒する疾患である。

息切れと疲労感

肺疾患は通常、息切れの原因となるが、心臓、血液または代謝の状態のほんのわずかな変化で生じうるものである。このため、息切れに気づくまで、疲労が症状として特に目立つことになる。このような状況下での息切れは、体内での酸性の化学物質とアルカリ性の化学物質との不均衡の結果であることがある。糖尿病および腎不全など、規則正しく働いている身体機能が大きく乱れると過度に酸性物質が生じ、身体は深く大きな息をして二酸化炭素を吐き出すことによって、それを減らそうとする。

息切れが長引いたり激しかったりする場合には、理由のいかんを問わず結果的には、単なる酸素の枯渇により疲労し、慢性的な酸素不足となることに留意されたい。

おそらく・・・・・

貧血

血液は身体中に酸素を運んでいることから、体内の血液量が大幅に減ると、次のような症状を伴って息切れがするようになる。

○ 疲労感、疲れやすい

○ 特に下瞼や爪床が青白くなる

過多月経による失血、粗食など、貧血を引き起こす異常の症状がはっきりしていることもある。簡単な検査ですぐに診断が下る。

p.198を参照。

心不全

息切れは、中年の人にみられる症状としては頻度が高く、高齢者にみられる心不全であることを示す初期症状は、異常な疲労である。一度でもそのような症状が現れたら、心不全のほかの症状がないか探してみること。

○ 足首が腫れる

○ 横になると息切れがする

p.397を参照。

もしかしたら・・・

心疾患

律動が速すぎるか遅すぎるかに関係なく、心拍が乱れることであり、胸部の震えまたは動悸であると感じる。律動の効率が悪く、疲労を伴う息切れが生じる。p.184を参照。

ほかにも、心臓の効率低下によって息切れが引き起こされる心疾患（弁の問題など）がある。リウマチ熱の既往がある人は、これが問題になることがある。一般に、心疾患は検査をしてはじめて見つかるものである。p.197の「息切れが数日間、数週間、または数カ月間も続く」の冠動脈疾患も参照。

めったにないが・・

糖尿病性合併症

糖尿病は、血糖値が高くなる病態である。その初期症状は次のとおりである。

○ 尿が大量に出る
○ 喉の渇き
○ 体重減少

若年者の場合、発症が2週間ほどと速い傾向にある。高齢になると、尿量が若干多くなり、なんとなく疲労感はあるが、気づかないうちに進行することがある。

糖尿病は小児や若い成人も罹患するものであるが、身体の細胞が糖を利用するときに必要なインスリンが不足することが原因であることが多い。このため、血流中の糖の濃度は高いのに、細胞はそれを利用することができない。それでも、生きていかなければならず、細胞の代謝は別の手段でエネルギーを生み出すことになる。その手段には、酸性の廃棄物を大量に生み出す傾向にあるという問題がある。身体は大量の二酸化炭素を吐き出すことによって補おうとして、呼吸が激しくなるのである。

一方、血流中の糖は水分を道連れにして腎から流れ出てしまう。その結果、最終的には糖尿病性ケトアシドーシスという危険な状態に陥る。重大な緊急事態である。

○ 脱水、口渇、激しい喉の渇き
○ 深くため息をつくような呼吸
○ 甘い臭いがする息
○ 錯乱、吐き気

直ちに治療すれば助かる。糖尿病であることがわかっている人がほかのストレス性疾患を患っているときに、この状態に陥ることもある。

腎不全

初期症状は次のふたつだけである。

○ 尿量が増える
○ 疲労感

この段階で血液検査をすれば診断が可能であり、その後に食事を変えれば、十分健康な状態を何年も維持することができる。

腎不全になってしまうと、次のようなさまざまな症状が現れる。

○ 疲労から錯乱状態になる
○ 深く喘ぐような息
○ 乾燥して舌苔が付く
○ 吐き気、しゃっくり
○ かゆみ、貧血

腎移植が可能となったことにより、腎不全の治療法が革命的に変化した。

息切れと胸部痛

この種の症状は、心臓からの拍出が大幅に妨げられるか、または肺機能の異常によって引き起こされることが多い。息切れが、最も目立つ症状である場合には、ここ以外にもp.210の「窒息」またはp.194の「息切れ、迅速な発症」を参照のこと。胸部痛が最も目立つのであれば、心拍に関する項目を見ること。各症状の重要を考え、ここで再び登場する情報もある。

おそらく・・・・・

胸部感染症

発熱、咳および痰が徐々に表れてきて、両肺全体に軽い痛みを伴うことが多い。p.195を参照。

心臓発作

p.213も参照。中年の人であれば、次のような症状があった場合に心臓発作を疑う。

○ 突然、胸部の中央が痛む
○ 発汗
○ 疼痛が上は顎まで、下は左腕にかけて広がる
○ 息切れ

いずれも典型的な症状であるが、ごくまれに、心臓発作が"静かに"起きることがある。つまり、胸部痛が最も明らかな特徴ではなかったり、胸部痛が起こらないこともある。その代わり、下記項目に基づいて心臓発作を疑う。

○ 新たな症状として、息切れが突然発症する
○ 既存の息切れが突然悪化する
○ 心不全の諸症状、つまり足首の腫れ、横になったときの息切れ、夜間の息切れ、疲労感

近年、治療法が長足の進歩を遂げており、問題があることを早期に認識すれば、回復の機会ははるかによくなる。このため、できるだけ早く診断を下すことがきわめて重要である。心臓発作は高齢者に最も多いが、年齢に関係なく発症する可能性がある。つまり、いつひどい胸部痛が劇的に現れてもおかしくはない。

胸膜炎

胸膜とは、肺を覆っている薄い膜である。そこがさまざまな理由、特に感染症により炎症を起こし、その際に感じる疼痛は典型的である。

○ ナイフで刺されたような痛みが胸のごく一部に現れる
○ 息を吸うときに疼痛が悪化する
○ 深い呼吸を回避した結果として息切れになる

胸膜炎は、胸部感染症に付随することが多い。この場合、2-3時間ほどかけて徐々に表れてくる。「気胸」(下記を参照)があると、「肺塞栓」)(下記を参照)と同じく突然の胸膜炎性疼痛を引き起こす。

治療では、疼痛の緩和および原因病態の治癒の両方を目指す。

気胸

肺の一部、時には全部が破綻することである。かなりよくみられる病態であり、しかるべく治療する必要がある。しかし、痛みで何もできなくはなるが、気胸が生命に関わることはまれである。

もしかしたら・・・

肺炎

次の症状にふたつ該当するものがあれば、肺炎が疑われる。

○ 高熱
○ 呼吸が速い
○ 咳をすると痛い

p.201を参照。

肺塞栓

肺に供給される血流中にとどまる血餅をいう。肺の効率の低下により突然息切れがする。胸部の痛みが必ずしも症状とはならないが、酸素不足により肺の患部が壊死しはじめると、確かに自覚することになる。p.196を参照。

肺癌

異常な息切れおよび胸部痛が、高齢者、特に喫煙者に多い症状であるため、この診断は必ず常に念頭に置いておくこと。p.209を参照。

不規則な心拍

きわめて迅速またはきわめて緩徐な心拍数が胸部痛を引き起こし、心拍出量が減少した結果として息切れが現れる。p.184の心拍に関するところを参照。

めったにないが・・

心嚢液

心臓は薄い膜に囲まれており、ここが炎症を起こすことがある。これを心膜炎という。炎症部から放出されたこの液体は心臓の周囲に溜まり、心臓が血液を効率よく拍出する能力に干渉する。最も多いのが、この病態がウイルス感染によるものであることである。ほかにも、心臓発作によるものもあれば、細菌感染、慢性リウマチ関節などの炎症性疾患または、時に外傷に起因するものであるものもある。

- ○ まず、胸部中央に心膜炎の鋭い痛みがある
- ○ 疼痛は肩まで広がるものとみられる
- ○ 前かがみになると緩和し、横になると悪化することが多い
- ○ 息切れ、液体が溜まると悪化する
- ○ 特に心膜炎が感染によるものであった場合には、発熱がある

これは容易に診断できるものではないが、特定の疾患による息切れの理由になることはある。X線および心電図での異常波形により、診断が示唆されることがあるが、心臓の超音波検査により確認される。

心タンポナーデ

これは、心嚢液の最も重大な影響である。この病態は心膜炎(上記)、または刺創のような心臓の負傷からからはじまる。穿刺しない限り液体または血液が心臓の周りに集まり、拍出できなくなる。心膜炎を引き起こす疾患または負傷により息切れが急速に悪化することを除き、直接的またはあからさまな症状というものはなく、時に頸静脈の拡張が認められることがある。

治療法としては、緊急に穿刺排液する。

胸部の諸症状:咳 はじめに

咳は一般に、肺または喉頭が刺激を受けたことによる反射反応であるか、または肺が痰または異物を吐き出そうとしているものである。ほとんどの咳は、軽微な問題であると容易に認識することができるが、持続時間、痛みまたは随伴症状によりもっと重く受け止めることが必要なこともある。きわめて若いかまたは高齢であれば、咳はさらに重篤な疾患の徴候となることがあり、さらに注意する必要がある。

乾性咳で痰は出ない

このような咳が1年間1回も出ない人はほとんどいない。重篤度の高い疾患ではなく、肺に軽微な刺激があったことを反映したものであることがほとんどであり、アスピリンまたは大量の水分摂

取といった簡単な治療法のほか、空気の乾燥を回避するなどにより、1週間で治まる。

おそらく・・・・・

風 邪

咳は一般に、次のような風邪のほかの諸症状と共に現れる。

○ くしゃみおよび痛みが急性に発症
○ 通常は自然に治癒する

空気中に刺激物がある

乾燥したほこりっぽい条件である。

○ 正常な空気中では咳は緩和する
○ ほかに体調不良はない

後鼻漏

鼻または副鼻腔からの分泌物が喉の奥に下りて咳を誘発するものである。治療は、原因となる病態、すなわち最も多いのが慢性副鼻腔炎、花粉症および（小児の）アデノイドの異常が対象になる。

もしかしたら・・・

喉頭炎

冬場の疾患としてよくみられ、風邪の諸症状の多くを引き起こすほか、次のような症状もある。

○ 喉がヒリヒリする
○ 声がしわがれたり、出なかったりする
○ 胸部感染症に発展することが多い

気管炎

喉頭炎とやや似ているが、次の症状がみられる。

○ 首の下の方／上胸部に喉頭炎の時よりも強いヒリヒリ感がある
○ “胸の方に進行する”ことが多い
○ 胸骨の裏がきしむ感じがする

喘 息

年齢を問わず、慢性の咳の原因として最も多いもののひとつである。咳の原因はあまりにも多いため、喘息であると診断するのは困難であることが多いが、下記の項目に該当すれば喘息が示唆される。

○ 特に運動後などに、喘鳴および息切れを繰り返す

ただし、

○ 最初の症状は、特に小児の場合、夜間に乾燥した咳が頻繁に出る
○ 血縁関係が近い者に喘息患者がきわめて多い
○ 湿疹および花粉症を伴う

薬剤の副作用

高血圧をはじめとする心臓の病態の治療に用いられる機会が増えているいわゆるACE阻害薬の副作用として、予測可能である。

酸逆流

重度の酸逆流（胸やけ）により食道からあふれて喉頭へ入り、咳が出ることがある。

習 慣

ほかに体調不良はない。

○ 注目されると悪化し、注意がそれると治まる
○ 神経質になると悪化する

百日咳

咳の発作を引き起こして息切れがするまでになり、息を吸うときにゼーゼーいう音がする重度の疾患であるが、予防接種のおかげで現在では極端にまれになった。

軽度のものは、年齢の高い小児や、時に成人にみられ、咳が長引くものであるが、現在この疾患は増えつつある。

自然に治まるものの、3-4カ月ほどかかる。

めったにないが・・

肺 癌

p.209を参照。

喉頭の腫瘍または感染

- ○ しわがれ声、首の痛み、首の腺の肥大が持続する(p.84を参照)

咳と痰

肺の軽微な感染が原因であることが多く、ほとんどの人はすぐに治まる。心疾患または糖尿病など、ほかに重篤な病態を抱えている人は、抗生物質で感染をコントロールすることが必要になることがある。

おそらく・・・・・

風 邪

ひきはじめから2-3日も経てば、“湿った”咳と色の付いた痰が出るが、それ以外の体調は良好である。

急性気管支炎

咳、痰および喘鳴。

- ○ 軽度の体調不良を感じる
- ○ やや息切れがする

胸部感染症

- ○ 咳がよく出る、痰、発熱
- ○ 発汗および体調不良を感じる
- ○ 1-2日かけて発症する

喉頭炎(息を吸うと肋骨間に刺すような痛みがある)を併発することがある。

もしかしたら・・・

慢性気管支炎

咳、痰および喘鳴が治まるまで数週間かかり、これが1年の大半になることもある。喫煙者、粉塵のある環境に長期間さらされている人、英国のように湿度が高い北の気候に暮らす人が特に罹患する疾患である。

朝の“喫煙者咳”を甘く見ないこと。これは、煙霧に殺されかかっているという肺からの警告であり、その反応として大量の痰を出している。

- ○ 夏場および冬場に気管支炎の発作を起こす頻度が高い
- ○ 慢性の咳
- ○ 最終的には、息切れが常に認められる特徴になる

禁煙が不可欠であり、多少遅れて禁煙しても、ある程度は有用である。

肺炎

肺の一部または全部の重篤な感染症である。体調がきわめて悪い。

- ○ 急性に発症する
- ○ 息切れしたり、呼吸が速くなったりする
- ○ 全身の痛み、疲労感、咳
- ○ 発汗(特に夜間に汗だくになることがある)

○ 肺の患部に痛みがある

めったにないが・・

気管支拡張症

肺の構造が破壊され、その能率が低下する疾患である。

○ 慢性の咳が徐々に現れ、大量の痰が出る
○ 口臭
○ 診断の確定には胸部X線検査が必要である

結 核

慢性疲労、倦怠感、体重減少、食思《しょくし》(食欲)不振(p.404を参照)。特にリスクにさらされているのは、HIV／AIDS患者、低所得者、粗末／過密な住宅に住む人、移民、アルコール中毒者である。

肺膿瘍

下記の「咳と血痰」を参照。

異物の吸入

小児に多い。小児は、(気づかないうちに)ピーナツなどの小さな物を吸い込んでしまう。その後、親が見過ごしているうちに咳発作を起こしている可能性が高い。その後、胸部感染症と典型的な症状(p.195を参照)とが重なると、決して解消はしない。その諸症状を無視すれば、その子は元気がなくなり、数週間後には消耗しきってしまう。異物を吸い込むと、喘鳴が現れることがある。p.210の「窒息」を参照。

塵 肺

肺がだんだんこわばっていき、しかるべく拡張できなくなる疾患の総称である。

○ 石炭など、ほこりにまみれる産業に起因する
○ 咳、息ぎれ、喘鳴が数カ月間ないし数年間かけて進行する
○ ばち指になる(p.276を参照)

嚢胞性線維症

小児期の疾患であり、遺伝子異常の遺伝を原因とする。

○ 胸部感染症を繰り返し、成長しない
○ 下痢、体重減少

英国の一部地域では、出生時にこの疾患がないかを検査している。

AIDS

この疾患になるリスクがあるのは、薬剤を静脈内注射している人、同性愛者、両性愛者および複数の異性と性的関係をもつ人、特に、HIVが広まっている国の出身者である。

○ 倦怠感、体重減少、疲労、発熱が数週間続く

診断の確定は血液検査による。喀痰培養をすれば、普通はない微生物が見つかる。

咳と血痰

無視してはならない症状である。高齢者(50歳以上)、特に喫煙者は、慎重に検査する必要がある。若年者の場合は、比較的無害な原因である可能性が高い。それでも、すぐに検査を受ける必要はある。

咳と血痰の原因は多いが、結局は「原因不明」であると診断され、症状は簡単に消えてしまうものであることに留意されたい。

おそらく・・・・・

胸部感染症

黄色っぽいか、または緑色っぽい痰が出て、

痰に血液が線状や点状になって混じっていたり、赤色の痰であることもあれば、錆び色であることもある。症状としては少なくない。

○ 軽度の不調感があり、発熱と痛みを伴う

もしかしたら・・・

肺 炎

p.207を参照。この感染症は重大な炎症を引き起こすため、血液が肺にしみ出て痰と混ざり合う。

肺 癌

最も多い癌のひとつである肺癌の原因として、喫煙が最も多いということは、今や疑いの余地はない。早期に診断されるほど治療成績もよくなることから、喫煙者は特に、50歳以上の喫煙者であればなおさら、初期の警告徴候に敏感になっておく必要がある。

その症状のうち、それ自体が肺癌診断の決め手となるものはなく、偽の警告であったということになることもしばしばである。しかし、リスクグループに該当する人は特に、用心しすぎる位がむしろよい。症状がふたつ以上あれば、それだけ疑いも強まる。

○ 乾性であるか湿性であるかに関係なく咳が続き、喫煙者は喫煙者咳に慣れてしまっているが、むしろ咳が悪化しないかどうか気を付けておくことが重要である。早期の肺腫瘍は気道の内表面を刺激することによって、この症状を引き起こす

○ 胸部感染が頻繁に起きたり、異常に続いたりするが、これは小さな腫瘍が感染を繰り返す病巣となっているためである

○ 喀血がみられるが、痰に混じる血液が少なくても検査する必要があり、咳で血液だけが出てくればなおさらである。小さな腫瘍の表面から血液が滲み出ることによって、起きている可能性がある

○ 息切れ(腫瘍によって肺の一部が崩壊しているためである)

○ 腫瘍による炎症が原因で、胸部の疼痛が続く

○ 食欲がなくなり体重が減少するが、それ以外の理由で癌であることがわからないうちは、原因がはっきりとわからないまま、体重減少および食思《しょくし》(食欲)低下を引き起こす癌は多い

肺癌症例の95%は喫煙が原因である。残りの5%の大半は、受動喫煙が原因であるという考えが高まってきている。

気管支拡張症

p.208を参照。

原因不明

徹底的に検査しても、原因が不明なままである場合もある。

めったにないが・・

心不全

○ 息切れ、足首の腫れ、横たわれないといった症状が徐々に現れる

○ 泡の多いピンク色の痰、血液だけが出るのではない

僧帽弁狭窄症

○ リウマチ熱の既往(p.263を参照)

○ 息切れ、疲労、頬骨あたりの静脈の拡張、“紅潮”した様子、横になっている時の息切れが徐々に現れてくる

肺の痛みは、胸膜の炎症または損傷を示している。胸膜とは、肺を覆う薄い外“皮”である。胸膜の炎症には胸部感染を伴うことが多く、そ

咳、血痰および胸部痛

のような状態を胸膜炎という。

おそらく・・・・・

胸部感染

p.195を参照。

もしかしたら・・・

肺 炎

p.201を参照。痰は錆の色（つまりは血の色）をしているのが典型であり、純粋な血液が混じっているわけではなく、原因となる感染によっては緑色や黄色をしていることもある。

肺塞栓症

これは、肺の一部への血流を血餅が遮断するものである。症状は軽度の刺すような胸部痛から虚脱までさまざまなものがある。

術後、肥満、心臓発作後の回復期、避妊薬服用、妊娠中は、リスクが高い。

○ 喀血
○ 息を吸うと痛みが強くなる
○ 塞栓が大きい場合、失神と発汗、虚脱を来す
○ ふくらはぎが腫れていると、脚の塞栓（p.22を参照）が肺塞栓の出所であることが示唆される

胸部損傷

肺が直接傷つくほど、あるいは肋骨が骨折する（それが肺に刺さる）ほどの重度の負傷を原因とする。

○ 刺すような痛み
○ 息を吸うと痛みが強くなる

めったにないが・・

骨転移を伴う肺癌

肺癌の末期になると、患者にこの組み合わせで症状が現れる。

肺癌は骨など身体のほかの部分に広まる可能性がある。肋骨が巻き込まれた場合、胸部痛の持続が特に夜間にみられたり、肋骨の特定の部位に圧痛がみられたり、肺癌のほかの徴候がみられたりする。

p.209を参照。

窒 息

口から入って気管を下り、肺に入るという空気の流れが妨げられることである。通常は、何かが喉につかえて起こり、原因はやや単純で可逆的であることから、まずはそのような原因がないかを探すこと。窒息の症状は次のとおりである。

○ 迅速かつ突然に発症する
○ 突然、咳が出て、息が苦しくなり、じたばたする
○ 唇、舌が迅速にチアノーゼ（青ざめる）になる
○ パニック
○ 喘鳴、主として息を吸うときに、喉頭から低ないし中程度の音が聞こえるが、ウイルス感

染が原因であることもある(p.195の「クループ」を参照)

もちろん、何かが喉に詰まったと思ったら、まずはそれを取り除こうとするであろう(p.219のHeimlich法を参照)。それから助けを呼ぶ。さらに、人工呼吸の方法を知っていれば、助けが来るまでそれを実行する。こうした状況にあっては、できるだけ早く救急処置を求める。

おそらく・・・・・

異物

成人の場合、それは通常、肉などの硬い食べ物の塊である。小児の場合には、食べ物であることもあるが、小さな玩具、ペンのキャップ、ビーズ、ピーナツなども考えられる。最初の徴候は、次のとおりである。

- ○ 息が詰まる
- ○ 急性の喘鳴、息を吸うときに雑音がしたり、しわがれ声が出たり、“ゼーゼー”言ったりする
- ○ 喉を手でつかむ

異物が喉頭を過ぎて肺の方へ下りて行くと、咳および喘鳴は消える。その異物は肺のなかで、慢性感染の病巣となることもあれば、肺膿瘍の病巣になることもある。このような可能性を踏まえ、窒息発作後の咳や、感染症の再発は疑ってかかること。

喉頭浮腫

急性かつ重度のアレルギー反応が、喉頭をはじめとする軟部組織の広範囲に及ぶ腫れを引き起こす。直ちに救急車を呼ぶこと。

虫刺されや注射の後が最も多い。特定の食物に対する過敏症のある人もおり、ナッツ類が原因であることも多い。

- ○ 唇、四肢および喉の腫れ
- ○ 急性の喘鳴
- ○ 虚脱

喉頭気管炎

単なる喉頭炎が時に、重度の腫脹に発展することがある。気道が狭く、軟部組織のごくわずかな腫れでも閉塞してしまう小児は、リスクが最も高い(p.195の「クループ」を参照)。

- ○ しわがれ声が喘鳴に発展する(p.193を参照)
- ○ 呼吸困難、チアノーゼ(皮膚、特に唇が青ざめる)

もしかしたら・・・

気胸

肺はある意味で風船のようであり、まるで風船のように肺の一部が破裂して崩壊が起きることがある。小規模の崩壊であれば気づかずに済んでしまい、大規模なものであれば、目につく症状が現れ、穴のあいた部分から空気が胸部に漏れ続ければ、急に息切れがするようになる。

- ○ 突然、胸に刺すような痛みが現れる
- ○ 息を吸うと悪化する
- ○ 数分のうちに息切れが悪化していく

大規模な気胸は、入院しての救急治療が必要になる。胸壁に針を挿入し、内部で圧縮された空気を抜いてやる。

めったにないが・・

喉頭蓋炎

喉頭蓋は、喉の一番奥の方で外からはちょうど見えない位置にある。感染すると腫れて、喉の奥が閉塞するほどにまでなることがある。これ

は、幼く気道がまだ狭い小児にみられる疾患のひとつである。先進国のほとんどは小児にインフルエンザ菌(H. Influenzae、HIB)という原因菌の予防接種を実施しており、そういった国では、この疾患は今やあまりみられなくなっている。

○ 単なる喉の痛みからはじまる
○ 小児は激しい高熱を出す
○ 唾液を呑み込むと痛むため、よだれを出しはじめる
○ 呼吸困難、チアノーゼ

わが子が喉頭蓋炎ではないかと思っても、喉をのぞき込もうとすると、完全に閉塞しかねないため、そのようなことはしないことが重要である。緊急気管切開術を施行することができる病院でのみ、検査を実施する必要がある。

ジフテリア

恐ろしい疾患であるが、先進国では定期的な予防接種が実施されているため、事実上、根絶されている。喉の奥に膜ができ、これが呼吸を妨げる疾患である。このほか、この原因菌は毒性物質を産生し、これが心臓および神経系に悪影響を及ぼす。

○ 単なる喉の痛みからはじまる
○ 喉の奥に灰色の膜ができる
○ 頸部リンパ節が激しく肥大する
○ 息切れ、チアノーゼ

気管食道瘻

新生児の異常である。胎児期には気道および食道が互いに近接して発生する。気道が口の奥ではなく食道に通じていると、食べたものは食道からそのまま肺へ入ってしまう。

○ 授乳するたびに咳が出て窒息する
○ 胸部感染がすぐに発生する

気管食道瘻であるとわかってしまえば、手術により治癒する。

腫瘍と嚢胞

いずれの疾患も、喉頭にあっても甲状腺にあっても増殖する速度は遅いが、出血しはじめると急速に大きさが増していく。その腫れにより閉塞を来す。成人であり、増殖物があることがわかっており、突然息切れするのであれば、この診断が考えられる。

胸部痛

胸部痛は心疾患の徴候であるとされることが多く、当然そのように扱われているが、考慮すべき原因はほかにも多数あり、そのすべてに心臓が関与しているわけではない。胸部を通るきわめて重要な組織や器官などの構造物はあまりにも多く、可能性を考えればきりがないほどである。食道、心臓からの大血管、気管および肺につながる気道がある。疼痛は、肋骨そのもの、肋骨間の筋肉または神経からくると思われる。肺が痛むことがあり、腹腔内からの炎症が、胸部の痛みを引き起こしていることもある。もちろん、胸部痛のなかには、特にもともと心配性の人などはおそらく、心理的なものもある。最後に、広範囲にわたって検査しても、完全には説明がつかないままの痛みもある。

とはいえ、重度の胸部痛が突然起きればそれ

を真剣に受け止め、直ちに検査を受けて心臓発作でないことを確認する必要がある。心臓発作の治療法の進歩を享受するには、発作後ごく数時間以内に診察する必要がある。このため、できるだけ早く助けることがますます重要になっている。この分野は、即時検査の結果が陰性であっても、医師が典型的な臨床像を見て、自らの勘を頼りにまず治療し、追って診断するという分野のひとつである。

ここでは、次の3項目に分けてみていく。

- ○ 心臓発作
- ○ 突然の胸部痛
- ○ 胸部痛が持続するか、または再発する

心臓発作は早期治療がきわめて重要であるため、その典型的な症状は誰もが知っておく必要がある

- ○ 突然、胸部の中央に重度の痛みが現れる
- ○ 安静時に発症する
- ○ 労作時に悪化する
- ○ 痛みには、押しつぶされるような痛み、万力で締められるような痛み、しくしくした痛みがある
- ○ 疼痛は、上は顎まで、下は腕（通常は左）まで広がる
- ○ 息切れ
- ○ 発汗
- ○ 唇のチアノーゼ（青ざめる）

心臓発作

心臓発作は、心臓の一部への血液供給が遮断されて起こる。痛みの元は心筋にあり、ほかの筋肉がほかの状況下で痙攣を起こすのと同じである。

長年にわたり、その治療は心不全や律動障害といった合併症に対処するというものであった（p.183を参照）。現在の治療法は、心臓発作時に生じる心臓へのダメージを抑えることを目指すものになっているが、そのためには数時間以内の治療が求められる。このため、病院での早期診断がますます重要となっている。

心臓発作であれば上記の特徴が全部現れるというものではなく、疼痛は、特に高齢者については突出した特徴ではなく、次のような症状しかないこともある。

- ○ 突然、疲労感が現れる
- ○ 不整脈
- ○ 心不全で息切れがして、足首が腫れる

上記のような状況下にあっては、救助のためにできることはまだまだある。

以上のことに留意した上で、胸部痛のその他の原因を取り上げた箇所を参照していただきたい。

主治医はそうしている。

突然の胸部痛、心臓発作の可能性あり

突然の胸部痛は常に心配であるが、どう心配なのかは随伴する特徴によって決まる。心臓発作の典型的な諸症状を示してきたが、微妙なところは診断がゆらぐこともある。疼痛はまさに突

然に起きたのか、それとも数分間ほどかかったのか。息切れは目立つか。気分が悪いと感じるか。身体を動かしてみて何か変化はあるか。過去に症状はあったか。

診断される可能性のある病名は年齢が違えば違ってくる。若年者であれば、心疾患が最初の診断名に上がってくることはないと思われるが、高齢者であれば、絶対に心疾患ではないといえるのが難しいことが多い。このため、症状が必ずしも典型的とはいえないものでも、検査に回すことが多い。一般に、門外漢にとっては、そうでないことが証明されるまでは、成人に起きる重度の胸部痛は心臓の異常であるとみなしておくのが最も安全である。

医師はさらに、個々の全体的な状態、すなわち皮膚の色、脈拍、血圧、または肺の水や心拍の異常といった心疾患の徴候に基づいて判断する。心電図（ECG）記録をとると有用である。血液検査も有用ではあるが時間がかかることから、医師はその検査結果を待つ間に、病歴および検査に基づいて診断することが多い。

おそらく・・・・・

心臓発作

p.213を参照。

次の諸症状があれば、それ根拠に疑うこと。

- ○ 胸部の中央に重度の痛みが突然現れる
- ○ 安静時に現れる
- ○ 押しつぶされるような痛みが長く続く

もしかしたら・・・

食道炎

食道の炎症は極端に痛く、心臓発作のときとよく似た特徴が数多くある。

- ○ 胸部の中央が痛い
- ○ 上は首から下は腕までが痛む
- ○ 発汗
- ○ 心臓の痛みと区別するのが困難なことがあるが、次のような病歴があることがある
- ○ 消化不良、おくび
- ○ 食後の胸やけ
- ○ アスピリンなど食道を刺激する薬剤の服用
- ○ 制酸剤で緩和する

ただし、中高年ではじめて経験した場合には、心疾患を慎重に考慮しなければならない。

神経刺激

神経は、肋骨の間を束になって走っており、胸部を取り囲んでいる。そのうちのひとつが刺激を受けて痛みを引き起こすことはよくあることである。

- ○ 胸部に鋭い痛み
- ○ 痛みは背中から胸まで及ぶ
- ○ 身体を動かすと悪化する
- ○ 息切れも発汗もない
- ○ 1分おきに痛んだり止んだりする
- ○ 胸壁のある一点に圧痛があることが多い

この状態は現れると劇的であるが、まったくの良性で、鎮痛薬を服用して安静している以外に治療は必要ない。

消化性潰瘍

胃または上部小腸（十二指腸）に潰瘍ができることである。

消化性潰瘍からの疼痛には、次のような傾向がある。

○ 上腹部（“みぞおち”または“腹腔神経叢”）に限定されている
○ 焼けるような感じがする
○ 夜間に悪化する
○ 背中側まで痛みが走る
○ 数週間ないし数カ月前から消化不良
○ 嘔吐物に血が混じる可能性がある
○ 上腹部を押さえると痛い

治療法は、心臓発作の場合とは全く異なり、強力な制酸剤により治療する。

10人にひとりは、人生のいずれかの時点で潰瘍ができる。かつては男性に多かったこの病態も、現在では女性も同程度にみられるようになっている。

喫煙、家族歴、細菌感染（ピロリ菌）および特定の抗炎症鎮痛薬（アスピリン、イブプロフェンなど）はいずれも、消化性潰瘍発生のリスクを高めるものである。

気 胸

肺の一部が突然、虚脱する。

○ 突然、胸部に刺すような痛みが現れる
○ 通常は、胸部の中央ではなく側面に限局している
○ 息切れを起こす可能性もある

めったにないが・・

肺塞栓症

血餅が肺につかえて、次のような症状を引き起こす。

○ 突然、胸部に圧迫感が現れる
○ 痛いというよりは不快である
○ 痛みがあるとすれば、刺すような痛みである
○ 息切れ
○ 突然、咳が出て血の色をした痰が出る

肺塞栓症は、下肢静脈の血栓症（痛みがあり、ふくらはぎが腫れる）によるものである。術後に起きる可能性があるものである。

解離性大動脈瘤

大動脈は、血液を心臓から運び出す大きな動脈である。そこが疾患を来すと、壁が脆くなって隆起し、最終的には漏れ出してしまう。この段階に至る前の数日間ないし数週間に、次のような警告徴候があると思われる。

○ なんとなく上胸部が痛い
○ 上胸部の拍動（強く、ズキズキするような脈を感じる）
○ 肺の一部が閉塞することによる息切れ
○ しわがれ声

動脈瘤が漏れはじめると、次のようなことが起きる

○ 心臓発作と似た疼痛
○ 吐血する可能性がある
○ 失血による虚脱

この病態は、検査だけでは心臓発作と区別することがきわめて困難である。診断は通常、胸部X線像を見て決める。漏出部位によっては手術も可能である。生命に関わることが多い。

心膜炎

心臓を覆う膜の炎症であり、次の症状を引き起こす。

○ 胸部の中央が鋭く痛む
○ 動くと悪化する
○ 息をすると悪化する

心膜炎はウイルス感染が原因である。通常は治療可能であり、たいていは完治する。

膵 炎

膵臓は、上腹部の背側に横に長く伸びる臓器である。インスリンや消化液を産生する臓器である。ここが炎症を来すと、先ほどの物質が放出されて、隣接する内臓を“消化”しはじめる。

膵炎はアルコール中毒者または胆石症患者に最も多い。膵炎のきわめて重度の疼痛は、胸部まで広がるようである。

○ 痛みが背部に及ぶ
○ 吐き気および嘔吐

検査時に上腹部の圧痛があることがわかる。

これは、入院して集中治療が必要なほど重篤な状態である。

胸部痛が再発したり持続したりする

数日間、数週間または数カ月間にわたって現れたり消えたりする症状という意味である。これもまた、そうなる可能性はその人の年齢、病歴、疾患の特徴として付随するものがあればそれによって決まる。

再発性の胸部痛はよくあるものであるが、必ずしも説明がつくわけではない。若年者の場合、徹底的に調べても理由がはっきりしないままになることが多い。

おそらく・・・・・

狭心症

狭心症は、心臓から生じる痛みである。その原因はほぼ必ず冠動脈疾患にある。すなわち、心臓そのものに血液を運ぶ血管に“垢が付く”ことである。これにより、血流が部分的に遮られるが、身体を動かさない限り症状は現れない。さらには、心臓の血液要求量の増大に見合わなくなり、狭心症になる。

○ 胸部の中央が痛む
○ 上は首、下は左腕まで痛みが広がることが多い
○ 労作により痛みが現れる
○ 2-3分間ほど安静にしていれば痛みが退く
○ 寒い時、食後、情動性ストレスを受けた時に悪化する

心臓を取り巻く冠動脈を描出する血管造影というX線検査法で、狭心症の検査をすることが多い。この検査で得られた情報は、医師が心臓への血管を置換する手術、すなわち冠動脈バイパス術を施行するかどうかを決める上で有用である。

狭心症は、心疾患の警告徴候として重要なも

のであるが、通常はそれそのものは危険ではなく、心臓発作が差し迫っていることを警告するものでもない。しかし、狭心症の検査は常に実施しておかなければならない。治療法としては血管形成術（心臓の血管の遮断された部分を内側から風船のようなものを膨らませて広げる手術であり、ステントを血管の内側に設置して血管が広がった状態を維持することも多い）が効果的であることが多い。また、心バイパス術という治療法もある。狭心症がさらに悪化していくようであれば、緊急に医師に連絡すること。安静時に生じ、スプレーや錠剤を舌下投与して15分待っても緩和されない場合には、その場で救急車を呼ぶこと。

食道裂孔ヘルニア

よくみられる病態で、胃の一部が上がって胸部に入るというものである。その結果、（通常は弁のような働きをする）横隔膜が働かず、胃酸によって胃の上部および食道に疼痛が現れる。

症状に初めて気づくのは妊娠中であり、妊娠によって悪化することもある。肥満の人も同じようになる。

- ○ 横になったり、身体をかがめたりすると痛みが悪化する
- ○ 焼けるように痛い
- ○ 首のところまで痛みが及ぶこともある
- ○ おくび、げっぷ
- ○ 制酸剤により緩和する

治療法には、単に身体を締め付けるような服を着ない、頭を高くして寝る、といった簡単なものから、さまざまな薬剤を服用したり、手術で筋肉を引き締めるものまである。

最新の医薬品、特にプロトンポンプ阻害剤は、食道裂孔ヘルニアの諸症状を緩和する上できわめて効果的である。

もしかしたら・・・

肋軟骨炎

肋骨が胸骨とつながる部分に軟骨でできた関節があり、そこが炎症を起こすことがある。これは、損傷後に起きることもあれば、突発することもあり、Bornholm病（この疾患がバルト海のある島で流行したとの記録があるためその名をとった）というウイルス感染症の流行時に起きることもある。

- ○ 2-3時間で発症する
- ○ 胸骨の左右いずれかに痛みがある
- ○ 関節ひとつひとつが腫れて押すと痛い
- ○ 呼吸をすると悪化したり、姿勢を変えると悪化したりする
- ○ 軽度の発熱がみられることもある

この病態は危険ではないが、激しい痛みが出るため発病時に驚く。数週間続くこともある。

Da Costa症候群

心臓神経症であり、心理学的な不安が次のような形で現れる。

- ○ 心臓の辺りが何度も痛む
- ○ 労作の割に息切れがひどすぎる
- ○ 神経質
- ○ 動悸

本人が本当に自らの症状に苦しんでいるのは間違いない。心疾患の可能性がないことを確認した上で、心理面から支えることにより治療する。

心律動障害

心拍がきわめて速くなったり、きわめて遅くなったりすることによって、ほかに心疾患がなくても狭心症になる。

○ 動悸
○ 息切れ
○ 急に発症し、急に治る

詳しくは、p.184を参照。

肺疾患

重度の感染症および癌など、心疾患と誤解しかねない胸部痛を引き起こす疾患は多い。p.195を参照。

胆嚢疾患

腹部の右上にある胆嚢に疾患があると、胸部に痛みが生じる。中年女性に最も多い。胆嚢に原因があることを明らかにするのはやや難しい。

○ 数分の間に痛みが増してくる
○ 数時間続く
○ 疼痛と圧痛は主として右肋骨の下にある
○ 胸部または肩の先端まで痛みが広がることがある
○ 吐き気、嘔吐がよくみられる
○ 落ち着きがない

最初に発作が起きた時はわけがわからないが、パターンがあることがわかってくる。特定の食べ物、特に脂肪の多いものによって痛みが引き起こされ、大きな発作の合間に気にならないほどの痛みが出る。普通は、その理由は胆石にある。胆石の治療法には様々なものがあるが、主に手術をする。

めったにないが・・

大動脈弁疾患

大動脈弁は、心臓とそこから出ている大きな動脈である大動脈との間の血流を制御するものである。この弁がこわばって上手く働かなくなることがあり、これを大動脈弁狭窄症といい、通常は加齢によるものであるが、かつてはリウマチ性心疾患が原因であることが多かった。

時に、弁に異常を抱えて生まれてくる子どももいる。弁があまりにも硬いため、血液を押し出すための心拍が強くなければならず、ひずみが生じる。何年も無症状であるが、硬さが増すにつれ、次のうちのふたつ以上が現れるようになる。

○ 狭心症
○ 不整脈
○ 息切れ
○ 労作時の失神

大動脈弁疾患に特徴的な心雑音があり、医師ならこれを検知することができる。治療には心臓弁置換術を施行するが、小児や高齢で老衰している人には、手術以外の治療法を用いる。

重度の貧血

きわめて重度の貧血でありながら、ほかに症状はないということはあまりないが、特に悪性貧血でそうなることが時々ある。この場合、心臓に酸素がなくなり、狭心症となる。

○ 悪性貧血になると青白くなったり黄色っぽくなったりする
○ 舌が痛い
○ 疲労、息切れ

貧血のほとんどは、治療すると早くよくなる。

大動脈瘤

大動脈瘤が破裂する前の数日間ないし数週間に、間欠的な胸部痛がみられることがある。

p.436を参照。

心膜炎

数日間にわたって胸部痛がある。

p.216を参照。

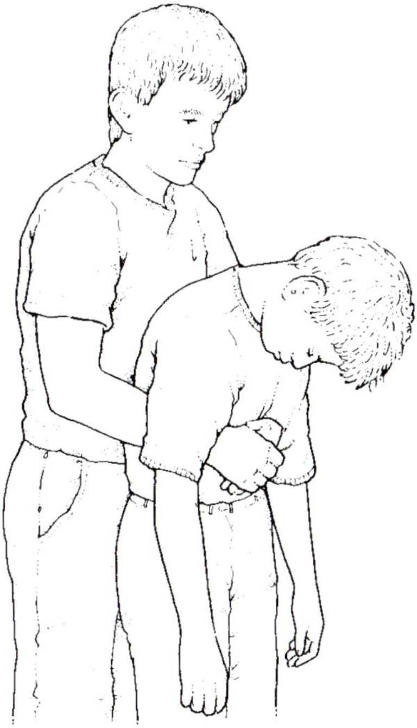

Heimlich法

1歳未満の幼児にこの方法を用いてはならない。

○ 窒息した人の背後に立つ
○ 上腹部に両腕をまわして抱きかかえる
○ 両手を握りしめ、胸骨のすぐ下を素早く圧迫する

この方法により、肺の空気を一気に強制的に排出させて、上気道に詰まった物を吐き出させることができる。詳しくは、最新の応急処置マニュアルを参照されたい。

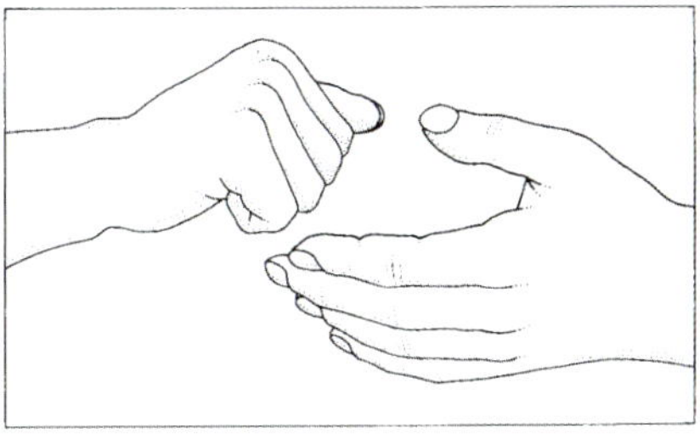

皮膚と体毛

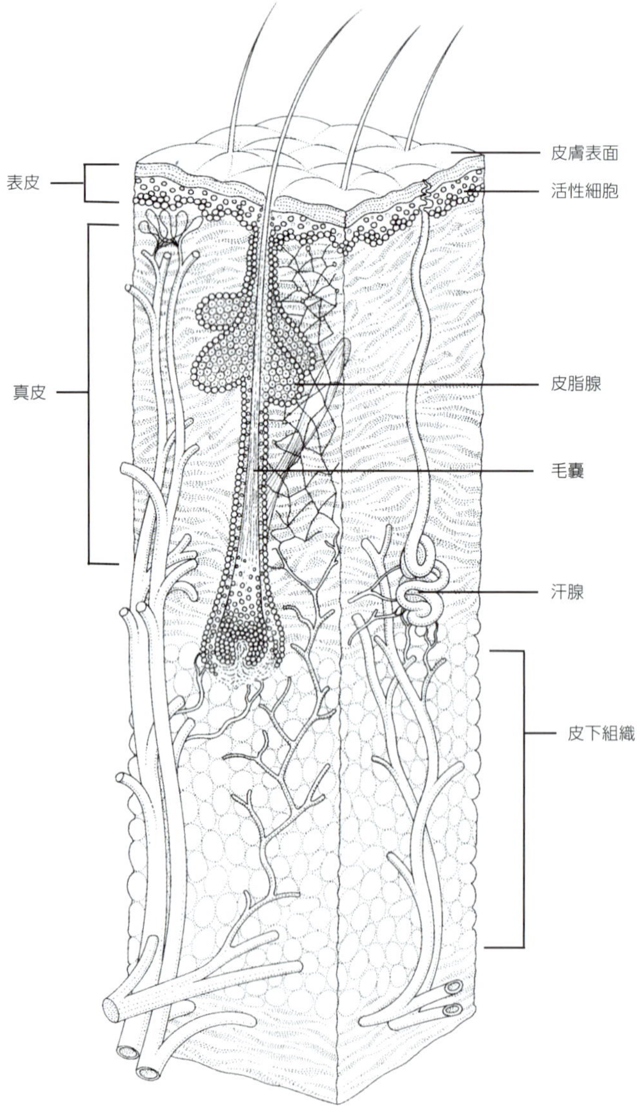
皮膚表面
活性細胞
表皮
真皮
皮脂腺
毛嚢
汗腺
皮下組織

皮膚：はじめに

皮膚は、きわめて薄く広がってはいるが、身体のなかでは最大の臓器である。検査しやすいということは、そう、診断しやすいということである。また、皮膚にある何らかの変化が、基礎疾患の診断に役立つことがある。

無理からぬことではあるが、普段は衣服で隠れている部分については特に、自らの皮膚の変化について相談したがらなかったり、それを人に見せたがらなかったりする人は多い。医師はそのような変化をみて戸惑うようなことは決してなく、診断には不可欠な手がかりであると考えている。

発疹

ここでは、重要な4種類についてみていくことにする。相互参照用に各項目について詳しく書かれたページを付記している。

水疱が現れる発疹

水痘

p.226を参照。

湿疹

p.317を参照。

単純ヘルペス

p.224を参照。

水痘ヘルペス

p.100を参照。

膿《のう》痂《か》疹《しん》

p.224を参照。

膿疱性乾癬

p.226を参照。

疱疹状皮膚炎

p.225を参照。

皮膚の下に赤／紫または黒／暗色の斑点が見える発疹

p.238の「皮膚の“下”で出血する」を参照。

身体の大部分に及ぶ発疹

水痘

p.226を参照。

疱疹状皮膚炎

p.225を参照。

薬剤反応

p.230の「青色（全身）」参照。

湿疹

p.317を参照。

風疹

p.130を参照。

麻疹

p.415を参照。

晩発性皮膚ポルフィリン症

p.225を参照。

乾癬

p.226を参照。

熱傷様皮膚症候群

p.225を参照。

癜風《でんふう》

p.233の「黒なまず」を参照。

蕁麻疹《じんましん》

p.242を参照。

ビタミンA欠乏症

p.242の「皮膚が硬い」を参照。

白斑

p.233を参照。

ウイルス感染症

p.232、p.236の「乳頭腫」または「疣贅《ゆうぜい》」を参照。（天然痘は地球上から根絶されたものとされている）

局所の発疹

身体の当該部位に関する章を参照。

白ニキビ

下記の「黒ニキビと白ニキビ／ざ瘡」を参照。

丘 疹

下記の「黒ニキビと白ニキビ／ざ瘡」で取り上げる。

黒ニキビと白ニキビ／ざ瘡

時期に関係なく黒ニキビがたくさんあるのは、ほとんどの人に当てはまるものであって、皮膚の異常を示すものであるとは限らない。

皮膚の穴が閉ざされると必ずできるものであり、時間が経ったり感染したりすると、白ニキビになることもあれば、尋常性ざ瘡（いわゆるざ瘡、思春期ニキビ）になることもある。ざ瘡の原因は不明であるが、思春期を過ぎてホルモンレベルに変化があったり、アクネ菌（*Propionibacterium acnes*）という、人間に特有の細菌が重要な役割を担っており、食事が果たす役割は、以前考えられていたほどではない。

ざ瘡による皮膚の変化は、感染および炎症の目に見える作用である。

ざ瘡

- ○ 思春期にはじまる
- ○ 黒ニキビ（針の穴ほどの黒いものと皮脂）が皮脂腺の入口をふさいでいるように見え、開放性面皰ともいい、黒いものは正常な皮膚細胞が皮脂に取り込まれたものであり、汚れではない
- ○ 顔面、上胸部および背中に現れるのが最も多い
- ○ 皮膚が脂ぎっている
- ○ 皮膚の細菌が管および腺に詰まった物に感染し、局所的な赤み、痛みおよび腫れ（丘疹）を引き起こしている
- ○ 膿汁ができ、膿疱（白ニキビ）を形成している
- ○ この過程は何年も続く

治療せずにおくと、皮膚に跡が残る。最新の治療を受ければかなり改善するはずである。治療には基本的に、毛嚢を覆う毛穴に詰まった皮脂を取り除く製剤を用いる。ざ瘡が広範囲に及ぶ場合には、内服薬が適しており、瘢痕形成など重度の場合には、専門医に診てもらう必要がある。

水疱

皮膚のさまざまな層の間に液体が集まったものである。形も大きさもそれぞれに異なる。ここでは、5mmを超えるものを大水疱、それ以下のものを小水疱という。

おそらく・・・・・

損傷

極端な高温または低温、摩擦、腐食性の化学物質、特定の植物、一部の動物、クラゲ、虫刺されはいずれも、水疱を引き起こす可能性がある。

- ○ 損傷部位に限局している
- ○ 周囲の皮膚に発赤を伴うことがある

湿疹

肘や膝の裏にある皮線（折りしわ）など、皮膚の“屈曲部”に最も出やすい。

- ○ かゆみ
- ○ 赤み
- ○ 赤い部分が盛り上がる
- ○ 小水疱
- ○ 湿潤性
- ○ 皮膚の剥がれ
- ○ 痂皮形成

小水疱性湿疹は、その壁が薄く表面下にある

ため、見えないことが多い。水疱を形成する病態全体にあてはまることであるが、皮膚のかゆみが強く、引っかくと破れる。足の裏や手のひらの湿疹は、緊満性水泡となり、その部位を覆っている皮膚がきわめて厚いために長引く。

単純ヘルペス

単純ヘルペスは、身体の部位に関係なく水疱を引き起こす。“口唇ヘルペス”ともいい、ほとんどが口の周りに現れる。通常、単純ヘルペスウイルスに感染することは少ないが、感染するとたちが悪く、特に口内および口の周囲のヘルペスから出血する。初回感染後は、衰弱時または日光にさらされたり、寒さにさらされたりすると再発することがある。

○ 皮膚には局所的な刺激がある（“チクチク感”）
○ 赤みが増して痛みが出る
○ 小さな腫れが現れ、小水疱を形成する
○ 小水疱がはじけて、かさぶたで覆われる
○ 上記の過程が治まるまで10-14日間かかる

p.77の「唇のひび割れ」を参照。

膿痂疹

皮膚の感染症であり、接触によって容易に感染する。

○ 赤いぽつぽつが水疱になる
○ ハチミツ色の感染部からの分泌液がかさぶたになる
○ 口の周囲、顔面および耳に多い

p.95も参照。

もしかしたら・・・

水痘

p.226を参照。

帯状疱疹

罹患領域の神経で長年にわたって休眠していた水痘ウイルスが、復活して起きる。

○ はじめは身体の左右いずれか半身の皮膚にかゆみが出る
○ 痛みはじめる
○ 赤みが出てきて、小さな腫れが現れる
○ 小水疱が形成される
○ かさぶたができて、治癒に至るが、1カ月ほどかかることもある
○ 痛み（ヘルペス後神経痛）が残り、治りにくいことがある

多形性紅斑

p.80を参照。

この疾患は、小水疱および大水疱のいずれが生じてもおかしくなく、感染または薬剤や医薬品に対する反応から生じる。

めったにないが・・

類天疱瘡

高齢者にみられる。

○ 四肢および体感に大水疱が突然現れるものであり、皮膚が赤みを帯びたり膨らんだりしている部分から生じる
○ 大水疱のなかには血の色をした液体がある

積極的な治療が必要であり、ステロイドを用いることが多い。

（膿疱性）乾癬

p.226を参照。

疱疹状皮膚炎

きわめてまれな自己免疫疾患である。

○ 肘、膝および臀部の伸筋側（外側）にかゆみ

を伴う発疹が現れる

○ 上記と同じ領域に、かゆみが強く、小さな水疱が複数現れる

ほぼ必ず小児脂肪便症（p.137を参照）を併発する。グルテンを含まない食事により小児脂肪便症を治療すると、皮膚の病態も抑えられるが、(ダプソンなどによる）薬物療法が必要になることもある。

p.230の「メトヘモグロビン血症」以下を参照。

疱疹状皮膚炎

きわめてまれであるが、病態としては重篤で、通常は50歳以上の人が罹患する。

○ 大水疱ともいう広範囲に及ぶ水疱が皮膚および粘膜に群発するが、口中からはじまることが多い

○ 水疱の壁はきわめて薄いために容易に破れ、皮膚は湿潤して赤く痛みが残り、そこから感染することもある

治癒は見込めないが、ステロイドおよび抗生物質による治療でかなりの改善をみる。通常、最終的には“燃え尽きる”。

晩発性皮膚ポルフィリン症

肝障害（多くはアルコール性）に起因するものである。

○ 紫外線を浴びた皮膚に、水疱が生じ、瘢痕化して色素が沈着する

治療法には断酒などがある。

表皮水疱症

この疾患は遺伝性であり、群を抜いてまれなものが数種類ある。ほんのちょっとした負傷（軽微な摩擦が典型）から大水疱が発生し、感染する。

熱傷様皮膚症候群

小児では感染症、成人では薬剤過敏症が原因となる。

○ 倦怠感が突然現れる

○ 熱が上がる

○ 赤みが広範囲に広がる

○ 小水疱から大水疱まで複数発生する

○ 小水疱と大水疱とが合わさって、広い範囲の皮膚が重度の熱傷のように膨れ上がる

○ 生命に関わることもある

瘢痕またはあばた状の皮膚

理論的には、炎症または疾患が一度でも再発すれば、皮膚に瘢痕やあばたが残ることになる。実際、その犯人として最も多いのが、思春期なら誰にでもあるともいえるざ瘡である。p.222を参照。最悪の場合、顔や肩に永久に跡が残る。

鱗状の皮膚

真の落屑はごく一部の病態および疾患に限られる。そのうち最も多いフケ（p.265を参照）を除くと、残りは次のとおりである。

おそらく・・・・・

真菌感染症

湿疹

それぞれp.238および317を参照。

もしかしたら・・・

乾癬

下記を参照。

めったにないが・・

ペラグラ

ビタミンB_3（ナイアシン）欠乏症である。

- ○ 認知症
- ○ 重度の下痢
- ○ 皮膚の外に出ている部分の鱗状の変化（皮膚炎）

魚鱗癬

p.246を参照。

かさぶた

皮膚表面に損傷があり、液体（血清、膿汁、血液）が出ていれば（直接出ているにせよ、水疱内に出てそれがいずれ破れるにせよ）、その表面または損傷した皮膚の縁に琥珀《こはく》色または黒色の外皮（かさぶた）が形成される。p.223の「水疱」も参照。

おそらく・・・・・

膿痂疹

p.224を参照。

湿疹

p.317を参照。

損傷

単純ヘルペス

p.224を参照。

もしかしたら・・・

水痘

帯状疱疹を引き起こすものと同じウイルスの感染症である（「帯状疱疹」を参照）。

- ○ さまざまな病期の発疹が群発する
- ○ 発疹は赤く盛り上がって小水疱をなし、その後膿疱（膿汁で満たされた水疱）になる
- ○ 膿疱が破れてそこにかさぶたができる
- ○ 発熱
- ○ 倦怠感

帯状疱疹

p.100を参照。

めったにないが・・

天疱瘡

p.119を参照。

乾癬

原因不明の皮膚の異常である。

- ○ さまざまな大きさの赤色の病変が複数ある
- ○ 赤い部分は厚い銀色の鱗状のものに覆われている
- ○ 鱗状のものをはがし取ると、その下の皮膚からは多数の小さな点状の出血がみられる

○ 身体のどの部位にも起こりうるが、膝の裏、肘および頭皮に現れる頻度が高い
○ 爪に現れるのが全体の約半数を占めるが、変化はほとんどわからない程度である
○ 乾癬により関節炎（p.90を参照）を発症する人もいる

膿疱性乾癬はまれな形態で、膿汁で満たされた小水疱（膿疱）が皮膚の患部に生じるものである。

これが破れるとかさぶたが生じる。

人工皮膚炎

精神障害を患う人のなかには、火で焼いたり、引っ掻いたり、腐食剤をかけたりするなどして、故意に自らを傷つける人もいる。その結果生じた損傷には、はっきりと説明がつかない広範囲に及ぶ痂皮やかさぶたも含まれる。

児童虐待によって同じような損傷を来す場合もある。

皮膚のむけ、はがれ

さまざまな皮膚疾患により皮膚がむけたりはがれたりするが、その典型が水疱および発疹であり、いずれもそのほかの症状が少なくとも同じように認められ、そのそれぞれが各疾患の項目に列挙される。もちろん、皮膚がむけるというのは、日光浴をしたことによる残念な結果である。

皮膚病のなかには、日光を浴びるとよくなるものもある。乾癬およびざ瘡がその最たる例である。しかし現在では、日光浴によって皮膚癌になりやすくなるというのは確かであるとされている。日光浴をせずにいれば全く安全であると考えられる。次のようなことをすれば、リスクはかなり大きくなる。

○ 色白の人が日焼けする（赤毛でそばかすのある人は太陽を避ける）
○ 昼日中に太陽の光を浴びる

皮膚に少しでも赤みが出たら、日焼けしたということである。日焼けした皮膚は皮膚癌のリスクが高いことになる。

休暇中や、晴れの日が続いている間は、下記のルールを守るのが賢明である。

○ 日光に当たる時間は徐々に増やす
○ Tシャツと帽子を着用する
○ 数値の高い日焼け止めクリームを使用し、必ず紫外線のA波、B波の両方をカットするものを用いること
○ 子どもは十分に肌を覆うこと
○ 水に入った後は日焼け止めを塗り直す
○ 昼日中の日光に当たらない
○ 保護クリームが有効であり、使用する必要がある

皮膚が青白い

p.392を参照。

皮膚が青みがかっている

p.74を参照。

皮膚が黒ずんでいる

下記の「皮膚の変色」を参照。

皮膚が黄色い

p.233の「黄色い皮膚（黄疸）」を参照。

皮膚に黄色い部分がある

黄色腫

皮膚表面のすぐ下に脂肪が沈着したもので、局所的で輪郭がはっきりしている。血中の脂質（脂肪）が過剰であることを示す徴候、すなわち動脈疾患になりやすいことを示すものであることもある。最も現れやすいのが目の周りであり、この場合の沈着物を黄色板腫という。

痛風結節

p.261の「痛風」を参照。

黄色い皮膚（黄疸）

p.233を参照。

皮膚の変色

皮膚の色の異常な変化を意味するものである。局所的な問題が原因であることもあれば、身体の臓器やシステムの異常による全身疾患が原因であることもある。

皮膚の色が変わることを主な特徴とする病態はいくつかある。

よく知られているものを、変色の種類別、さらにその変化が局所性か全身性かに分けて、以下に挙げていく。変色は通常、肌の色が薄い人の方が濃い人よりもはっきりとわかる。

なお、斑点や発疹はp.242-3で扱っているため、ここでは触れない。

黒色（局所）

ほくろ

大人に多い。大きさは直径1-2mmのものから、1cmのものまである。褐色／黒色が典型である。そこから毛が生えていることもある。無害であるが、皮膚のすぐ下に見える。

悪性黒色腫

皮膚癌の一種であり、通常は暗色ないし黒色であり、長時間日光を浴びる頻度の高い色白の人に最も多い。そのような人が増えてきており、太陽の下で休暇を過ごす人が増えてきているためである可能性がきわめて高い。オゾン層の枯渇が大気中で果たす役割はあまりよくわかっていないが、重要な因子であると思われる。悪性黒色腫のなかには、極端に悪性度の高いものもある。

悪性黒色腫は、小さな黒い部分が現れるところからはじまり、ほくろとの区別がつきにくいことが多い。なんとなく疑わしいというだけで十分である。すぐに医師に見せること。早期診断によって、治療が奏功する可能性が高くなる。いったん治療したら、数年間は経過観察が必要になる。

警告徴候は次のとおりである。

- ○ 色素病変が新たに現れる
- ○ 既存のほくろのなかに出血がある（外傷の明白な既往がある場合を除く）
- ○ かゆみ
- ○ 色の変化
- ○ 大きさや形の変化
- ○ すぐ近くに小さめの病変が現れる
- ○ 潰瘍性病変
- ○ 上記警告徴候がひとつでもあれば、直ちに受診すること

黒色表皮腫

通常は高齢者の腋窩《えきか》（脇の下）、鼡径部、顔および首に黒い色素が沈着するものをいう。癌になる可能性もある。肥満患者にも同じような変化が起こることがよくある。まれであり、治療法はない。

乾性壊疽

p.300の「手足の指のかゆみまたはしびれ」も参照。つま先や足、または四肢のいずれかへの血液の供給量が徐々に減少し、この病態が引き起こされる。患部はしなびて黒くなり、壊死することがある（足の凍傷が典型である）。

青色（局所）

チアノーゼ

p.74の「皮膚が青ざめる」を参照。

蒙古斑

西インド人およびアジア人の小児の臀部に青／黒い部分がみられるのが典型である。打撲傷と間違いやすい。大きさは直径数センチである。

青色母斑

身体のどの部位にも生じうるものであり、大きさ

が数ミリにすぎないこともある。

青く見えるほくろであり、無害である。

青色(全身)

チアノーゼ

p.397を参照。

アミオダロン

心臓の異常を治療するための薬剤であり、これによりまれではあるが皮膚が青っぽい灰色、スレート色に変色することがある。

ミノサイクリン

同じく、ざ瘡の治療薬としてよく用いられるこの抗生物質を長期投与すると、皮膚が永久にスレートのような灰色になることがある。

メトヘモグロビン血症

ハンセン病または疱疹状皮膚炎を治療するためのダプソンなど特定の薬剤を投与したり、特定の化学物質にさらされたりすることによって起こりうるものであり、先天性の人もいる。赤血球中のヘモグロビンの酸素運搬能力に支障を来す病態である。

組織黒変症

軟骨をはじめ、白目などの結合組織が罹患する。皮膚の下の軟骨が青色ないし暗藍色に見えるが、通常はそこを覆っている皮膚の色に隠れて見えない。

アルカプトン尿症というアミノ酸代謝異常が原因である。

褐色(局所)

妊娠

妊娠が経過するにつれて、乳頭、性器および妊娠線がピンク色から褐色へと次第に色が濃くなっていく。次の「肝斑」も参照。

肝斑

顔に現れる褐色みを帯びた斑点状の色素沈着で、一部の妊婦に現れる。複合経口避妊薬を服用して生じることもある。

静脈性潰瘍

下肢静脈瘤(p.289を参照)ができて長期間経つと、下腿および足に褐色の色素沈着が見られるようになる。足首の内側には特に、潰瘍があることもある。

日焼け紅斑

むらのある赤褐色の変色で、皮膚が長時間熱にさらされると現れる。暖炉などの火のすぐそばで、肘掛椅子に座って長時間過ごす高齢者のすねに見られることもある。

脂漏性いぼ

やや平坦な褐色のいぼであり、周囲の皮膚よりも若干隆起している。おびただしい数になることがある。中年以降に現れるため、老人性いぼともいう。無害である。

カフェオレ斑

大きなそばかすのようなものであり、多発性であることもある。"神経線維腫症"によるものであることもある。

アジソン病

長期間にわたる副腎機能低下を原因とする疾患である。

皮膚の褐色／暗色の色素沈着であり、特に皮膚のひだ状部、乳頭部、性器、古い瘢痕および歯茎(歯茎のものは灰色に見えることがある)にみられる。

○ 衰弱、疲労
○ 体重減少、食思《しょくし》(食欲)不振
○ 塩をほしがる
○ 吐き気、嘔吐、下痢
○ 低血圧
○ 抜け毛(時々)
○ 白斑(時々)、p.233を参照。

褐色(全身)

そばかす

自然に生じることもあれば、日光に当たった後に数が増えたように思われることもある。日光にさらされると、今までよりも色が濃くなったり、ひとつに合体したりすることもある。顔、肩および腕に現れることがほとんどであるが、全身に現れることもある。赤毛の人に最も多い。

そばかすのある人は、日光を避けること。p.227の「皮膚のむけ、はがれ」を参照。

ヘモクロマトーシス

青銅色糖尿病ともいう。先天性の鉄代謝異常である。

○ 糖尿病(p.341を参照)
○ 青銅色皮膚
○ 肝硬変
○ 関節炎
○ 心臓の異常
○ 精巣萎縮、性欲減退

オレンジ色(全身)

カロチン血症

ニンジンやトマトジュースなど、カロチンの含有量が多い食物を食べすぎると、皮膚がオレンジ色に変色する。カロチンは一部の"日焼け"薬の有効成分である。

ピンク色(局所)

正中部母斑

サーモンピンク色の母斑。

どこにでも生じうるが首が多い。残存することもあるが、ほとんどは数年で消失する。

紫色（局所）

ポートワイン母斑

毛細血管の異常が原因の永久に残る母斑であり、顔から首にかけて変色が広範囲に及ぶことが多い。永久には残るが化粧で隠すことは可能である。

カポジ肉腫

紫色の領域が皮膚に現れる。かつて主としてアフリカでみられた悪性腫瘍であるが、現在はAIDSの合併症のひとつとして世界中で遭遇する疾患である。

紫色（全身）

チアノーゼである可能性が高い。p.397を参照。

p.230の「青色（全身）」も参照。

発赤（局所）

紅斑と表記される。

紅潮

熱に対する反応であることもあれば、困惑時に現れるものもあり、閉経（p.318）と関係があるものもある。

日焼け紅斑

p.231の「褐色」を参照。

手掌紅斑

手のひらの発赤。

アルコール中毒者および肝疾患患者に見られる。

紅色陰癬

特に皮膚が折り重なる付近（乳房、脇の下、鼡径部）の皮膚が赤褐色に変色するもの。皮膚は乾燥していて、その領域はいびつで若干鱗状である。細菌感染が原因である。

乳頭のページェット病

局所的に発赤し、落屑および炎症を伴い、湿疹に似ている。乳頭または乳輪（乳頭周囲のピンク色の部分）がこのように変化していることに気づいたら、緊急に医師に診てもらい、乳癌が原因である可能性がないことを確認しなければならない。p.326も参照。

発赤（全身）

ウイルス感染

皮膚が非特異的に赤くなる原因となるウイルスは多い。通常は、疾患が解消すれば発疹もすぐに消退する。

薬剤反応

投薬により、皮膚がび漫性に赤くなるものをいう。斑点状に赤くなり、広範囲に及ぶこともある。このような反応には、かゆみ（医学用語では掻痒感)を伴うことが多い。

ペニシリンおよびアスピリンがこの反応の原因になることが多い。

黄色(全身)

局所的な病変であることは決してない。

黄疸

白目が黄色く、皮膚の黄色みが増して濃くなっていき、褐色化する。ほかにも、かゆみ(引っかき傷ができる)、白色便および暗色尿が見られることがある。

尿毒症

p.245を参照。

メパクリン

抗マラリア薬であり、皮膚が黄色くなる原因となる。

白色または青白(局所)

白斑

皮膚にある色素産生細胞(メラノサイト)が破壊され、白い斑点が現れるもの。色の濃い皮膚の人の場合、かなりはっきりとわかる。p.231の「アジソン病」も参照。

暈状《うんじょう》母斑

一部のほくろ(既出の「黒色」を参照)が青白くなり、その周囲から色素が失われること。ほくろとその周囲を暈状母斑といい、白斑(上記)が現れることもある。

黒なまず

皮膚の真菌感染症である。癜風《でんぷう》ともいう。

- ○ まず、いびつな褐色に変化した領域が現れる
- ○ 大部分が上半身、腕および首に現れる
- ○ その後、その斑点は色素を失い、青白い領域になる
- ○ 抗真菌クリームで治療可能である

炎症後

皮膚が炎症を起こしたり損傷を受けたりすると(かすり傷、熱傷、ヘルペスただれなど)、治癒しても皮膚が普通の色ではなくなってしまうことがある。正常な色素沈着であれば、2-3カ月程度で元に戻る。

ハンセン病

p.299を参照。

動脈の遮断

p.298の「末梢血管疾患」を参照。

有痛性白股腫

これは、血液が脚から心臓へ戻るための主要な静脈が遮断されるものをいう。寝たきり状態になると起こるのが典型である。

- ○ 最初は倦怠感
- ○ 鼡径部および大腿部の痛み
- ○ その後、脚が腫れてくる
- ○ 脚が青白く、冷たくなる

レイノー現象、レイノー病

p.278を参照。

白色または青白(全身)

貧血

p.366を参照。

白血病

p.450を参照。

白皮症

遺伝性の代謝異常であり、身体の組織から色素がなくなるものである。

- ○ 色白
- ○ 白髪
- ○ 目の虹彩がピンク色
- ○ 視力に問題がある

フェニルケトン尿症

代謝異常が原因であり、脳に影響を及ぼす化学物質が蓄積するものである。新生児を対象に検査する。治療法としては、フェニルアラニンを含有する食品を避ける。

- ○ 金髪
- ○ 青い目
- ○ 治療せずにおくと、知的障害および攻撃性が現れる

下垂体機能低下症

p.249を参照。

ショック

p.381を参照。

寄生虫

ヒトの皮膚および身体の寄生虫のうち目に見えるものとしては、主として疥癬《かいせん》虫およびシラミが挙げられる。p.405を参照。

皮膚に線形の斑がある

明瞭かつ単独に認められる線形の斑の原因として、考える価値のあるものは次のとおりである。ほかにもあるが、いずれも極端に稀である。

リンパ管炎

四肢のいずれかが感染し、それがリンパ経路をたどってリンパ節に到達することがある。ネコに手を引っ掻かれるなど、ちょっとした負傷をしたあとに、腕および前腕に見られることがある。

- ○ 創傷部位が明白である
- ○ 創傷領域から赤い線が直接伸びて、脇の下まで続いている
- ○ 腋窩《えきか》リンパ節を押すと痛いことがある

感染を抑えるには、抗生物質による治療が望ましい。

疥癬

長さ数ミリの灰色の細い線。p.243を参照。

黒色表皮腫

p.229を参照。

白い斑点

おそらく・・・・・

白斑

p.233を参照。

もしかしたら・・・

暈状母斑

p.233を参照。

黒なまず

p.233を参照。

炎症後

p.233を参照。

めったにないが・・

硬化性萎縮性苔癬

p.243を参照。

ハンセン病

p.299を参照。

限局性強皮症

p.242を参照。

レイノー現象、レイノー病

p.278を参照。

こまかな赤い斑点

考慮する価値のある原因は、次のふたつである。

Campbell de Morgan斑

- ○ 小さく明るい赤色で、周囲の皮膚表面よりも盛り上がっていることが多い
- ○ 胸部および腹部に現れる
- ○ 高齢者に最も多いが、意味はほとんどない

くも網状母斑

基本的には赤い斑点で、その中心から小さい血管がいくつも放射状に広がっている。小児にも成人にも現れうるものである。母斑が複数あるのは、妊娠の特徴であり、肝疾患の特徴でもあり、さらには、遺伝性出血性毛細血管拡張症の特徴でもある。

ただれまたは潰瘍

ただれまたは潰瘍が生じる各身体部位に関する本書の項目にて説明する。

小水疱

水疱の小さいものをいう。p.223を参照。

吹き出物

皮膚の膨らんだ部分を指す言葉である。p.242の「蕁麻疹」を参照。

いぼ

次の「皮膚のしこり」を参照。

皮膚のしこり

皮膚にしこりがひとつでもあれば、大事をとって医師に見せるのが最善である。ほとんどが無害であるが、専門家に診てもらって悪性疾患でないことを確認する必要があるものもある。

早期診断、早期治療により、その後の見通しもよくなる。しこりに色素が沈着しているか、出血しているか、形がいびつであるか、潰瘍化しているか、または急速に増殖しているのであればなおさら、今すぐ医師に診てもらうこと。

ここでは、身体の部位を問わず皮膚に現れるしこりについて取り上げる。身体のある部位に特異的なものについては、しかるべき項目にて取り上げる。

おそらく・・・・・

皮脂嚢胞

「こぶ」ともいう。無害のしこりで、皮膚表面の近くにある汗腺に、皮脂物質（ワックスのような体液が固まったもの）が蓄積することによるものである。最初は押し潰す前のニキビからはじまることもあり、感染を起こさなければ、長い年月をかけて発達し、皮脂嚢胞になることもありうる。癌とは関係ない。

○ なめらかで、押しても痛くない
○ 頭皮、首または陰嚢に複数できることも多い
○ 数ミリのものから数センチのものまである
○ 中心に小さな黒い斑、点があり、そこが腺の入口であることがわかる

類皮嚢胞

先天性の嚢胞であり、頭頸部に生じるが、最も多いのが眉の外側の端である。

身体のほかの部位にも、良性腫瘍として生じることがある。

乳頭腫

p.325を参照。

いぼ

皮膚のウイルス感染を原因とするものであり、小さく、多発することが多く、痛みはなく、皮膚が表面のでこぼこで肥厚したり、正常な皮膚の盛り上がりが大きくなったりする。

たこ

足の裏にできるいぼのこと。

足には体重がかかるため、いぼが押さえつけられると痛い。

もしかしたら・・・

脂肪腫

良性の脂肪腫瘍であり、なめらかで、軟らかいものが多く、皮膚のなかまたは皮膚の下にあるしこりをいう。

化膿性肉芽腫

軽微な損傷が原因である可能性がある。軟らかく、赤い肉づきのよい良性腫瘍であり、叩くと容易に出血する。手の指または足指爪の近くに

できることが多い。

神経節

線維組織の局所的な変性である。小さく、硬いしこりで、腱または関節の近くに現れる。手首の甲側に見られることが多い。かつては、しこりを散らす目的で、分厚い本で一撃して治療していたが、現在では、神経節ができてもそのままにしておくか、大きな針で中の液体を抜くかの、または手術により切除する。

伝染性軟属腫

ウイルスが原因である。

○ 小さなピンク色のしこりが群発する
○ 体幹または顔に多い
○ ひとつひとつをみると、中央がへこんでいる
○ 自然に治癒する

血管奇形

くも網状母斑、サーモンピンク色の母斑（イチゴ母斑ともいう）、ポートワイン母斑、Campbell de Morgan斑および遺伝性出血性毛細血管拡張症などさまざまな種類がある。しこりという形でみられることはまれであるが、海綿状血管腫は、しことりとなって現れることがある。その範囲は広く、顔の一部を覆ってしまう。

出生時にあるのはまれであるが、生後2-3カ月で現れる。通常であれば、約6カ月間で消失する。

基底細胞癌

通常、蚕食性潰瘍と呼ばれる。

p.96を参照。

めったにないが・・

扁平上皮癌

悪性腫瘍であり、高齢者または免疫力が低下している人に最も多い。

○ 頭頸部に現れることが多い
○ しこりの形がいびつなことがある
○ 出血する
○ 潰瘍化する
○ 局所リンパ節が肥大する

悪性黒色腫

p.229を参照。

転移性腫瘍

専門用語で転移という。これは、原発部位から広がり、身体の別の部位で腫瘍を形成する癌である。原発癌が既に見つかっている人の皮膚に、形がいびつで硬く肉づきのよい結節または斑が見られたり、触知されれば、転移が疑われる。

体内の原発性癌の症状として、皮膚転移が最初に気づくものになることはまれであるが、ないことはない。

リンパ腫

皮膚が原発部位になる独特なリンパ腫である。皮膚がいびつな形で肥厚しているのがわかる。

診断を下すには、そのサンプルを採取して顕微鏡で検査しなければならない。p.449を参照。

皮膚がひび割れしやすい

これは、皮膚の炎症または感染の特徴である。原因としては、真菌感染および湿疹が最も多い。

真菌感染

さまざまな真菌感染が身体のあらゆる部位に影響をおよぼしうるが、手、足(p.300の「水虫」も参照)および鼡径部が多い。

- 散発的で乾燥しており、赤みがあり、かゆみも痛みもある
- ふやけて、こすると剥がれ落ちる
- 水疱を伴うことがある
- 皮膚がひび割れたり肥厚したりする

抗真菌薬のクリームおよび軟膏で容易に治療することができる。

湿疹

「湿疹」と「皮膚炎」とは、どちらも同じ意味で用いられることが多い。真菌感染症と混同することがあり、その逆もある。

- び漫性で斑点状の赤みがある
- 赤いしこり
- 湿潤性でかさぶたができる
- 割れて剥がれ落ちる

p.248を参照。

ほくろ

p.229を参照。

皮膚の創傷部から気泡が出てくる

創傷部から気泡および液体が滲出したり、押さえると周囲の皮膚が“パチパチいう”感じがするようであれば、“ガス壊疽”という重度の感染が示唆される。疼痛、倦怠感および変色がほぼ必ずみられる。直ちに治療を受けること。

皮膚の“下”で出血する

医学用語では“紫斑”という。実際、皮膚にはいくつもの層があり、紫斑は正しくは周囲の表面組織に血液が漏れ出ていることである。原因は、皮膚の表面が破れない損傷であるか、または血管か血液の異常いずれかである。

周囲の組織に血液が漏れ出ると、組織が破壊され、赤色/紫色/黒色から褐色、緑色、黄色へと色が変化を繰り返す。紫斑は、ごく軽微なものから生命に関わる疾患を示すものまでさまざまな意味をもつ。

おそらく・・・・・

打撲傷

打撲傷は(大きさに応じて)点状出血または斑状出血に分けられる。視覚または触覚により腫

れが認められる場合には、血腫という言葉を用いる。打撲傷の原因には、直接的な損傷（ハンマーで叩くなど）と、間接的な圧力（絞扼《こうやく》など）とがある。

老人性紫斑病

○ シミのような境界がはっきりした紫色の斑点
○ 脚や腕に現れることが多い
○ 加齢過程の一部である

もしかしたら・・・

薬剤によるもの

ステロイド剤の服用によって引き起こされることがある。

○ 境界がはっきりした赤色および紫色のシミのようなもの

紫斑病であるかどうかを医師に診てもらうこと。

Henoch-Schönlein紫斑病

原因は不明である。成人にも小児にも現れる。

○ 紫斑
○ 蕁麻疹のような発疹
○ 関節痛
○ 腹痛
○ 血性下痢
○ 血尿

普通なら自然に解消するが、ステロイド剤が望ましい。合併症により腎が影響を受けることがある。

髄膜炎菌性敗血症

p.388の「髄膜炎」も参照。生命に関わる病態であり、髄膜炎の有無に関係なく発症する。就学前児童および若い成人が発症すると、最も重篤なものになる。

○ 紫斑性の発疹が突然発生し、広がることもあればごく軽微なままであることもある
○ 倦怠感
○ 発熱
○ 急速に悪化し、虚脱となる
○ 数時間で死亡することもある

疑わしい場合と、小児がほかの髄膜炎患者と接触したかどうかがはっきりしている場合には、緊急に医師に診てもらうこと。

めったにないが・・

血液疾患

白血病や再生不良性貧血といった血液疾患は、突然発症して広範囲に及ぶ紫斑となって現れることが多い。p.389を参照。

壊血病

p.399を参照。

Ehlers-Danlos症候群

遺伝性の疾患で、身体が正常な支持組織を作ることができないものをいう。

○ 関節が異常に“柔らかい”
○ 皮膚に瘢痕ができやすい
○ よく紫斑が現れる
○ 皮膚が軟らかく手ざわりがやさしい

播種性血管内凝固

血液の凝固機構が働かず、死に至る可能性もある疾患。重度の感染症が原因であることが多い。入院患者以外の人にみられることはまれである。

疔《ちょう》と癰《よう》

疔《ちょう》

毛嚢の膿瘍であり、フルンケルともいう。好発部位は首、脇の下、臀部である。

○ 局所的な赤み
○ 腫脹
○ 疼痛
○ 点状ものが現れ、黄色／緑色の膿汁が出てくる

癰《よう》

疔が集まったものであり、皮膚の下でつながっている。

疔や癰が再発するようであれば、糖尿病(p.168を参照)などの基礎疾患がある可能性が示唆される。すぐに調べる方法としては、尿に糖が出ていないかどうかを検査する。

疔が再発する原因としてはこのほか、本人の不衛生が考えられる。

尋常性座瘡(p.223を参照)であると診断され、見逃されてしまっていることもある。

疔および癰は通常、頭部に現れ、その液体は自然に分泌されて消えていく。しかし、それには長い時間がかかり痛みも強いため、早期に切開してしまいたくなるが、**絶対にしてはならない**。

切開は疔が"熟して"しまってからにするのが重要である。医師または開業看護師に診てもらい、疔を切開してもらう。素人がやると、重度の瘢痕になることがある。

現在、痛みが激しくなる前か、または分泌物が出る前に、抗生物質を投与することによって疔が治まることが多くなっている。

大水疱

読んで字のごとく、大きな水疱である。
p.223を参照。

魚の目とカルス

いずれも無害な皮膚の肥厚であり、保護のために生じるものである。

魚の目

足の小指の上表面が靴とこすれ合い、そこにできるのが典型である。

カルス

胼胝《べんち》(たこ)ともいい、手および足の皮膚が肥厚することである。裸足でいることが習慣になっている人は、足裏の圧がかかる領域がこのような状態になる。

同じく、手作業の仕事をしている人は、手のひらがこのような状態になる。指の付け根にできるのが典型である。

たるみ

肥満に伴う明らかな脂肪組織の「ひだ」とは別に、弾力のない皮膚のことを表現するものとして「たるみ」という言葉が用いられることがある。それを寄せて持ち上げると、すぐに元の形に戻らない。

原因には主として3つある。

加齢

年齢を重ねると皮膚は弾力を失う。顔などのシワや顎のラインの垂れ下りは、加齢過程の一部であり、そうである限り、美容整形外科医の仕事は永久になくならない。

脱水

身体が正常に機能するには、一定量の水が必要である。(昏睡状態に陥っている場合などで)摂取量が減るか、(下痢または嘔吐などにより)排出量が増えると、水分が大幅に失われる。

その結果生じるのが皮膚のたるみ、膨れであり、つまむとしわができて戻らなくなる。当然ながら、このような体液喪失の作用が一夜にして起こることはない。

大幅な体重減少

肥満の人が一念発起して、急激に減量すると、いわれのないしっぺ返しが来ることがある。皮膚は脂肪の減少に追いつかず、特に腹部、臀部、大腿部、上腕部には、余った皮膚が大きなひだになる。美容整形が役に立つ場合がある。

局所または全身の皮膚が硬い

明白なものは、前ページの魚の目とカルスである。ここでは、それよりもわかりにくい原因を取り上げる。

ただし、治療により外観の満足度が高くなる保証はない。

おそらく・・・・・

ケロイド

切断または損傷後の過度の瘢痕化をいい、黒人に最も多くみられる。損傷部位が硬くなり、硬い瘢痕組織が過度に増殖し、周囲の皮膚と比べて硬くなってしまう。ケロイドができる人とできない人がいる理由はわかっていない。無害であるが、重度の症例は注射または手術のいずれかによって瘢痕組織を治療することが必要になる場合がある。

もしかしたら・・・

リンパ浮腫

静脈炎後の脚

p.289の「足首が腫れる」を参照。

粘液水腫

皮膚、特に手、足、足首および目の周りがむくんだように腫れるものをいう。甲状腺機能低下によるものであることもある。p.320を参照。

かゆみ（発疹なし）

ここでは、不愉快なものになる持続性で重度のかゆみを取り上げる。医学用語では掻痒という。

拡大鏡でよく見てみると、よくある原因（疥癬虫またはシラミ）のいずれによるものかがわかる。引っ掻き傷があれば、重度のかゆみであることを示す明らかな証拠となるほか、医師が見て症状が最も重い部位がよくわかることにもなる。

ここでは、ひどいフケが原因の頭皮のかゆみ（p.250で別途取り上げる）および肛門領域のかゆみ（p.150で別途取り上げる）は取り上げない。

おそらく・・・・・

疥癬

疥癬ダニがたかり、皮膚の下に巣食うものである。

- ○ 重度のかゆみが認められる
- ○ ダニは長さ2mmほどの灰色の糸のように見える
- ○ ダニがたかる部位は、指の間または手首の内側が多い
- ○ 最終的には、赤く盛り上がったものが全身に現れる
- ○ 引っ掻くことによりかさぶたができることがある

シラミ

一般的な寄生虫である。主として、アタマジラミ、コロモジラミおよびケジラミの3種類がある。

- ○ かゆみが続く
- ○ 局所リンパ節が肥大する
- ○ 毛髪の根元に卵が見つかったり、シラミそのものが見つかったりするが、捕まえにくい
- ○ 寄生されている毛髪または皮膚と直接接触することにより広がる
- ○ ケジラミは、肛門または外陰部にかゆみを引き起こすことがある

ノミを含む虫刺され

- ○ 刺された部位がかゆい
- ○ 刺された部位にはその後、赤く硬い結節ができる
- ○ 犯人はノミであることが多く、そのほとんどが家にいるネコに寄生している

グラスファイバー

目に見えないグラスファイバーが皮膚に入ってしまっていることがあり、これが原因でかゆみが現れる。防護服等を着用する必要がある。

老年性掻痒症

高齢者は、原因が見当たらないのにかゆみを訴えることがあるが、これは加齢過程の結果であると思われる。

蟯虫《ぎょうちゅう》

p.144の「蠕虫類」を参照。

- ○ 肛門周囲にかゆみと刺激がある

小児期には必ずと言っていいほど一度は起こる。治療は簡単で、薬剤師または医師のいずれかから直接薬をもらうことができる。

レンサ球菌感染症

幼児に最も多い。肛門の皮膚が細菌に感染することであり、慢性的に肛門がかゆくなる。

もしかしたら・・・

妊娠

臨月に入ってかゆみを訴える妊婦は多い。鵞口瘡《がこうそう》などの局所性疾患が原因でないことを確認する必要がある。

肝疾患

黄疸

黄疸を引き起こす病態（通常は肝疾患）はいかなるものも、強いかゆみをも引き起こす。かゆみは皮膚の色が黄色くなっていると気づく前から現れることがある。

薬剤

たとえばペニシリンやアスピリンといった一部の薬剤は、かゆみを伴う重度のアレルギー反応を引き起こすことがある。また、コカインやヘロインといった麻薬にも、かゆみを引き起こすものがあるが、不純物が関わっていることもある。

心理的影響

徹底的に検査をしても原因が見つからないかゆみは、心理的な問題が根底にあることを示しているものと思われる。

めったにないが・・

疱疹状皮膚炎

p.225を参照。

尿毒症

腎不全を治療せずに放置すると、最終的には血中尿素濃度が高くなる。次のように数多くの症状が現れる。

- ○ 舌が乾燥して舌苔ができる
- ○ 息が尿臭くなる
- ○ しゃっくり
- ○ 吐き気と嘔吐
- ○ 皮膚が乾燥して黄褐色になり、白い粉がふいたようになる
- ○ 著しいかゆみ
- ○ 貧血

血液の異常

重度のかゆみを引き起こす血液とそれにまつわる疾患は多く、真性赤血球増加症、リンパ腫、ホジキン病、白血病などがある。

掻 痒

かゆみを表す医学用語である。p.27-8、p.68-9、p.150-1、p.242-3、p.244-5、p.300-1、p.316-7を参照。

皮膚が冷たく湿っている感じがする

寒気を伴う場合には、p.300の「かゆみまたはしびれ」を参照。

皮膚の乾燥

理由は簡単。炎症を起こしているか、または汗腺が正常に機能していないかのいずれかである。

おそらく・・・・・

湿疹

p.317を参照。炎症が急性期でない場合、湿疹の影響を受けた皮膚の斑点は、乾燥してざらざらしている。

真菌感染

p.238を参照。

もしかしたら・・・

熱中症(日射病)

暑いところで長時間身体を動かしたり、長時間日光にさらされていると、たとえ健康なアスリートであっても、熱中症になるリスクがある。

- ○ 乳幼児や高齢者に最も多く、症状が迅速に現れる
- ○ 皮膚が乾燥し、触ると熱い
- ○ 高熱
- ○ 衰弱
- ○ 喉の渇き
- ○ 頭痛
- ○ 錯乱
- ○ 治療しないでいると生命に関わり、日光に当たらないように保護することが重要である
- ○ 帽子やシャツを着用し、日焼け止めを塗り、水分を多量に摂取し続ける(アルコール以外)
- ○ 何度もシャワーを浴びたり泳いだりするなどして常に熱をとり、昼日中に日光を浴びないようにする

熱中症が疑われれば、緊急に処置を受けること。

甲状腺機能低下症

p.320を参照。

めったにないが・・

尿毒症

p.245を参照。

ビタミンA欠乏症

p.242を参照。

魚鱗癬《ぎょりんせん》

皮膚の遺伝性疾患群であり、皮膚が肥厚して乾燥し、剥がれ落ちるものをいう。関節を覆う部分の皮膚の内面(通常は脇の下や肘の内側)は発症を免れることが多い。

- ○ ごくたまにではあるが、年老いて上記のような変化が現れると、それが悪性疾患によるものであることもある

体 臭

最もあいまいで最も主観的な症状ではないかと思われる。医師や歯科医師によれば、誰も何も言わなくても、自分や自分の身体のある部分が臭いと信じて疑わない人は多いという。

臭いに異常なほど敏感な人もいる。また、特に幼い子どもなど、臭いが全くしない人もいる。

重大な基礎疾患が、強い体臭の原因となることはきわめてまれである。明らかにすえた汗の臭いがする場合を除き、かつ物理的な因子ではなく思いこみという心理的要因によるものでないことが確認できれば、体臭は通常、次の3つのうちのいずれかである可能性が比較的高い。

水虫

足の真菌感染であり、指と指の間にかゆみや痛みがあり、裂溝や亀裂が生じる。足および靴は独特のチーズ臭がして、靴を履いていても周囲の人が気づくほどの臭いであることもある。

口臭

p.82の「口臭」を参照。

悪臭のする分泌物

帯下など。

このほか、まれなものをひとつ挙げるとすれば…

魚臭症候群

まれな代謝疾患のひとつである。上記3項目は自助努力と大衆薬の常識的な使用により容易に治すことができるが、こちらは専門医による治療および臭いの隠し方に関するアドバイスを得る必要がある。

体 毛

弱った毛髪

毛髪の“本体”または“生命”が失われるのは、年齢を重ねるとある程度は避けて通れない。禿《は》げを引き起こす病態に随伴して起こることもある。長引く大病を原因とするものなど、重度のストレスによっても、毛髪の質および太さは違ってくる。ビタミン欠乏症および重度の栄養不良によっても毛髪の質が影響を受ける。

抜け毛または禿げ

脱毛症ともいう。

抜け毛は、「男性型脱毛症」(禿げ)ともいい、男性の正常な加齢過程の一部であり、次のような特徴がある。

- ○ 額およびこめかみの生え際の後退
- ○ 頭頂部の毛髪が薄く、細くなって抜ける
- ○ 無毛領域が徐々につながっていき、側頭部および後頭部にのみ毛髪が残る

女性は禿げやすくはないが、ほとんどの女性が年齢とともに毛髪が細くなったり抜けたりする。

異常な抜け毛はもちろん(男女とも)、頭皮の疾患や、さらに範囲の広い全身性疾患の徴候である可能性がある。

このような場合はほとんどが、本章に示す通り、正常の禿げとかなり容易に区別することができる。

男性型禿げの段階

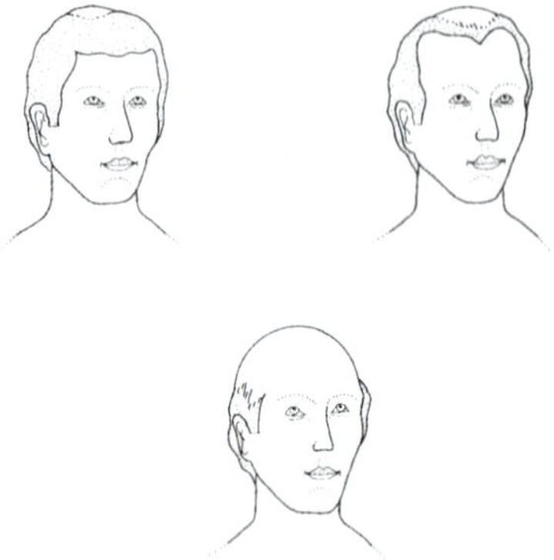

おそらく・・・・・

湿疹または皮膚炎

皮膚が何らかの炎症を起こした状態になると、患部の毛髪が抜けることがある。

- ○ 完全な斑状に毛髪が抜ける
- ○ 皮膚はかゆく、炎症を起こして分泌物が出ているほか、一部かさぶたになっていることがある

身体の別の部位に皮膚炎または湿疹があることが多いが、(染髪料などによる)頭皮の局所性の接触過敏症であることもある。

円形脱毛症

斑状の禿げの原因としては、これが最も多い。

- ○ 局所が完全に禿げるものであり、直径は2-3cmほどでしかないものが多い
- ○ 正常な"赤ちゃんのようになめらかな"肌
- ○ 同時に複数個所に現れることもある

通常は、数カ月もすれば自然に再び毛が生えてくるが、皮膚の深いところにある色素細胞が損傷を受けてしまうと、新しく毛が生えてもそれは白髪である可能性がある。死別などのストレスを受けた時に発生することが多い。

出産

出産を境に毛髪の密度や質感が変わったと感じる女性は多い。頭髪の寿命は通常、約3-7年であり、その寿命が来るまで毛髪は伸び続け、その後"脱毛期"に入る。脱毛期は2-3週間ほどである。

しかし妊娠中の毛髪は脱毛期に入ることがないため、毛髪の密度はしだいに高くなり、出産予定日を迎えるころには、毛髪はすばらしくフサフサになる。出産後は、妊娠していた9カ月ぐらいの間に本来抜けるはずだった毛髪が一気に抜けるため、その劇的な抜け方にかなり驚くことがある。

まれではあるが、毛髪が出産前の質感に二度と戻らなくなってしまうことがある。

もしかしたら・・・

損傷

熱傷、皮膚の喪失または深い切り傷を負うと、毛髪が生えていた皮膚が損傷を受け、二度と毛が生えなくなってしまうことがある。

一般に、毛髪は瘢痕組織には生えない。唯一の解決法は、生えなくなった領域が隠れるよう、専門家に見てもらい、スタイリングしてもらうことである。

抜毛癖

神経質に髪をいじると、ねじれたり、切れたり、禿げができたりする。

乾癬

- ○ 頭皮の乾癬領域の毛が抜ける
- ○ 銀色に輝く鱗状の赤い斑が頭皮に認められる

○ 乾癬のその他の徴候が身体のほかの部位に認められる(p.226を参照)

鉄欠乏症

○ 全身の毛髪が抜けたり薄くなったりする
○ 鉄サプリメントを摂取すれば改善が見込まれる
○ p.394の「鉄欠乏性貧血」も参照

甲状腺機能低下症

○ p.320を参照
○ 毛髪がまばら
○ 毛髪が乾燥して薄い

閉経後の変化

閉経期を挟んだ前後の期間に、ホルモンバランスの変化により毛髪の質感が変化する。閉経の影響を受けないよう保護したり、その影響を元に戻したりする上で、ホルモン補充療法が果たす役割については、現在も研究の対象となっている。

脳下垂体の位置

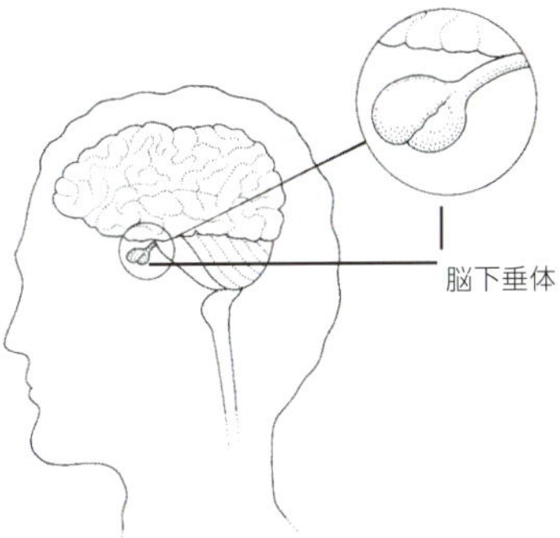

白癬《しらくも》

医学用語では頭部白癬《はくせん》という。頭皮の真菌感染症である。

○ 円形に禿げる
○ 皮膚がはがれ落ちる
○ 脆弱毛の断端が残る

治療にはクリームまたは錠剤を用いる。

めったにないが・・

AIDS

AIDSも末期になるほど、脱毛が目立つようになる

下垂体機能低下症

脳下垂体の活動低下が、次のようにさまざまな形で現れる。

○ 性機能が失われる(性欲がない)
○ 女性は月経がなくなる
○ 皮膚の蒼白
○ 脱毛
○ 視覚欠損
○ 体重の増加と疲労

p.390も参照。

成長期脱毛症

一部の薬剤、特に化学療法で投与される抗癌剤の“細胞毒”が、成長期にある毛髪に悪影響を及ぼす。(強力なざ瘡薬アキュティーンなどによる)ビタミンA毒性が、まれにではあるがび漫性の脱毛を引き起こすことがある。この薬剤の投与をやめると、通常は毛髪が再び生えてくる。抗凝固療法薬も該当し、原因となることが少なからずある。

フケ

フケはごく日常的に起こるものであるが、その原因は癜風《でんぷう》菌という真菌に対する過敏性にある。およそ4人に一人の頭皮にこの菌が棲んでいる。このうち約10%がこの菌に対する過敏症であり、その結果としてフケが出る。唯一の解消法は、2週間にたった1回、抗真菌シャンプーで洗髪することである。

最悪の場合、頭皮のかゆみを伴う。ステロイド性の頭皮用塗り薬が必要になる場合もある。まれにではあるが、乾癬などほかの病態であると診断されることがある。

ムダ毛

さまざまある自然の皮肉のひとつであり、禿げは男性にみられる症状としてはほぼ普遍的に望ましくないものであるが、ムダ毛もまた、女性にとってはまさにムダ以外の何物でもない。

ここでは特に、男性のような体毛の生え方が女性に認められる多毛症について取り上げる。

おそらく・・・・・

正常な生え方

顔、四肢および体幹はそれぞれ、出身の国や地域によって体毛の生え方が異なる。

体毛の生え方が異常かどうかを判断するためにはまず、民族的背景が自分と同じ人と比較する必要がある。たとえば、日本人および中国人の女性は体毛がきわめて少ないが、それと比べて地中海の人々は、体毛がはるかに多い。

もしかしたら・・・

多嚢胞性卵巣

スタイン・レベンタール症候群ともいう。

○ 毛深い
○ 肥満
○ ざ瘡
○ 無月経または月経周期がきわめて長い
○ 卵巣に複数の嚢胞がある

閉経

閉経期にある女性は、体毛、特に顔の産毛の量が増えていることに気づくことがある。

めったにないが・・

薬剤

顔の産毛またはそれ以外の体毛のいずれかが増える作用のある薬剤は多く、次のようなものが挙げられる。

○ 一部のステロイド剤
○ ピルを含むホルモン療法薬
○ ミノキシジルはかつて高血圧の治療に用いられていたが、現在では発毛剤として用いられている
○ 抗てんかん薬

食思《しょくし》(食欲)不振

重度の瘠痩《るいそう》状態になると、毛髪の成長が過剰になる。

最も多いのが神経性食思《しょくし》(食欲)不振症であり、顔のこまかい産毛が過剰成長するのが典型である。

先端巨大症

先端巨大症のその他の特徴(p.426を参照)に加え、先端巨大症の女性は体毛が多い。

クッシング症候群

副腎の異常またはステロイドの服用が原因で起こる。

○ 丸い"満月"様顔貌
○ 背中への脂肪蓄積(水牛様脂肪沈着)
○ (脚ではなく)体部への脂肪沈着
○ 筋肉疲労
○ 皮膚にあざができやすい
○ 肉割れ線
○ 骨痛

女性には上記以外に次のものがみられる。

○ 体毛の増加
○ 月経が止まる
○ 陰核の肥大

男性には、次のような症状が現れる。

○ 性交不能
○ ざ瘡

ターナー症候群

遺伝的障害であり、見た目は女性であるが、正常な女性の発達には2本必要な女性性染色体が1本しかない。

次のような変化が現れる。

○ 身長がきわめて低い
○ 二次性徴がない(月経も全くない)
○ 首が短く翼状頸である
○ 胸の幅が広く、乳首と乳首の間が広い
○ 難聴
○ 多毛症

先天性副腎過形成

出生時から副腎が過度に成長しているものをいう。

○ 軽度の多毛症
○ 陰核の肥大
○ 陰唇癒合症

年齢を重ねると、次の症状が現れる。

○ ざ瘡
○ 偽性思春期早発症
○ 陰核の肥大
○ 月経がほとんどないし全くない

副腎の位置

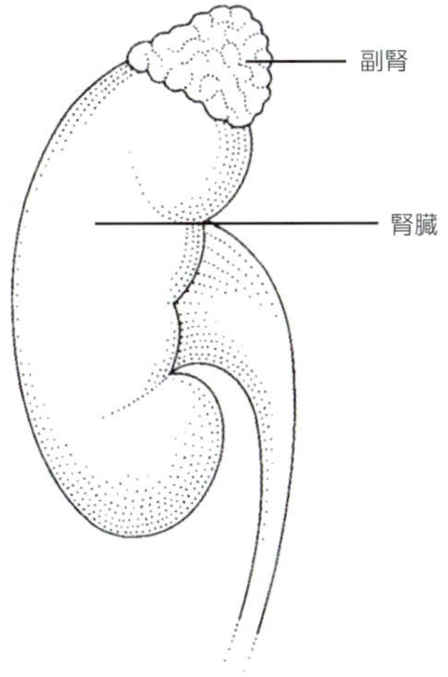

骨格と筋肉の諸症状

骨、関節および筋肉：はじめに

本章では、身体のなかでも自動車の“シャシ”に相当する部分、すなわち各種組織がぶら下がっている骨組みについて見ていくことにする。骨には筋肉がつながっており、その筋肉が伸展および収縮（すなわち長くなったり、短くなったりする）をすることによって、体を動かすことができる。この骨や筋肉によくみられる問題は数多い。

本章では、身体の筋肉および骨以外の部位で起こる重要な全身症状をまずはじめに取り上げるため、登場する症状の順序が通常のものとは異なっている。その後、身体のさまざまな部位に起きる骨、関節および筋肉それぞれの諸症状について、肩からはじまって下へと順にみていくことにする。最後に、「手足の指」の項では、身体の一番外側、すなわち四肢特異的に起こりがちな諸症状をまとめている。

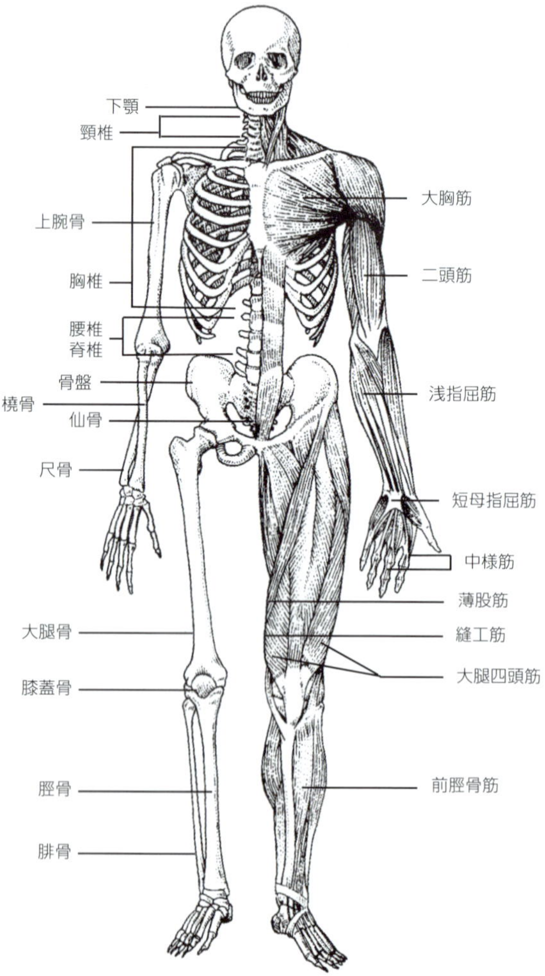

筋肉の消耗および筋力の喪失

筋肉の消耗（萎縮）は、筋肉の神経またはそこへの血液供給に不都合があるか、疾患または損傷が原因で筋肉が使われないか、または筋肉に原発性疾患があるか、のいずれかが原因となって起きるものである。

おそらく・・・・・

損傷

患部が動かなくなることに対する身体の正常な防御反応である。膝の負傷がその好例である。膝をごくわずかに屈曲させた状態で、数日ほど動かさないでおくとする。その週が終わるころには、太腿の前側にある大腿四頭筋がやや消耗していることがわかる。筋肉が弱くなるほど関節はおぼつかなくなり、さらに動かさなくなり、ますます消耗するという悪循環に陥る。このため、慎重に医学的評価をして、医師の管理下で筋肉量を維持するための運動をすることが、重要である。

全身の消耗

人は寝たきりになると、全身の筋肉が全体に廃用性萎縮（消耗）を呈する。この状態は、寝たきりになった原因によってどんどん悪化しうる。

もしかしたら・・・

手根管症候群

p.274を参照。

少なくとも1本の神経の損傷

p.299を参照。

糖尿病

p.297の「糖尿病性ニューロパシー」を参照。

アルコール性ニューロパシー

p.298を参照。

慢性関節リウマチ

p.261を参照。

めったにないが・・

運動神経疾患

神経系の疾患である。種類はいくつかあるが、主な特徴は次のとおりである。

- ○ 筋力低下が筋肉の消耗を伴って進行していく
- ○ 小さい手の筋肉がまずやられる
- ○ 筋肉が部分的に“ピクピク”と収縮する

この疾患は絶え間なく進行していき、最終的には構音、嚥下および呼吸に必要な筋肉にまで及ぶ。

Duchenne型筋ジストロフィー

男児が罹患する原発性筋疾患であり、生後2-3年で発病する。

- ○ 背中および骨盤の筋肉が身体の左右共に消耗および衰弱する
- ○ 機能不全が新たに両側に及び、動ける状態にはあっても“よちよち”歩きになる
- ○ 衰えが進行して、歩行することも全身を動かすこともできなくなる
- ○ 動けなくなることによって筋肉が短くなり、どうしても身体が変形してしまう
- ○ 見通しは暗い

亜急性脊髄連合変性症

p.300を参照。

筋肉のひきつりおよび疼痛

大したことはないものがほとんどである。2-3日程度で消えてなくなるようであれば、再発しない限り深刻に考える必要はない。

おそらく・・・・・

単なるひきつり

○ 突然、筋肉が痙攣しはじめる（就寝中が多い）
○ 筋肉（ふくらはぎが多い）が収縮することによって硬くなる
○ マッサージすることによって緩和する
○ その後、数時間は不快感が残ることが多い

ウイルスまたは細菌の感染

何かに感染すると、それに伴って筋肉が痛いと感じることが多い。1-2日で治まることがほとんどであり、基礎疾患に対して治療する以外は、特にこれといった治療も必要ない。

損傷

筋肉を直接強打すると、痛みが出て局所的に腫れてあざになる。目いっぱいの力で重いものを持ち上げるなどの間接的な損傷では、筋線維が伸びて裂ける。同じ動きを繰り返すとまた痛みが現れる。いずれの損傷も、鎮痛剤を服用し、患部の筋肉を休ませるという形で治療する。

もしかしたら・・・

間欠的跛行《はこう》

p.298の「末梢血管疾患」を参照。

脊椎管狭窄症

脊髄は、背中の椎骨のひとつ一つにある骨のトンネルを貫通している。高齢になると、このトンネルが狭まって脊髄が押さえつけられることが多い。

○ 臀部、大腿部または脚の筋肉に痛みを感じ、歩くと痛みが強くなる
○ 前かがみになると痛みが軽くなることが多い
○ 50歳以上の人によくみられる
○ 背部痛を伴うものであり、かつ摩耗や裂傷によるものであるか、背中の変形であるか、または椎間板脱出症が長引いたことによるものである

生化学的不均衡

塩分喪失（通常は激しい運動後）によって、痛みのあるひきつりが起こる。

リウマチ性多発筋痛症

○ 高齢者の疾患である
○ 上肢の筋肉が痛い
○ 特に朝、布団から起き出す際に筋肉が極度にこわばる
○ 倦怠感
○ 発熱

めったにないが・・

薬剤

筋肉痛を引き起こすことがわかっている薬剤は多い。そのうち最も幅広く用いられているものが、スタチン類である。ほかにも、リチウム、アルコール、アンフェタミンおよびスキサメトニウム（全身麻酔に用いる）がある。

皮膚筋炎

免疫異常による疾患である。ごくまれにではあるが、癌によるものであることもある。

○ 複数の筋群の炎症および疼痛
○ 筋肉の衰弱
○ 目の周りおよび手の甲の発疹

多発性筋炎

膠原病および肺癌といったさまざまな疾患に起因しうるものである。軽減したりぶり返したりする。

○ 進行性で痛みを伴う筋肉の炎症（動かすと痛みが増す）
○ さまざまな形で筋肉に悪影響を及ぼし、当該筋肉が衰弱する
○ 発熱
○ 倦怠感
○ 心拍が速くなる

クッシング症候群

副腎皮質ステロイド過多を原因とするものであり、慢性関節リウマチなどの疾患の治療に医師がステロイドを投与した結果、同症候群になることが多い。

○ 体重増加（四肢を除く）
○ 満月様顔貌
○ 水牛様脂肪沈着
○ 筋肉の衰弱
○ 腹部、背中および上大腿部に紫色の線（線条）
○ 骨粗鬆症
○ 糖尿病
○ 高血圧
○ 体毛の成長
○ 時に精神疾患になることもある

原発性アルドステロン症

きわめてまれな疾患であり、コン症候群ともいう。化学物質であるアルドステロンが副腎から過剰に分泌されることによるものである。

○ 筋肉の衰弱
○ 過度の喉の渇き
○ 過度の排尿量
○ 高血圧

破傷風

破傷風菌という微生物を原因とするものであり、開放創が汚染されて菌が入る。きわめて強力な毒素が神経系を攻撃するという形で障害を受ける。症状は2週間以上経ってから現れる。

○ 感染部位付近の筋肉が局所的に衰弱する
○ 顔面筋が痙攣を起こし、勝手に笑顔になる
○ ごくわずかな刺激でも、身体の筋肉が痙攣を起こす
○ 発熱

破傷風は依然として、専門施設で治療していても死亡する病である。予防にはワクチン接種が不可欠であり、10年ごとに少なくとも5回は予防接種を受ける必要がある。

筋肉をコントロールしづらい、できない

p.348-382の「脳神経系」、p.358の特に「痙攣」およびp.377の「麻痺」を参照。

筋肉が勝手にピクピクしたり震えたりする

p.409を参照。

骨が痛い

骨の疼痛は局所的なもの（1カ所以上）もあれば、全身に及ぶものもある。

おそらく・・・・・

損傷

骨折だろうか。

骨折の徴候は、次のとおりである。

○ 負傷部位が痛い
○ 変形している可能性がある（四肢が折れ曲がっているなど）
○ 機能しない（体重を支えることができないなど）

負傷の部位およびそこにかかった力によって、皮膚、神経および血管が巻き込まれることがある。

明らかに、緊急治療が必要である。

負傷後に痛みが続いて腫れもあるようであれば、骨折を疑う必要がある。診察を受けること。負傷の程度が小さければ、骨折には至らないまでも、痛みや機能喪失が起きる可能性はある。次ページの「骨膜下血腫」を参照。

骨折の種類

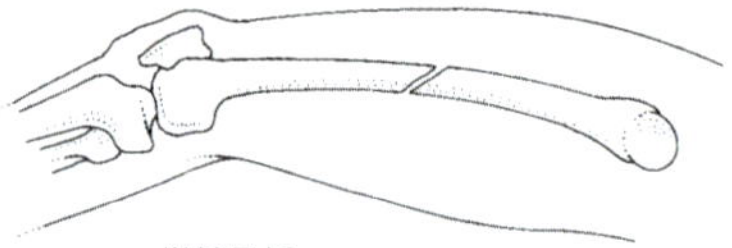

単純骨折

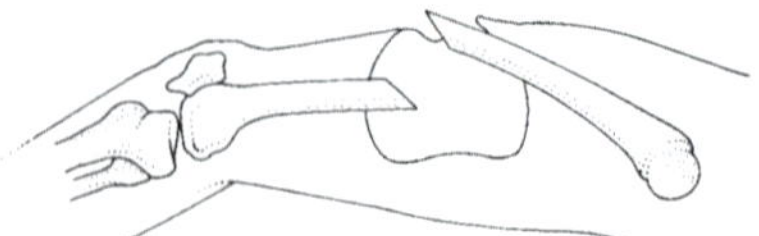

複雑骨折

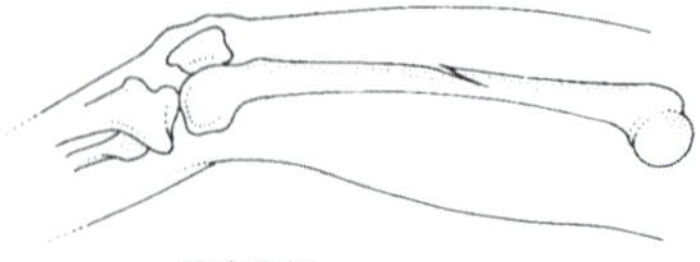

不全骨折

骨の腫れまたは変形

おそらく・・・・・

仮骨

骨折後、新しく形成される骨をいう。

○ かつて確かに骨折した
○ 2-3週間で形成
○ 骨折した骨が大きいほど、仮骨の量も多くなる
○ 骨が完治すると痛みもなくなる

骨膜下血腫

○ 骨(脛骨が典型)が直接損傷を受けるものであるが、骨折はしない
○ 明らかに以前、その部位を負傷した
○ 腫れ(あざ)がほぼ即座に認められる
○ 負傷後に痛みが数週間続く
○ 硬いしこりがその後数週間ないし数カ月にわたって認められる

“格闘ごっこ”をしてぶつかりあったり、スポーツをしていて起きることが多い。

変形性関節症

p.281を参照。

骨粗鬆症

p.259を参照。

もしかしたら・・・

転移性癌

癌患者の場合、癌が続発(転移)することが原因で骨に局所的な痛みが出る可能性はある。このため、身体のいずれかの部位に癌があることがわかっている場合には、その可能性を考える必要がある。ほかに問題のない人は、その可能性は低くなる。

炎症性関節症

慢性関節リウマチまたは硬直性脊椎炎といった関節の炎症を指すものである。p.268を参照。

急性骨髄炎

骨の感染症であり、これが疑われる場合には、直ちに治療する必要がある。身体のほかの部位で起きた感染の原発部位が明らかであれば、骨は血流に乗って運ばれた細菌によって罹患する。

○ 高熱が続く
○ 骨に突然痛みが現れて腫れを伴うが、見てすぐわかるものでないこともある
○ 骨ではなく、その骨を覆っている軟部組織が赤くなって腫れる
○ 動かすと極度に痛い
○ 硬直
○ 倦怠感

慢性骨髄炎

急性骨髄炎を治療せずにおいたり、治療が不十分であった場合に起きることもあれば、複雑骨折(骨折して骨が見えている)後に起こることもある。

○ 骨の肥厚
○ 創傷(膿瘻《のうろう》)から膿汁が出る
○ 局所痛
○ 創傷部の周囲が炎症を来す

変形治癒骨折

十分な整復の不全、つまり骨折した部分がきちんと結合しなかったものをいう。骨折した骨を

慎重に元の位置に戻すなどしても、起こってしまうことがある。

変形または腫れという形で現れることがある。

ページェット病

p.407を参照。

めったにないが・・

くる病と骨軟化症

p.269を参照。

先端巨大症

脳下垂体から分泌される成長ホルモンの過多を原因とする全身におよぶ骨格の肥大である。顎および手が特に大きくなる。

骨および軟骨の良性の腫瘍

身体のいずれかの部位の骨および軟骨の両方に良性の腫瘍が生じるものである。その様子は次のとおりである。

○ 手にしこりができるが痛みはない
○ 表面はなめらかである
○ 増殖速度は遅い

骨または軟骨の癌

身体のほかの臓器に癌があることがわかっている場合には、それが骨に転移性の腫瘍（沈着物）となって現れることがある。

○ 慢性的な痛みが進行していく
○ 痛みのある部位はごく限られている
○ 腫れものが認められる

ほかにも、進行癌の諸症状が現れるが、癌がまだ診断されていない場合には、骨の症状が先に現れることもある。このため、損傷の既往もなく骨に局所痛が現れる場合には、医師に引き続き診てもらう必要がある。

原発性の悪性骨腫瘍は、転移性の腫瘍よりもまれである。腫瘍は年齢に関係なく出現し、種類もいくつかある。

結核

p.427を参照。

骨が折れやすい

明らかな外傷の既往もなく骨折することをいう。これには、疾患によるもの（病的）と、明らかに正常な骨に見られるもの（特発性骨折または疲労骨折）の2種類がある。

特発性骨折または疲労骨折は、スポーツ選手がトレーニングで何度も屈曲させたり、飛び跳ねたり走ったりするなどして脊柱が繰り返し圧迫されたりすることによって、生じるものである。

○ 局所的な痛み
○ 局所的な腫れ
○ 数日ほど安静にしていれば治まる
○ 再び動かすとまた痛みだす
○ 初めのうちは、レントゲン写真では確認できない

好発部位は、足の小さな骨（中足骨）、上腕骨、上大腿骨（大腿骨頸部）、膝蓋骨および脊柱である。

病的な骨折の場合、局所的な異常（悪性腫瘍、結核、骨髄炎など）または全身性の異常（骨粗鬆症、骨軟化症など）のいずれかが原因で、骨が異常にもろくなっている。

いずれの異常も先天的なもの（骨脆弱症など）

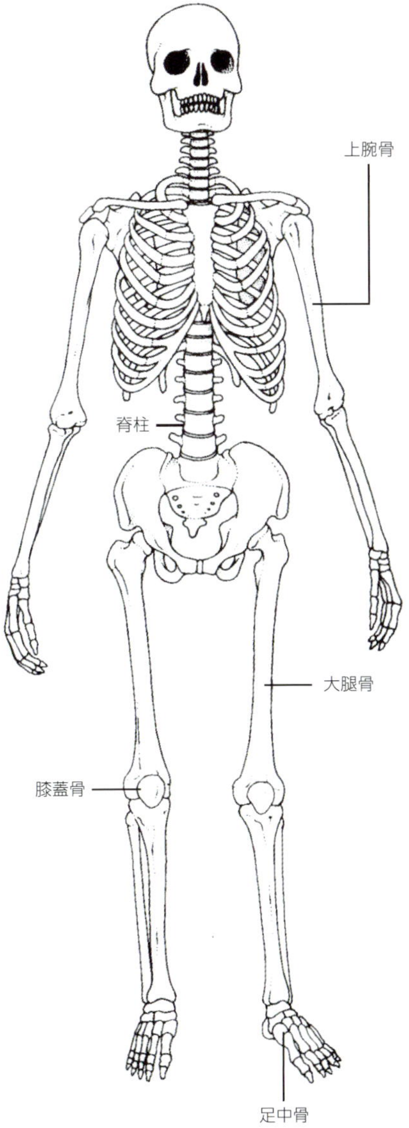

もあれば、後天的なもの（慢性関節リウマチ）もある。さらに、骨は使わないでいると細くなり、骨折しやすくなる。

おそらく・・・・・

骨粗鬆症

骨粗鬆症による骨折を病的な骨折に分類することには、やや見解が分かれるところもあるが、それでも、骨粗鬆症の骨は正常な骨ではないことは純然たる事実である。特に女性は高齢になるほど骨が徐々に細くなり、たいしたことのない外傷でも骨折することがある。大腿骨頸部の骨折がきわめて多い。症状は次のとおりである。

- ○ 鼡径部／股関節に痛みがある（転倒したあとであることもあれば、それによって転倒することもある）
- ○ 脚が短くなっているように見える
- ○ 骨折した方の脚で体重を支えることができない
- ○ 骨折した方の足が外側を向いている

骨折した骨を手術により元の位置に戻して固定する、という治療法が最も多い。

骨粗鬆症により骨折しやすい部位にはこのほか、手首（ちょっとした転倒で容易に骨折する）および背骨の上の方（胸椎）があり、後者は何もしないのに骨折して、痛みを引き起こしたり、高齢の女性は特に前かがみになったりする。

もしかしたら・・・

骨軟化症

p.269の「くる病と骨軟化症」を参照。

骨を使っていない

骨の正常な構造を維持するには、骨を定期的に使う必要がある。（卒中、多発性硬化症または二分脊椎症といった）麻痺があって使わないでいると骨は弱くなり、体重を支えているだけでも、さらにはベッドで寝がえりをうっただけでも骨折することがある。

このため、寝たきりの人や部分麻痺がある人が骨の痛みを訴えると、骨折によるものであると考えることができる。

骨の癌

癌が見つかっていない人にはあまりみられないが、癌が見つかっている人で、それが特に骨の癌であれば、ちょっとした負傷で骨に重度の痛みが現れるようであれば、深刻に受け止める必要がある。

p.258を参照。

めったにないが・・

ページェット病

p.407を参照。

骨髄炎

良性の骨腫瘍

脆弱骨症候群

いくつかの種類がある。最も重度のものは、子宮内および出生時に骨折する。軽度のものは、年老いてから骨折する。遺伝性の結合組織の疾患であり、同じ家系に何人も罹患していることが多い。骨をはじめとする組織が正常に形成されない疾患である。

次のような症状がある。

- ○ ほんのちょっとした負傷で骨折する
- ○ 白目のところが青く見える
- ○ 歯が変形することがある
- ○ 骨折を繰り返すことにより、全身が変形する

ほかにも、難聴、歯の異常、紫斑ができやすい、といった症状が考えられる。

大理石骨病

骨化石症ともいう。きわめてまれな遺伝性の疾患であり、骨が普通よりもどんどん硬くなっていくものである。

骨折する可能性も高くなり、成長が妨げられることがある。

関節の炎症または痛み

インフルエンザなどの全身性疾患は事実上どんなものでも、関節および筋肉が痛むという症状がみられる。痛みは一過性のものであることが多く、関節や筋肉を転々としていく。大なり小なり関節を巻き込む疾患が多いが、なかでも最も重要なものは次のとおりである。

おそらく・・・・・

ウイルス感染症

風邪やインフルエンザといったウイルス感染症であれば、関節がなんとなく痛い感じがするものである。

○ 全身倦怠感
○ 発熱
○ 咳、鼻水
○ 筋肉痛
○ 関節痛
○ 通常であれば2-3日で自然に治る

なかには、長期間にわたる関節の腫れを引き起こすウイルスもある（風疹、リンゴ病（パルボウイルス）、伝染性単核症など）。

変形成関節症

p.281を参照。

もしかしたら・・・

痛風

血中の尿酸量が過剰になることを原因とする疾患。飲みすぎ、薬剤（高血圧治療に用いるベンドロフルメチアジドなど）、腎臓の異常、「高プリン体食」が多い食事（猟獣の肉）といったものが原因となることもあり、さらにまれな原因もあるにはある。

○ 1回に関節1カ所のみ（“単関節性”）に現れ、部位としては足の親指の第一関節が最も多い
○ 突然発症する
○ 関節が熱をもち、てかてかとして赤く、身を切られるような痛みがある
○ 倦怠感と発熱もあり、別の関節に発作が再発し、1回の発作は1週間前後続く
○ 痛風結節という、尿酸の結晶が集まった塊が、特に耳や関節に隣接する皮膚にできる

尿酸値が高く、治療しないでおくと腎結石および腎不全を引き起こすことがある。血液検査をしたり、腫れた関節から液体を採取したりして、診断を確定する。

症状を抑えるには、生活習慣を変えたり投薬したりする。

慢性関節リウマチ

慢性全身性炎症性関節疾患のなかでは最も多い疾患である。実際には結合組織の疾患であり、遺伝することがある。症状は、関節包の内面を覆っている滑膜の炎症が続くことによって起きる。最も多いのが若い女性である。治療では疼痛を緩和し、炎症を抑えることになる。近年の医療の発達により、治療に革命が起きた。

後期になると、重度の症例では手術をして、変形により損なわれた機能を改善させることが必要になることがある。

患者の血中にはふつう、リウマチ因子といわれる免疫グロブリンが存在している。

特徴は次のとおりである。

○ 関節が腫れて痛い（左右対称であることが多い）
○ 早朝のこわばり
○ 関節の変形が進行する（該当する関節に関する記載も参照）
○ 次第に機能が失われていく
○ 皮膚や関節の周囲にしこりができる
○ 骨粗鬆症になることもある
○ 貧血
○ 筋肉の萎縮
○ 高齢になると心疾患のリスクが高くなる

強直性脊椎炎

p.268を参照。

鎌状赤血球症

アフリカ系の人にみられる遺伝性の疾患である。赤血球が鎌の形に変形し、取り入れられる酸素の量が減少してしまう。鎌状の赤血球は正常なものと比較して柔軟性に劣り、毛細管（細い血管）に詰まってしまい、酸素不足および血液供給不足により組織が傷害を受ける。なかにはあまり影響を受けない人もおり、そのような人のことを鎌状赤血球体質であるという。

疾患の影響を全面的に受ける人は、四肢および腹部に重度の疼痛発作（鎌状赤血球クリーゼ）が繰り返し現れる。

この疾患には次のような特徴がある。

- ○ 貧血
- ○ 感染しやすくなる
- ○ 関節痛
- ○ 発熱
- ○ 黄疸
- ○ 腹痛

治療は主として、症状の緩和を目的に実施する。輸血、酸素投与、強力な鎮痛薬が主軸である。

めったにないが・・

敗血症性関節炎

これはきわめて重篤な病態であり、気づいたその日のうちに医師に診てもらう必要がある。関節が細菌に感染するものであり、関節の手術（人工関節置換術など）をした後や、関節炎により損傷を受けた関節に起きることが最も多い。

その症状は次のとおりである。

遠位指節関節

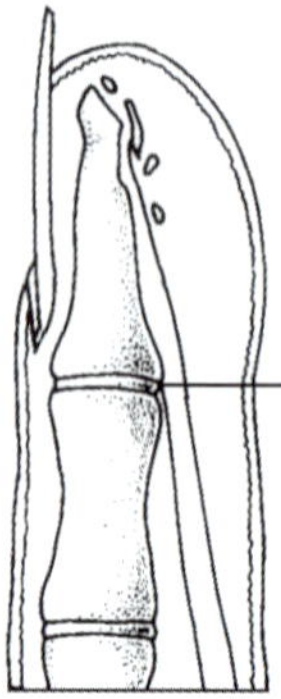

- ○ 関節に痛みがあり、腫れて熱をもち、赤くなることもあり、通常、患部は1カ所のみである
- ○ 発熱
- ○ 体調不良を感じることが多い

治療には、抗生物質を何週間にもわたって投与する。入院して点滴投与で開始することが多い。

若年性特発性関節炎

これは、慢性関節リウマチの小児版であり病態も似ている。

ライター症候群

成人（主に男性）に起こる疾患である。（サルモネラなどによる）腸の感染や、（クラミジアなどによる）性交感染ののち、数週間経ってから起きる。

症状は次の3つである。

- ○ 尿道炎（排尿時に焼けるような感覚があり、分泌物を伴うことが多い）
- ○ 結膜炎

○ 関節炎(関節2-3カ所、たとえば、股関節、膝関節、足関節などの疼痛および腫れ)

乾癬性関節炎

関節炎が、皮膚疾患である乾癬の合併症であることがある。

○ 身体各部のさまざまな関節が罹患する
○ 遠位指節関節が唯一の合併部位であることもある
○ 爪甲点状凹窩が現れる可能性がある

淋菌性関節炎

性行為感染症である淋疾の合併症として多いもののひとつである。

男性の症状は主に次のとおりである。

○ 尿道分泌物

女性は、無症状である人が最大75%に上る。症状には次のようなものがある。

○ 排尿時痛
○ 帯下
○ 感染性関節炎の諸症状が関節1カ所に現れることがある(前ページを参照)

全身性エリテマトーデス(SLE)

p.417を参照。

リウマチ熱

血友病

p.399を参照。

梅毒

p.344を参照。

結節を伴う関節の腫れ

おそらく・・・・・

滑液包

関節の多くは、空の風船のような嚢に覆われている。それが損傷を受けると、水が溜まって肥大する。液体で満たされた腫れは、滑らかな感じがするが、不快感および刺激を感じるものと思われる。特に、膝の前にある滑液包は、膝立ちすると腫れることがあり、家政婦膝という言い方でよく知られている。

骨関節炎

p.281を参照。

もしかしたら・・・

慢性関節リウマチ

p.261を参照。

痛風

p.261を参照。

めったにないが・・

シャルコー関節

痛みも位置の感覚もない関節をいう。関節が損傷を受けると、すぐに変性が起きるため、どんどん変形していく可能性がある。関節は見た目にはとても痛そうで、極度に腫れて変形している可能性も考えられる。液体、骨瘤および骨片の緩みが、関節とその周囲に容易に感じ取ることができる。脱臼はあまり起こらない。原因としては、梅毒、二分脊椎が多いが、糖尿病およびアルコールなど末梢神経系に損傷を与えるものであれば何でも原因になりうる。

関節の痛み

p.260の「関節の炎症または痛み」を参照。

関節のこわばり

p.260の「関節の炎症または痛み」を参照。

肩の痛み

おそらく・・・・・

凍結肩（五十肩）

中年の後半に最も多い。

- ○ 肩関節にごく軽度の損傷をすでに受けていることもあれば、そうでないこともある
- ○ その後、痛みとこわばりが進行する
- ○ 痛みは肩の先端からはじまり、腕の外側を肘に向かって下りていく

障害度が大きく、肩の動きが妨げられて、肩を動かしたり、その肩を下にして寝たりすると痛む。

1年ほどで自然に治る傾向があるが、理学療法またはコルチゾン注射により治療して、肩の動きをよくすることもできる。

“凍結肩”と呼ぶ理由は、肩が痛くてガチガチに固まってしまうためである。

肩の脱臼

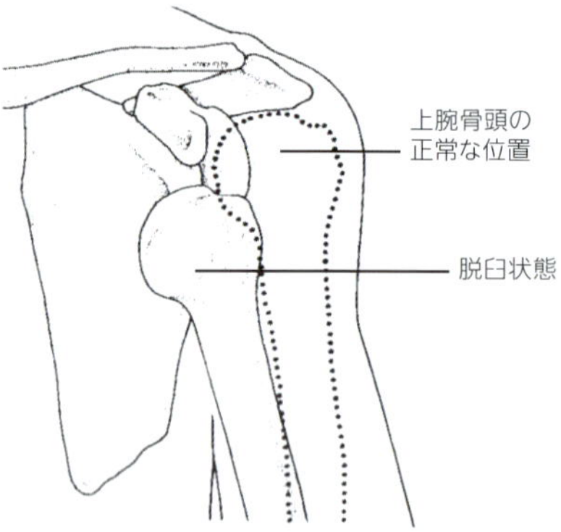

もしかしたら・・・

有痛弧症候群

中年から中年後半の人に最も多い。

- ○ 肩の先端が痛い
- ○ 痛みの強さが変化する（夜間に悪化する）
- ○ 肩の動きが妨げられる
- ○ 局所圧痛があり、指いずれか1本の先に現れることもある
- ○ 腕を体側から上に持ち上げて“弧”を描く時に痛みが悪化する

回旋腱板裂傷

肩の上部にある腱が、警告徴候もなく裂けたり断裂したりすることがある。すでに摩耗および裂けといった変化があって起きる傾向にあり、高齢者に起きるのが典型である。

○ 転倒したり物を持ち上げたりして起きることがある
○ 突然痛みだす
○ 腕を外側へ動かせない

肩の脱臼

“ぶつかり合う”スポーツに多い損傷である。肩は上腕の骨頭球および肩甲骨臼蓋とからなる関節である。上腕骨の最上部にある骨頭球に強い力が加わると、骨臼蓋から滑り出てしまう。

○ 動かすと痛い
○ 肩の形がおかしくなる
○ “球部”(骨頭)が鎖骨の外側端の下にあるように感じられる
○ 腕は肘が体から離れた状態になる

慢性関節リウマチ

慢性関節リウマチ患者には、肩関節にも症状が現れる可能性がある。p.261を参照。

鎖骨骨折

肩の骨は医学用語で鎖骨といい、直接的または間接的に損傷を受けて折れることがある。

○ 骨折部分に痛みがある
○ 腕を動かすと痛みがあり、折れた側の腕を反対側の手で動かないように支えるという反応を取ることが多い
○ 骨折部位が変形する

上腕骨骨折

上腕骨の上端はさまざまな形で折れるが、損傷の原因は直接的な強打または転倒がほとんどである。

○ 肩または腕を動かそうとすると痛い
○ 腕を伝って下へのびる大きな紫斑ができることが多い
○ 脱臼の度合いによって、変形の程度にはばらつきがある

リウマチ性多発筋痛症

変形性関節症

p.281を参照。

めったにないが・・

上腕二頭筋腱断裂

高齢者にみられる。上腕二頭筋の上端は、上腕骨頭の上を通っている。摩耗および裂けによる変化が、この腱を断裂させる。

○ 肩の先端が突然痛みだす
○ 抵抗に対して腕を屈曲させることにより、(すでに外れた)上腕二頭筋の上端が上腕部で束になる様子が目で確認できるようになる

結核

p.427を参照。

内出血

腹部を負傷したのち、横になっていて肩の先端が痛みだしたら、腹腔内出血を来していないか緊急に検査しなければならない。

出血点からの血液が横隔膜まで伝わり、そこから同じ神経が通っている肩に痛みが波及すると考えられている。

背中をまっすぐ伸ばせない

下記の「背中が痛い」を参照。

肩が曲がる、丸まる

p.270の「背中のしこり」の「脊柱後弯症」および「脊柱側弯症」を参照。

背中が痛い

ここでいう背中とは、首から尾骨までの面をいう。われわれはみな、日々生活するなかで、外傷や疾患などが原因で一度や二度は背中が痛くなることがある。

背部痛が2-3週間では治まらなかったり、単なる鎮痛薬では効かない場合には、医師に診てもらわなければならない。

痛みがあると背中をまっすぐ伸ばすことができなくなることもあるが、"正常な"直立姿勢をとると痛みを感じることもある。

おそらく・・・・・

筋肉によるもの

筋肉または靭帯の断裂または挫傷である。

○ 負傷したことがわかっている(強打、引張、圧迫など)
○ 最初は鈍痛であるが、痛みが増していく
○ 痛みは局所的である
○ 動かすと痛みが強くなる(咳または深呼吸が典型)
○ 2-3日で解消する

強い鎮痛薬が必要になることもある。

ぎっくり腰

急にひねったり曲げたりして起こることがあり、ごく小さなものであっても、それを持ち上げようとして起こることもある。

○ 腰にくることが多い
○ 最初に強い痛みがあり、その後弱まるという経過が多い
○ 動かすと痛みが強くなる(最初は動かせないことがある)
○ 具体的にどこが痛いと説明しづらい
○ 横になって、脚をまっすぐに持ち上げようとすると痛みが悪化する

通常は、やさしく動かしたり、鎮痛薬を服用するとよいが、よくなるには何週間もかかる。

理学療法士、整骨医または指圧療法士に診てもらうとよい。

慢性ぎっくり腰

腰痛が再発するものをいう。似たようなぎっくり腰を何年にもわたって繰り返し、どのような動きでぎっくり腰になるか、逆にどのような動きでぎっくり腰が和らぐかがわかるようになってくる。肥満が原因で症状が悪化することがある。

○ ぎっくり腰と似た症状があるが、強度はそれほどでもない

椎間板脱出

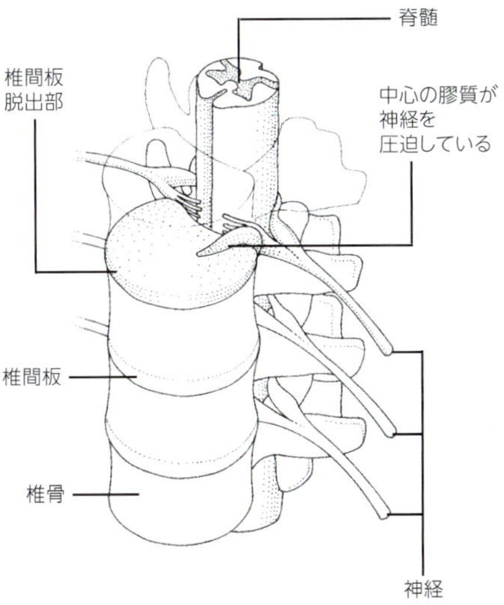

変形性関節症

摩耗および裂傷の疾患である。特に股関節および腰椎のように体重を支える関節に起こりやすいが、関節であればどこにでも起こる可能性はある。

- ○ 間接的かつ非特異的な腰痛
- ○ 立っていたりするか、または一日の終りに痛みが強くなる
- ○ 安静にしていれば和らぐ

しかし、ベッドで横になっていても不快感が残る可能性がある。

関節が硬くなっていくにつれて徐々に、痛みが小さくなり、一部動かせなくなる。

坐骨神経痛

実際は、診断よりも症状そのものが、背中の具合が悪くて悩まされている人の多くに共通するものである。坐骨神経が圧迫されて起きるものであり、坐骨神経が腰痛の元になっている。まれではあるが腰仙骨神経、腰椎および坐骨神経が、実際に損傷を受けたことが原因で起こることもある。

坐骨神経痛が続くようであれば、重大な基礎疾患があることを示している可能性もあるため、検査が必要である。

- ○ 腰部または臀部に痛みの元がある
- ○ 太腿、ふくらはぎの後ろまたは側面に沿って痛みが広がり足にまでくることもある
- ○ 脚がピリピリしたりしびれたりする
- ○ 脚を上げたり伸ばしたりすると症状が悪化する

頸部脊椎症

p.126を参照。

もしかしたら・・・

腎感染症

疼痛は通常、肋骨から股関節までの間の背骨を挟んで左右いずれかの領域にある。重度の痛みで、発熱のほか、排尿時痛、尿の出が悪く何度もトイレに行くなど排尿の問題を伴うことが多い。直ちに抗生物質を投与する必要がある。

椎間板脱出

“椎間板すべり症”(急性および慢性のぎっくり腰および坐骨神経痛)ということが多い。線維性の椎間板は、椎骨間で緩衝材の役割を果たしており、中心は膠質である。年齢が高いか、または負傷が原因でこの中心部がふくれ上がって椎骨間からはみ出し、身体に感覚を与えている神経を圧迫するものである。

- ○ ごく軽度で一時的な背部痛が何度か現れる

ことが、初期の警告である
- ○ 背中を曲げたり前かがみになったりすると突然、重度の背部痛が生じ、立つことができないこともある
- ○ 坐骨神経痛(p.267)であることもある
- ○ 咳をしたり力んだりすると、痛みが悪化する
- ○ 足首から上または下が、しびれたりヒリヒリしたりする
- ○ ごくたまにではあるが、椎間板のすべりによって尿閉となることがあるが、これは緊急事態である

症状は2-3日で治まることもあれば、数週間続くこともあり、少数ではあるが治らないこともある。

しびれまたはヒリヒリ感

下肢や性器のあたりにしびれまたはヒリヒリ感があったり、尿の出に問題があったりすれば、緊急に診てもらうこと。

帯状疱疹

まずは皮膚に刺激が現れる。
- ○ 左右いずれかの半身にのみ、赤いポツポツが長さ5-7cmにわたって帯状に発生する
- ○ そのひとつ一つが液体で満たされた小疱になり、破れてかさぶたができる
- ○ とても痛くなることもある

帯状疱疹が疑われると、いくつかある抗ウイルス薬のいずれかを用いて治療するが、ポツポツが現れる前に治療するのが最善である。

自然治癒する傾向がある。

帯状疱疹は、水痘帯状疱疹ヘルペスウイルスが原因で起こる。水疱瘡になったことのない人は、帯状疱疹の人からうつされる可能性がある。

尾骨痛

尾骨に痛みが現れるものである。
- ○ 転倒してから痛みが続いている
- ○ 局所を抑えると痛みが増す
- ○ 座ると痛みが増す

成人脊柱側弯症

p.270を参照。

脊柱後弯症

p.270を参照。

骨粗鬆症

骨が細くなる原因が加齢にあることは多い。女性は特に、これが閉経後の問題のひとつとなっている。
- ○ ほかに健康上の問題のない人に起きる
- ○ 年を重ねるほど変形が大きくなる
- ○ 脊柱が短くなり、身長が低くなる

強直性脊椎炎

基本的には炎症性の疾患であり、脊椎および仙腸関節が患部となる。10代後半の男性に最も多い疾患である。

家族性の傾向がある。
- ○ 間欠的な背部または臀部の痛み
- ○ 間欠的なこわばり
- ○ 症状は早朝が最もひどく、体を動かすうちによくなっていく
- ○ この疾患が進行すると、ほかの関節に腫れやこわばりが現れてくる
- ○ 時に、疾患が眼、心臓および肺に及ぶことがある

めったにないが・・

脊椎の癌(原発性および転移性)

脊椎は転移性の癌(その増殖がほかの部位、すなわち原発部位とは異なる部位に広まったもの)になる部位としてよく知られている。下記項目に該当する人は、ただちに医師に診てもらうこと(ただし、その症状のほとんどは、癌によるものではない)。

○ 背部に、夜間に目が覚めるほど重度の持続痛がある
○ 疼痛は背部から四肢へと広がる
○ 四肢に疼痛、衰弱または感覚異常が生じる

体重減少、倦怠感および食思《しょくし》(食欲)の喪失など、癌のその他の症状もはっきりと現れているものと思われる。

背部の良性腫瘍

良性の腫瘍によって痛みが現れることはまれであるが、その腫瘍が大きかったり、(ズボンのベルトの高さなど)圧がかかる部位に隣接していると、痛むことがある。

良性だと思っていても、医師には知らせること。

椎間板炎

椎間板の感染を来すものである(p.267の図を参照)。疼痛は何週間もかけて徐々に悪化していく。診断が困難である。発熱、体重減少、全体的な不調感などがあることもある。

治療法としては抗生物質を何週間も投与するが、通常は入院時から開始する。

くる病と骨軟化症

小児(くる病)および成人(骨軟化症)の経過がいずれも似ており、ビタミンD不足が原因である。

くる病の症状は次のとおりである。

○ 頭蓋骨の変形
○ 膝、くるぶしおよび手首の肥厚
○ 胸部の骨軟骨の拡大("くる病性念珠")
○ 下肢の変形
○ まれではあるが、脊柱の弯曲および疼痛

骨軟化症の症状は次のとおりである。

○ 全身の骨痛
○ 背部痛
○ 筋肉痛
○ 椎体圧潰による身長の減少
○ 疲労骨折

胃腸または腹部の疾患

背部の症状の原因となる珍しい病態は多いが、単独で原因となることはきわめてまれである。

膵の炎症および消化性潰瘍が、疼痛の原因であることがある(腰部に集中することが多い)。クローン病や潰瘍性大腸炎といった炎症性腸疾患も、患部の腸管からの関連痛か、または、まれではあるが当該疾患に起因する関節の炎症のいずれかによって、背部痛が起きることがある。大動脈瘤がある場合にも、腹部の拍動に併せて背中が痛むことがある。

結核

p.427を参照。

背中の腫れもの

おそらく・・・・・

皮膚構造の良性の腫瘍

リンパ腫または皮脂嚢胞といった無害の腫れものであり、身体のどこの皮膚に生じてもおかしくない類のものである。よくみられる特徴は次のとおりである。

○ 無痛
○ 徐々に大きくなる
○ 腫れものがあることを除き、健康はよい

感染症

○ 背中の上の方に生じることが多い
○ 痛みがある
○ 赤みがある
○ 局所的に腫れている
○ 膿汁がにじみ出てくることがある

いかなる感染症も、最終的には膿瘍(膿汁が集まったもの)になる。そこから分泌物が出てくることも多く、手術により排膿することが必要になることもある。また、蜂巣炎(p.290を参照)になることもあり、これには抗生物質の投与が必要となる。感染が再発した場合には、医師に診てもらい、糖尿病によるものでないことを確認する必要がある。

正常な骨突部

時に、それまで気づかなかった腫れものが現れることがある。そのようなことの多くは、体重が減少した際に起きる。脊椎骨そのものは、どちらかというとゴツゴツとした構造である。

もしかしたら・・・

脊柱後弯症および脊柱側弯症

脊椎が変形してこぶができるものをいう。後弯症は次のとおりである。

○ 背柱が不自然な曲り方をしている
○ 側面からみると、背柱上部が極端に曲がっている
○ 猫背のように見える
○ いくぶん痛みがある

原因としては、姿勢の悪さ、骨粗鬆症、変形性関節症、強直性脊椎炎、まれではあるが先天性の疾患など、さまざまなものがある。脊柱側弯症とは、背柱が横の方に変形するものである。

○ 家族歴があることもある
○ 背後から、特に前かがみにさせて見ると、左右いずれかの方向への背柱の曲り方が大きい
○ いくぶん痛みがある
○ 背椎に影響を及ぼす何らかの疾患に起因することもある

めったにないが・・

二分脊椎

生後すぐに認められる先天性の異常である。

癌

すでに悪性の疾患があると、背部の皮膚または骨格構造のいずれかに転移性の増殖物が現れることがある。疼痛、外形の不整および急速な増殖が予兆となる。

通常は、その癌がすでに明らかになっているはずである。

結核

脊椎をはじめとする骨の結核感染に気づかないでいると、患部が突然虚脱を来し、骨にこぶがあるように感じることがある。これは、背中のこ

ぶ(脊柱後弯症の一種、p.270を参照)ともいう。
- ○ 急速に発症する
- ○ 全身の倦怠感を伴うことが多く、時に発熱もみられる
- ○ 初期の疼痛は軽いことが多いが、その後、痛みが大きく持続するようになる

背部痛(女性限定)

おそらく・・・・・

生理痛

月経困難症ともいう。
- ○ 下腹部および腰部に月経に伴う痛みがある
- ○ 月経時に現れては解消する
- ○ それ以外、健康上の問題はない

中間痛

月経から次の月経までの中間の時期に起こる腰痛および腹痛である。

排卵によるものと考えられる。

もしかしたら・・・

骨盤内炎症性疾患

女性の泌尿生殖路の感染である。骨盤内炎症性疾患が疑われる場合には、のちに不妊となるリスクをできるだけ抑えるためにも、治療が必要である。
- ○ 発熱
- ○ 腰痛および下腹部痛があるが、重度であることもあればごく軽度であることもあり、無痛であることもある
- ○ 膣帯下が黄色／緑色／褐色
- ○ 膣帯下が臭うことが多い
- ○ 倦怠感および発熱が起きる可能性もある

めったにないが・・

子宮頸癌、卵巣がんおよび子宮癌

- ○ 背部痛および下腹部痛が慢性的に続く
- ○ 膣帯下に血が混じり、臭いが強い可能性がある(子宮癌、子宮頸癌の場合)
- ○ 腹部膨満(腹腔に水が溜まる)

ほかにも、悪性疾患による症状がある。
- ○ 体重減少
- ○ 食思《しょくし》(食欲)不振
- ○ 貧血
- ○ 倦怠感

肘の痛み

肘の周囲には、痛みを発する可能性のある構造体が数多く存在する。肘関節は、上腕骨、橈骨および尺骨の3本の骨で構成されている。その関節付近には、さまざまな筋肉および腱が付着しているほか、この関節のすぐ脇を神経がいくつも通っている。

ここを直接強打すると、骨折したり挫傷したりする可能性があるのはもちろんのこと、最も突出している肘頭は損傷を受けることが多い。上腕骨下端は骨折することがあり、橈骨上端は、転倒した際に手が外側を向いた状態で着地すると、力がその上端に伝わることによって間接的に骨折することがある。

骨折の症状は次のとおりである。

○ 局所痛
○ 局所の腫脹
○ 機能の喪失（腕の屈曲／伸展、ねじるといった動きができない）
○ 変形が特に目立つということはない

挫傷の場合も似たような症状が現れるが、痛みは比較的速やかに消失し、腕を動かせるようになる。

肘の骨

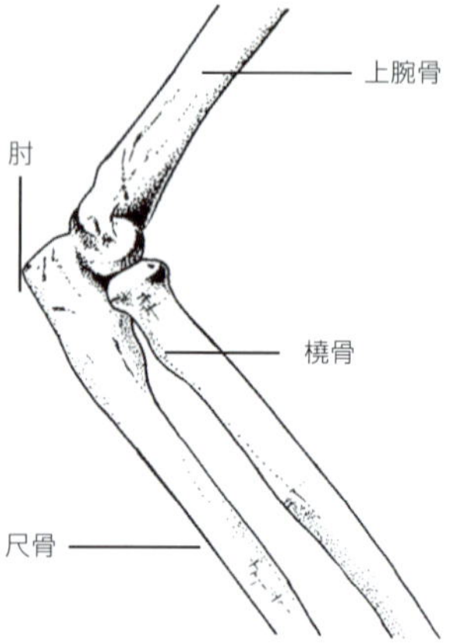

肘の問題にはもうひとつ、本書の「おそらく……」、「もしかしたら…」、「めったにないが‥」のいずれにも該当しない“尺骨の端”を打つ（ビリッとくる）というものがある。

これは骨ではなく、内側上顆の後ろを通る尺骨神経という神経によるものである。そこを打ち付けると、次のようなことが起きる。

○ 内側上顆に鋭い痛みが走る（それで笑うか泣くかはわからない）
○ 痛みおよび感覚異常（ピリピリ感）は、前腕から手（主として小指と薬指）にかけて伝わり、数秒で治まる

もしかしたら・・・

テニス肘
ゴルフ肘

いずれも“反復負荷性外傷”であり、通常はテニスやゴルフをする人にみられるが、腕を繰り返し動かす人なら誰に起きてもおかしくない。

○ 局所痛が、テニス肘なら肘の外側、ゴルフ肘なら内側に現れる
○ ドアノブを回したり、握手をしたり、物を持ち上げたり、テニスのサーブをしたりするなど、特定の動きをすると痛みが悪化する

患者は中年の人が多い。患部を休ませたり、理学療法をするなどして治療するが、今ではごくまれではあるが、麻酔薬およびステロイドの局所投与という治療法もあり、手術が有用であることもある。鍼《はり》治療も効果がある。

めったにないが・・

関節遊離体

外傷、変性（変形性関節症によるものである可能性が高い）、炎症（慢性関節リウマチによるものである可能性が高い）を受けたことにより、骨片がはがれ、それが遊離したまま関節内にとど

まっている状態をいい、原因がわからないこともある。

- ○ 関節に間欠的な痛みがある
- ○ 関節が動かない
- ○ いつも十分な屈曲や伸展ができるとは限らない
- ○ ほかの疾患の随伴症状である

症状が続いたり、進行したりするようであれば、手術により遊離体を取り除くことが必要になることもある。

滑液包の感染

滑液包とは空っぽの風船のような嚢であり、皮膚のすぐ下にあって肘頭を覆っている。肘頭が損傷（打ち身、摩擦）を受けると、滑液包が液体で満たされ、肘の先端にこぶができたように見える。このこぶのように見えるものは無痛であることが多い。

痛風や慢性関節リウマチなどほかの疾患により腫れていることもある。腫れた部分を覆っている皮膚が損傷（切り傷、すり傷）を受けると、この液体が感染することもある。

手首の痛み

おそらく・・・・・

捻挫

通常、ひねったり曲げたりした結果生じる損傷である。

- ○ 動かすと違和感があるが、動きが妨げられることはない
- ○ 局所的な圧痛はない
- ○ 2-3日で治まる

Colles骨折

閉経後女性が、転倒する際に手を伸ばした状態で着地したときに起こることが多い。橈骨および尺骨の端が折れるものである。

- ○ “ディナーフォーク変形”
- ○ 手首が痛い
- ○ 変形（手首の甲側が腫れる）
- ○ 腫れが広がる

整復およびギプス固定が必要である。

Colles骨折

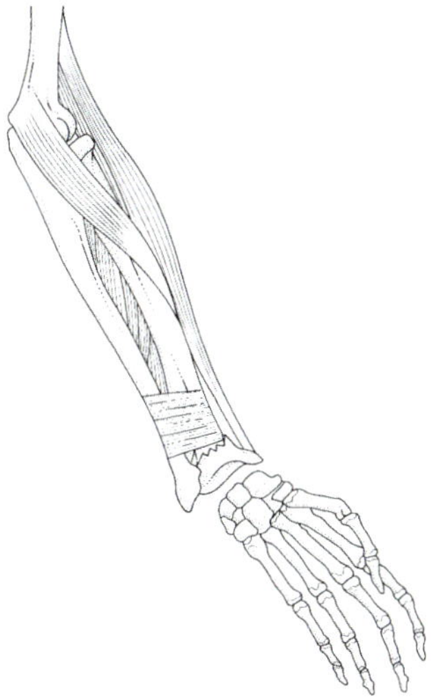

舟状骨骨折

転倒する際に手を伸ばした状態で着地して起きる骨折。

- ○ 手首の痛み
- ○ 腫れ
- ○ 動かすと痛い
- ○ 親指甲側の付け根に局所痛あり

この骨折を放置しておくと、手首の小さな骨である舟状骨が変性することになり、早期変形性関節症になる。この骨折が疑われる場合、まずは固定して、1週間後ぐらいにX線像で確認する。

もしかしたら・・・

変形性関節症

p.281を参照。

慢性関節リウマチ

p.261を参照。

手根管症候群

手根管症候群は主として手および指に症状が現れるが、手首から前腕にかけて痛みが現れることもある。手首を通って手の方へ伸びる神経が圧迫されると、ピリピリ感やしびれを感じる。妊娠中および月経前にみられることが多いが、水が溜まるという症状がある場合にもみられる。

次ページの「手の腫れ」も参照。

めったにないが・・

結核

p.427を参照。

手首の腫れ

p.273の「手首の痛み」を参照。

手首に現れる腫れもの

おそらく・・・・・

ガングリオン

手関節、関節包または腱鞘のそばにできる液体で満たされた小さな(豆粒大の)腫れものをいう。

- ○ 局所的な滑らかなこぶで、通常は手首の甲側にできる
- ○ 嚢胞性である
- ○ 光が透ける
- ○ 軽度の違和感があり、物にぶつけると悪化する

通常は、治療の必要はない。手術により除去することもある。かつては分厚い本などを叩きつけるなどして治療していたが、今日ではお勧めできない。

もしかしたら・・・

変形性関節症

p.281を参照。

慢性関節リウマチ

p.261を参照。

めったにないが・・

偽痛風

カルシウム結晶が関節に集まることによって起きる。数時間のうちに関節は赤くなって熱をもち、痛みが出て腫れる。強力な鎮痛薬で治療する。通常は2-3日で治まる。

敗血症性関節炎

p.283を参照。

手が異常に大きい

本人が成人であれば、これはp.258の「先端巨大症」の特徴である。

手の腫れ

おそらく・・・・・

正常の範囲内

間欠的に片手または両手が腫れることはよくあり、目につきやすい症状である。

指輪が抜けにくい、ストラップを手首にかけていたら跡がついた、といったことが起こる。暑いところで悪化することもあれば、女性の場合、月経前に悪化することもある。

妊娠

特に妊娠後期には、正常な反応として身体が水分をため込むようになる。このため、手がむくんで見える。助産師／かかりつけの医師に血圧および尿を診てもらい、妊娠中に血圧が上昇しないようにすることが重要である。

外傷

打撲などで物理的に直接傷ついたり、骨折または腱炎を起こしたりすると、それに対する正常な反応として腫れが生じる。

手根管症候群

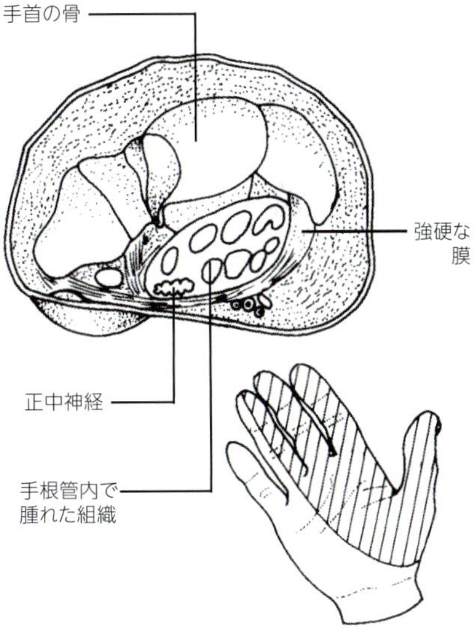

もしかしたら・・・

甲状腺機能低下症

手根管症候群（p.274）が、甲状腺機能低下症が原因となりえる（活動が過剰になる甲状腺機能亢進症と混同しないように）。

その他の症状は次のとおりである。

- ○ 皮膚が乾燥してざらざらする
- ○ 寒いと感じる
- ○ しわがれ声になり、ガラガラという音が耳につく
- ○ 体重増加、便秘、話すのが遅い、思考が遅い

治療はしやすい病気である。詳しくは、p.68の「甲状腺機能低下症」を参照。

めったにないが・・

腋窩静脈血栓症

わきの下または上腕の主要な静脈が遮断されることをいう。原因が見当たらないこともあれば、激しい運動をした後に起きることもある。

- ○ 腕全体が腫れる
- ○ 痛みはないが、鈍痛がある場合もある
- ○ 深部静脈が遮断されていることが原因で、腕の浅静脈くっきりと見えることがある

リンパ浮腫

原発性のものと続発性のものとがある。

p.291を参照。

手の震え

p.409の「手の震え、揺れ」を参照。

ばち指、指や爪の弯曲

つまり、次のようなことをいう。

- ○ 指の尖端が丸くなる
- ○ 爪が大きく、かつ縦にも横にも弯曲しているようにみえる
- ○ 右図のように、爪床と指の甲側の皮膚との間に角度がない

ばち指

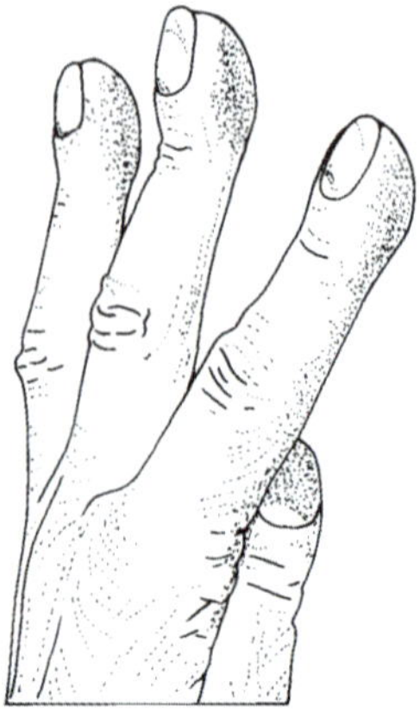

出生時からばち指で、家族に似たような指の形状をした人がいる場合には、重大な症状とは言えなくなる。しかし、途中からこのような形状になる場合には、次に挙げる疾患のいずれかによるものであるとも考えられる。その疾患の最初の徴候がばち指のみであることはまれである。この

現象は医学的には説明がつかないままになっている。

ばち指が症状として現れる疾患は、次のとおりである。

○ 気管支拡張症、肺線維症(線維化性肺胞炎)、嚢胞性線維症、肺癌といった肺疾患
○ 心疾患(先天性心疾患、心内膜炎)
○ 消化管疾患(クローン病、嚢胞性線維症、肝硬変、潰瘍性大腸炎)
○ 悪性疾患

詳しくは、該当する各部位の章を参照。

爪の異常

爪を検査するだけで診断がつくものは、60種類を上回るとも言われている。爪の外観が明確な徴候となる疾患もあり、ここでは、最も多い爪の形とその原因となる疾患とを挙げる。

○ 歯型がついたような爪(もちろん爪を噛む習慣以外の何物でもないこともあるが、その発生から日が浅い場合には特に、その原因として緊張、場合によっては不安やうつがあることを示すものである場合もある)
○ 爪周囲炎("ひょう疽"ともいう)(指先の膿瘍で、赤みがさし、触れると痛みがあり、張りがあって拍動痛があり、膿汁が溜まることもあり、切除術を施行して緩和を図ることが必要になることも多く、抗生物質が必要となることもある)
○ 横裂(筋《すじ》)(何らかの疾患に罹患したあとに現れることがきわめて多く、数カ月間にわたって残る)
○ 横隆線(湿疹によるものであることが多い)
○ 爪下血腫(損傷後の変色であり、爪の負傷は通常、金づちなどで叩いたりつま先の上に物を落としたりすることによって起きる)

爪周囲炎(ひょう疽)

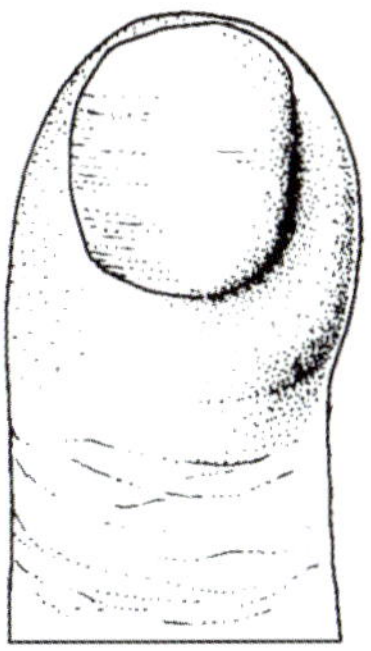

その部分は数分のうちに青くなり、その後紫色になって、さらには暗褐色または黒くなる。変色の原因となる血液が爪の下に溜まって圧力が増すために、つま先は脈拍に合わせてズキズキと痛む。

熱滅菌した針で血腫の上の爪を穿孔し、血液を逃がしてやることによって、症状は緩和する。これは、指を骨折している時に行うのは安全ではないため、医療専門家に任せなければならない。

○ 爪が青白い(爪甲白斑症)(目の粘膜および

結膜も青白いようであれば、貧血が示唆される）

○ 青みがかった爪（チアノーゼを示唆するものであり、肺疾患または心疾患を伴うことも多く、唇および目も検査するが、息切れが特徴となることもある）

○ さじ状爪、スプーン状爪（鉄欠乏症、貧血）

○ グロムス腫瘍（極度の圧痛があり、直径2-3mmほどの赤色または紫色の部分が爪の下に認められる）

○ 爪の陥凹（乾癬に伴って生じることが多い）

○ 爪剥離症（乾癬の特徴でもあり、特に先端部分の爪が爪床から剥がれるというもの）

○ 爪が真菌な感染すると爪が著明に肥厚してでこぼこになって変色し、普通の色とは違って不透明なクリーム色になるほか、身体の別の部位も真菌に感染していることがある

○ 爪甲鉤弯症（（主に）親指の爪が過剰に増殖して肥厚するものであり、高齢者に最も多く、進行すると羊の角のような形にまでなる）

○ 脆弱爪（マニキュアのつけすぎ、磨きすぎ、除光液の使い過ぎによるもの）

○ 爪下線状出血（爪の先端部分に、赤色の小さく割れたように見えるものが縦に走っているものであり、心臓の内側が感染していることによるものであると考えられ、心雑音、息切れ、発熱および貧血も徴候としてみられる）

○ 白線（白く短い線が爪を横切るように走っているのをよく目にするが、厳密には原因がわかっておらず、爪を打ち付けたことを示すものであることもあれば、罹患後に現れることもあるが、重大なものはほとんどない）

その他、爪の変形を伴う疾患は次のとおりである。

○ 扁平苔癬（皮膚がかゆくなるまれな疾患であり、その影響は爪にも及ぶ）

○ 皮膚全体に影響が現れることがあり、（全症例の約10%は）爪がはがれやすくなったり、筋（線）が入ったり、ぼろぼろになったりする

○ 円形脱毛症（毛髪が頭皮から斑状に抜けてしまうことであり、爪には陥没ができることがある）

○ 爪膝蓋骨症候群（まれな遺伝性の疾患であり、爪が未発達であったりなかったりするほか、膝蓋骨（お皿）が小さかったりなかったりする）

○ 先天性爪囲炎（爪とその周囲の皮膚が肥厚する）

○ 栄養障害表皮水疱症（爪がでこぼこに肥厚するものであり、損傷に反応して皮膚の水疱ができやすくなる）

極端に冷たい／凍った指

「しもやけおよび凍傷」で現れる症状である。p.300の「手足の指のかゆみやしびれ」を参照。

レイノー現象

手が冷たく痛くなる。指の色が白から青へと

変化し、(治れば)赤くなる。理由もなく現れることもあれば(レイノー現象)、薬剤(β遮断薬)、結合組織障害(SLE、強皮症、p.242を参照)、振動する物の使用または(時に)頸部に肋骨が1本多く存在しているなど、原因があって現れることもある。

指の腫れ、指の形がおかしい

おそらく・・・・・

皮下組織の感染

通常は植物のとげや針で指先の軟部組織を刺したことによって起こる感染症である。

○ 腫れ
○ 疼痛
○ 発赤
○ 拍動痛

排膿法または抗生物質が必要になる。

ばね指

指の屈筋腱の一部が肥厚したり炎症をおこしたりするもの。

○ 指の曲げ伸ばしの際に、“はさまって動かなくなる”
○ 指を鳴らして“ほどけて動くようになる”こともあれば、自然に治ることもある
○ 無理やり伸ばすことが必要になることがある

> 指を切断してしまったら、チャック付きポリ袋など清潔なもので包み、その上から氷で冷やして直ちに近医へ行くこと(氷の中に直接入れると組織が傷むので注意)。顕微鏡手術という新しい方法があり、指を元に戻すことも不可能ではない。

指の腫れ、指の形がおかしい

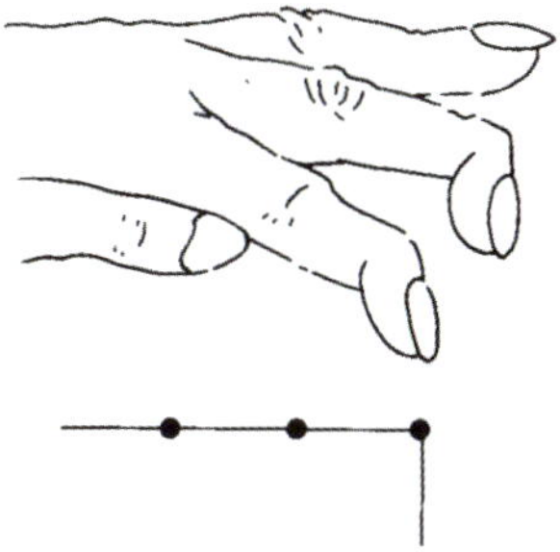

槌指

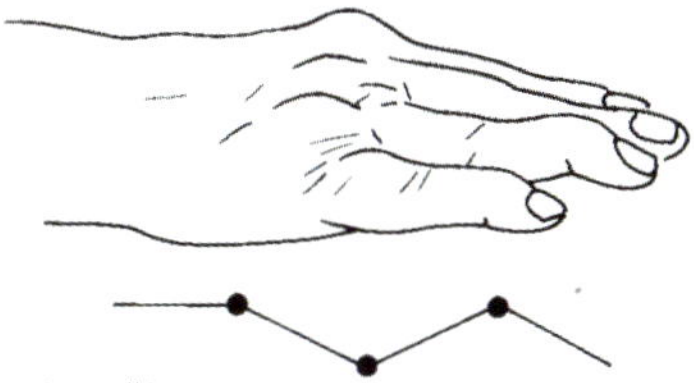

スワンネック指

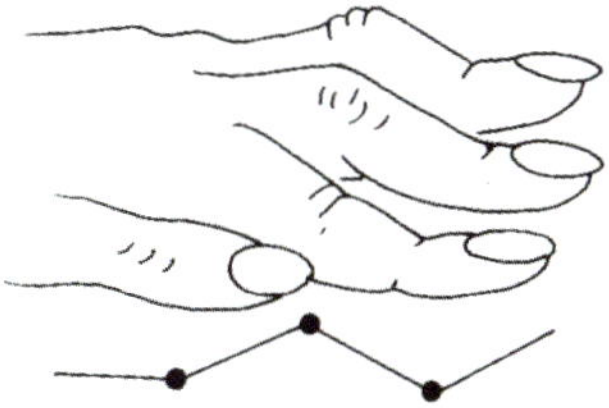

ボタン穴変形指

○ 手のひら側の指の付け根に触れると、圧痛のある小さな結節が触知されることがある
○ この結節は、指を曲げると音が鳴ることがある

自然に回復するものであるが、症状が長引くようであればコルチゾン注射するか、場合によっては手術という形で治療することも多い。

ヘバーデン結節

変形性関節症を原因とする。

○ 遠位趾節間関節(p.262の図参照)に痛みがある
○ 骨の過剰増殖により、関節が肥大してこぶ状になる

もしかしたら・・・

槌指

各指骨端の甲側面に付着している(伸筋の)腱の損傷である。指の端を負傷することによって起こることもあれば、手関節骨折後に間接的に起こることもある。

慢性関節リウマチなど、ほかの疾患に起因するものであることもある。

○ 指節骨の末端が曲がったまま伸ばすことができない
○ 直接的な外傷であれば、1カ月半ほど副子をしておけば治りも早くなる

上記以外の場合には、手術が必要になることがある。

慢性関節リウマチ

この疾患は、手と指に次のようにさまざまな形で影響が現れるものである。

○ 指の尺側偏位(小指の方を向くように指が曲り、中手指節関節が突出してくる)
○ スワンネック変形(図を参照)
○ ボタン穴変形(図を参照)
○ 下垂指(中手指節関節を伸ばすことができない)
○ 親指の槌指(上記を参照)

デュピュイトラン拘縮

小指および薬指(に多い)の線維性の拘縮であり、指を完全に伸ばすことができない。

○ 指が曲がりすぎて手を洗いにくいことがある
○ 患部の指の手のひら側と手のひらが厚くなったように感じる
○ 原因がわからないことが多いが、飲みすぎや一部の薬剤によるものも過去にはあり、遺伝性であることもある

痛風

関節および皮膚が患部となる全身疾患である。手および指の場合、次のような症状が現れる。

○ 痛風結節(蝋のような黄色いものが詰まった皮膚の腫れもの)
○ 手指の関節の変形

めったにないが・・

屈筋の腱鞘感染

指を曲げる腱(屈筋腱)を覆っている鞘の感染症である。

○ 指全体が赤く腫れる
○ 疼痛
○ 機能喪失
○ 動かすと痛みが悪化し、指は痛みが最も小さい位置で曲がったまま
○ 感染症(未治療)が手のひらにまで広がることがある

この感染症は緊急に整形外科を受診しなければならないものであり、機能喪失および変形を長引かせないためにも、直ちに治療する必要がある。

虚血性拘縮

フォルクマン拘縮ともいう。前腕への血液供給が直接的または間接的に妨げられ、筋肉が損傷を受けて萎縮および収縮を来すものである。

- ○ 手の皮膚が青白い
- ○ 前腕が細い
- ○ 手がかぎ爪形で、指の第一関節、第二関節ともに屈曲している
- ○ 力が衰えている感覚がある
- ○ 手を手首の方に向かって屈曲されている場合に限り、指を伸ばすことができる
- ○ 手を曲げている場合に限り、握る動作ができる

先天性の変形

- ○ 出生時からある
- ○ 発生不全（手および指の一部または全部が変形しているか、または存在しない）
- ○ 合指症またはみずかき形成（隣接する指同士の癒合）
- ○ 余剰指（小さな肉塊状のものから完全に指の形をしているものまである）（四肢の外側に多い）

先天性拘縮

- ○ 出生時からある
- ○ 指が曲がっている
- ○ 手のひらの表面に組織の肥厚が感じられる
- ○ 患部が指1本だけのこともある

悪性腫瘍

p.236の「皮膚のしこり」を参照。

良性腫瘍

p.236の「皮膚のしこり」を参照。

股関節が痛い

年齢も原因もさまざまである。疼痛は通常、鼡径部または股関節の前側に出ることが多く、それが大腿部から膝にかけて広がっていくことがある。小児（痛みを訴えない）には、跛行が唯一、痛みがあることを示すものになる場合もある。

偶発的な脱臼は原因（重度の損傷であること）がはっきりしているため、ここでは取り上げない。

おそらく・・・・・

変形性関節症

50歳ぐらいから発症する疾患である。

変形性関節症は、老化、言い換えれば変性という問題である。人にはみな、程度の差はあれこの種の関節の変形は起きるものであり、“消耗性関節症”と表現されることもある。先天性の股

関節脱臼、感染性関節炎、ペルテス病（下記を参照）、骨頭すべり症（下記を参照）など、何らかの病態がすでにある場合、変形性関節症の発症が早まることがあり、診断されないかまたは治療が遅れれば、リスクは高まる。

- ○ 痛みが鼡径部から膝へと広がる
- ○ 当初は運動すると痛みがある程度で、進行すると安静時にも痛みがあり、睡眠が妨げられることもある
- ○ 脚のこわばりが進行する
- ○ 靴や靴下が履きにくくなる
- ○ 跛行が進行する
- ○ 脚の長さが明らかに短くなる

治療ではまず、疼痛の緩和を目指し（鎮痛薬）、その後、機能の改善を目指す（運動および理学療法）。最終的には、重度の症例に対して関節置換術の施行が必要になることもある。

大腿骨頸部骨折

p.258の「骨が折れやすい」の特発性骨折に関する情報を参照。

もしかしたら・・・

過敏性股関節

小児にみられるのが典型である。

- ○ 鼡径部または大腿部の前側に痛みがあり、膝にかけて痛みがあることも多い
- ○ 跛行
- ○ 股関節のどの動きも痛みによって制限される

ほかに原因を調べても見当たらない場合に、このような診断が下る傾向にある。床上安静にしたり、時には牽引したりすることによって、股関節の症状は治まる。以前には見られなかった跛行が（負傷するなど明確な原因もなく）見られるようになったら、その子はその日のうちに医師に診てもらい、感染症などほかにもっと重大な問題がないことを確認する必要がある。

骨頭すべり症

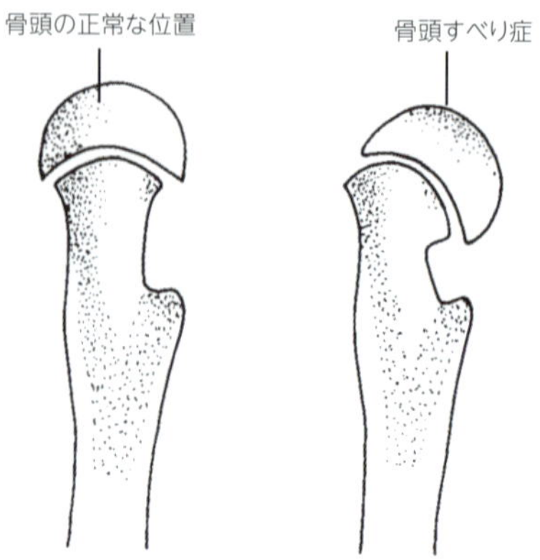

めったにないが・・

ペルテス病

大腿骨頭への血液供給が少なくなると、その部分は壊死してしまう。そうなるまでには最長4年間かかるが、その症状は驚くほど軽微である。

- ○ 2-5歳の小児が罹患するが、それ以外の年齢でも罹患することはある
- ○ 股関節の間欠的な痛み
- ○ 間欠的な跛行
- ○ 動かすと痛みがある

この重篤な疾患と過敏性股関節とは区別することが重要である。

骨頭すべり症

- ○ 股関節の痛みおよび跛行

レントゲン写真をみて診断する。

先天性股関節脱臼

下の「股関節脱臼」を参照。

股関節脱臼

先天性（遺伝性）のものもあれば後天性のものもあり、感染によるものもある。

先天性脱臼（CDH）

CDHは遺伝性のものであり、股関節臼の形の異常と関節靭帯の弛緩とがあいまって起きるものである。骨盤位分娩（頭より先に足が産道に出てくる）での出生により、脱臼が起きる確率が高くなる。CDHの家族歴があるか、または胎児期に骨盤位にあった場合、生後2-3週間で超音波検査を実施し、脱臼が起きていないかどうか確認する。

歩行開始前の症状は次のとおりである。

- ○ 皮線で左右を比べると股関節が非対称である
- ○ 脚が十分に開かない
- ○ 歩きはじめるのが遅い

歩行開始後の症状は次のとおりである。

- ○ 脚が非対称である
- ○ 跛行

左右ともに股関節脱臼である場合、普通によちよち歩行しているように見える。そうなると、脱臼であることが気づかれないことになり、障害が起きる。このため、脱臼の早期発見が必要である。

治療には、さまざまな形の副木を用いる。治療せずおくと跛行が治らず、股関節の歪みおよび障害が進行する。最終的には重度の変形性関節症となり、成人になってから股関節置換術が必要になることもある。

後天性脱臼

股関節の後天性脱臼の原因は、外傷または感染のいずれかである。通常、交通事故の際に膝を曲げて座っていたとすると、大腿骨頭が後方に押される形で寛骨臼から外れてしまう。きわめて大きな力がかかって起きるものである。

- ○ 極度の疼痛
- ○ 極端な場合には変形を来す
- ○ 脚が短くなり、内側にねじれる
- ○ 膝はごくわずかに曲がる
- ○ 脚を動かすことができない

大腿骨頭を寛骨臼に戻すことはできるが、ほかにも損傷があることも多いため、回復には時間がかかる。

後方への脱臼よりははるかに少ないが、前方に脱臼することもあれば中心に向かって脱臼することもある。後者の場合、大腿骨頭は寛骨臼を突き抜けて骨盤内に入る。

敗血症性関節炎（股関節の感染）

股関節の手術後に起きるものがほとんどであるが、年齢を問わず自然発生的に感染が起きることがある。

関節表面およびその周囲の構造は破壊されるのが速いため、どの関節も、感染を放置しておくと、救急で整形外科を受診して膿汁を除去し、感染をなくすことが必要になることになる。

次のような特徴がある。

- ○ 疼痛（程度はさまざま）
- ○ 跛行

○ 最終的に機能喪失となる
○ 倦怠感
○ 発熱

放置したり無理をしたりして、感染関節の脱臼を繰り返していると、いずれは手術により変形を正さなければならないことになる。

内反膝

内反膝は小児期に生じる正常範囲内の状態で、何ら問題ない。成長とともに解消することがほとんどである。

○ 左右対称である
○ 膝が外側に広がっている

これよりはるかにまれではあるが、くる病(p.269)、変形性関節症(p.281)およびページェット病(p.407)もある。

跛 行

跛行が症状として現れる異常は多く、疼痛または変形またはその両方が原因となる。

疼痛や変形については、それぞれについて書かれた箇所を探し、そこを参照すること。

歩行時に痛みがある

まずはp.254-256に目を通し、その上で、脚および膝についてはここから先のページ、股関節についてはここから前のページを参照のこと。

よたよたと歩く

p.283の「先天性股関節脱臼」およびp.253の「Duchenne型筋ジストロフィー」を参照。

脚または太腿が痛い

p.254の全身の骨および筋肉の症状のほか、p.266の背中の諸症状を参照。

脚の麻痺

p.377-378を参照。

脚の静脈が浮き出る

p.289の「静脈瘤」を参照。

脚の腫れ

p.289の「足首の腫れ」を参照。

脚が弱い

p.253の「筋肉の消耗および筋力の喪失」を参照。

脚が異常に白い

p.298の「末梢血管疾患」の結果、動脈が突然遮断されたことを示す緊急事態である。

負傷後の膝の痛み

痛みの厳密な原因は、損傷の力とその部位とによって決まることになり、本項目に関しては、"おそらく"、"もしかしたら"、"めったにないが"の分類は関係ない。

膝を形成しているのは、骨（大腿骨遠位骨端、脛骨近位骨端、膝蓋骨）、靭帯（内側側副靭帯、外側側副靭帯、前十字靭帯、後十字靭帯）、関節包、内側半月板および外側半月板、および周囲を覆う軟部組織である。そのいずれもが、損傷を受ける可能性のあるものである。

最も重大な損傷を以下に挙げるとともに、その症状および症状を引き起こしうる損傷の種類に対してとるべき治療法を挙げる。いずれも直ちに治療する必要のあるものばかりである。

治療が遅れると、重度の損傷であればことさら、合併症のリスクが高まることになる。関節に対する損傷はどんなものであれ、変形性関節症の発症が早まるリスクが高くなる。

膝の脱臼

関節包および靭帯を含め、膝関節が引き裂かれるほどの損傷は、よほどすごい力がかからなければ起きるものではない。

- ○ 重度の疼痛
- ○ 著しい変形
- ○ 著しいあざ
- ○ 膝につながる神経および動脈が損傷を受けることもある

膝蓋骨の脱臼

p.286の「固着膝またはロック膝」を参照。

大腿骨顆骨折

高いところから転落して起きたものは長引くことがある。

- ○ 膝に重度の疼痛があり、動かせない
- ○ 直ちに腫れて変形する

靱帯断裂

完全断裂であることもあれば、部分断裂であることもあるが、腫れ、疼痛および機能低下といった諸症状が“捻挫”によるものと片付けられ、見過ごされることが多い。たとえば、損傷が大きいほど、部分断裂よりも完全断裂の方が痛みは小さいことが多い。膝に重度の痛みがあっても多少は動かすことができるという場合には、症状が治まった後と、スポーツなど体を動かすことを再開する前と、専門医に膝の安定性の有無を診てもらう必要がある。

膝蓋骨折

膝から転倒したか、または直接強打したことが原因である可能性が高い。

- ○ 直ちに腫れてくる
- ○ 膝が伸ばせない
- ○ 疼痛または伸展機構の破たんのいずれかが原因で、脚をまっすぐにできなくなることがある

大腿骨顆上骨折

重度かつ直接的な負傷が原因である。

- ○ 重度の疼痛(膝を動かすことができない)
- ○ 直ちに腫れてきて変形する

脛骨粗面骨折

直接強打するか、または高いところからの転落が原因である。

- ○ 重度の疼痛(膝を動かすことができない)
- ○ 直ちに腫れてきて変形する

脛骨上部の骨端症および隆起

膝蓋骨の下にある下腿上部(膝のすぐ下にある脛骨)を負傷すると、大腿四頭筋腱の脛骨側付着点が損傷を来す。

- ○ 膝、特に膝蓋骨の下が腫れる
- ○ 脛骨上部に局所圧痛がある
- ○ 脚を伸ばした状態で脚を引き上げることができないか、できるとしても痛みがある

若い成人に同じようなことが自然に起きることがあるが、それはオズグッド・シュラッター病という。

膝の腫れ

p.285の「負傷後の膝の痛み」、下記の「固着膝またはロック膝」、p.260の「関節の炎症または痛み」を参照。

虚脱にもなる固着膝またはロック膝

膝関節が特定の角度で固定されるもの。完全にロックされると伸ばすことができない。膝が間欠的にロックされることもあり、“引っかかった”かと思ったら伸ばせるようになる。いずれの症状も、膝そのもの、すなわち軟骨(半月板)の損傷または(骨または軟骨の)遊離体に問題があることを示唆するものである。膝を負傷してから症状が現れたのであれば、どのような形で負傷したかを正確に覚えておくことが重要である。

おそらく・・・・・

靭帯損傷

膝にロックがかかったり、虚脱を来したり、崩れたりする理由として最も多いのは、内側靭帯のいずれかの損傷である。症状は軟骨の損傷時と似たものが多い。次の「内側半月板断裂」を参照。

内側半月板断裂

大腿骨と脛骨との間で半月板が挫滅してねじれるのが典型である。サッカーやラグビーをしている人に多い。

○ 膝の中の方がすぐに痛み出すことが多い
○ 膝にロックがかかり、十分に伸ばすことができない
○ 2-3時間のうちに関節が腫れてくる

初回発生後の症状は鎮静化するが、結局は再発して頻度も高くなる。

もしかしたら・・・

遊離体

○ 大腿骨と脛骨との間にはまり込んでしまっている
○ 階段の上り下りで、痛みが間欠的かつ突然に現れる
○ 脚を伸ばせない
○ 発作が起きるたびに液体による腫れを伴う

遊離体が関節の間から抜け出すと、発作も解消する。

関節に遊離体があるのが触知されることもあり、その位置は膝蓋骨の上部または側面にあることが多い。

変形性関節症

関節における変性変化または変形性関節症

膝の損傷

膝蓋骨折

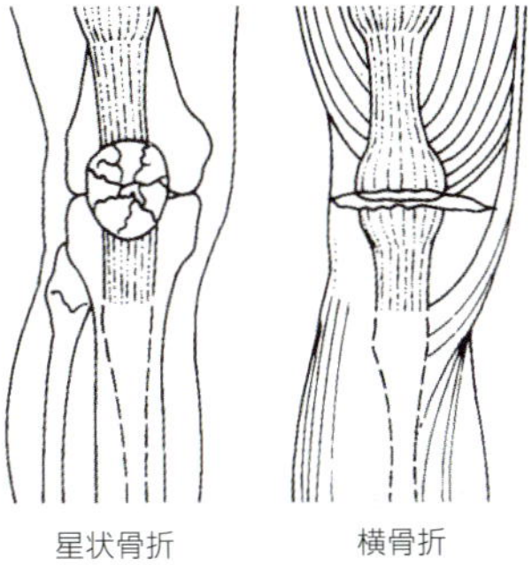

靭帯断裂

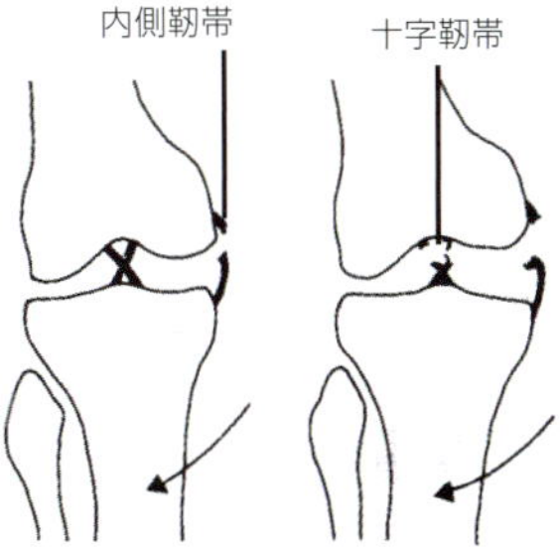

大腿骨顆上骨折

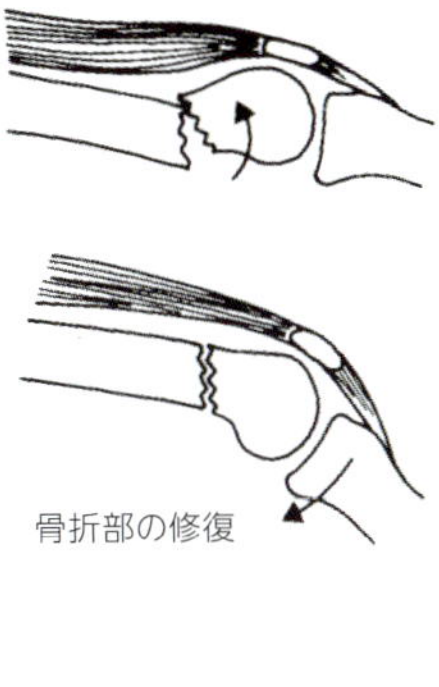

性の変化が、遊離体の形成を引き起こしうる。p.287を参照。中年の後半以降に多くなる。

めったにないが・・

膝蓋骨の再発性脱臼

膝蓋骨はその解剖学的特徴ゆえ左右にずれやすく、実際には、膝を取り巻く靭帯、筋肉、腱または骨の正常の範囲内であることも少なくない。若い女性に最も多い。

○ 膝蓋骨は上下左右によく動くようにみえる
○ 膝が曲がったまま動かなくなり(ごく短時間)、転倒を引き起こす(膝の虚脱)
○ 膝蓋骨が片側にあり、その後動くのを感じ取ることができる
○ 両膝に現れることもある

外側半月板断裂

内側半月板断裂ほど多くはない。p.287を参照。膝の外側に痛みが現れることを除けば、症状は同じである。

円板状外側半月板

異常な形をした外側半月板が、大腿骨と脛骨との間に滑り込み、膝が崩れる"ガーン"と殴られる感覚がある。最終的には手術が必要になることになる。

膝蓋軟骨軟化症

膝蓋骨の裏側の軟骨が変性することをいう。若い女性が罹患することが多い。

○ 膝蓋骨脱臼(上図を参照)または膝の損傷を繰り返してきた
○ 膝頭に間欠的な痛みがあり、腫れている
○ 時々、膝にロックがかかる
○ 膝が崩れることがある

膝関節

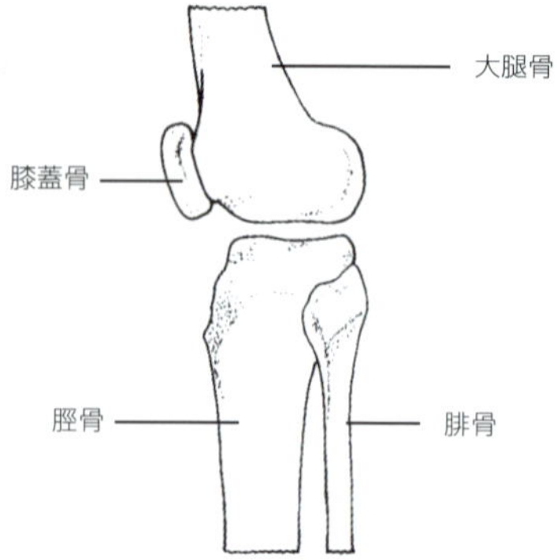

離断性骨軟骨炎

負傷後に、大腿骨関節面の下側(関節丘)が損傷を受けることがある。関節軟骨の一部がはがれ落ちて遊離体になる。

男女とも10代後半が多い。

○ 間欠的な痛み
○ 間欠的な腫れ
○ 間欠的なロック
○ 膝が崩れそうなほど不安定に感じる

外反膝(X脚)と内反膝(O脚)

外反膝の大半は小児期の正常な特徴のひとつであり、成長するにつれ、概ね7歳までには徐々に見た目が普通になっていく。

○ 膝がゆがんでいる
○ 両膝頭が互いに押さえつけあっており、医師は半年ほどかけて、脚の外観がどのように変化するか様子をみる
○ まれではあるが、くる病(p.269)、骨軟化症(p.269)、ページェット病(p.407)およびシャルコー関節(p.263)の症状である可能性もある

内反膝

内反膝は乳児に多い。その子を寝かせて足をそろえたとき、左右の膝の大腿骨底部にあたる位置に5cm以上のずれがあれば、くる病などまれなものが原因になっていないかどうか、骨の発達に問題がないかどうかを確認するためにも、X線検査を実施することが有益である。

片側のみの内反は、必ず医師に診てもらうこと。

膝が痛い

p.260の「関節の炎症または痛み」、p.286の「固着膝またはロック膝」、p.281の「股関節が痛い」を参照。

足首の腫れ

片側のみのこともあれば、両側とも腫れることもある。

おそらく・・・・・

急性または慢性の損傷

p.291の「足首が弱く、痛みがある」を参照。

孤立性従属性水腫

腓腹筋は、足首が腫れないようにする上で重要な役割を担っている。あまり動かさないでいると、膝から下に水が溜まる(水腫)傾向がある。これは、飛行機の移動などで長時間座っていたり、高齢者が一日の大半を座って過ごしていたりする場合などに、比較的よく起きるものである。脚を動かし続けたり、踏み台運動をしたりすることによって改善する。「心不全」など、足首が腫れるほかの原因がないかどうか、以下の「もしかしたら」や「めったにないが」に挙げるような原因がないかどうかを考えてみることも重要である。

もしかしたら・・・

静脈瘤

静脈の弁が損傷を受けることに起因して下肢静脈が肥大したものをいう。

血液が適正な速度で心臓に戻ることができず、脚に滞留する。このため、膝から足首にかけて腫れるが、片側のみが腫れることが多い。

- ○ 静脈瘤が目で見える
- ○ 日中または運動後に増える
- ○ 痛いというより不快感を覚える
- ○ 夜間や、脚を持ち上げると消える
- ○ 特に足首の内側が腫れている場合には、潰瘍を伴うこともある

静脈瘤ができたまま時間が経つと、膝から下にかけて褐色になってくる。静脈瘤性湿疹ともいう。

深部静脈血栓症

脚の中の方にある静脈が、血栓または血餅によって遮断されることをいう。原因もなく発生することもあれば、術後または床上安静の状態が長く続くことによって発生することもある。高齢者、肥満者、喫煙者のほか、経口避妊薬服用者または癌患者に多い。深部静脈血栓症が疑われれば、直ちに医師に診てもらう必要がある。

- ○ 突然発生する
- ○ 当初は痛みがないが、そのうちに軽度／中等度の不快感が現れる
- ○ ふくらはぎが腫れるほか、大腿部も腫れることがある
- ○ ふくらはぎを後ろから押さえると痛みが生じることがある
- ○ 腫れた状態が続き、退くことがない

血栓片が脚から胸部に移動すると、胸部痛および息切れが現れることになる（p.210の「肺塞栓症」を参照）。肺に入った血栓がある程度の大きさであれば、まれではあるが死亡する可能性もある。

静脈炎後の脚

深部静脈血栓症（上記）後、数カ月から数年の間は患側の脚の腫れが残ることがある。足首に潰瘍が発生する上に、皮膚が変色することもある。

サポーターを巻くなどするのが最良の治療法である。

蜂巣炎

軟部組織の細菌感染症である。脚、足首または脚といった部位に限局することもあれば、広がることもある。単なる刺し傷が原因となることもあれば、足や足首の皮膚の割れ目から細菌が入って（潰瘍や水虫を経由するなど）起きることもある。

- ○ 赤みがあり、腫れている
- ○ 痛みが強いこともある
- ○ 皮膚が引っ張られているため光って見える
- ○ 倦怠感
- ○ 発熱

この病態を治療するには、安静にして抗生物質を投与することが必要になってくる。

心不全

心臓のポンプ機能が本来あるべき程度の働きをしなくなると、身体には液体が貯留することになる。最悪の場合、肺うっ血を引き起こして呼吸困難に陥る。軽度であれば、足首が腫れる程度である。

- ○ 両側とも腫れる
- ○ 脚が冷たく感じる

○ 上記症状が間欠的に現れる
○ 息切れが起きることもある
○ 状態の悪い(未治療の)心不全になると、腫れが脚全体に及ぶようになる

随伴症状として、頸部静脈およびチアノーゼがある。そういった症状は利尿薬のほか、心臓病薬などによって治療することができる。

めったにないが・・

貧血

足首の腫れは、貧血の人が最初に気づく症状であると思われる。これは、貧血によって軽度の心不全に陥るためである(前ページを参照)。

リンパ浮腫

液体がリンパ系を通って排出される経路がふさがっているものである。原発性(原因がない)のものと、先天性の異常によるものと、患肢にリンパ系がないことによるものとがある。

先天性のものとしては、ミルロイ病というものもある。

二次性のリンパ浮腫は、鼡径部リンパ節の手術(悪性の疾患を抑制するためなど)、リンパ節の閉塞(癌によるものなど)、寄生虫による感染症(フィラリア症)が原因となりうる。

○ 硬い腫れもの
○ 大きさにばらつきがない
○ 感染または炎症が起きる(前ページの蜂巣炎を参照)
○ 皮膚が肥厚する
○ 重度になると、皮膚がゾウの皮のような質感(象皮病)になるこがある

骨折の見過ごし

時に、足首の小さな骨折は、それと気づかないことがあり、腫れ、疼痛および不安定が長期間続くことになる。

腎炎

負傷ではなく疾患が原因で、腎が急性または慢性の損傷を受け、それによって足首が腫れることがある。

ほかにも、次のような症状がある。

○ 顔のむくみ(特に目の周り)
○ タンパク尿、血尿
○ 倦怠感
○ 息切れ
○ 吐き気および嘔吐

低タンパク血症

アルブミンというタンパク質の血中濃度が低くなると、足首が腫れることがある。このようなことが起きるのは、腎疾患、肝疾患または腸管から吸収されるタンパク質の量に影響を及ぼす病態があるときである。

足首が弱く、痛みがある

ほとんど必ずと言っていいほど、ひねったり(階段を踏み外すことによるものが多い)、高いところから飛び降りたりといった負傷によるものである。足関節は主として3つの骨、すなわち脛骨、腓骨および踵骨よりなる。そのどの骨にも損傷は起こりうる。外傷により、足首を取り巻く軟部組織(靭帯、腱および筋肉)が損傷を受けることもある。痛みの元はその構造にある。足首が「弱い」と

感じたり、崩れるような感じになる。この症状は患側にのみみられる。

足首を負傷したら、大ごとであると考える必要がある。たとえ捻挫でも治療しないでおくと、長期間にわたって本来のように機能しない状態が続く。骨折していないのであれば、鎮痛薬を服用し、安静にして理学療法を受けることが治療法として概ね適切である。

おそらく・・・・・

急性外傷（捻挫）

○ 負傷の経緯が明白である
○ 立ったり、体重をかけたりすると痛む
○ 局所的または全体の腫れ
○ 2-3時間後または翌日頃から腫れはじめる
○ 足首が“崩れて”しまいそうに感じる

アキレス腱の炎症

アキレス腱は、腓腹筋と足の背面とをつなぐ腱である。かつてスポーツをしていた人が座った姿勢でいることが多くなり、年齢を重ねてからスポーツを再開する場合や、ふくらはぎを負傷してから日が浅い場合に、歩行量が多くなると炎症を起こすことが多い。過回内（p.294を参照）も、アキレス腱炎が起きやすくなる。腱には痛みがあり、歩いたり走ったりすると悪化し、腫れてくることもある。治療法としては、安静、ストレッチ、鎮痛薬、理学療法があるほか、過回内が認められれば、それも治療する。

アキレス腱は断裂することがある。通常、歩行時または運動中に起こり、原因は見つからない。アキレス腱炎になったことのある人や、ステロイド薬を長期服用している人ほど、断裂が起こりやすい。突然、太いゴムが切れたようなブツンという音とともに、重度の痛みがふらはぎ／踵に現れる。また、断裂直後から歩くことができなくなり、当該部位が腫れてくることも多い。

足および足首の骨

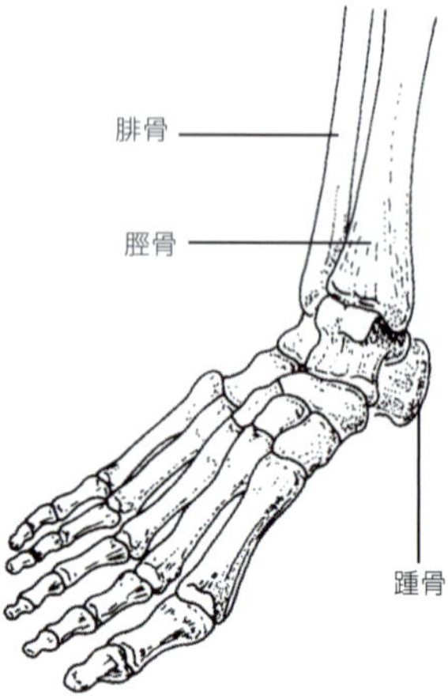

もしかしたら・・・

慢性の障害

○ 過去（数週間、数カ月、場合によっては数年も前）に負傷
○ 症状がしばらく続いている
○ “弱い”と感じたり、“崩れそう”と感じたりすることが大半である
○ 痛みは急性の外傷ほど強くはない
○ 運動後に腫れる

めったにないが・・

骨折

一般に、症状ははっきりしており患部にのみ現れる。

○ 痛みが激しい
○ 体重をかけることができない
○ すぐに腫れてくる
○ 2-3時間のうちにあざができてくる

脛骨の下端が折れると足首の内側に、腓骨の下端が折れると外側に、踵骨が折れると両側および踵の背面全体に症状が現れる。

足が異常に大きい

おそらく・・・・・

正常の範囲内

足の大きさのことを心配しても、身体の異常でもなければ、原因となる疾患があるわけでもないことがほとんどである。そういう心配をしている人の足の大きさが、何らかの条件を満たす人全体のなかでみた足の大きさの予測範囲を反映していることはまずない。また、足の大きさについては、小さすぎることを気にかけている人が多い。

めったにないが・・

先端巨大症

p.258を参照。

扁平足

この言葉の本当の意味は、土踏まずが平らになっているということである。姿勢の問題で、外反膝およびアキレス腱が短いことによるものである場合もある。また、先天性で、二分脊椎によるものである場合もあるが、こちらはまれである。寝たきり状態を脱したばかりであるなど、全身の体力がないために生じることもある。土踏まずを支える筋肉および腱が疲弊すると、扁平足になる。

○ 足が平らに見える(土踏まずがない)
○ 靴底の擦り減りが激しい
○ 痛むことはまれであるが、時間が経ってから下肢全体の筋肉に痛みが出ることがある

扁平足は原因が見つからないことがほとんどであり、残念ながら専門家が何かしてさし上げることがほとんどない。

フランス人は、ごく幼いうちから積極的に、いろんなところ(砂浜がよいとされている)を裸足で歩かせると、土踏まずが発達すると考えている。扁平足は遺伝することが多い。

治療が必要となることはまれであるが、足の甲を支えることが必要になることもある。

土踏まずが痛い

上記の「扁平足」を参照。

過回内

現在増え続けている病態である。扁平足の人に最も多い。回内とは、普段歩いたり走ったりする際に足が若干内側に向かって曲がり、それが動きの調節に役立っているものをいう。しかし、正常範囲を超えて足が曲り込んでしまう人もいる。そうなると扁平足になり、過度の応力がかかり、足の軟部組織を圧迫することになる。

過回内になると足の痛み、足底筋膜炎、アキレス腱炎、脛骨過労性骨膜炎が悪化するほか、膝、股関節および腰の問題も悪化する。特殊な中敷き(装具)を装用することによって、効果的に治療することができる場合が多い。

足が痛い

おそらく・・・・・

疣《ゆう》状突起

足底いぼともいう。ウイルス感染が原因であるため、学校やプールで集団発生する。

○ 足の裏のこの突起を抑えると、その部位に圧痛がある
○ 足底いぼは目に見えるものであり、複数あることもある(通常は、体重がかかるところにある)
○ 自然に消退していく

疣《ゆう》状突起の検査をしている学校は、もうほとんどない。疣《ゆう》状突起のある子がいないため、予防する必要もないのである。感染症であるため、最終的には治りいぼは消える。痛みのあるもの、特に厄介なものに限り、治療する必要がある。時間が経って硬くなったものは、感染性がそれほど強くはない。治療薬は、薬局で購入した大衆薬が最もよく効くが、それでも効果が現れるまでに何週間もかかることがある。

外反母趾

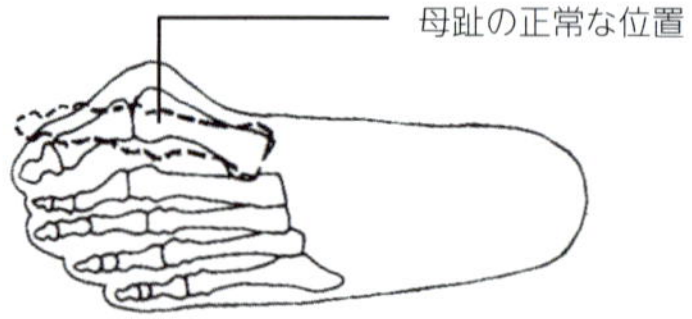

モートン中足骨痛

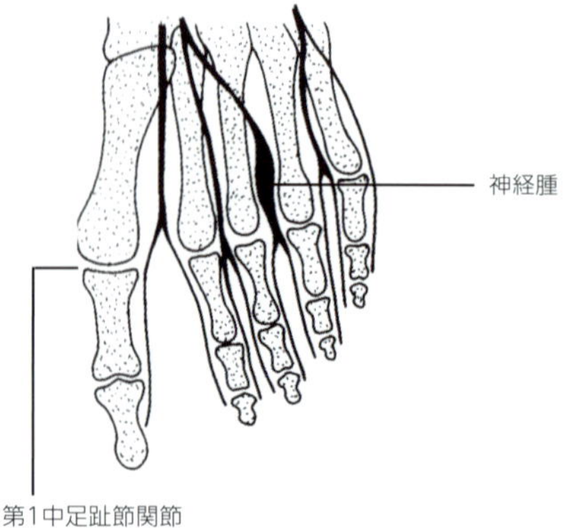

もしかしたら・・・

足底筋膜炎

筋膜という足裏にある膜の層が炎症を来すものである。

- ○ 40歳以上の人に多い
- ○ かかとに近い足裏に局所圧痛がある
- ○ 歩いたり走ったりすると悪化する
- ○ 過回内が原因であることが多い（前ページ参照）

長時間の立ち仕事をする人に最も多い（警官および交通監視官の職業病的なものである）。治療法としては、つま先立ち、足のストレッチ、理学療法および装具があるが、ステロイドを注射することもある。

外反母趾（図を参照）

足の親指が変形することであり、中年以降の女性に最も多い。

- ○ 親指の先が内側に向く
- ○ 親指の付け根が突出してくる
- ○ 中足骨の端が足の内側に向く
- ○ 以上のことから、皮膚のなかで骨が「こぶ」になっているように感じる

この部分を覆う皮膚は肥厚し、足裏の骨と同じく痛みがある（腱膜瘤）。

最終的には手術が必要になってくる。

強直母趾

第1中足趾節関節の変形性関節症を原因とするものである。

- ○ 動かすと痛い
- ○ 限局性骨増生が起き、関節周囲が腫れているように見える
- ○ 関節を覆っている部分の皮膚が肥厚する
- ○ こわばりと痛みとで、関節の可動域が次第に狭まる

めったにないが・・

かぎ爪趾

下記の「凹足」を参照。

モートン中足骨痛

中年の人が罹患する。

- ○ 中足骨頭間で神経が肥大する（神経腫）
- ○ 足の指と指との間に局所痛があり、足を左右にひねると痛みが増す
- ○ 患部がチクチクする
- ○ コルチゾンを注射するか、または手術をすることが必要になることもある

凹足

扁平足の反対で、足の甲が高くなるものをいう。足指の異常収縮（かぎ爪趾）を伴うこともある。土踏まずを支える筋肉の不均衡が原因であると考えられ、脊髄灰白質炎（ポリオ）、二分脊椎、脳性麻痺など下肢に神経疾患のある人にみられる可能性が最も高い。

- ○ 足指がカールしたりかぎ状になったりする
- ○ 足の甲が高くなる
- ○ 最終的には、圧点に仮骨（たこ）が現れる
- ○ 中足痛（中足骨頭に痛み）が現れる

足が腫れる

p.289の「足首の腫れ」を参照。

足の潰瘍または感染

おそらく・・・・・

陥入爪

ほぼ必ずと言っていいほど、足の親指に起こる。爪の端が足指の組織に食い込み、局所感染（爪囲炎）を引き起こす。

足に合った靴を履いていないことや、深爪、爪噛みが原因である。

- ○ 爪の外側に起きることが最も多い
- ○ 両足に現れることが多い
- ○ 痛みが再発する
- ○ 感染が再発する（赤み、腫れ、膿汁がある）

最終的には爪床の手術をすることが必要になってくる。

水虫

p.300の「手足の指のかゆみまたはしびれ」を参照。

疣《ゆう》状突起

p.294を参照。

もしかしたら・・・

p.301の「皮膚炎」、p.299の「糖尿病性ニューロパシー」、p.298の「末梢血管疾患」を参照。

めったにないが・・

p.298の「アルコール性ニューロパシー」、同じくp.298の「多発性硬化症」、p.278の「レイノー病」、下記の「バージャー病」、p.301の「凍傷」、p.344の「梅毒」を参照。

バージャー病は痛みを伴う潰瘍であり、血管の閉塞を原因とするものであり、特に東欧系の若い男性喫煙者にみられる。

うおの目

p.240を参照。

手足の指

ここでは特に、血液循環の外辺部にあたる身体部位である手足の指（腕および脚も）が患部となる可能性のある一連の症状についてみていく。位置関係でいえば鼻や耳も同じであり、しびれ、かゆみ、変色（しもやけなど）といった一部の症状は、手足の指と同じように現れる可能性がある。

手足の指のしびれ

身体のいずれかの部位にしびれが現れたら、一大事であると考えなければならない。単独の症状として現れることはあまりなく、基礎疾患に伴うものであると思われる。何が危険なのかといえば、主として、痛みという“警告徴候”がないために本人が不快を感じることができないまま、皮膚に損傷が起きて組織が破壊され、潰瘍化してしまうという点である。これは特に、圧点(かかと、内／外くるぶし、足裏)に多い。

手足の指のしびれに背部痛が伴うものは症状としては重篤であり、直ちに医師に知らせなければならない。神経が椎間板によって直接圧迫されていたり、骨が損傷を来し、そこからの圧が神経にかかっていることを示すものである可能性がある。

もしかしたら・・・

頸部変形性脊椎症

p.126を参照。

糖尿病性ニューロパシー

長期にわたる糖尿病の合併症である。ニューロパシーとは、神経の疾患のことである。糖尿病を患っているのであれば、下記の事項に思い当たるものがあると思われる。

○ (下肢が)チクチクしたり痛みがあったりする
○ 手袋靴下型感覚消失(靴下を履いて覆われる部分、すなわち膝の辺りまでがしびれること)
○ 筋力喪失および筋力低下
○ 足の圧点などに潰瘍ができているのに痛み

足の圧点

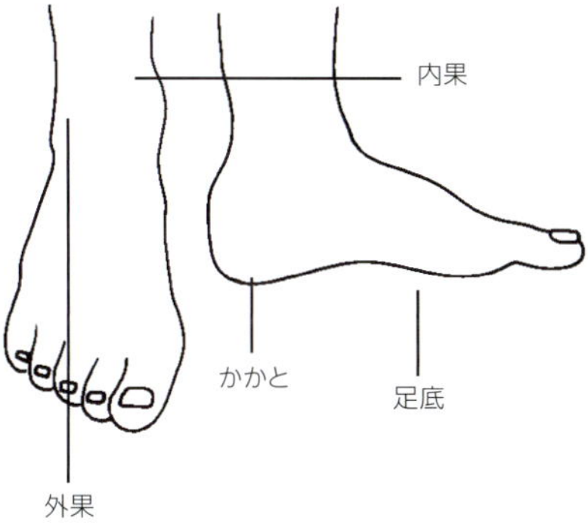

がない
○ 蜂巣炎(p.290を参照)に潰瘍が併発している
○ 単一の神経のみが罹患することも時にはあり、下肢にしびれ、筋力喪失や低下がみられる

糖尿病の神経症状としてはほかにも、次のようなものが考えられる。

○ 神経根炎(局所的に焼けるような感じや痛みが現れるなど、感覚が変調を来す)
○ 瞳孔の形がいびつ
○ 勃起不能
○ 性的快感がない
○ 夜間下痢
○ 立ちあがったり姿勢を変えたりすると浮動性めまいを感じる(起立性低血圧)
○ 下肢に発汗がない

多発性硬化症

かつては播種性硬化症とも言った。中枢神経系の神経組織が障害されるものである。

その特徴は次のとおりである。

○ 手または足がしびれてチクチクする(圧点を慎重にケアしておかないと、潰瘍ができてしまう)

○ 視覚障害(弱視、複視)

○ 四肢の衰弱

○ 位置覚がない

○ 回転性めまい

○ 膀胱障害

○ 振戦

○ 言語障害

○ 嚥下困難

症状が緩和したり再燃したりするため、診断までに数年かかることもある。見通しを立てるのは難しく、麻痺および不能になってしまうこともあるが、軽度のままであることは多く、治療が奏功することも多い。

末梢血管疾患

人は年齢を重ねるにつれ、動脈に脂質や石灰化物などの「垢が溜まる」が、正常範囲での加齢過程であり、アテローム性動脈硬化という。特に喫煙者や遺伝素因のある人などについては、垢の溜まり具合が多く、それが始まる年齢も低くなる。アテローム性動脈硬化が進行すると、特に脚への血液の供給量が少なくなり、次のような症状がみられるようになる。

○ 四肢が冷たい(大半が脚)

○ 脚を上げて浮かせると青白くなる

○ 距離に関係なく歩行時に、特にふくらはぎにこむら返りを起こしたような痛みが出る(間欠性跛行)

○ 歩みを止めると痛みも治まる

○ しびれも含め、感覚がおかしくなることがある

○ 通常脈をとる部位で脈を触知できない

アルコール性ニューロパシー

慢性アルコール中毒の人のほとんどは、神経が傷害を受けており、次のような症状が現れる。

○ 下肢がしびれ、潰瘍ができることがある

○ 下肢にチクチク感がある

○ 下肢(特に足)に焼けるような痛みがある

○ 下肢が衰える

○ 下肢の筋力が失われる

歩行に支障を来すようになる。飲酒を控え、バランスのよい食事を摂り、ビタミンBのサプリメントを服用することにより、問題を小さくすることができる。

めったにないが・・

ギランバレー症候群

急性炎症性多発性ニューロパシーともいう。

末梢神経系に不都合が生じる疾患である。発症に年齢は関係なく、急性のウイルス感染または細菌感染(食中毒など)から1-3週間後に発症することが多い。

○ まず、手足がチクチクする

○ 腕および脚の力が衰え、最終的に重度になると、肺をコントロールする筋肉まで衰え、人工呼吸が必要になることもある

○ 感覚の消失は、重度であることもあれば軽微であることもある

○ 顔面の筋肉が衰える可能性もある

数週間から数カ月間かけて徐々に改善し、完全に回復する人がほとんどである。

凍傷

p.301を参照。

ハンセン病

本質的には、途上国に見られる疾患で、感染者と長期間にわたって密に接触することによって伝染する。

このような場合、診断がつきやすいものと思われる。最初期の徴候のひとつとして、腕および脚の先がしびれたりチクチクしたりすることがある。症状はほかにもさまざまなものがある。

手足の指の感覚がおかしい

神経の疾患または損傷は、それがいかなるものであっても、当該神経が支配する皮膚の面の感覚の変調を引き起こす可能性がある。それは、ピリピリしたりチクチクしたりするものや、焼けるような感覚もあれば、神経組織が完全に破壊されている場合には感覚が完全に焼失するなど、さまざまな形で現れる。

おそらく・・・・・

神経（ひとつないし複数）の疾患または損傷

最も多いものに圧過敏性ニューロパシー（神経麻痺）が挙げられる。これは、不自然な姿勢で寝入ってしまった場合に起こることがある。これが起きる神経は通常、尺骨神経（肘）、橈骨神経（上腕）および膝を通る腓骨神経である。いずれにも共通する麻痺は次のとおりである。

- ○ まず起床時に、その神経が支配する領域がしびれている
- ○ 患部の機能がまず失われる
- ○ 数分もすれば感覚が戻る
- ○ 最初は軽度のチクチク感であるが、進行すると針などで刺されるような痛みになる
- ○ さらに数分後（場合によってはさらに時間がかかる）には、感覚が治まり完全に機能が回復する

時に、神経が局所的に圧迫された状態が過度に長く続くと、機能が完全に回復するまで数週間を要することもある。

頸部脊椎症

p.126を参照。

手根管症候群

p.274を参照。

もしかしたら・・・

糖尿病性ニューロパシー

p.297を参照。

多発性硬化症

p.298を参照。

末梢血管疾患

p.298を参照。

アルコール性ニューロパシー

p.298を参照。

めったにないが・・

亜急性脊髄連合変性症

略してSACDという。これは、ビタミンB_{12}が欠乏した結果であり、それを引き起こす因子には様々なものがあるが、最も重大なのが悪性貧血である。

その他の原因としては、偏った食事、極端な菜食主義、吸収不全が挙げられる。脊髄の白質が部分的に損傷を受け、次のようなことが起きる。

- ○ 足(手および腕もまれにある)に針で刺されるような感覚(知覚異常)がある
- ○ 振動を感じ取ることができず、感覚のある位置もわからない(脚および胴部に起こる)
- ○ 脚が弱り、筋肉が消耗する
- ○ 歩行が不安定になる

SACDを引き起こすこの疾患には、ほかにも明らかな症状があると思われる。

ギランバレー症候群

凍傷

ハンセン病

それぞれp.299、p.301、p.50を参照。

手足の指がチクチクする

p.299の「手足の指の感覚がおかしい」を参照。

手足の指のかゆみやしびれ

それ以外は正常な人に現れる。

おそらく・・・・・

水虫

足の真菌感染症である。

- ○ 指と指の間に刺激がある
- ○ 指と指の間に焼けるような感覚やかゆみがある
- ○ 炎症の結果、赤みが出ることもある
- ○ かさぶたができ、さらに感染が起こりうる
- ○ 足の臭いが強くなる
- ○ 特に指と指の間の皮膚がひび割れる

しもやけ

冷気にさらされることが原因で起きる皮膚の血管の損傷である。少しずつ温めていくのが最良の治療法である。

○ 手足の指に局所痛がある
○ 最初はかゆみや焼けるような痛みがあり、その後は次のような症状が現れる
○ 腫れ
○ 痛みがある部分の局所変色(赤み／紫)
○ 水疱形成

もしかしたら・・・

皮膚炎

急性皮膚炎(皮膚の炎症)は、化学物質(脱臭剤または粉洗剤など)に対するアレルギーが原因で起こることがある。このため、洗剤にアレルギーのある人は、それで洗った靴下でも皮膚炎になる。

○ 刺激
○ 焼けるような痛み
○ 炎症(じくじく、カサカサな皮膚も含む)

症状は、アレルギーの元になるものと接触した部位に限られる。

めったにないが・・

凍傷

氷点下のところに長く居続けると、耳、鼻、指といった突出している全部位が危険にさらされる。高齢者など血液のめぐりがよくない人や、体から熱が奪われやすい人(小児など)は、リスクが最も高い。

○ 最初は患部に痛みがあり、チクチクする
○ 感覚がなくなる(無痛)(悪い徴候である)
○ 変色(最初は赤紫色であるが、患部が白くなると、凍傷は重篤であることになる)

治療しないでいると、血液が供給されなくなって、凍傷部位が壊疽(組織の死)を起こす。潰瘍化し、直ちに感染する。緊急治療が必要であり、医師の指示のもと患部を温め、極力最悪の状態にならないようにする。

生殖器と性器

はじめに

本章は、女性の症状、
男性の症状、
男女が性行為に及んだ場合の
症状に分かれている。
性器は以下に示すとおりである。

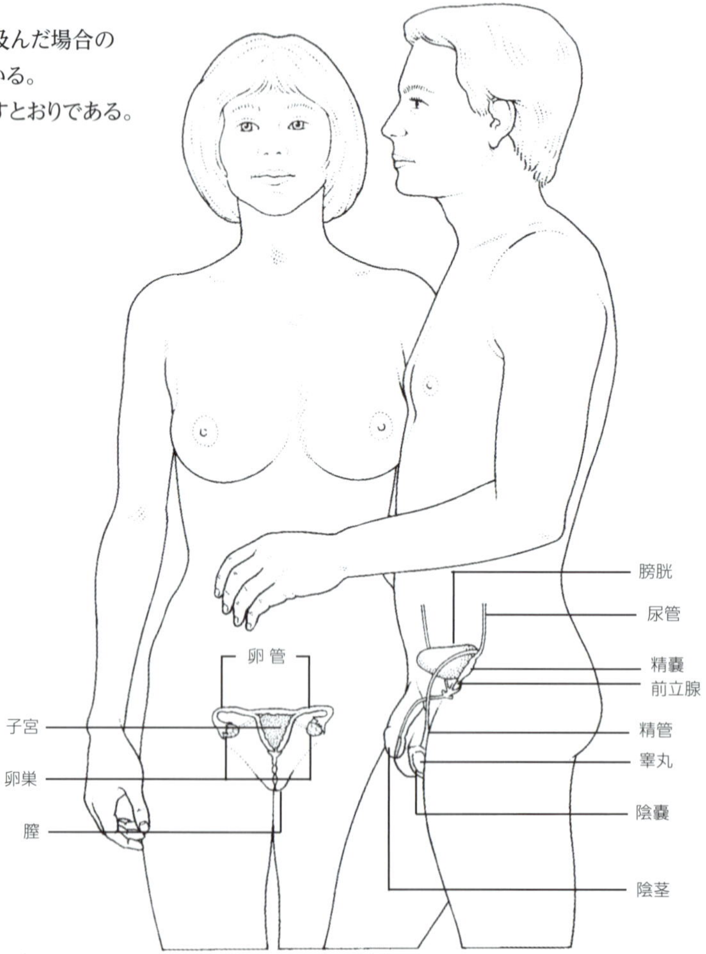

女性の症状

月 経

1カ月のサイクルで、子宮の内壁はその厚みを増して受精卵を受け入れる準備をする。受精しなければ、この内壁は壊れ、はがれ落ちていく。これが月経である。この複雑な過程には、脳、卵巣および卵子からのホルモンが関与しており、いずれも同じ目的、すなわち妊娠することに向かっている。月経は、妊娠したいと望む子宮の涙であるとはよく言ったものである。月経に問題が起きないかどうかは、心と体の健康バランスによって決まる。身体機能の大半よりも、心理的因子によって不順になる可能性の方が高い。

月経の期間、頻度および経血量は人によってばらつきがあり、月ごとによってもばらつきがあるため、必ずしも異常を示す症状であるとは限らない。ただし、突然の変化となれば話は別で、注意が必要である。

月経前緊張症

緊張やストレスを感じるのは、いずれも単なる心身の変化からくるものであり、月経がはじまる最長2週間前から現れ、出血しだすと治まる。さまざまな症状が考えられるが主なものは次のとおりである。

○ むくんだ感じがする
○ イライラして緊張する
○ 疲れやすい
○ 頭痛
○ 乳房を抑えると痛い
○ 抑うつ

その症状を満足に説明することができる人はおらず、治療法として見解の一致をみているものもなければ、効果が見込まれる治療法もない。可能性のあるものとしては、ビタミンB_6、イブニングプリムローズオイルおよび生薬のほか、代替治療薬または補完療法薬がある。経口避妊薬などのホルモン製剤も用いられる。ほかにも利尿薬、SSRI（抗うつ薬）または精神安定薬があるが、効果の程度にはばらつきがある。症状日記に感じたことなどを記録しておけば、ほかの婦人科の症状または精神症状であることを確認することができ、それに応じた治療法につなげることができる。医学的なことはあまりよく知らなくても、実際の状態を単に知っておくだけでも、本人も家族もその症状に合わせることができるという人もいる。

月経痛

月経時に痛みがない人は幸せだ。ほとんどの人に痛みがあり、その程度は実にさまざまであり、痛みに対する許容度もまたさまざまである。痛みで仕事が手につかなくなったり、力が抜けてしまうほどの激痛であったり、気絶したり嘔吐したりするほどの痛みは間違いなく、異常であると考えられる。年齢を重ねてもそういった症状があれば、特にそれまでの月経はそれほどでもなかったのに耐えられないようになり、性交痛または多量出血が伴う場合には、調べる必要がある。

おそらく・・・・・

原因不明

痛みを伴う月経は若い女性に多く、初潮から数年間はプロスタグランジンというホルモンの放出および子宮壁の筋肉収縮が関わっている可能性がある。

○ 出血がはじまる12-24時間前から痛み出し、月経の初日または2日目まで続くのが典型である

○ 通常、下腹部、脚の付け根、腰に痛みを感じる

プロスタグランジンの影響を抑えてくれる抗炎症薬（イブプロフェン、アスピリン、メフェナム酸）が役に立つ。経口避妊薬も有用であり、通常は月経が軽く短く終わる。

もしかしたら・・・

子宮内膜症

子宮の内壁と同じ組織が、子宮の外にもある状態をいい、卵巣、卵管および骨盤にあることが多い。月経時に合わせて"出血"する。

○ 20-30歳代に最も多い

○ 月経期間中ずっと痛みがあることが多いが、月経前後に痛むこともある

○ 性交時に骨盤の奥の方が痛くなることが多い

○ 妊娠しにくくなることがある

経口避妊薬などのホルモン剤や、月経を止めるホルモン剤で治療する。手術をして子宮内膜組織を破壊したり除去したりすることが必要になることもある。

骨盤内炎症性疾患

クラミジア感染など、通常は性行為により感染するものである。

○ 子宮内避妊具（コイル）使用後、中絶後または出産後にも起こりうる

○ 性交時に骨盤の奥の方が痛くなる

○ 膣帯下など性病症状があることもある

○ 月経不順

○ 不妊および子宮外妊娠のリスク

抗生物質で治療する。再感染予防のため、パートナーおよび接触者の治療も不可欠である。

筋腫

子宮の筋壁が増殖しはじめる病態である。

○ 35-50歳で、特に白人以外に最も多い

○ 経血量が多く、不妊になることもある

○ 下腹部に腫れやしこりがあることもある

○ 血管がよじれたり遮断されたりすることによって突然痛くなる

筋腫は閉経後に後退していくため、治療を必要としないことも多い。あるいは、ホルモンで治療して閉経期にさせることも可能である。手術することもある。

過多月経

月経により失われる血液の量には大いにばらつきがあるが、おおざっぱにいえば、過多月経というのは、生活に支障をきたすほどに血液が失われることであるといえる。血液の塊が出たり、血液がどっと出たりするのがよくみられる特徴で、1週間以上続いたり、貧血(疲れていると感じたり、顔が青白かったりする)を伴ったりすることも特徴である。

おそらく・・・・・

機能不全性出血

これは、生殖器官には何ら構造的な異常がないのに、出血パターンが異常であるということである。

- ○ 初潮からしばらくと、閉経直前に多く、排卵されなくなることもある
- ○ ホルモン療法が奏功することもあるが、20歳を迎える頃または閉経後に時間とともに解消していくものと思われる

もしかしたら・・・

筋腫

前ページを参照。

妊娠および流産

妊娠可能年齢で、突発的または重度の出血があれば、妊娠またはその合併症と関わりがある可能性がある。

妊娠全体の20-40%は流産となり、そのほとんどが12週目までに起きる。重度の出血があったり、"遅れて"月経がはじまったりした場合、それは流産であると考えられる。

妊娠にはこのほか、吐き気、嘔吐、月経がない、胸を抑えると痛いといった症状が現れることもあれば、現れないこともある。

避妊に失敗した可能性も考えること。

妊娠の有無をみる尿検査を受ける必要がある。妊娠は超音波検査でも検査することができ、血液検査をすることもまれにある。間隔をあけてもう一度実施すると、陰性結果が陽性に転じることがある。

子宮内膜症

前ページを参照。

骨盤内炎症性疾患

前ページを参照。

めったにないが・・

甲状腺疾患

甲状腺機能が低下すると、過多月経になる。

異常な血塊形成

経血量が多いのは、血塊ができるよりもそれを減らす何らかの状態によるものであると考えられる。ほかにも次のような症状が考えられる。

- ○ あざができやすい
- ○ 歯茎から出血しやすい
- ○ 青ざめている
- ○ リンパ節が腫れている
- ○ 尿、便または嘔吐物に血が混じる

子宮頸部および体部の腫瘍

過多月経も症状のひとつであるが、両疾患はむしろ、不正出血または性交後出血、異常な分泌物または閉経後出血を引き起こす。

過多月経には決まった検査法があり、上記のような腫瘍の発見につながる。

月経不順

月経不順になりやすいのが、妊娠可能年齢の最初と最後である。月経不順の原因はほかにもあるが、月経時以外の出血（中間期出血）、性交後の出血、閉経後の出血はいずれも重大な症状である可能性があるため、区別する必要がある。

不正出血があることを医師に伝え、その原因が重要なものであるかどうかを明らかにするのが最善である。検査方法としては、超音波検査、子宮内視鏡検査（内視鏡で子宮内部を見る）、腟鏡検査（子宮頸部を顕微鏡で検査する）または子宮内膜生検が考えられる。月経の頻度が低くなったり無月経になることも月経不順であることから、本書の該当箇所も併せて読んでおくことをお勧めする。

おそらく・・・・・

機能不全性出血

p.305を参照。

経口避妊薬服用時の破綻出血

p.310を参照。

ホルモン補充療法

ほかに婦人科的原因がないことを確認する必要がある。

閉経前の月経不順の治療法として用いられる。

もしかしたら・・・

骨盤内炎症性疾患

p.304を参照。

子宮頸部または体部のポリープ

p.310を参照。

子宮頸部びらん

p.310を参照。

萎縮性腟炎

p.311を参照。

めったにないが・・

女性性器のどこにでも起こる癌

癌はまれであるが、深刻である。早期診断により見通しがよくなり、完治することも多い。不正出血の検査を日頃から受けていれば見つかるはずである。

月経がない、頻度が少ない

ここで対象となるのは、以前は月経が正常であった女性である。初潮を迎えていない場合には「初潮が遅い」を参照。若い女性であれば、ストレスを感じることが原因で、無月経になったり月経の頻度が低くなったりすることが多く、そのような場合には通常、それ以上調べる必要はないが、妊娠していないことを確認しておく。30歳代の後半から40歳代前半にかけての月経不順は、生理学的な原因があるか、ホルモンが原因であるものと思われる。特に、月経の頻度が低い場合には検査を受け、正常であって単に頻度が低いだけのものであり、本当に時々起こる異常な子宮または子宮頸部からの間欠的出血発作でないことを必ず確認する必要がある。

通常の月経前症状もなく突然出血したのであれば、絶対に検査をしなればならない。月経不順で最初に気づくのは、月経がないか、頻度が低いことであることから、月経不順に関する項目も併せて読むことをお勧めする。

おそらく・・・・・

妊娠

医学的な経験則として、妊娠可能年齢にあって月経がなく、本人が性行為をして思い当たる節があるのであれば、妊娠検査を実施してまず間違いない。

月経が起こらないことが一度でもあれば、ほかの妊娠の症状、すなわち、つわり、胸の圧痛、嗜眠、体重増加、普段より尿意を感じる頻度が高い、食思《しょくし》（食欲）の増減がないかどうかをみてみること。何とも言えないのであれば、妊娠検査を受ける。

ストレス

特に若い女性にみる原因としては圧倒的に多い。

ストレスは単に明らかな情緒の乱れによるものではなく、転職、旅行、罹病など、生活が大きく変化することによっても生じる。試験勉強のように“日常的なもの”であるかに思えるストレスでも、月経が止まるには十分である。

明らかに緊張している状態にあって月経が2-3カ月ないという場合、妊娠していないことが確認できてさえいれば、心配はいらない。

症状が6カ月以上にわたって続くというのでもない限り、検査が必要になることはまずない。

運動

- ○ アスリートやフィットネスに夢中な人によくみられる
- ○ 骨粗鬆症の遠因となる

体重の大幅な増減

過剰な体重増加にせよ、ダイエットによる体重減少にせよ、脳の中枢に悪影響がもたらされて無月経につながる。

最も極端なのが神経性食思不振症であり、身体像の歪み、自己誘発性嘔吐、下剤の乱用、過度の運動があいまって、体重が大幅に減少するに至る。

授乳

授乳期の月経は、止まるかまたはかなりの低頻度で起こる。これは、乳汁分泌ホルモンが月経の正常な周期を遅らせるためである。

ただし、授乳中でも排卵は起きているため、妊娠する可能性はある。

もしかしたら・・・

閉経

- ○ 閉経年齢で最も多いのが51歳である
- ○ 30歳以降は、卵巣不全により早発閉経となることがある
- ○ 閉経前には月経不順になることが多い
- ○ 早期閉経の家族歴があることがある

プロラクチン値の上昇

プロラクチンは、母乳の産生に寄与するホルモンである。

無月経に加えて乳房から乳汁のような分泌物があれば、プロラクチン過多であると思われる。脳底部にある下垂体に腫瘍があり、それが原因となっている可能性もある。

精神疾患の治療に用いる強力精神安定薬または制吐薬など、薬剤にも原因となるものがある。

診断には、血液検査および下垂体のMRIが有用である。

薬剤でも治療可能であるが、手術をすることもある。

多嚢胞性卵巣症候群

○ 月経の頻度が低いか、または無月経
○ 過度に体毛が生える
○ ニキビ
○ 体重がきわめて重要であり、体重過多の場合に頻度、重症度ともに高いが、体重が正常であることもある
○ 不妊、糖尿病を引き起こすほか、心疾患のリスクが高くなる

血液検査および超音波検査を実施して診断する。

治療法としては、減量、ホルモン値を調整する薬剤、糖尿病薬がある。まれに手術をする。

ピル服用後の無月経

経口避妊薬の服用をはじめる前から月経不順の女性に最も多い。

○ これを除けば健康状態は至って良好
○ 3-6カ月後に月経が戻る

ピルの服用をやめて6カ月以上経っても月経が始まらない場合には、専門家に指示を仰ぐこと。

重大な全身疾患

癌などの重大な身体疾患や重症な精神病、薬物依存が重なると、無月経となったり月経の頻度が少なくなってもおかしくない。重大な疾患の症状にはほかにも、次のようなものが考えられる。

○ 体重減少
○ 疲労
○ 慢性的な咳
○ 発熱、下痢

回復すれば、月経も戻ってくる。

めったにないが・・

甲状腺疾患

月経の乱れに加えて過度の興奮または嗜眠があれば、甲状腺の機能亢進または低下が示唆される。

副腎疾患

無月経に加えて次の症状があれば、この疾患である可能性がある。

○ 体毛が増える
○ 体重増加
○ 衰弱

初潮が遅い

西洋人の場合、ほとんどが16歳までに初潮を迎える。この年齢になっても初潮がない場合には、心配してもおかしくはない。

おそらく・・・・・

正常だが遅い

次の項目に該当すれば、その可能性がある。

○ 乳房および陰毛（わき毛も）の発達が正常
○ 正常に成長している
○ 初潮遅延の家族歴がある

このほか、ホルモン検査でも正常になると思われる。“時間の問題”ともいえるが、ホルモン投与して刺激するという方法もある。

もしかしたら・・・

ホルモン異常

次の症状が見られれば、これが示唆される。

○ 身長が低い
○ 乳房があまり発達していない
○ 体毛がないか、多すぎるかのいずれか
○ 肥満
○ ニキビがかなりひどい

ホルモン検査を実施して、ホルモン治療が必要になることもある。

神経性食思不振症

p.396を参照。

めったにないが・・

処女膜閉鎖症

経血は正常に排出されていても、膣を横切る膜がそれを遮断する可能性がある。性発達は正常で、月経時に下腹部痛が何度も現れる。

○ 膣から経血が入った突起物が現れる
○ 治療としては、単にこの膜を除去するだけである

遺伝的障害または先天性奇形

子宮、卵巣および膣の奇形を引き起こす異常にはさまざまなものがあり、場合によってはそのような臓器が全くないということもある。特徴的な症状というものはなく、ほかの原因が全部否定されれば、専門家の出番である。

月経期以外、または性交後に出血する

高齢であるほど、この症状は重要な意味をもつことになる。玄人目から見れば、原因は明らかであることが多いため、異常な出血のパターンについては必ず医師に指示を仰ぐこと。

原因がパートナーの精液に含まれる血液でないことを確認すること。

おそらく・・・・・

ピル服用での破綻出血

○ 服用開始時または最初の数サイクルのうちに起きることが多い
○ それ以後のサイクルは正常
○ 1-2日ほど出血があるが、量は少なく痛みもない
○ 毎月同じ頃、通常はピル1パックを終える頃に起こることが多い

2-3カ月以上続くようであれば、ピルを変えてみることを勧める。しかし、このように出血するからといって、ピルが効いていないということではない。出血を理由にピルの服用を止めるようなことはせず、通常どおり最後まで服用すること。

子宮頸部びらん

子宮頸部の表面が変質することをいい、有害ではなく治療可能でもある。妊娠によるものであることもあれば、経口避妊薬の服用によるものであることもある。

○ 透明な帯下が多量に出る
○ 性交後に出血する
○ 月経時以外に短時間かつ不規則な数滴程度の出血があり、下着に付いていたり、トイレットペーパーで拭いたときに血が付いていて気づく

治療法としては、外来診療で子宮頸部を部分的に焼灼する方法がある。

ホルモンバランスの乱れ

性周期において、通常のホルモンレベルが変化することによるものである。

○ 若い女性の方がなりやすい
○ 月経間期に定期的に少量の出血がある
○ それを除けば月経は正常である

ほかの可能性がないとわかりさえすれば、この診断が確定する。

排卵期出血（中間痛）

排卵時、すなわち卵子が卵巣から放出される月経と月経のちょうど中間にあたる時期に起こる。

○ 下腹部痛を伴うことがある
○ その後に帯下の性質が変化することがある
○ 経口避妊薬の服用と相まって起こるものではない

もしかしたら・・・

子宮頸部のポリープ

子宮頸部に小さな増殖物が新しくできることであり、ほかにこれといった症状はなく、医師が内診をして見つかることがある。ポリープは通常除去する必要があるが、癌であることはまれである。

若い女性に多い。

膣の炎症

感染によるものであることがある。

閉経後女性の場合、膣の皮膚が薄く弱っていることから、膣の乾燥、かゆみといった症状を伴うほか、血の色がついた水のようにさらっとした分泌物が出ることが多い。

治療は除菌を目的とするほか、エストロゲンクリームやホルモン補充療法（HRT）によって膣壁内に女性ホルモンを与える。

子宮頸癌

子宮頸癌は癌の一種ではあるが、定期的に子宮頸部の細胞診（塗沫検査）を受けていれば、概ね予防することができるはずである。ほかにも、効果が確認されているワクチンがあり、女児に対して性行為をはじめないうちに予防接種をする。

この癌は、ヒトパピローマウイルスの16型、18型および33型に感染することが原因で起こるものである。性交相手が複数いる女性、若い時期に性交している女性、出産回数の多い女性、またはHIVなどの性行為感染症の女性に比較的多い。

この疾患には前癌状態（子宮頸部上皮内腫瘍、CIN）というものがあり、症状はないものの、定期的に（少なくとも3年に1回は）子宮頸部の細胞診を受けていれば検知することが可能である。異常が見つかれば、顕微鏡を用いた子宮頸部の精密検査（膣拡大鏡検査）を勧められる。必要とあらば、簡単な外来治療で膣拡大鏡検査をしながら異常な細胞を破壊する。治療をしなくても前癌状態から正常な状態に戻ることもある。

子宮頸癌は、初期には症状がないが、それを過ぎると次のような症状が現れる。

- ○ 性交後または月経と月経の間の期間に出血がある
- ○ 異常な帯下がある
- ○ 進行すると、骨盤に痛みが現れたり、さらに隣接する臓器等、身体のほかの部位に痛みが波及する

初期の治療は簡単で治癒も可能であるが、進行すると見通しが悪くなり、治療も大がかりなものが必要になる。

子宮癌

p.312を参照。

めったにないが・・

尿道小丘

p.312を参照。

閉経後の出血

月経が明らかに終わってから1年以上経ってからの出血は重要な症状であり、それがたった1回であっても、色が血の赤というよりピンクに近くても、放置してはならない。このようなことが起きたら必ず受診する。尿または便に血が混じるのと混同することがあるため、そちらの方の検査も受ける心づもりをしておくこと。

おそらく・・・・・

萎縮性膣炎

閉経により、膣の内壁が薄くなること。

- ○ 膣が乾燥し、性交時に苦痛や痛みを感じる
- ○ 明らかな出血というよりもピンク色の分泌物が出る
- ○ エストロゲンクリームまたはHRTが効く

子宮頸部のポリープ

p.310を参照。

もしかしたら・・・

子宮癌

閉経後に出血のあった女性は約10-20%の確率で、子宮の内壁（子宮内膜）に癌がある。

痛みがあるのは進行している徴候である。最初の症状は通常、痛みを伴わない出血である。

診断は、子宮内膜の一部を採取して確定する。通常は外来診療で実施し、麻酔下で実施（子宮内容除去術）することもある。

治療法としては通常、子宮摘除術および放射線治療がある。

早期に見つかれば見通しは明るいが、進行すると予後は不良であることから、閉経後の出血はできるだけ早く受診することが重要である。

子宮頸癌

p.311を参照。

めったにないが・・

尿道小丘

これは膀胱の出口、膣のすぐ前にある尿道が腫れて炎症を起こすことによるものである。通常は手術により治療する。

○ 腫れている辺りに触れると痛い
○ 排尿時に痛みがある
○ 性交時に痛みがある

膣からの出血

ここで扱うのは予期せぬ出血である。月経の問題は月経の問題として別途扱う。

おそらく・・・・・

流産

妊娠可能年齢の女性なら誰でも、膣からの異常出血があれば、妊娠が可能性のひとつとして挙げられる。流産か子宮外妊娠かを判断するのはきわめて困難であることが多い（次ページを参照）。受胎から妊娠第12週までは流産が起こりやすく、妊娠全体の20-40%にもなる。気持ちの面でも傷つきやすい。次の項目に該当すれば、流産の可能性が高くなる。

○ 月経がない
○ 乳房を抑えると痛みがあり、つわりがある
○ 下腹部痛がある

子宮外妊娠

受精卵が子宮内ではなく、それ以外の場所（通常は卵管内）に着床して起こるもの。典型的な症状は次のとおりである。

○ 通常、月経が1-2回ほどはじまらず、重度の腹痛があった後に膣から出血があり、その出血は時に内部で起こり、ひどい場合には失神したり、肩の痛みがある。
○ 危険因子としては、骨盤内炎症性疾患の既往、子宮内膜症、避妊具の使用やプロゲステロンのみの経口避妊薬の服用などが挙げられる。

子宮外妊娠は生命に関わる緊急事態である。治療法としては通常、手術により中絶するが、卵管を摘除することもある。早期で手術の必要がなければメトトレキセートという薬剤で治療したり、経過観察したりする。その後の受胎能に支障を来す可能性もある。

もしかしたら・・・

妊娠後期の合併症

妊娠が成立していて出血するのは、胎盤に異常がある可能性を示すものである。子宮内の胎盤の位置が低すぎる場合（医学用語で「前置胎盤」）には、出血時に痛みを伴わない。特に第26週以降で出血時に痛みを伴う場合、胎盤の一部が子宮から離れている（剥離）ものと思われる。いずれの場合にも、緊急かつ最大限の産科検査が不可欠である。

子宮頸部の疾患

次に挙げる症状があれば、子宮頸部の疾患の可能性がある。それぞれ該当する項目にて扱う。

○ 多量の帯下
○ 不正出血
○ 性交後出血

子宮の疾患

閉経後の膣出血の原因として最も可能性が高いのが、子宮の疾患であり、その出血はきわめて重大な症状である。

萎縮性膣炎

p.311を参照。

めったにないが・・

異常な血塊形成

p.305を参照。

膣からの分泌物

通常の帯下は透明ないし薄黄色である。1カ月の周期のうちでもその量や粘度は異なるが、周期のおおよそ中間点で起こる排卵時に最も多くなる。帯下はこのほか、性行為によっても、性行為で膣内に射精しても増える。避妊リングを装着している場合にも、帯下量は増える。通常と比べて量、粘度または臭いのいずれが変化しても、異常があると考えられる。

おそらく・・・・・

鵞口瘡《がこうそう》

酵母菌（通常は生殖器領域に少数生息しているCandida albicans）感染に起因するものである。酵母菌が増殖して皮膚が炎症を起こすと症状が現れる。通常は性行為により感染するものではなく、男性側は症状が出ない限り治療する必要がない。危険因子として、糖尿病および抗生物質の服用がある。

典型的な症状は次のとおりである。

○ 膣のかゆみ、白い分泌物（凝乳様であることもある）および外陰部および膣の赤みまたは痛み

酵母菌を殺すペッサリー、クリームまたは錠剤を用いて自分で治療することができる。

特に治療しても治まらない場合には、ほかの性行為感染症の可能性を考えること。

細菌性膣症

通常*Gardnerella vaginalis*などの嫌気性菌の過剰増殖により、膣の常在菌バランスが乱れることが原因である。性行為で感染するとは考えられていないため、パートナーは通常、治療を必要とされない。

- ○ 魚臭い、チーズ臭いとも表現される臭いのあるものが生じる

治療法には、経口抗生物質（メトロニダゾール）またはクリンダマイシンクリームの膣への塗布がある。

特に治療しても治まらない場合には、ほかの性行為感染症の可能性を考えること。

もしかしたら・・・

萎縮性膣炎

p.311を参照。

子宮頸部びらん

p.310を参照。

子宮頸部または体部のポリープ

p.310を参照。

膣感染症をはじめとする性行為感染症（STI）

クラミジア症のほか、まれであるがトリコモナス症または淋疾がある。

専門医に診てもらい、過去の性行為および治療歴をたどる必要がある。

STIが疑われれば必ず受診すること。

骨盤内炎症性疾患

p.304を参照。

異物

膣の奥の方に入れたタンポンであることが最も多い。女児が自分で小さなものを押し込んでしまうことがある。コンドームが外れて膣内に留まってしまうこともある。

- ○ 黄色または緑色の分泌物が大量に出る
- ○ 臭いが強い
- ○ 発熱も考えられる

タンポンのようなものは簡単に除去することができるが、小児の場合には専門医に診てもらうことが必要になることもある。

めったにないが・・

腫瘍

長引く分泌物の原因が膣の内部および周囲の新生物であることはまれであるが、新生物であれば婦人科の検査時に見つかるはずである。子宮、子宮頸部および卵巣の腫瘍によって、分泌物が出ることもある。

性的虐待

女児に帯下が繰り返し認められたり、異常な帯下が認められる場合には、信じたくはなくてもこの可能性も考える必要がある。性的干渉の徴候は次のとおりである。

- ○ 膣または肛門に裂傷、紫斑がある
- ○ 挙動から動揺がうかがえる

ほんのわずかなことでも激高を招きかねないため、誤った結論を導かないためにも、悲劇を封じ込めたままにしないためにも、この上なく慎重に「こと」に当たる必要がある。この疑いがある場合には、専門家に任せる必要がある。

膣の突出物および外陰の腫れ

おそらく・・・・・

子宮脱

出産経験のある女性か、または閉経後の女性に通常よくみられる。骨盤および膣周囲の筋力が低下することによるものである。

- ○ 子宮頸部に硬いしこりが触知され、それが膣に下りてくる
- ○ 咳をしたり、いきんだりすると悪化する
- ○ 横になったり、リラックスしたりすると和らぐ
- ○ 手術も可能である

もしかしたら・・・

膀胱脱または直腸脱

膀胱脱は膣の前で触知される。

- ○ 通常は咳をしたり、笑ったりしたときに尿もれが起きる
- ○ 直腸脱は、膣の後ろで触知される

手術が可能である。

外陰静脈瘤

妊娠中にみられ、外陰の静脈および組織がうっ血するものである。通常は出産後に解消する。

陰唇嚢胞、バルトリン腺嚢胞

- ○ 膣唇が腫れているように見えるものであり、通常は片側にのみ認められる
- ○ たいていは感染であり、痛みがあることもあれば、膿汁が出ることもある

抗生物質または手術による治療が必要になることがある。

性器いぼ

p.343を参照。

めったにないが・・

腫瘍

子宮か、または膣壁などの隣接臓器から新生物が生じることがある。婦人科検査を実施することによって、具体的な部位が特定される。

膣の臭い

おそらく・・・・・

正常

膣の臭いは避けることができないものもあり、性的な合図である可能性も高い。

もしかしたら・・・

感染

- ○ 臭いが強いか、または魚臭い場合には、感染が示唆される
- ○ かゆみおよび分泌物を伴う

原因については、前出の膣からの分泌物の項目を参照。

異物

p.314を参照。

精神的なもの

- ○ 自分には臭いがしても、パートナーも医師も

特に変わった臭いはしないという

○ 自分の臭いが他人に気づかれているのではと心配したり、生殖器を洗ったり清潔にしたりする必要があると感じたりすることがかなり多い

親身になって耳を傾けることによって、特に性行為感染症または癌の恐怖についてなど、不安に思っていることを口にしやすくなる。

めったにないが・・

癌

子宮頸癌または子宮癌、さらには腸管の癌であっても、帯下の悪臭、出血、痛みが続く。

膣からの異常な出血や帯下、排便習慣の変化などの警告症状を無視していない限り、この段階まで来ることはないはずである。

膣の痛み

p.339の「性交時の痛み」に記載の症状と原因が重複するため、そちらを参照。

おそらく・・・・・

感染

「膣からの分泌物」の項目に記載の原因を参照。

萎縮性膣炎

p.311を参照。

もしかしたら・・・

膣痙攣《けいれん》

膣周囲の筋肉が痙攣を起こすことであり、強く収縮しすぎて性交が難しかったりできなかったりする。

治療法としては、緩みをよくしたり、性行為に対して自信をもたせたりする心理学的方法がある。

めったにないが・・

癌

膣の内部で癌が増殖すると痛みが生じるが、それが早期の症状でもなければ単独の症状でもない可能性がきわめて高い。

すでに、性交後の出血、月経と月経の間の期間の出血、または閉経後の出血があったものと思われる。通常は、血の混じった帯下が出る。

外陰部のかゆみ

おそらく・・・・・

感染

○ 強いかゆみが迅速に現れる

○ 帯下は白いこともあれば色がついていることもある

ほとんどは鵞口瘡《がこうそう》によるものである。p.313を参照。

もしかしたら・・・

アレルギー

膣およびその周囲の過敏な皮膚は、洗いすぎ、泡風呂、消臭剤、コンドームなどに対するアレルギーによるかゆみを起こすことがある。刺激物となりうるものを全部取り除き、そのひとつ一つを個別に検査していくことによって診断がつく。低刺激性の特殊なコンドームが市販されている。

蟯虫／ケジラミ

蟯虫は特に小児期にきわめてよくみられる。特に夜間のかゆみが強く、通常は肛門とその周囲にかゆみがある。

ケジラミは性行為により感染するものであり、恥骨部をよく見ると目で確認できることがある。その場合には、ほかの性行為感染症の可能性も考えること。

いずれの治療も、それそのものに対して行う。

湿疹／乾癬

よくある皮膚疾患であり、次のような症状が現れる。

- ○ 患部が乾燥して剥がれる
- ○ 乾癬は肛門周囲に広がる
- ○ 通常は、ほかの部分の皮膚も罹患している

めったにないが・・

硬化性苔癬または白板症

硬化性苔癬は通常、白っぽかったり光っていたりしており、皮膚が薄くなっているように見え、ひび割れて痛むこともある。

白板症は皮膚が白っぽくなり、厚みがでる。

高齢者に最も多いが、硬化性苔癬は小児にも起こりうる。

合併症のひとつに癌もあるため、専門家に診てもらって経過観察することがきわめて重要である。

癌

皮膚癌は次のような症状を呈する。

- ○ 痛かゆい
- ○ 少しずつ増殖する
- ○ 出血する

通常は治療により治癒するが、診断は早期であるほどよい。

全身性疾患

全身にかゆみが出る障害がいくつかある。その特徴には次のようなものがある。

- ○ リンパ節の腫れ（感染またはリンパ腫が示唆される）
- ○ 黄疸があれば、肝疾患が示唆される
- ○ 尿量の変化があれば、糖尿病が示唆される
- ○ ほかの皮膚疾患により広い範囲の皮膚に及ぶ
- ○ 関節の痛みがあれば、リウマチ疾患が示唆される

p.244の「かゆみ（発疹なし）」も参照。

骨盤内の痛み

下腹部の痛みは女性によくある症状であり、診断がつきにくいことが多い。婦人科系の原因（子宮、卵管、卵巣、膣）を除き、骨盤内臓器で考える必要のあるものとしては、腸および膀胱が挙げられる。そのほか、それ以外の腎などの腹部臓器からくる骨盤の痛みが、背部の神経の刺

激からくる痛みであることもある。下腹部を通る主要動脈の疾患である可能性も捨てきれない。腹部は年齢、性別を問わず、情緒不安定を敏感に反映するものでもある。痛みのほかに次のような症状があれば、婦人科系に原因があると考えられる。

○ 月経時の痛み
○ 帯下の異常
○ 膣からの異常出血
○ 性交時痛
○ 不妊

詳しくは、それぞれ該当するページを参照のこと。婦人科系以外に原因があることを示す症状は次のとおりである。

○ 下痢、便秘または腸管からの出血
○ 頻尿、排尿時痛、または血尿
○ 姿勢によって痛みに差がある(筋肉または背部に原因があることが示唆される)
○ 腹部に拍動を感じ、歩行時に脚が痛む
○ 抑うつ、不安または対人関係の問題

全体的な状態によって、婦人科系以外で腹痛が何度も起きるさまざまな疾患のひとつを特定することができることもある。

医師は症状の出方、検査結果をみた上で診断を下すことになる。

ほてり

おそらく・・・・・

閉経

更年期ともいい、血中エストロゲン濃度が低下する。妊娠可能期間の終わりを告げるものである。閉経の平均年齢は51歳であるが、ばらつきがある。ほてり以外にも、次のような症状がみられる。

○ 月経不順になり経血量も不安定になり、閉経を迎える
○ 膣の皮膚が乾燥して薄くなる(p.311の「萎縮性膣炎」を参照)
○ 生殖器領域および乳房のほかのエストロゲン依存性組織も萎縮し、尿もれ(腹圧性尿失禁)および子宮脱などを引き起こす(p.315を参照)
○ 骨が弱くなり、骨粗鬆症になったり骨折のリスクが大きくなったりする

女性としての人生におけるこの重大事への個々の順応を反映してか、次のように異論のある特徴もある。

○ 性欲消失
○ 抑うつ
○ 興奮

ほてりは通常2年間ぐらい続くが、残念ながらそれ以上続くこともごく一部にはある。これは疾患の症状ではない。月経が終わってほっとする人もいれば、高齢者になったと気分が沈む人もいる。ほとんどが程度の差はあれそのいずれかであり、それはパートナーや家族の支えのほか、本人の自尊心と密接に関わっている。

全体として女性の約80%は、治療のようなもの

を何も受けずにしのいでいる。医療を求める人には、ホルモン補充療法（HRT）が閉経期の症状の治療に効果的であり、ほてりや膣の乾燥を和らげ、骨粗鬆症の発生を遅らせてくれる。この治療法によって精神症状も緩和されるかどうかについては異論が多い。HRTをするかどうか決めるには、長期実施すると乳癌リスクが高くなるなど、治療によりもたらされうる恩恵とリスクとについて、医師と細かいところまで話し合う必要がある。骨粗鬆症のリスクを抑えることが主な目的であれば、HRT以外の治療法もある。

代替療法または補完療法も広く用いられており、効果もあげている。

もしかしたら・・・

甲状腺機能亢進

次のような症状がある。

○ 発汗、食思《しょくし》（食欲）亢進、体重減少
○ 暑がり
○ 手の震え
○ 常に脈が速く、動悸が起きることもある
○ （一部の症例で）眼球突出

治療は、甲状腺から甲状腺ホルモンが出る量を抑えることを目的としたものになる。

めったにないが・・

発熱または発汗が続く

発熱または発汗の原因は数多いが、そのいずれによるものであるかを考える価値はある。このテーマについてはほかのところでも詳しく扱っているが、次のようなことが当てはまれば疑いが出てくる。

○ ほてりがあり、熱を測ると発熱もしている
○ 突然ほてりが出るが、月経は正常かつ規則的である
○ 寝汗でびっしょりになる
○ 倦怠感、体重減少
○ マラリア発生地など風土病のある国への旅行後にはじまった
○ 患者と接する医療関係職などの職業リスクがある
○ リンパ節に腫れがある

女性の男性化

家系または人種の特徴であることがはっきりとしていない限り、女性に男性の特徴が現れるのは、体内の男性ホルモンと女性ホルモンとのバランスが崩れたことを反映してのものであると思われる。月経が正常であれば、ホルモンに重大な問題があるとは考えにくい。しかし、体毛のような特定の特徴は女性間でも、その予測および許容度に大きなばらつきがあり、ファッションや年齢

も含め、外的因子によるところもある。

典型的な男性化は次のとおりである。

○ 顔、胸部、腹部に体毛が生える
○ はげる
○ 声が低くなる
○ 月経が止まる

おそらく・・・・・

遺伝または人種差

人種および家系によって毛深さが異なるのはよく知られており、たとえば、地中海人種は男女とも、北欧人種よりも毛深い傾向にある。受胎能には何ら影響はない。

もしかしたら・・・

多嚢胞性卵巣症候群

p.308を参照。

閉経

閉経に近づきつつあるか、または閉経期中にある女性のなかには、顔の毛が増えたり、女性らしさが失われたりしていることに気づく人もいる。

甲状腺機能低下症

甲状腺の活動が不活発になることが、男性化の原因であることも多く、次のようなものを引き起こす。

○ どら声、荒れて乾燥した皮膚
○ 経血量が多く不順

甲状腺の機能低下の特徴としては、ほかにも次のようなものがある。

○ 体重増加
○ 思考の鈍化
○ 徐脈
○ 衰弱
○ 便秘

診断は血液検査の結果で決まる。

薬剤

特定の関節炎疾患の治療に用いられるステロイドのように、毛深くなるという副作用があり、広く用いられている薬剤がいくつかある。

めったにないが・・

卵巣腫瘍

それまでは健康だった女性に男性化の徴候がみられるようになると、この疾患が疑われる。

ほかに早期腫瘍の症状はないが、検査および超音波で検知されるはずである。

クッシング症候群

この症候群にはさまざまな原因があり、それは過剰なステロイドホルモンの作用によるものである。このホルモンは体内で産生されるものであることもあるが、ほかの疾患の治療に投与したステロイドの副作用であることの方が多い。その症状には次のようなものがある。

○ 肥満体なのに四肢が細い
○ 男性的な特徴
○ あざができやすい
○ 尿量が多い
○ 臀部など脂肪がため込まれる領域に紫色の縞模様、すなわち皮膚線状がある

乳房の障害

普段の状態がどのようなものかを知っておくことによって、変化が起きた時に早く気づくことができるという意味でも、乳房を時々チェックしておくのが賢明である。乳房は体内のホルモンに敏感であり、そのホルモンは月経周期のその時々によって変化するものであるということを覚えておくこと。乳房はその時々によってごくわずかながら違って感じられる。乳房の組織が"正常な"感じと少しでも違えば、すぐに医師に診てもらう必要がある。乳房の組織はわきの下に伸びているため、そこも併せてチェックする必要がある。マンモグラフィー(乳房のX線検査)を実施すれば、自分で異常に気づく前にそれを検知することができる。100%信頼できる検査ではなく、この検査で異常ありとされても、精密検査により一転、異常なしとなることもある。とはいえ、警告が誤ったものであっても、癌などの深刻度の高い疾患があればそれを早期に検知でき、治療により治癒する可能性が高くなることを考えれば損はない。精密検査には、注射器に針を付けて乳房の細胞を少量採取する穿刺吸引細胞診(FNAC)というものがある。乳房超音波も、癌であるかどうかをはっきりさせる上で有用である。乳癌は、乳房の諸症状の原因としては最も恐ろしく深刻なものであることは間違いないが、可能性として最も高いというわけではない。乳房に普段とは異なる何らかの症状が現れたら、受診するのが最善の策である。

乳房のしこり

乳房の左右いずれかにしこりを感じることは、生きていれば一度や二度はあることである。乳房はしこりができることが多く、簡単に見つかるものもある。その八割がたはまったく無害である。癌と診断されれば、見通しは悪いどころかはるかに明るく、ほとんどの場合、治療により治癒する可能性に現実味がある。乳癌は最も研究に力が注がれているもののひとつであるが、まだ解明されていないことも相当ある。癌になる理由、増殖の速度、最善の治療法など、基本的なことがわかっていない。治療に関する専門家の見解は、世界各地で実施されている治験の成績を見ながら日々変化し、向上している。

おそらく・・・・・

線維腺腫

- ○ 29-40歳の女性に最も多い
- ○ 硬いしこりで痛みはない
- ○ あちこち移動する(このため、このしこりはかつて"乳腺のネズミ"と表現されていた)

何年にもわたって複数のしこりがある人もいるが、医師にひとつ一つチェックしてもらう必要があり、通常は切除する。癌に至ることはないと考えられている。

線維嚢胞症

実際には疾患でもなんでもないものと誤解を招く恐れのある用語である。

乳房は一般に塊が多く、そのつぶつぶのなかでも、ほかと比べて輪郭がはっきりしていて大きさもあるしこりは通常、液体で満たされた嚢胞である。

○ 30-50歳の女性に最も多い
○ 月経周期に応じて、つぶつぶも変化する
○ 月経前に痛みが出ることが多い
○ 乳房に圧痛があることが多い

このつぶつぶが癌かどうかを識別するには、マンモグラフィー（乳房X線検査）が有用である。多くの場合、明らかに嚢胞であればそのなかの液体を注射器で採取して、詳細な分析に回す。ほかに特に治療は必要としない。

乳房膿瘍

○ 痛みを伴うしこりで、数日間で大きくなる
○ そこを覆う皮膚が熱をもち、赤みがさしている
○ 発熱またはインフルエンザ様症状
○ 乳頭から乳汁に血が混じったような分泌物が出ることがある
○ 授乳中に起こることが最も多い（通常はその後、乳腺炎になる）

もしかしたら・・・

乳癌

しこりがあるのを感じ、小さくても最近現れたものであると断言できる。しこりが癌である可能性があることを示す特徴には、次のようなものがある。

○ 硬くいびつなしこり
○ そこを覆う皮膚にへこみがあり、しわが寄っている
○ 乳頭が新たに陥入するか、または同時に乳頭に何らかの変化が生じる
○ わきの下のリンパ節が腫れているのがわかる
○ しこりのある辺りに痛みがある（ただし、早期の癌は大半が無痛である）
○ 乳頭から出血する
○ 乳癌になる危険因子としては、乳癌の家族歴があること、高齢であることが挙げられ、癌になった人の80％が50歳以上の女性である

診断を確定するための検査には、針を付けた注射器でしこりから細胞を採取して行う穿刺吸引細胞診（FNAC）、マンモグラフィー、乳房超音波検査、血液検査がある。

治療法は癌の種類、大きさおよび位置（ほかのところに広がっていないかどうかも含む）のほか、年齢および全身の健康状態といった重要な因子によって、さらには（最も重要な）患者本人の考えによって異なる。手術法には、乳腺腫瘤摘出（しこりの切除）、乳腺摘出術（乳房の切除）および腋窩リンパ節の生検がある。さらに、見た目にも心の健康にとっても、乳房再建術が有用である。手術療法は、放射線治療および化学療法と併せて実施することがあるほか、手術後にホルモンの値を調節する目的で投薬（タモキシフェンなど）することもある。

癌はそれぞれに異なるものであり、患者本人にとって必要なことと本人の意向に沿う形での治療が必要になる。

導管性乳頭腫

乳頭のすぐ内側にしこりがあり、さらには乳頭から血が混じった分泌物が出てくる。このような場合には必ず医師に伝えること。

めったにないが・・

脂肪壊死

乳房を強く叩くと脂肪細胞が損傷を受け、癌と区別がつかないようなしこりができる。

- ○ 最初の徴候は皮膚の打撲傷である
- ○ 硬いしこり
- ○ 動き回ることはない
- ○ そこを覆う皮膚が陥凹することもある

唯一安全な対処法は生検である。

その他の腫瘍

ほかの部位の癌が広まって乳房に現れる可能性もある。生検を実施して診断するしかない。

乳房の痛み

痛みが広範囲に及び、かつ左右ともに感じられる場合、通常はホルモンレベルの変動によるものである。痛みが1カ所に限定される場合には、しこりや皮膚の陥凹などの異常を感じる場所を特定できるはずである。乳房の痛みはせいぜいわずらわしい程度のものであるが、大問題になる人もいる。痛みが続くようであれば、必ず医師に相談し、原因を突き止め、精密検査が必要かどうかを明らかにする。重大なものでないとわかれば、経口避妊薬を変えたり、イブニングプリムローズオイルの服用を勧めるなどして、簡単に解決することが多い。

おそらく・・・・・

ホルモンの変動

- ○ 経口避妊薬の服用またはHRTを開始した際によくみられる
- ○ 周期的に変動し、月経前に圧痛が現れるのが典型である
- ○ 妊娠早期の症状でもある
- ○ 妊娠後期または出産後、母乳の産生がはじまるとみられることが多い

線維嚢胞症

前ページを参照。

もしかしたら・・・

乳癌

p.322を参照。

乳癌の最初期には、しこりはあるが痛みはない。

乳房膿瘍

p.322を参照。

肋骨または筋肉からくる痛み

肋骨間にある筋肉か、または肋骨と胸骨との連結部の炎症。

- ○ 左右いずれかのみが罹患する
- ○ 損傷またはひずみが原因であることがある
- ○ 鋭い痛みがあり、その部位がはっきりわかる
- ○ 肋骨間を押さえるか、または胸骨を押さえることによって、再び痛み出す

有害な症状ではなく、2-3週間ほどで治まる。

乳房の大きさ

身体のほかの部位と同じく、乳房の大きさには相当なばらつきがある。しかも、乳房の大きさの認識および評価は、文化および衆望の影響を受ける。

乳房のサイズは、授乳能に影響を及ぼすこともなければ、受胎能に関わることもない。さらに、左右の大きさや形が若干異なっているのも正常である。

おそらく・・・・・

遺伝

乳房の大きさは主として、本来備わった因子、すなわち遺伝的制御および遺伝子発現によって決まる。人種も重要な役割を担っており、アジア人女性は一般に乳房が小さめである。乳房の大きさや形を整える手術を受ける理由には、精神的苦痛、乳房が大きすぎることによる頸部および背中の痛み、見た目をよくして大きくするためなどがある。

もしかしたら・・・

ホルモン

経口避妊薬およびホルモン補充療法により、乳房が若干大きくなることが多い。妊娠するともちろん、ホルモンのレベルが変化することによって乳房は大きくなる。月経周期に応じて大きさにわずかながら変化があることに気づく女性も多い。

めったにないが・・

リンパ管閉塞

組織液が乳房からわきの下を経て正常に排出されるのが妨げられることにより、片側の乳房が腫れることになる。

- ○ 胸壁に対する放射線治療後に起こることが多く、同じ側の腕も大きく腫れる
- ○ わきの下のリンパ節が触ってわかることがあり、そのような場合にはただちに報告すること
- ○ 乳房全体が硬い

残念ながらこれを治癒させることができる方法はほとんどない。

乳頭からの分泌物

妊娠中、乳状の液体が乳房からしみ出るのは正常である。母乳で育てていると、母乳が分泌される原因は吸乳だけではなく、乳児の鳴き声を聞いただけでも反応することに気づく。これもまた正常である。異常な分泌には、妊娠期以外に出る乳汁、透明な液体、血液、黄色／緑色の膿汁が挙げられる。

分泌物が出るのは、導管系の疾患によることが多い。導管系とは20本ほどの通路が網の目状に張り巡らされたものであり、乳汁は乳房内の奥の方にある乳汁を産生する腺からそこを通って乳頭まで流れる。乳頭から異常な分泌物が出たら必ず、直ちに受診すること。

おそらく・・・・・

ホルモンの乱れ

乳汁産生は、脳下垂体から分泌されるプロラクチンというホルモンによって制御されている。プロラクチンが過剰に分泌されると、次のようなことが起きる。

- ○ 左右の乳房から数カ月間にわたって乳汁が分泌される
- ○ 月経時の経血量が少なくなったり、月経がまったく起こらなくなったりする
- ○ 血液検査によりプロラクチンの値が異常であることがわかる

よくある原因としては、下垂体の成長がごくわずかであることがあるが、薬剤または手術によりしかるべくコントロールすることができる。

特に精神疾患の治療に用いられる精神安定剤など、ホルモンの乱れを引き起こす処方薬が若干数ある。

乳房膿瘍

p.322を参照。

もしかしたら・・・

症状が似ている下記の3項目が考えられるが、普通の検査だけでは、それぞれを区別する上で不十分であることから、いずれも精密検査が必要である。

乳管拡張

これは、管が拡大して通常の分泌量が多くなり、次のようなことが起きる。

- ○ 褐色または緑色の分泌物
- ○ 分泌物が硬く、チーズ状

導管性乳頭腫

- ○ 乳頭につながる導管内に、いぼ状の良性増殖物ができるもの
- ○ 血の混じった分泌物が、ブラジャーに点状についているのに気づく
- ○ 分泌物は透明のこともあれば、黄色っぽいこともある
- ○ 乳頭付近にしこりがある

乳管癌

- ○ 血の混じった分泌物
- ○ 乳頭の裏がチクチクすることがある

めったにないが・・

乳癌

- ○ 乳癌は乳頭から少し離れたところに生じることがあり、出血する
- ○ 乳房にしこりができる可能性が高い
- ○ 不快感があることもある

乳頭のページェット病

独特な病態であり、ほとんどが高齢の女性である。

○ 左右いずれかの乳頭周囲がひび割れ、乾燥し、赤みがさす
○ 血液がしみ出る
○ 乳頭がゆがむ

乳頭の陥凹または陥没

○ この疾患は、ほぼ必ず乳癌によるものである

乳頭は左右とも少し突起していて、暖かかったりリラックスしたりすると平坦になり、寒かったり、触れたり、性的な刺激を受けると隆起が大きくなる。乳頭の陥凹または陥没とは、乳頭が乳房内に引っ込んでしまうことである。

おそらく・・・・・

先天性

赤ん坊の女児に多く、左右両方またはいずれかの乳頭が陥凹または陥没したまま成長し、成人になっても変わらず、一生そのままである傾向がある。

疾患の徴候ではないが、授乳能にさし障ることもありうる。

乳頭の陥凹の「治療法」は多いが、それが効くことを示す証拠はほとんどない。

もしかしたら・・・

乳癌

以前は普通であった乳頭の陥凹または陥没は、乳癌ではないことが明らかになるまで、その症状であると考えなければならない。次に当てはまるものがないかどうかを確認する。

○ 乳房のしこり
○ 乳頭からの分泌物
○ 乳頭にこのような変化が少しでもあれば、必ず医師に知らせる

男性の症状

精巣または陰嚢のしこり

女性が普段の乳房についてよく知っておく方がよいのと同じく、男性も普段の陰嚢の内容物についてよく知っておくことを勧める。温かい湯船につかっている時など、陰嚢壁にある筋肉が弛緩している状態で行うのが最善である。精巣は左右ともにほぼ同じ大きさで、左の方が右よりも若干下の位置にあるはずである。硬めでややいびつな構造をしていて、精巣の背部に丸く覆われ、上部には精索に付着している精巣上体を触知することができる。陰嚢の皮膚に小さなしこりに気づくことが多い。通常は無害な皮膚または陰毛の毛根にある皮脂腺の嚢胞である。陰嚢の内側に普段と少しでも異なるものがあれば必ず、医師に伝えること。そうすれば検査を実施して、診断を確定するために超音波検査を勧められることがある。

生殖器と性器

おそらく・・・・・

精巣上体嚢胞

○ 精巣上体から現れる無害な腫れもの
○ 精巣とは別に腫れていることが感じられる
○ 精巣上体嚢胞は複数あったり両側にあったりする

いったん診断が確定すれば、不快感が現れない限り嚢胞に対しては何をする必要もない。

陰嚢静脈瘤

静脈瘤が拡大することによるものであり、精巣の上部および裏に“虫がたくさんいるような”感じがするが、無害な腫れものである。両側間の精巣に現れれば不妊の原因にもなりうるものであり、手術により治療することもある。

もしかしたら・・・

精巣癌

全体としてはまれな腫瘍であるが、15-40歳の男性に最も多い悪性疾患である。高齢の男性はリスクが高い。精巣のしこりがあると、そうでないことが明らかにならない限り癌であり、必ず医師に診てもらう必要がある。精巣癌は通常、次のような状態である。

○ 左右いずれかの精巣に、痛みのない硬い腫れものができる
○ 癌の大きさによって、陰嚢が腫れているように見えたり、重く感じたりする

治療法は腫瘍の種類を正確に知ることによって決まるが、特に早い段階で変化に気づけば、見通しはきわめて良好である。

めったにないが・・

結核

これもそうはないが、貧困者およびホームレスの人に増えてきている。

○ 痛みはなく、精巣が拡大する
○ 膿瘍とおなじように分泌物が出ることがあるが、拍動痛はない
○ 咳、倦怠感、発汗、体重減少など、結核のその他の特徴がある

精巣または陰嚢の腫れ

これはつまり、明らかなしこりのない腫れである。精巣または陰嚢にしこりがあるというのであれば、前ページを参照のこと。腫れは癌が原因であることもあるため、必ず検査を受けること。精巣にわずかでも変化があれば、すぐに医師に伝えること。早期に治療すれば、完治する可能性も大いに高まる。

おそらく・・・・・

陰嚢水瘤

○ 精巣周囲に液体が蓄積する
○ 精巣が腫れて張っている
○ 痛みがあることもあれば、ないこともある
○ 慢性化すると、きわめて大きくなる
○ 小児はヘルニアを伴うことが多い

○ 出生時または出生直後になることも少なくない

精巣の感染症または癌といった疾患が原因であることもあるため、専門医に診てもらう必要がある。

精巣炎

精巣の腫れおよび炎症の総称である。

○ 2-3時間のうちに痛みが増す
○ 陰嚢も通常は腫れて液体が溜まっている
○ 原因として損傷、感染およびムンプスがある

精巣に急性の痛みがあれば、それは精巣捻転（次ページの「捻転」を参照）であり、将来的には不妊のリスクもある。特に子どもは直ちに受診することが不可欠である。

もしかしたら・・・

ヘルニア

腹壁が弱い（特に鼡径部）ことによる腸の膨隆である。

○ 単なる鼡径部のしこりであることが多いが、陰嚢に広がることもある
○ 小児は陰嚢に拡大することが多く、腫れたように見える
○ 腫れは横になると治まる

特に小児は、手術による修復が必要になってくる。

めったにないが・・

フィラリア症

寄生虫が組織液の排出を遮断し、患部領域の腫れを引き起こす。

○ 発生が熱帯地域に限られる
○ 精巣および精巣上体の炎症を繰り返す
○ 感染を繰り返していると、陰嚢は永久に腫れたままになる。
○ 進行すると手術が必要になる

精巣の痛み

男児から青年は、痛みが片側のみであれば、ほかに原因があることが明らかにされない限り、捻転を起こしている（次ペーシを参照）。それ以上の年齢の成人になると、さまざまな診断がありうる。捻転が疑われれば、直ちに急患として受診すること。

おそらく・・・・・

精巣上体炎

精巣上体は、精巣からの精子の輸送に関与する構造体であり、通常は、精巣の裏に触知することができる。炎症または感染は通常、明白な原因もなく起こるが、陰茎から分泌物があれば、性行為感染症の検査を実施しなければならない。精巣上体炎は、思春期を迎えていない男児は捻転の可能性がぐっと高くなるため、危険な診断である。

○ 痛みがまず精巣の裏からはじまり、2-3時間で強まる
○ 精巣および陰嚢が腫れ、鋭い圧痛が生じる
○ 陰嚢が熱く感じられ、発熱および吐き気があ

ることもある
- ○ 精巣が感染したり炎症をおこしたりすることもある（精巣上体精巣炎）
- ○ 抗生物質による治療が必要であるほか、2週間ほど静養する

精巣捻転症

精巣は精索とつながっており、この精索はねじれることがある。精巣の近くにある構造物もねじれることがあり、同じような状態になる。そのどちらであるかは手術してはじめてわかる、ということが多い。超音波ドップラー法により、ねじれにより精巣への血流が妨げられていないかどうかをチェックすることもある。

典型的な特徴は次のとおりである。
- ○ 突然、片側の精巣に重度の痛みが現れる
- ○ 吐き気、嘔吐
- ○ 患側の精巣が腫れて触れると痛い

精巣捻転症ほぼ必ずといっていいほど、緊急手術が必要になり、手術では精巣を元の位置に戻して再発しないよう固定する。予防のため、もう一方の精巣も手術するのが普通である。精巣捻転症を放置しておくと、患側の精巣の壊死は避けられず、将来的には生殖能力にも支障を来す。

もしかしたら・・・

外傷
- ○ 股間をけられるなどして陰嚢を負傷したことがある
- ○ 痛み、圧痛、あざがある
- ○ 排尿は正常で血も混じっていない

安静と時間が経つことが、唯一の治療法である。

陰嚢静脈瘤

p.327を参照。

結石

泌尿器系に結石ができると、次のようなことが起きる。
- ○ 急速に痛みが現れ、その痛みがあまりにも大きいことが多く、これが1時間ほど続く
- ○ 数日から数週間にわたって痛みが再発する
- ○ 腰部（腎部）から精巣、または陰茎先端に広がる
- ○ 吐き気、嘔吐
- ○ 血尿

小さな結石であれば自然に通過するが、大きなものになると手術により除去することが必要になることもある。

めったにないが・・

ムンプス精巣炎

ムンプスは、予防接種のおかげで一層まれな疾患となっている。精巣の炎症が起きることがごく少数ながらある。
- ○ ムンプスは、顎関節のすぐ前にハムスターの頬のような腫れを引き起こす。
- ○ 3-4日後には、片方または両方の精巣が腫れる
- ○ 発熱、痛み

精巣炎のリスクは、かつて考えられていたよりはるかに少ない。不妊となる可能性はあるが、そのリスクもかつて恐れられていたほどでは全くない。

膵炎

p.434を参照。

股間の痛み

おそらく・・・・・

外傷

股間を負傷すると前立腺が刺激され、次のようなことが起きる。

○ 股間に鈍い痛みがある
○ 軽微な不快感または排尿困難
○ 物体の上にまたがるように落ちるなどの重傷であれば、血尿が出る

もしかしたら・・・

前立腺炎

前立腺炎は、前立腺の感染または炎症である。症状には次のようなものがある。

○ 肛門と陰嚢との間の鞍部に痛みがある
○ 排尿時に焼けるような痛みがあるか、または排尿困難
○ 尿が濁り、検査で感染していることがわかる
○ 発熱、筋肉痛または関節痛が出ることもある
○ 再発したり慢性化したりすることもある

治りづらい厄介者であり、長期間にわたる抗生物質の服用が必要になることが多い。

めったにないが・・

前立腺癌

癌が進行すると、次のようなことが起きる。

○ 股間の疼痛
○ 癌が骨に転移することによる背部または骨盤の痛み

前立腺癌は痛みがないことがむしろ普通であり、次のような症状に対する検査で見つかる。

○ 前立腺が肥大して尿路が閉塞することによる排尿困難

無精巣

これは、新生児の定期健診で見つかるはずである。精巣が陰嚢に下りてこない場合には、生殖能力が低下するリスクがあるほか、後の人生で悪性化するリスクが高い。

おそらく・・・・・

停留精巣

○ 全身の発達は正常
○ 精巣が鼡径部にしこりのように感じられることが多い

男児の3-4%に、出生時に停留精巣が認められる。1歳を迎えるまでに自然に下りてくることもある。早めに医療機関で診断してもらい、手術が必要かどうかをアドバイスしてもらう。手術をすれば、生殖能力が損なわれるリスクものちに精巣癌になるリスクも低下する。

もしかしたら・・・

移動性精巣

精巣が鼡径部に引っ込むという正常な反射を大げさに言うとこうなる。

○ ある時は精巣が認められる
○ 寒さ、感情により引っ込む
○ 通常は、治療は必要ない

めったにないが・・

転位精巣

精巣が下腹部のどこかにとどまっているものと思われる。鼡径部や陰茎の付け根、場合によっては大腿上部で触知されることがある。

生殖能力維持のためにも、手術が推奨される。

精巣が小さい

精巣の大きさはさまざまであり、右よりも左の方が下がっているのが普通である。左右ともにごく小さいか、または機能不全でもない限り、生殖能力は正常である。アルコール中毒または前立腺癌治療に用いる薬によって、それまで正常であった精巣が小さくなることがある。

おそらく・・・・・

以前に負傷または感染した

次の項目に該当すれば、その可能性がある。

○ 左右いずれかのみが小さい
○ 以前に痛みがあった
○ 以前に腫れがあった
○ 停留精巣で手術により陰嚢に下ろしたことがあり、特に手術が時期的に遅かった場合に起こることがある

原因としては、精巣捻転および精巣炎が考えられる。「精巣の痛み」を参照。

もしかしたら・・・

ホルモンの異常

○ 両側とも小さい
○ 身長はかなり高いことが多い
○ 体毛がないかまたは少ない
○ 乳房が発達している
○ 不妊

根本原因をピンポイントで特定するには、ホルモン検査が必要である。

遺伝的障害

関心は大いにもたれているが、きわめて複雑な領域である。“半陰陽”および性発達不全に関わってくる。

○ 精巣および陰茎の形が異常
○ 身長が異常に高いか、低いかのいずれか
○ 不妊

陰茎からの分泌物

色の有無に関係なく、陰茎から分泌物が出るということは、性行為感染症(STI)の可能性がきわめて高く、その原因は非特異的陰部感染症(NSGI)および淋疾の可能性が最も高い。専門医に診てもらわなければならない。パートナーも感染している可能性がある。

包皮の疾患

包皮は感染しやすく、ひび割れて瘢痕組織が形成される。また痛みがあり、排尿困難および性交困難になることがある。

おそらく・・・・・

亀頭炎

包皮および隣接する陰茎の感染症である。

- ○ 軽度の痛み、かゆみ、赤み
- ○ 包皮周囲に分泌物がみられるが、陰茎そのものの開口部からではない
- ○ 脂漏性皮膚炎または乾癬といった皮膚疾患を伴うことがある

抗生物質の服用と塩浴により治療する。亀頭炎を繰り返すようであれば、糖尿病が原因であるものと思われる。

包茎

包茎とは、陰茎の先端から包皮がめくれないことをいう。

5歳までなら正常であり、いじってはいけない。次の項目に該当すれば、異常である。

- ○ 亀頭炎を繰り返す
- ○ 排尿時に包皮が風船のように膨らむ

このような場合には、包皮の環状切除または伸展術を勧める。

もしかしたら・・・

嵌頓包茎

包皮が陰茎の先端の裏側に張り付いて巻き込まれてしまうことをいう。

- ○ 痛み
- ○ 陰茎先端の腫れにより、巻き込まれた包皮が戻れず、陰茎の先端を覆えなくなる

すぐに包皮を正しい位置に戻す治療が必要になる。局所麻酔をすれば、処置しやすくなるが、手術が必要になることもある。

めったにないが・・

陰茎癌

欧米ではめったにないが、一部の極東諸国には多い。

- ○ 包皮切開術を受けた男性にはあまりないが、はっきりした理由はわかっていない
- ○ 陰茎先端が赤くなるところからはじまることもあれば、包皮内に隠れていることもある
- ○ 増殖物、潰瘍
- ○ 分泌物、痛み、出血

治療法には、放射線治療および手術がある。

精液に血が混じる

症状としてはよくみられるものであり、警告のように見えるが、重大な基礎疾患があることはまずない。実際、症例の大多数は原因がわからないままである。最も多いのが高齢の男性である。性交後の膣からの出血と間違うことがある。

生殖器の検査および尿検査を受けて、血液

が膀胱からのものでないことを確認しておくのが賢明である。ほかには特に何もする必要はないが、症状が再発する場合に限り、膀胱および前立腺の検査を受けることを勧める。

陰茎が痛い

おそらく・・・・・

感染

- ○ 排尿時に焼けるような痛みがある
- ○ 頻繁に排尿する
- ○ 尿に血が混じることもある
- ○ 尿が濁っているか、または臭いがきつい

上記の症状はいずれも、尿路感染を示唆するものである。このような感染を起こしたら、大人も子供も、身体的な原因は同じであることから、通常は超音波検査またはX線検査を必ず受ける必要がある。

分泌物があれば、性行為感染症が疑われる。

包皮の疾患

前ページを参照。

もしかしたら・・・

結石

p.171の「腎結石」を参照。

めったにないが・・

ペーロニ病

下記を参照。

陰茎の弯曲

医学用語では性病索という。軽微なものはごくありふれているが、特に思春期には戸惑うこともあろう。勃起すると弯曲がもっとはっきりとわかる。

極端に弯曲していると性交が難しくなる。

おそらく・・・・・

先天性のもの

- ○ 出生時に気づいた
- ○ 外尿道口が、陰茎の先端ではなく下にある（医学用語で尿道下裂）

この異常を治すには、包皮を利用した繊細な手術を施行するため、環状切除をしてはならない。

もしかしたら・・・

ペーロニ病

- ○ 陰茎索の一部に硬い組織が帯状に形成される
- ○ 中高年にみられる
- ○ 勃起時に痛みがあり弯曲している
- ○ 陰茎索に硬い領域、結節状の領域がある
- ○ 治療は困難である
- ○ 自然に消退することもある

めったにないが・・

負傷

激しい性交などにより負傷すると、勃起した陰茎が折れることがある。永久変形を予防するためにも早期治療が必要である。

○ 突然の痛み、あざおよび変形

陰茎が小さい

陰茎の大きさは、温度および勃起の程度によって変動するため、客観的に評価することは困難である。生物学的変動および人種間差もあるとはいえ、それが生殖能力および性行動とは相関することはほとんどない。思春期の少年および性行為をはじめた男性が、陰茎が異常に小さいと心配して医師に相談することは多いが、検査をしても大きさは正常の範囲内であるという結果に落ち着くことがほとんどである。勃起していない状態と比較して、勃起時の大きさの変動は小さい。すなわち、ほとんどの陰茎は勃起するとほぼ同じ大きさになるということになる。陰茎が小さいことを気に病むのは、次の特徴にいくつか該当するときだけでよい。

○ 精巣がないか、あっても小さい
○ 体毛がない
○ 身長が高すぎる
○ 乳房が発達している
○ 肥満
○ 精巣を負傷したり、精巣捻転になったことがある

男児の場合、鼡径部の脂肪に埋もれていると、小さい陰茎が本当に小さく見える。

染色体分析、ホルモンプロファイルおよび脳スキャンといった検査が必要になると思われる。男児であれば治療可能であるため、真性小陰茎の場合には医師に伝えるとよい。遅いよりは早い方がよい。

長時間勃起している

持続性勃起症という。痛みが強く、性欲もなく長時間勃起している。陰茎の先端は軟らかいままである。原因を問わず、陰茎を長時間にわたる損傷にさらさないためにも、緊急に治療する必要がある。

おそらく・・・・・

原因不明

5例中3例程度は原因不明であり、長時間にわたる性行為により起きることもある。それ以外の健康状態は良好である。

もしかしたら・・・

血液障害

血液検査により、白血病または鎌状赤血球症でないかをみる。

あざができやすく、倦怠感があり、リンパ節の腫大があれば、白血病が示唆される。

関節痛または腹痛が再発する場合には、鎌状赤血球症が示唆される（発症するのはほぼアフリカ系の男性に限られる）。

生殖器と性器

めったにないが・・

その他の原因

骨盤に増殖物がないかは常に調べる。勃起に影響を及ぼしたり、脊髄損傷を引き起こす薬剤も考えられる。

男性の女性化

成人男性に女性の特徴が現れはじめたら、全ホルモンの検査が必要である。女性の特徴には、体毛の消失、乳房の発達、性的衝動の消失、精巣および陰茎の縮小がある。

おそらく・・・・・

薬剤の作用

エストロゲン（女性ホルモンの一種）または抗アンドロゲン（抗男性ホルモンの一種）の副作用のある薬剤がいくつかある。

スピロノラクトン、心疾患に用いるジゴキシンとβ遮断薬、前立腺癌の治療に用いるエストロゲンと抗アンドロゲン、精神疾患の治療に用いるクロルプロマジンが犯人であることが多い。

もしかしたら・・・

アルコール中毒

- ○ 大量かつ長時間にわたって飲酒したことがあるか、またはアルコール依存である
- ○ 勃起不能
- ○ 乳房の発達
- ○ 精子数の減少による生殖能力の低下
- ○ 検査で肝硬変とわかることがある
- ○ 断酒すれば少なくとも部分的に改善することがある

遺伝的な問題

遺伝的な問題を抱える男性とは、次の項目に該当する人である。

- ○ 身長が異常に高い
- ○ 不妊
- ○ 出生時から異常がわかっている
- ○ 専門家に診てもらうことにより診断がつく

めったにないが・・

腫瘍

上記の原因がいずれも否定された場合、精巣や肺のほか、女性ホルモンを分泌する臓器に癌がないかを調べることが不可欠である。次のような症状が考えられる。

- ○ 精巣の内部または表面にしこりがある
- ○ 咳をすると血が出る、胸部痛、体重減少

早発思春期

9歳までに性発達するのは異常であるとみられる。性発達には体毛の出現、陰茎の肥大および声の低音化がある。まれではあるが、いずれの場合も専門家に診てもらう必要がある。

もしかしたら・・・

視床下部の疾患

視床下部は脳にある内分泌組織であり、さまざまなホルモンをコントロールしている。

次の項目に該当すればこの障害の可能性がきわめて高い。

○ 出生時および幼児期には正常な男児だった
○ のちに成長異常(身長が高すぎるか、または低すぎる)
○ この部位に腫瘍があり、それが視力障害を引き起こすことがある

めったにないが・・

精巣腫瘍

○ しこりが触知されることがある
○ 左右いずれかの精巣に変化または腫れがみられる

血液検査により、血中ホルモン濃度が異常に高いものがあればそれを検出することができる。

副腎疾患

腎にかぶさるようにある副腎に疾患があると、通常は生後数日で容態がきわめて悪化する。ホルモン療法により幼少期に男性化するのを予防する。

男女に共通する症状

生殖能力の問題

生殖能力が低い、ないというのは、男女ともに悲痛の種であり、二人は計り知れない重圧を受ける。しかも、その検査は心理的な負担があり難しく、最大の感度と技術が求められる。

若く健康的なカップルが定期的に性交していれば約85%の確率で1年以内に妊娠する。2年後ならこれが92%になる。残りの8%には、検査および手助けが必要である。重要なのは、女性の受胎能は年齢とともに低下することであり、そのため、不妊治療の成功率はこれも考慮される。そういう意味では男性の方が恵まれている。精子の能力は年齢による低下がほとんどない。

全体として、カップルの生殖能力が低いことの原因は次のいずれかに該当する。数字は原因となる確率である。

○ 女性の卵巣の問題20%
○ 女性の卵管の問題が14%
○ 女性の「敵対的な」粘液が6%
○ 女性の子宮内膜症が6%
○ 性交困難が6%
○ 男性の要因が24%
○ 説明のつかないもの24%

矛盾しているように思われるかもしれないが、「説明がつかない」という結果が出た二人は、その後3年以内に妊娠する可能性が60-70%であり、これは原因が明らかになった場合よりも高い。

不妊治療を受けることを考えるのであれば、必ず全身の健康状態および生活習慣をチェックしておいた方がよい。禁煙に努め、飲酒は極力

抑え、適切な食事、運動および体重を維持する。女性は、妊娠時の神経管欠損予防のため、葉酸のサプリメントを摂取する。

女性の妊娠困難

おそらく・・・・・

排卵の問題

ホルモンバランスの乱れが関与しており、次の項目に該当すれば、これが疑われる。

○ 月経がない
○ 月経不順
○ 次の月経までの期間が長い
○ 経血量が多すぎたり少なすぎたりする

排卵は、血液検査で月経周期の第22日にプロゲステロン値が高いかどうかをみるか、月経周期の中間期に排卵の予測因子を用いた検査を実施するか、または基礎体温表をつけることによって、モニタリングすることができる。排卵の問題は、クロミフェンまたはゴナドトロピンの各製剤により治療することができる。

卵管閉塞

卵子が子宮に移動する卵管というものがある。これが遮断されると、通常は骨盤内感染症から骨盤内炎症性疾患となる(p.304を参照)。次の項目に該当すれば、これが疑われる。

○ 骨盤痛を繰り返す
○ 感染性帯下が繰り返し出る
○ 性交時の深部痛

卵管閉塞は、腹腔鏡またはX線(子宮卵管造影)によって調べる。解決策としては、卵管の手術または体外受精(IVF)がある。

原因不明

徹底的に調べても説明がつかないままになることが多い。

もしかしたら・・・

子宮内膜症

p.304を参照。

全身性疾患

重篤な全身性疾患があると、生殖能力が低下することがあるが、それはすでに明らかになっているはずである。

めったにないが・・

子宮の異常

検査をすると、卵子が着床できない子宮の奇形など、思いもよらないさまざまな異常が明らかになることがある。

男性の生殖困難

どんな場合にも、早めに精子分析を受けておくのがよい。精子分析とは、精子数が少ないかどうか、異常な精子が多いかどうか、精子運動能に問題がないかどうかをみるものである。重度の疾患により一時的に不妊になることがあり、その後、精子の産生が回復するまでには2-3カ月を要

おそらく・・・・・

精神的なもの

これは、関係をつくる一連の経験、すなわち愛情、信頼、これまでの好ましい経験といったものをいう。それに限らず、さまざまな点に不確実なことのあることが、セックスおよびオルガスムにまつわる問題につながることはよく知られている。

テクニック不足

体の構造を考慮することが必要である。オルガスムを得るには、次のことが必要になる。

○ 十分な前戯
○ 陰核または陰茎の刺激
○ 痛くならないようにする
○ 適度な催滑

もしかしたら・・・

パートナーの問題

下記を参照。女性がオルガスムに達しないのは、次のような男性の問題によることがある。

○ 早漏
○ 勃起不能

薬剤

フルオキセチンなどのSSRI系の抗うつ薬は、オルガスムをさえぎったり遅らせたりする作用がある。

その他、重症な精神病の治療に用いられる薬物などは、悪影響を及ぼすことがある。

勃起不能

勃起不能とは、硬く勃起したりその状態を維持したりするのが困難であることをいう。障害としてはよく起こるものであるが、それを経験してもそれと認めない人があまりにも多い。疲労および何らかの重篤な全身疾患を患っていると、短期的に勃起不能となる。射精後は勃起が治まるが、年齢を重ねるほど回復までに時間がかかるようになり、高齢者なら数日間はかかる。そのため、本当の障害が早漏である場合に混乱を招くことがある。

勃起不能となる理由としては、やはり精神的な要因がある可能性が最も高いが、かつて考えられていた特に陰茎への血流の問題よりも、特に加齢による肉体的な障害が多いことが次々と明らかになっている。これはおそらく、高齢者の性行為について議論したり調査したりすることに、抵抗がなくなりつつあることを反映してのことである。

今では、バイアグラのような薬剤、海綿体部や陰茎そのものへの注射剤または挿入剤など、さまざまな治療法がある。p.342の「早漏」も参照。

おそらく・・・・・

精神的なもの

ここでいう精神的なものは、抑うつ、二人の問題、さらには、過去の勃起不能が原因で再び勃起不能になる悪循環がある。精神的な原因を強く示唆する症状は次のとおりである。

○ 睡眠時または覚醒時には正常に勃起する

○ 夢精
○ 特定のパートナーに対して勃起不能
○ 突然、勃起不能になる
○ 年齢が若い

治療法には、説明的方法、心理学的な問題の探究、性交に徐々に戻るというものがある。

もしかしたら・・・

糖尿病

糖尿病は、勃起に関与する神経および血液の供給に影響を及ぼす。糖尿病の診断がまだであれば、次のようなことが起こる。

○ 夜間も日中も尿量が過剰になる
○ 喉の渇き

血流の問題

勃起は、陰茎の海綿体組織が充血して起こるものである。この供給血を運ぶ静脈に漏れがあると、十分な勃起は得られない。

動脈疾患も同じく、陰茎に対しても勃起をコントロールする神経に対しても、血液供給に影響を及ぼしうるものである。精密血流の検査が行われる。

薬剤

精神安定剤やヘロインと同じく、高血圧治療に用いられる薬剤で、勃起不能を引き起こしうるものは多い。ほかにも、勃起不能に関与するとみられる薬剤は無数にあるため、チェックしておいた方がよい。

アルコール中毒

シェイクスピアは「マクベス」で“気持ちは高ぶっても、体がついてこない”と書いている。慢性アルコール中毒は実際に、ホルモンおよび神経の変化を引き起こし、永久に勃起不能になるリスクが生じる。

術後

腸管および前立腺の手術は、勃起に関与する神経が傷つくリスクがある。

めったにないが・・

神経疾患

神経疾患で最も多いのが多発性硬化症であり、次のようなことが生じる。

○ 身体のさまざまな部位がしびれる
○ 不安定歩行
○ 視覚障害、一過性単眼盲
○ 排尿制御困難
○ その他、下部脊椎を損傷させるものによって勃起不能になることがある

ホルモン障害

可能性は多岐にわたる。次の項目に該当する人は、これが原因である可能性がある。

○ 精巣がないか、小さい
○ 体毛がない
○ 乳房の発達
○ 身長が高すぎたり低すぎたりする
○ 極度の肥満
○ 上記のような場合には、ホルモン療法が有用である

早漏

これは、陰茎が膣に入る前か、または挿入後すぐに射精してしまうことである。これは疾患ではないが、多くの男性にとってはきわめて厄介である。相当な時間と忍耐、さらには勇気をもって、問題を探ることが必要になってくる。

おそらく・・・・・

心理的要因

経験が蓄積すると、性的関係は単なる性交以上のものにまで広がる。若い男性に早漏が最も多い理由は、その辺りにありそうである。心理的アプローチでは、愛撫やマッサージなど、性交以外の性的行動に集中するように勧める。

そこで役立つのが“スクイーズ法”である。射精しそうだと言われたら、パートナーが陰茎の付け根を数秒間、強く握るというものである。これにより通常は、勃起した状態を維持しつつ、オルガスムを遅らせることができる。詳しくは性心理療法士に問い合わせてほしい。

生殖器またはその周囲の水疱

おそらく・・・・・

ヘルペス

口唇ヘルペスと同じウイルスが、生殖器またはその周囲にこのような水疱を引き起こす。

- ○ 時々、水疱が2-3個生じる
- ○ いったん現れると、特に初めてであれば激しい痛みがある
- ○ インフルエンザ様症状を伴うことがある
- ○ 女性は、痛みおよび排尿困難となる

抗ウイルス薬が有用である。

妊娠中であれば、医師または助産師に、これまでと現在のヘルペス発作を報告することが特に需要である。

これにより、出生時に新生児が感染するリスクを低下させるよう対処することができる。

生殖器のしこり、潰瘍およびただれ

生殖器の軽い感染はきわめて多く、素人目にもはっきりわかることが多い。性行為感染症の初期症状がないか気を配り、性交相手が多数いる場合には特に、注意することが重要である。このことは、自分だけでなく、パートナーについても同じである。

おそらく・・・・・

毛嚢炎または癤《せつ》

- ○ 小さな丘疹が皮膚または陰毛の付け根にできる
- ○ 圧痛があり、しこりが迅速に現れる
- ○ 頂上部が　黄色になる
- ○ 膿汁および血液を分泌したあと消える
- ○ 重症になると、抗生物質による治療を1クール実施する必要がある

頻度が高かったり、再発したりする場合には、ざ瘡に似た化膿性汗腺炎という皮膚病が原因である。この炎症はわきの下にも認められる。治療は長期抗生物質またはニキビ用の薬を用いる。

疥癬またはヒゼンダニ

疥癬は小さく肉眼では見えない。ヒゼンダニは通常、陰毛の軸部に付着しているのを見ることができる。いずれも皮膚を咬んで次のようなことを引き起こす。

- ○ かゆみがあり、生殖器領域またはそれ以外の身体部位に、赤いニキビまたは穴がある
- ○ かゆみは疥癬により夜間に悪化する
- ○ 疥癬は指と指との間および胴のくびれ部分を咬む
- ○ 治療法には殺虫作用のあるシャンプーおよび塗り薬があり、ほかにはベッドや衣類の汚染を入念に除去する
- ○ ほかの性行為感染症の可能性も考える

いぼ

新しく発生して長さ2-3mmに成長するとはかなりよくあることであり、ほかの部位と同じく、生殖器にあっても無害である。

- ○ ヒトパピローマウイルスが原因であるが、子宮頸癌を引き起こすものとは株が異なる
- ○ 簡単な治療法が奏功はするものの、再発する
- ○ 性行為により感染する可能性があるが、コンドームが有用である

全く異なる問題に、多量のいぼの拡大があり、枝分かれする小さな珊瑚のように見える。いぼは肛門周囲にも認められることが多い。こちらは梅毒によるものであると思われることから、性行為感染症の専門医に診てもらうこと。

伝染性軟属腫

- ○ 直径2-3mmの小さな真珠のようなしこりが生殖器に現れる
- ○ そのしこりは硬く、中心部がへこんでいる
- ○ ウイルス性のものである
- ○ 感染しないがぎり無痛
- ○ 通常は、2-3カ月ほどで自然に消えるが、簡単な治療だけで消えるまでの期間が短くなる
- ○ ほかの性行為感染症を伴うことが多い

もしかしたら・・・

嚢胞

女性にはバルトリン腺嚢胞または陰唇嚢胞がよくみられる。

- ○ 痛みはないが陰唇に腫れがある
- ○ ほかに問題を起こすことはない
- ○ 感染すると、大きく腫れて触れると痛み、発熱を伴うことがある

外科的排液が必要である。

AIDS

同性愛行為、乱交、リスクのあるパートナーとのセックスをした人や、薬剤の静脈注射を受けた場合に、AIDSが疑われる。リンパ節の腫れ以外の症状は次のとおりである。

○ 発熱
○ 倦怠感
○ 頭痛
○ 口内炎

診断には、数カ月にわたって血液検査をする必要がある。現在では効果のある治療薬があるが、それでも治癒はしない。

めったにないが・・

梅毒

梅毒感染の症状は、接触から2-4週間後に現れる。パートナーのいずれかが感染しているものと思われる。生殖器に痛みのない潰瘍が現れ、それがその後、硬いしこりに変わる。この潰瘍は下疳《げかん》ともいい、どのような性行為をしたかによって膣内部、その周囲、陰茎、口中、または肛門周囲に現れる。局所リンパ節が肥大する。治癒には数週間を要する。2-3カ月ほど経つと、手のひらおよび足の裏の発疹、関節痛、リンパ節の腫れ、性器いぼといった二次的な特徴が現れる。数年後には体中で大暴れしてあらゆる臓器に悪影響を及ぼし、認知症を引き起こす。早期であれば、ペニシリンで治癒する。

ベーチェット病

下記の3項目のうちの2つ以上が該当する。

○ 生殖器および口に痛みを伴う潰瘍
○ 赤眼(結膜炎または虹彩炎のいずれか)
○ 症状が再発する傾向にある

熱帯性性病

ごくごくまれ。とはいえ、欧米では、という意味である。熱帯地域を旅行して乱交した人にはリスクがある。軟性下疳、性病性リンパ肉芽腫および鼡径肉芽腫がある。いずれも、次のような症状が現れる。

○ 感染から2-3日のうちに生殖器に潰瘍ができる
○ 小さいままであることもあれば、きわめて大きくなることもある
○ 通常はきわめて痛い
○ 局所リンパ節が腫れる

診断は外観およびふき取り検査で決まる。抗生物質で治療すれば、通常は治癒する。

癌

陰茎または膣に持続性の潰瘍があるのは、皮膚癌によるものであることがある。医師に診てもらうこと。

鼡径部のしこり

鼡径部とは、大腿部の最上部で股関節の前かつ生殖器のそばの領域をいう。生殖器そのもののしこりについては、そちらの方で取り上げている。鼡径部のしこりはきわめてよく起こるもの

で、見えやすい部位にあり、早期に気づくものである。通常は重篤なものではない。

鼡径部の構造は何通りかに分けられ、その領域にできるしこりの原因もさまざまなものがある。通常はしこりの外観から診断が確定する。

おそらく・・・・・

鼡径ヘルニア

ヘルニアのなかでは群を抜いて多い。腹部内容物が腹筋壁の脆弱部または欠損部から突き出るものをいう。通常は成人にみられ、持ち上げたりお腹に力を入れたりすると悪化するが、小児および生後間もない幼児にみられることもある。典型的な特徴は次のとおりである。

- ○ 鼡径部に軟らかい膨らみがあり、お腹に力を入れるとさらにはっきりする
- ○ 仰向けに横になると完全に消えてしまう
- ○ 軽い痛みがあり、引っ張られる感じがすることが多い

痛みが強くなり硬くなったら、腸の一部が閉じ込められているものと思われる。そのような場合には、直ちに治療を受けること。小児のヘルニアは必ず治療する必要がある。身体を動かしたり重いものを持ち上げたりしている成人が鼡径ヘルニアになると、きわめて厄介である。特に身体を動かさない高齢者であれば治す必要はない。

リンパ節腫大

頸部と同じく鼡径部にもリンパ節群があり、感染しないよう保護する役割を担っている。特に痩せている人は、鼡径部に小さなリンパ節が2-3個ほど触知されるのは正常である。いずれも0.5cmほどであり、痛みはなく、指で押すと動く。脚に軽度の引っ掻き傷を負ったり、鼡径部に吹き出物ができたりすると2-3日ほどリンパ節が肥大する。それが再び小さくなるまでは注意して見ておくのが最善策である。リンパ節が長期間にわたって腫れが続くと、通常は痛みが出たり異常に大きくなったりし、徹底して調べることが必要になる。肥大したリンパ節を治療する方法として考えられるものはじつに多いため、p.449に「リンパ節の腫れ」という項目を別途設けた。

リンパ節が肥大する以外に次の項目に該当するものがあれば、一大事であると考えなければならない。

- ○ 頸部、わきの下など、ほかにも肥大したリンパ節がある
- ○ 生殖器にただれがある
- ○ 肛門から出血する
- ○ 発熱、倦怠感
- ○ 貧血
- ○ あざ

もしかしたら・・・

静脈瘤

- ○ 鼡径部を通る静脈が肥大している様子が、目でも手で触れても確認できることが多い
- ○ 腫れはきわめて軟らかく、指で押すと簡単に押し込めることができる
- ○ 青みがさしていることに気づくことがある
- ○ 静脈瘤は通常、鼡径部より下の脚にできる
- ○ 立っているとわずかな痛みが出る

大腿ヘルニア

大腿ヘルニアは、大腿部最上部の脆弱なところに生じ、鼡径ヘルニアとは異なる。内容物が封じ込められる程度が危険水域に入ると、絞扼嵌頓が起きる可能性が高い。大腿ヘルニアはほぼ必ず、手術が必要になる。

○ 高齢の女性に最も多い
○ 急に小さく柔らかい腫れものとなって現れることが多い
○ 遮断されることにより痛みを伴う硬いしこりになり、嘔吐および腸閉塞を来す

脂肪腫

柔らかい腫れものが何週間にもわたって存在し、徐々に大きくなっていく。それはおそらく脂肪腫、すなわち良性の脂肪の腫湯である。

○ 痛みはない
○ ほかの部位にもあることが多い

診断に疑いがない限り、その腫れものを除去する必要はない。

停留精巣

p.330を参照。

めったにないが・・

動脈瘤

脚へ血液を運ぶ太い大腿動脈は、鼡径部の表面付近を通っている。その壁が脆弱になり風船のように膨らむものである。

次のようなことが起きる。

○ 腫れものが心拍に合わせて拍動する
○ 圧痛があることが多い
○ 手術により治すことができる

腫瘍および膿瘍

身体のほかの部位のしこりと同じく、腫瘍または膿瘍の可能性があることに留意しておかなければならない。膿瘍は通常、迅速に膨れあがり、痛みを伴う柔らかい腫れもので、そこを覆う皮膚は赤みがあり、熱をもっている。膿汁が出てくることもあるが、出てこなければ外科的に排膿する必要がある。

硬い増殖物が周囲組織に付着しているのであれば、腫瘍が示唆される。ほかの部位にある腫瘍からくる症状があることもあれば、体重減少など、重大な疾患の症状があることもある。

いずれにせよ、直ちに専門医に診てもらうこと。

陰毛の消失

よくある問題というわけではないが、警告ではある。薄毛になるのは加齢の正常な特徴のひとつであり、癌化学療法の副作用でもある。ほかにも、ホルモンの乱れによるものであることもある。

おそらく・・・・・

無毛症

無毛症は、性別に関係なく原因不明のまま毛髪が失われることをいう一般用語である。

典型的な特徴は次のとおりである。

○ 薄毛になり、円形脱毛もいくつかある可能性が高い
○ 重度になると、全身の毛が完全に失われる
○ 眉毛、わき毛、陰毛がなくなる
○ 無毛症は自然に解消することもあるが、持続することもある

治療は困難であり、成功率も低い。

肝硬変

○ 通常はアルコール中毒が原因
○ なくなるというよりは薄毛になる
○ 顔面、胸部に小静脈の拡張が現れる
○ 手のひらが赤い
○ 勃起不能
○ 足首の腫れ
○ 吐き気、消化不良
○ あざができやすい

めったにないが・・

アジソン病

副腎の機能低下によるものであり、次のようなことが起こる。

○ 疲労困憊
○ 口内、歯茎または古い瘢痕に暗い斑点が現れる
○ 体重減少
○ 吐き気、嘔吐および胃痙攣
○ 失神

脳神経系

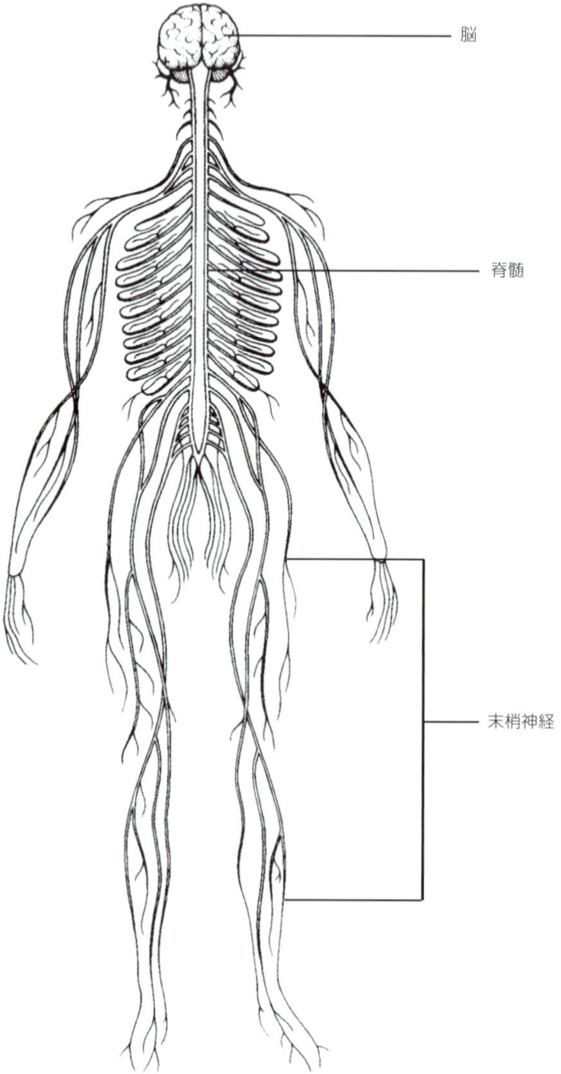

はじめに

脳および神経系は、本書で扱う身体のあらゆるシステムおよび臓器のなかでも独特で、心の物理的な源であり、かつ思考、人格、われわれの存在、われわれが感じていることのすべてであり、「しかも」脳神経系は物理的に指令を出し、身体のあらゆる働きの中枢を制御している。根本的に、いかなる症状も脳にあって、それぞれの知覚および表現を制御するのである。脳および神経に影響を及ぼす身体の変化は、様々な症状を引き起こす。たとえば脳出血は脳卒中を引き起こし、麻痺に至る。解離(ヒステリー)を患う人にも麻痺がおこり、その消耗度は脳卒中と同程度であるが、この場合、問題は心の機能および精神疾患の領域にある。本章では、脳神経系に関わる症状でよくみられるものを取り上げていくが、当然ながら、本書の別のところで触れた症状が重複することはある。

不安

不安の定義は実に単純明快で、心配したり恐れたりしている状態をいうものである。それは普遍的であり、人が普通に経験することのひとつであるという認識で間違いない。不安の程度が軽ければ、人生の諸問題に対処する身体の対応力を強くすることができるが、状況との釣り合いが取れていない不安や、ある問題または出来事が重度の心配の種になり、日々の生活に支障を来すほど不安になるのは異常である(「強迫症と恐怖症」を参照)。症状はいくつもあり、次のようなものが挙げられる。

- ○ 心配と焦燥とが入り混じった緊張を感じる
- ○ 不安で落ち着かない
- ○ 破滅感
- ○ 頭痛
- ○ 発汗(手、わきの下および額は特に出やすい)
- ○ 不眠
- ○ 動悸
- ○ 口渇
- ○ 振戦

ただし、過呼吸、勃起不能、浮動性めまい、落ち着きのなさなど、ほかにも症状は多数ある。小児は夜尿症、爪噛み、指しゃぶりなどがある。

おそらく・・・・・

不安状態

心配は誰にでも当然ながら起こるものであるが、その起こりやすさは人によって異なる。遺伝によるところもある。どの社会もそれぞれに心配事は異なり、完璧に調和のとれたテーブル飾りを選ぶ際の不安と、いわゆる洞穴を取り戻すことしか考えていないサーベルタイガーが抱く不安とは、表面的には比較のしようがない。では、その判断を下す私たちは何者なのか。子どものころの経験、性衝動の抑制、近代社会の没個性化はいずれも、一部の知識人が示唆するように、理論的には不安を説明するものとして妥当であるが、ひとつ確かなことがある。それは、不安は周りにますます増えているということである。

上記のような症状に基づけば、不安と診断するのは概ね確かであり、共感を示して話しあうことにより、根本原因のストレスが明らかになる。身体症状も息切れも同じ警告徴候あり、その症状が心理的なものに起因していることを本人が受け入れる前に、調べる必要がある。治療法は、不能状態に陥る急性不安に対する薬物療法から、カウンセリングまたは精神療法を通じて行う説明的方法（たとえば認知行動療法）まである。

もしかしたら・・・

その他の心理学的疾患または精神疾患

次のような場合に不安になると、その可能性が出てくる。

○ 以前は性格が安定していた
○ 明らかなストレスの元がない
○ ほかに気分、思考、集中力の乱れがある
○ 奇異な挙動または信念がある
○ 重度の記憶障害または見当識障害もある

別途対処するもの、フォローアップする必要があるものには、「抑うつ」、「認知症」および「統合失調症」がある。

甲状腺機能亢進

不安の症状をすべて引き起こすが、この疾患を示唆する特徴はまだある。

○ 細かい振戦
○ 体重減少
○ 食思《しょくし》（食欲）増進
○ 暑がり
○ 脈が速い
○ 眼球突出
○ 頸部の腫れ

この病態は血液検査で簡単に確認することができる。

薬剤とアルコールの影響

アンフェタミン、コカイン、クラックコカインといった薬剤はよく、不安の引き金を引く。同じく、さまざまな薬物（ヘロインおよびベンゾジアゼピン系精神安定剤）の乱用、アルコール中毒者は飲酒をやめることによって、次のことが起きる。

○ 粗大振戦
○ 不安
○ 発汗
○ 幻覚

薬剤乱用の特徴にはこのほか、次のようなものがある。

○ 外観を気にしない
○ 四肢に針の跡がある
○ 社会的崩壊、犯罪、失業

こうした問題に対応してくれる専門クリニックがある。

めったにないが・・

低血糖

通常は、錠剤またはインスリンで治療中の糖尿病患者に起こる。

症状は迅速に現れ、次のような特徴がある。

○ ふらつき
○ 冷汗
○ 空腹
○ 嗜眠

この病態は、指先に針を指して血糖値を測定

する検査法によってすぐに確認することができ、グルコースおよび炭水化物を補うことによってすぐに回復する。

クロム親和性細胞腫

きわめてまれな腫瘍であり、高血圧を引き起こすホルモンを産生する。ホルモンレベルは迅速に上昇し、次のことを引き起こす。

○ 突然の不安、発汗、動悸
○ 青ざめたり紅潮したりする
○ 頭痛
○ 発作時は血圧がきわめて高くなる

昏睡

昏睡とはまさに医学用語であり、目を覚まさず、刺激にも反応しない状態をいう。最も重度になると、次のようになる。

○ 痛みに反応しない
○ 動かない
○ 声も出さない

昏迷になると重症度もやや低く、痛み刺激によって覚醒する。原因はいずれも同じである。両者の間には眠気および錯乱など何段階もあり、譫妄《せんもう》もそのひとつである。

昏睡に陥ったら治療して生体機能を維持し、原因を調べるためにも、直ちに入院する必要がある。病院では次のことを報告すると、大いに役に立つ。

○ 糖尿病の病歴（ここ数時間のうちに嗜眠および錯乱があったかどうか）
○ 薬剤およびアルコールの乱用（ボトルや注射器などの証拠物件）
○ てんかん（これまでの発作および投薬の詳細）
○ ここ2-3週間に頭部を負傷したかどうか
○ 卒中の有無（高血圧の治療）
○ 抑うつおよび自殺企図（空の薬入れ）

おそらく・・・・・

脳卒中

○ 高齢者に多い
○ 突然の虚脱
○ 片側麻痺
○ 発話喪失

きわめて突然かつ重度の頭痛が後頭部にあり、嘔吐して、その後すぐに意識を失ったら、それは「クモ膜下出血」（p.377を参照）という種類の脳卒中であることを示唆するものである。

薬剤またはアルコール

診断は、本人の習慣を知っているかどうか、アルコールの臭いがするなどの基準によって決まる傾向にある。下記の項目に該当すれば、オピエート乱用の可能性が高い。

○ 針を刺した跡（腕に赤い部分があるか、または肥厚していたり、静脈が硬化している）
○ 縮瞳
○ 浅呼吸

次の項目に該当すれば、自殺しようと処方薬を故意に大量に服用したことがわかる。

○ 抑うつまたは精神疾患の既往がある
○ 近い過去に重大な出来事や喪失があった
○ 自殺前の書き置きが見つかるか、または医薬品の入っていた箱などが空になっている

負傷

負傷による昏睡は通常、事故後に起こり、その原因は頭部外傷が最も多い。診断は明白である。回復の具合は脳の外傷の程度による。重度の頭部損傷から2-3週間経って昏迷または昏睡に陥るのは、その損傷の結果、脳に血塊ができたことによるものであると思われる（硬膜下血腫、p.356を参照）。このような病態は高齢者やアルコール中毒者のほか、抗凝固薬を服用している人に多い。手術によりこの血塊を除去すれば、通常は完全に回復する。

代謝疾患

最も可能性が高いのは糖尿病、肝不全または腎疾患であり、通常はすでにその疾患であることがわかっている。

○ はじめは頭のふらつき、空腹、震えおよび錯乱により低血糖が示唆され、その後、眠気が増して意識を失う
○ 別の疾患またはインスリン注射忘れにより高血糖となることが多く、喉の渇き、嘔吐、深く激しい呼吸、排尿量の増大または減少により示唆され、その後、眠気が増して意識を失う
○ アルコール中毒の既往または肝疾患があれば肝不全が示唆され、黄疸または腹水（腹腔が液体で満たされること）もあると思われる
○ 尿の変質または尿量の減少により腎不全が示唆されるが、血液検査してはじめて診断がつくことが多い

治療の目標は、低血糖の糖尿病患者には糖分を摂らせるなど、代謝障害を治すことになる。

もしかしたら・・・

感染

何らかの重度の感染によりショックを経て昏睡に陥ることがあるが、特に乳幼児であれば髄膜炎である可能性が最も高い。下記の項目でほかに説明がつかないものがあれば、髄膜炎を疑う必要がある。

○ かんしゃくを起こす
○ 眠気が増す
○ 身体に紫色の斑がある
○ 乳幼児は頭蓋に柔らかい隆起がある

体格の大きい小児、13-19歳の未成年および成人は、さらに次のようなことが考えられる。

○ 重度の頭痛
○ 頸部の硬直
○ 眩しがる
○ 嘔吐

髄膜炎は生命に関わる緊急事態である。一刻も早く病院へ連れて行くこと。

心臓発作

次のような症状を呈したのちに昏睡となる。

- ○ 重度の胸部痛
- ○ 息切れ
- ○ 発汗、口唇が青い
- ○ 危険因子(高血圧または高コレステロール、喫煙、家族歴、糖尿病)

めったにないが・・

低体温症

体温が大幅に低下することであり、高齢者、冬場に最も多く、転倒または卒中後に起こる。

その他の原因

昏睡のその他の原因はそれだけで1冊の本が書けるほど、身体の働きがとにもかくにも完全に狂ってしまう最終シナリオである。原因としてまれなものは、診察、血液検査および医学的検査を実施してはじめて診断がつく。

集中力がない

人の注意力というものは大いにばらつきがある上に、気分、作業条件およびストレスなどによっても異なる。この症状には、重大な原因疾患はほとんどない。「ただしアイスクリームはひとつしかない」検査によって科学的に測定すると、小児は成人と比較して、注意力の持続時間がはるかに短い。

おそらく・・・・・

疲れ

- ○ 成人にも小児にも起こりうる
- ○ 普段は十分に健康で、集中力も十分にある
- ○ 明らかに静養が足りないか、または過労
- ○ 休んだあとは集中力が戻る
- ○ 不眠または睡眠障害がある

不安

p.349を参照。

抑うつ

p.363を参照。

薬剤およびアルコール

アルコール中毒になると、集中力および挙動に明らかな問題が生じる。同じく、慢性アルコール依存症も脳に傷害を与え、認知障害および集中困難になる。集中力を低下させる薬剤(精神安定剤など)は多い。また、コカインおよびヘロインといった乱用薬にも同じ作用がある。

もしかしたら・・・

注意欠陥多動性障害(ADHD)および注意欠陥障害(ADD)

症状は小児期の早いうちから現れ、思春期を経て進行し、成人して間もないうちまで続くことがある。典型的な特徴は次のとおりである。

- ○ 常に動き回っている
- ○ いつも動いて落ち着きがない
- ○ 学校で落ちこぼれたり問題を起こしたりする
- ○ 衝動的または不注意な挙動をとる
- ○ 言うことをきかない、躾がなっていない
- ○ 家族性の傾向がある

治療は通常、専門医の手を借り、メチルフェニデートなどの精神刺激薬の投与、行動療法および特殊教育の提供を行う。

錯乱

錯乱とは、見当識障害と情緒の乱れとが併存した状態をいう。錯乱は数週間から数カ月間かけて徐々に発症していくものであり、高齢者に多く、自然な加齢性変化または脳変性障害(「認知症」も参照)の一部であると考えられる。年齢に関係なく突然錯乱を起こすのは、急性の基礎疾患によるものと思われるため、緊急に調べてもらう必要がある。眠気または意識の変容、興奮、妄想、幻覚を伴うこともある(「譫妄《せんもう》」も参照)。

おそらく・・・・・

老人性錯乱

高齢者以降にみられる。最悪の場合、認知症になる(p.360)が、単なる厄介事であることが多い。老人性錯乱を示唆する特徴は次のとおりである。

- ○ 最近起きたことを記憶しにくくなり、時間と場所がわからなくなって錯乱状態となる
- ○ 全身の健康状態は年齢相応である
- ○ 馴染みのあることをしたり、馴染みのある場所へ行ったりする際に錯乱したり、問題を起こしたりはしない
- ○ メモやリストを使って対処することができる
- ○ 社会的な役割を果たすのには問題ないこともあれば、軽度の支障を来すこともある
- ○ 変質はごくごく緩やかに進行していくが、日常生活に大きな変化(休暇など)があれば、進行が速くなることがある

もしかしたら・・・

糖尿病患者の血糖値の異常

- ○ 軽い頭のふらつき、空腹感、震えおよび錯乱を起こしたのち、眠気が増して意識不明となったら、まずは低血糖が示唆される
- ○ 別の疾患またはインスリン注射忘れにより

高血糖となることが多く、喉の渇き、嘔吐、深く激しい呼吸、排尿量の増大または減少により示唆され、その後、眠気が増して意識を失う

この病態は、血糖値を測定することによって確認する。糖尿病患者なら、血糖の測定方法、低血糖および高血糖になったときの対処法、さらにはそうなったら受診するようにと教えてもらっているはずである。

薬剤またはアルコール

診断は、薬物乱用またはアルコール中毒の既往があるかを知っているかどうかによって決まる傾向にある。アルコール中毒の場合、断酒により急性の錯乱状態になり、緊急に治療を受けることが必要になることがある。特に高齢者が用いると錯乱を引き起こす可能性の高い処方薬（眠剤など）は多い。

心不全

心不全の症状としての錯乱は高齢者、特に心疾患、高血圧または糖尿病の既往があることがわかっている人に最も多い。次の項目に該当すればこれが示唆される。

○ 運動すると息切れがする
○ 足首が腫れる
○ ベッドに横になっていると息切れがする

最近胸痛があったのであれば、心不全による心臓発作または狭心症であることがわかる。

感染

高齢者（および小児）は、感染症により錯乱を来す傾向に拍車がかかる。発熱はあるときもあれば、ないときもある。よくある感染症とその症状は次のとおりである。

○ 胸部感染症や肺炎にみられる咳および痰
○ 頻繁に排尿する必要があれば、膀胱感染が示唆される

錯乱、頭痛、頸部硬直および眩しがるといった症状が2つ以上あれば髄膜炎が示唆され、緊急入院して治療する必要がある。

軽度の脳卒中

○ 突然、錯乱を来す
○ 突然、ろれつが回らなくなったり、言葉が見つかりにくくなったりする
○ 顔面の左右いずれかのみが垂れ下がる
○ 腕や脚がいうことをきかなくなったり、感覚が失われたりする可能性がある

このような軽度の脳卒中からは回復が速いことが多い。その後も必ず医師に診てもらうこと。

呼吸器不全

○ 慢性の気管支炎または肺気腫があり、通常は喫煙者にみられることが最も多い
○ 息切れ、咳および痰が長く続いている
○ 胸部感染が引き金になることがある
○ 口唇および舌が青い
○ 手があたたかい
○ 入院加療が必要である

低体温症

低体温の初期症状として、錯乱がよくみられる。

通常、一人暮らしの高齢者が冬場に来す病態である。

甲状腺機能低下症

p.320を参照。

代謝不全

肝疾患および腎疾患も含まれる。

- ○ アルコール中毒、黄疸、あざができやすい、手のひらが赤い、足首の腫れといった既往があれば、肝疾患が示唆される
- ○ 尿量がきわめて多いかまたは少ない、貧血、倦怠感、皮膚が黄色っぽいといった症状があれば、腎疾患が示唆される

通常は血液検査で診断が下る。

硬膜下血腫

脳を覆っている組織に沿って血液が集まることである。頭部を負傷したあとに生じ、脳を圧迫する。この病態は高齢者、アルコール中毒者または抗凝固薬を服用している人によくみられる。血塊が小さければ自然に消退するが、大きなものになると神経外科の手術で摘出する必要がある。回復は概ね順調である。

- ○ 頭部を負傷したり転倒したりしたのち、数週間かけて症状が出てくる
- ○ 錯乱の程度および行動の異常には波がある
- ○ 片側のみ腕および脚に力が入らない
- ○ CTまたはMRIで診断がつく

痙 攣

痙攣は、ひきつけ、てんかん発作ともいい、次のような特徴がある。

- ○ 発作が差し迫っていることを警告する前兆があり、それは感覚や視覚の障害、臭い、頭痛などである
- ○ 大声でわめいたかと思うと、虚脱して意識を失う
- ○ 硬直したまま、約30秒間にわたって口唇のまわりが青くなる
- ○ その後、腕および脚が同時に痙れんを起こす
- ○ 尿失禁のほか、口から泡を吹いたり、頬または舌を咬んだりする可能性がある
- ○ その後、眠気が出て錯乱となり、正常に戻る

痙攣が必ずしも劇的なものであるというわけではない。せいぜい短時間の意識喪失程度で、ぼかんとしていると誤解されることもある。痙攣は単なる気絶ではない。単なる気絶は前兆がなく、失禁することもなく、脚が震えることもない。少しでも疑いがあれば調べてもらう必要がある。

おそらく・・・・・

てんかん

てんかんは、脳の異常放電が原因である。ほとんどの場合、出所は不明であり、卒中または頭部の負傷など、これまでの脳損傷によるものであることもある。あるいは、脳腫瘍または脳血管の奇形など、構造的な異常が原因となっていることもある。ひきつけを起こしたのが初めてであれ

ば、血液検査、脳のMRIまたはCTスキャン、脳波(脳の活動を電気的に記録するもの)など、入念な検査をしてもらう必要がある。てんかん患者のなかには、梯子の上り下り、車の運転、水泳、危険な機械の操作など、てんかんを起こすと危ないことを避けるようにと言われる人もいる。治療では通常、抗痙攣剤を長期にわたり投薬するが、病状に改善がみられれば投薬なしで大丈夫な人もいる。

熱性ひきつけ

熱性ひきつけは、生後6カ月から5歳までの小児にみられる。発生はかなり多い方で、その割合は小児の10%にも上るが、その子が大きくなっててんかんを起こすようになるというわけではない。わが子がはじめてひきつけを起こしたのを見た親は、このまま死んでしまうのではないかとか、死が差し迫っているのではないかとしばしば不安になるが、そういうわけではない。熱性ひきつけを起こしたのが初めてであれば、直ちに診察を受ける必要がある。発熱の原因を探すために入院を勧められることが多い。通常は、軽度の呼吸器感染またはウイルス感染であるが、まれに髄膜炎の可能性もある。熱性ひきつけを繰り返す場合、ひきつけが長引いた場合の抗痙攣剤の投与法を保護者が知っていれば、自宅でも対応は可能である。熱性ひきつけは、発熱の最初の徴候が現れた時点でパラセタモールまたはイブプロフェンを服用させることによって、予防が可能であることがほとんどである。これは、体温を下げることによって効果を発揮するものであるため、皮膚を外気にさらして冷ますとよい。熱性痙攣の典型的な症状は次のとおりである。

- ○ 小児には、風邪または中耳炎につきものの発熱がある
- ○ ひきつけは通常、体温が上がっていく発熱時の早期に起こる
- ○ 子どもなら、突然硬直し、眼球が回旋し、呼吸が止まって蒼白となる
- ○ 腕および脚が同時に痙れんを起こし、失禁する可能性もある
- ○ 5-10分間ほど続く
- ○ 小児は回復して反応するようになるが、眠気は2-3時間続く

生後6カ月未満または5歳以上の小児が熱性ひきつけであると診断されると危険であり、専門医にほかに原因がないか、調べてもらわなければならない。

もしかしたら・・・

アルコール関係

痙攣は通常、飲酒に問題を抱えていたり、アルコール中毒の人が突然断酒したりすると、これが早まる。このような人たちには、禁断症状の震えまたは幻覚が現れることがある。飲酒またはアルコール中毒といった問題に取り組むことを目的に、長期にわたる治療を実施する必要がある。アルコール中毒者が真性てんかんを起こす可能性は、ほかの人と同じであるため、十分に検査する必要がある。

頭部の負傷

頭部を負傷した後に痙攣が起きたら、重大な脳損傷を来している恐れがあるため、必ず病院で診てもらう必要がある。

脳卒中

時に、脳卒中に伴って痙攣が起きることがある。病院での検査が不可欠である。

髄膜炎

脳周囲の感染であり、年齢を問わず起こりうるものであるが、特に小児は心配である。

代謝障害

これは通常、腎または肝の機能が低下していることをいい、てんかん患者に実施する通常の検査で検出されるはずである。糖尿病患者の低血糖が痙攣の原因である可能性もある。

めったにないが・・

妊娠子癇《しかん》

妊娠後期または出産後のリスクのひとつであり、血圧が突然大幅に上昇し、母体に痙攣がみられる。妊産婦検査で子癇の前に起きる子癇前症がないかどうかをみていれば、このような事態はほぼ回避できる。子癇前症を示唆する警告症状は次のとおりである。

○ 指および足が急に腫れる
○ 突然、体重が増加する
○ 頭痛、目の前がチカチカする
○ イライラしやすい
○ 腹痛または胸痛
○ 検査を実施すれば血圧が高く、尿中タンパクが多く、血液生化学検査に異常が認められる

これは緊急事態であるため、直ちに専門医に診てもらう。

治療の目的はできるだけ早く無事出産することであり、高血圧をはじめ、子癇による身体の異常が合併していないかどうか母体をモニタリングする。

譫妄《せんもう》

譫妄の特徴は、錯乱、落ち着きのなさ、幻覚、一貫性のない話や思考が急に現れることにある。夜間に最も悪化することが多い。錯乱には波があり、重度の症状の合間に散発的に比較的正常な時間がある。原因は「錯乱」のところで挙げたものと同じであるが、重篤な基礎疾患のリスクが高いために緊急度もこちらの方が高く、感染が原因になる可能性が高い。高齢者は中等度の疾患でも譫妄を起こす可能性がある。小児は、熱性疾患に譫妄が随伴する頻度が高く、体温を下げることによって治療する必要があるが、医師の指示を仰ぐのが賢明である。

下記のことが少しでも疑われれば、髄膜炎が原因であると考えられるため、直ちに医師に診て

もらう必要がある。
○ 頭痛
○ 光を嫌う
○ 項部硬直

妄 想

妄想には信頼に足る定義がなく、現実の世界（文化を同じくする人々が総じて理にかなっていると判断するもの）にいない様子であることをもって妄想といっているのが現状である。妄想の中身を定義するのが難しいがために、この言葉があまりにもむやみに使われている。実際、リベラル主義、民主主義および自由主義といったギョッとする信条をもつ人々に、精神疾患のレッテルを張るには都合がよかった。とはいえ、精神疾患の重要な徴候であると目される奇異な考えをもつ人もいる。たとえば、自分はナポレオン・ボナパルトだと信じて疑わないとか、左ひざにかゆみがあれば、妻が浮気していると本気で思う人がいる。そのように勘違いした人は、その考えのままに行動するため、動機もなく起こしたかに見える行動が、実は妄想の論理的な結果であったということになる。精神科医はこのため、十分に注意して、妄想を深刻なものとして扱う必要がある。

おそらく・・・・・

統合失調症

統合失調症とは、思考および知覚に精神病性のゆがみが生じる精神疾患であり、発生頻度は高い。この疾患は、正常な人がもつ個性、人格および自己主導性をもたらす思考過程に悪影響を及ぼすものである。人口の約1%が統合失調症になる。“統合失調状態”はさほど重大な病態ではなく、一連の情動反応および対人関係に異常があり、孤独になりがちな人をいう。統合失調症は、一般の人が思い込みがちな“人格の分裂”ではなく、この言葉は“粉々になった心”という意味であり、こちらの方がこの疾患をよく表している。専門医のほとんどは、統合失調症は脳化学の異常によるものであると考えている。治療はこの観点から実施し、社会的融合および社会的機能を十分に果たすことができる。発症は通常、成人して間もない頃が多く、長期にわたって続く。専門医による評価および治療は通常、投薬しながら進めて行くのが望ましい。家族および介護者の支えも必要である。典型的な症状には次のようなものがある。
○ 妄想（単一の考えから、物事の本質に関する全思考回路まで）があり、考えや妄想が異常かどうかを深く考えることが全くない
○ 幻覚（声が聞こえることが多い）
○ 被害妄想
○ ひとつながりの思考の断片化（奇異または滅裂な話）
○ 気分変動がなく無感情なことが多い
○ 無気力、自己無関心
○ 奇妙または異常な挙動または動き

もしかしたら・・・

早発性認知症

下記の「認知症」を参照。早期のうちは、記憶を失うと、たとえば、ハンドバックを置き忘れたのに盗まれたのだと考えるなど、本人が忘れた原因となった出来事に妄想的な説明をつけるようになる。

抑うつ

重度の抑うつの人は、たとえば、自分や大切な人が不治の病であるといったように、自分自身や家族の健康状態について妄想を抱くことがある。妄想によってその本人は、自分たちは価値のない人間だから、自殺するのが論理的な選択肢であると確信する。抗うつ薬などによる治療に効果があり、生命を救うことにもなる。

認知症

認知症になると、知的能力が全体的に衰えるほか、記憶力が衰える。認知症は年齢が高いほど罹患者も増える。80歳以上になると、程度の差はあれ約20%が認知症を患っている。一度発症してしまうと、悪化の一途を辿るのみであるが、その進行には大きなばらつきがある。

症状は次のとおりである。

- ○ 記憶喪失(初期の症状であり、特に最近の出来事や会話の内容を忘れ、長期記憶は最初のうちは保たれる)
- ○ 見当識障害(現在の位置や時間を正しく特定することができない)
- ○ 思考の緩慢化、思考の混乱および錯乱の増大
- ○ 人格の変化
- ○ 自己無関心および自発性消失
- ○ 衰えを早期に自覚することによる抑うつおよび不安
- ○ 挙動障害
- ○ 妄想および幻覚
- ○ 最終的に失禁、体重減少および寝たきり状態

このような状態にあっても、本人には十分意識があり、眠気はないように見える。認知症の原因を明らかにするためにも、医師にアドバイスを求める必要がある。検査法としては、精神状態を測定する検査、身体検査、血液検査およびCTスキャンがある。

治療は認知症の原因および現れている症状によって異なる。薬物療法によって部分的には症状の緩和がみられるが、結果に期待はもてない。認知症の人だけでなく、負担が大きくのしかかりがちな介護者や家族に対する社会的な支援やケアも重要である。

おそらく・・・・・

アルツハイマー病

認知症の原因として最も多く、65%を占める。症状は先に示したとおりである。

血管性認知症（多発脳梗塞性認知症）

この種の認知症は25%を占める。基本的に、脳の損傷により複数のこまかい卒中が生じることによるものである。症状は先に示したもののほか、次のようなものもある。

○ 時に突然発症する
○（複数の小さな卒中が発生するのに応じて）段階的に衰えていく
○ 高血圧などの血管疾患か、またはその他の種類の卒中の既往があることが多い

高血圧または小さな卒中の原因になるものを治療するとよい。

もしかしたら・・・

薬剤の作用

次に該当するものがあれば、これが疑われる。

○ 認知症が急に現れ、波がある
○ 本人が複数の治療薬、特に精神安定剤およびパーキンソン病治療薬を服用している
○ 問題の薬剤の服用をやめると容態が回復する

アルコール中毒

ビタミンB群が不足すると、みるからに認知症の症状が現れる。

○ 最近の出来事の記憶力が深刻なほど低下する
○ 記憶喪失を隠そうと言い訳しがちになる
○ 規則的な眼振など眼球の動きの異常
○ 不安定歩行

この病態は、ビタミン補助食品を大量に摂取することにより治療することができる。

レヴィ小体認知症

この種の認知症にはさらに、次のような特異的な特徴がある。

○ 頻繁な眠気、嗜眠、宙を見て過ごす時間が長い、発話に一貫性がないなど、機敏さおよび注意力に大きな“波”がある
○ 幻視を繰り返す
○ 硬直および自発運動の消失など、パーキンソン病と似た症状がある
○ 抑うつを引き起こすこともある

HIV／AIDS

HIV陽性者のAIDSの症状は次のとおりである。

○ HIVがまん延し、医療が行き届いていない国々に最も多い
○ 最初は精神症状および人格の変化があることもある
○ 随伴症状として、ぎこちなさおよび歩行困難がある

この種の認知症は、HIV疾患の早期には、抗ウイルス（HAART）薬で概ね予防することができる。もし発症しても、HAART薬で劇的な改善をみる。

めったにないが・・

ハンチントン舞踏病

○ 家族歴がある（この疾患は遺伝性であることがわかっている）

○ 最初の症状は、粗い不随意運動および脚の振戦である

○ 30歳代または40歳代で発症する

○ 心身の衰えが進行し、避けられない

甲状腺機能低下症

p.320を参照。甲状腺ホルモンよる治療で元に戻る。

水頭症

脳の髄液の量が増して圧が上昇するもので、あまり多くはないが、通常は脳のCTまたはMRIで見つかる。その他の症状には次のようなものがある。

○ 錯乱の程度には波がある

○ 尿失禁

○ 不安定歩行

○ ぎこちない動き

治療薬がある。

肝および腎の疾患

通常の検診で見つかるはずである。p.352の「代謝疾患」を参照。

髄膜腫

ごくゆっくりと増殖していく脳腫瘍である。

認知症とは別に、その位置によって、次のようなことが起きる。

○ てんかん

○ 腕または脚の衰弱

○ 進行性の頭痛

○ 嗅覚の消失

脳スキャンにより診断が確定する。

脳血腫

頭部を負傷してできる脳の血塊である。急に発症する認知症の原因になる可能性がある。

p.356の「硬膜下血腫」を参照。

ビタミンB_{12}不足

悪性貧血である。

○ 手足がピリピリする

まれではあるが認知症の原因のひとつであり、治療可能である。

クロイツフェルト・ヤコブ病（CJD）または変異型CJD

牛海綿状脳症（BSE、狂牛病）に相当するヒトの疾患である。

ひきつけ、麻痺または視覚障害を伴うことがある。

梅毒

初回感染から何年も経った梅毒の末期に、梅毒は認知症を引き起こすほか、次のような症状が現れる。

○ 不安定歩行

○ 眼瞼下垂

○ 妄想（誇大妄想が多い）

○ 小さく不整な瞳孔

血液検査で診断が確定し、抗生物質による治療で症状を食い止めることはできても治すことはできない。

抑うつ

どのような場合が疾患で、どのような場合が人生の試練に対する自然な反応なのだろうか。抑うつおよび不幸感は、生きていればほとんど誰しもが経験する感情である。それが、長引いたり、重度であったり、普通ならできることに支障があると、問題だということになる。抑うつはそれ自体が重大な疾患であることに、誰もが気づくべきである。不幸感または単に“精神的打撃”が長期間続いたというだけで、“臨床的抑うつ”は不幸感を通りこして、自殺という現実的なリスクをもたらす。通常、重度抑うつであると診断するには、気分、見た目、話し方をみるだけで十分である。症状は、全部出るわけではないが、次に示すように誰もが知っているものである。

- ○ 気分が沈む、悲しい、涙もろい、失望感および絶望感
- ○ 朝は調子が悪く、時間が過ぎるにつれてよくなっていくことが多い
- ○ 何かを楽しむということができない
- ○ 気力がなく、集中力が落ちている
- ○ 不安感
- ○ 将来を悲観する
- ○ 思考、発話および体の動きが遅くなる
- ○ 罪悪感
- ○ よく眠れない、朝早く目が覚める
- ○ 食思《しょくし》(食欲)がなく体重が減少する
- ○ 自分で自分に嫌気がさす、自尊心に乏しい、敗北感
- ○ 自殺を考える
- ○ 性欲がないか、または勃起不能
- ○ 身体に病気があるのではないかという考えにとりつかれたり、心配したりする
- ○ 気力がなく、いつも疲れている
- ○ 何かを決めることがなかなかできない
- ○ 忘れっぽいと感じる
- ○ 自分らしさがない
- ○ 周りに人がいても孤独を感じる

抑うつの人に元気を出すよう言っても無駄である。虫垂炎を患う人に元気になれと言うのと同じだからである。高齢者で過去に自殺しようとしたことのある人や、重度の産後うつを経験している女性は、特に注意する。治療法にはカウンセリングから、抗うつ薬投与、入院しての電気痙攣療法まである。運動および代替(補完)療法も有用である。

抑うつの人はよく、自分は絶対に治らないと考えるが、実際は全くの逆である。抑うつの原因にはほかにも、次のようなものがある。

もしかしたら・・・

ほかの身体疾患

癌、心疾患、脳卒中、糖尿病など重大な身体疾患に付随する症状として、抑うつはきわめて多い。身体に注意が向くなかで、抑うつが見過ごされていることは多い。このため、心も同時に治療することによって、得るものはぐっと多くなる。

ウイルス感染後症候群と慢性疲労症候群(CFS)

- ○ 通常は、疼痛を伴う身体疾患の後に罹患する
- ○ 一般に衰弱および疲労が激しい
- ○ 筋肉痛
- ○ 寝ても疲れがとれない
- ○ 記憶力、集中力ともに低下する
- ○ 軽度の抑うつがよくみられる

ウイルス感染後症候群およびCFSの原因はわかっていない。診断したり容態をモニタリングしたりするための正確な検査法もない。治療は困難であるが、時間とともに改善をみることが多い。精神的に支えながら、活動度および運動を徐々に増やしていくという方法が有用であり、抗うつ薬が効くこともある。代替(補完)療法も普及している。

早期認知症

p.360の「認知症」を参照。中年後期から高齢の人に現れるものをいう。

初期統合失調症

p.359を参照。

めったにないが・・

甲状腺機能低下症

甲状腺の重度の活動低下により、抑うつとよく似た状態になる。ほかのホルモン障害にも、同じような影響のみられるものがある。

パーキンソン病

- ○ 高齢者にみられる
- ○ 手の振戦
- ○ 硬直、ひきずり歩行
- ○ 無表情

薬剤が有用である。

脳神経系

浮動性めまい

浮動性めまいはよくある症状であるが、さまざまな意味をもちうるため、定義するのは難しい。集中できず、頭がふらふらするという人もいれば、浮遊感のある真性回転性めまいである人もいる。患者の訴える浮動性めまいとはどういうことであるかを突き止めるのは、医師にとっても難しい。

回転している感じもある浮動性めまい

頭を動かすと、浮遊感、不安定感および部屋がぐるぐる回っている感じがする。回転性めまいは動きの錯覚である。真性回転性めまいの人は、部屋がどの方向へ動いているかがわかる。

おそらく・・・・・

迷路炎

内耳の異常であるが有害ではなく、次のようなことが起こる。

○ 急に頭がくらくらする
○ 急に振り向いたり姿勢を変えたりすると、悪化する
○ 耳には痛みも耳鳴りもない
○ 横になると、完全に問題ないと感じる

不安にさせるが、症状は2-3日ほどで消退していく。制吐剤が効くことがある。ウイルス感染が原因であることもある。

良性頭位性めまい

内耳の液体内にあるものの動きが原因である。振り向いたりすることによって誘発され、突然、回転性めまいが30秒以上続く。通常は2-3カ月のうちに自然に治まっていくが、医師が特殊な整復法(Epley法)によって治療することもある。

もしかしたら・・・

メニエール症候群

耳の変性が徐々に進行していくものである。症状は次のとおりである。

○ 耳鳴りが初期の特徴である
○ 徐々に難聴が悪化していく
○ 方耳の場合もあれば両耳とも罹患することもある
○ 回転性めまいの発作が突然現れ、数分のうちに上記症状が悪化する

治療には薬物療法があるほか、耳鳴りを軽減させるマスキング装置がある。

めったにないが・・

脳または脊髄の疾患

浮動性めまいが突然起きるということが数回あった程度では、この原因であることはまずないが、浮動性めまいと次の症状とが同時に現れる疾患(多発性硬化症など)もある。

○ 不安定歩行
○ 手足にピリピリ感またはしびれがある
○ 複視などの視覚障害
○ 腕および脚の脱力

神経科医に診てもらうことが必要になる。

回転している感じはない浮動性めまい

きわめて重要な手掛かりとなるのは、どのような状況下で起きているか、一日のうちいつ起きるか、症状の持続時間や頻度、その前後にどのような感覚があるか、である。

おそらく・・・・・

原因不明

大半が原因不明である。下記の項目に該当するものがある限りにおいては安全である。

○ それ以外は健康である
○ 浮動性めまいの発作が長引くことも再発することもない

健康診断を受けておけば安心できる。検査は必要ない。

感情面の要因

ここでいう浮動性めまいは、次のようなもので

ある。
- ○ 集中できない
- ○ 頭に“バンド”が巻かれている感じ
- ○ 思考が混乱する
- ○ 物事をなかなか決められない

ストレスや心配の度合いをいつもより大きくしているものが生活のなかにないか、振り返ってみるとよい。

もしかしたら・・・

貧血
- ○ 蒼白
- ○ 疲労
- ○ 息切れ
- ○ 立ちあがったときに頭がくらくらする

慎重な医師なら、経血がきわめて多いなど貧血の原因が明らかにならない限り、いくつか検査を勧める。

低血圧
- ○ 立ちあがったときに浮動性めまいがする
- ○ ほんの数秒で治まる

立ちあがるという動作ではやや複雑な調節をしているが、それをするには血液循環の効率が悪い高齢者には、この低血圧が多い。時に、高血圧治療薬が効きすぎることが原因となることもあり、投薬方法などを変えなければならないこともある。低血圧は妊婦にも多い。ほかには、感情によって低血圧になる血管迷走神経症候群も、原因になるとの考えが広まってきている。現在では、傾斜台検査などの特殊な検査法が用いられている。

低血糖
糖尿病の人が、特に食事を抜いた場合などに最も多い。
- ○ 急に発症する
- ○ なかなか集中できない
- ○ イライラする
- ○ 発汗
- ○ 食事をすれば症状がすぐによくなる

めったにないが・・

心臓および循環器の問題
実際には、健康診断または病院で検査してはじめて確認される。年齢が高くなるほど多くなり、次の項目が指標になる。
- ○ 動悸
- ○ 脈が異常に速い（遅い）と感じたり、不規則であると感じる
- ○ 息切れ
- ○ 胸痛
- ○ 上を見上げると浮動性めまいがする

軽症脳卒中の諸症状で、四肢の一過性脱力、発話または視力の異常を伴う。

原因となる問題が不整脈または血管狭窄であれば、治療可能である。最も可能性が高いのは、脳の血管に“垢”が溜まっていることである。

赤血球増加症
貧血とは逆に、血液の濃度が上昇することである。気管支炎および肺気腫など、肺に慢性疾患のある人に最も多い。
- ○ 赤ら顔
- ○ 頭痛
- ○ 皮膚のかゆみ

治療法は根本的な原因によって異なる。

側頭葉てんかん

報告された特徴が浮動性めまいのみでは、診断が困難である。

ほかには次のような症状があると思われる。

- ○ 浮動性めまいの前に警告感覚（前兆）がある
- ○ 眠気が伴う

眠 気

単なる睡眠不足または過度の飲酒による眠気は、ここでは取り上げない。それ以外で、気を張っていることが求められる人に起こる眠気は重要な症状であるほか、小児が異常に眠がるのは警告症状であるため、必ず医師に診てもらう必要がある。

おそらく・・・・・

薬剤の作用

- ○ 高齢者に最も多い
- ○ 眠剤または鎮静剤の投与による作用であることが多い
- ○ その日がすぎれば眠気もなくなる

投薬量は調節する必要がある。あるいは、短時間作用型の薬剤が適していることもある。

感染

初期の段階で眠気を伴う疾患、特にウイルス性疾患は多い。ほかにも、次のような症状がある。

- ○ 発熱
- ○ 目の痛み
- ○ 感染するとすぐ、咳、喉の痛みまたはインフルエンザ様の症状となる
- ○ さらに重大な感染は受診する必要がある

もしかしたら・・・

閉塞性睡眠時無呼吸

睡眠時に、口の奥および上気道の筋肉が弛緩することによって、呼吸が妨げられることをいう。このような閉塞は1回に10秒以上も続き、その間は呼吸できていない（呼吸停止）上に、このパターンを1時間のうちに何度も繰り返す。血中酸素濃度が低下することにより、突然大きないびきが出たり大きく息をしたりして少しの間目が覚め（無意識であることが多い）、再び寝入るというパターンを繰り返し、結局はほとんど眠れていないことになる。よくみられる特徴は次のとおりである。

- ○ 日中に頻繁に眠りに落ちる
- ○ 日中に疲れが出る
- ○ 配偶者またはパートナーがいれば、いびきまたは呼吸停止に気づく
- ○ 体重が重く、特に首回りが大きい人がかなり多い
- ○ 慢性気管支炎、肺気腫または心疾患に随伴することがある

治療法としては、減量、禁煙、顎と気道の位置を正す装置がある。重度の場合には、夜間にマスクを通して空気を送り込む方法（CPAP装置）が、気道が解放された状態を維持するのに有用である。

脳炎

非特異的な脳の刺激であり、ウイルス感染症によるものが多いが、髄膜炎に伴うこともある。

○ 重度の持続的な眠気
○ 錯乱
○ 頭痛
○ 明るい光で目が痛む
○ 悪化すると、痙攣、昏睡、四肢の麻痺が起こる

子どもに脳炎が疑われれば、受診すること。成人の場合は、上記の症状の組み合わせがごく軽度である場合を除き、医師に診てもらう必要がある。

頭部の負傷

頭部を強打したのちに現れる眠気は、頭蓋内出血を示すものである。その他、次のような警告徴候がある。

○ 錯乱
○ 吐き気および嘔吐
○ 四肢のいずれかが動かない
○ 複視
○ 徐脈

緊急に病院へ行く必要がある。

めったにないが・・

脳腫瘍

本当の脳腫瘍というのはまれであり、脳に腫瘍が現れたのであれば、それは通常、肺癌や乳癌といったほかの腫瘍が脳に転移したものである。

脳腫瘍の特徴は次のとおりである。

○ 一日中（特に起床時および飲食時）常に頭痛がして、それが悪化の一途をたどる
○ 人格の変化
○ 複視
○ のちに、身体の片側が麻痺する（脳卒中に似た症状）

治療は腫瘍の種類と部位によって異なる。

ナルコレプシー

○ 何の前触れもなく突然眠くなる
○ しばらくは目を覚まさない
○ この異常な疾患は、遺伝する傾向にある

刺激薬により治療する。

情緒不安定

情動を覚えるのは、正常な人間の経験の一部である。その範囲はあまりに広く、その表現も実に多様である。文化的な要素が重要な部分を担っている。情緒不安定が問題になるのは通常、それを今まで経験したことのなかった人がそのような状態になったり、その人の状況とは脈絡がないように思われるときである。同じく、正常な社会的、精神的な機能に支障を来している場合にも、問題となる。疾患の存在を示唆する症状は次のとおりである。

○ 人格の変化
○ イライラしやすい状態が続く

○ 気分変動
○ 不適切な挙動
○ 洞察性の消失による判断力の低下

神経を張り詰めた人のなかには、見かけの情緒不安定が、正常なのを単に誇張しただけの人もいる。そういう人たちは気分が急に変わるが、それは飲酒によって強まることが多い。次の項目に該当する限り、その人たちは“病気”ではない。

○ 感情的な状態にあっても仕事、社会生活、家庭内での生活には支障ない
○ 本人は自分の人格をよく知っている
○ 全身的な健康および思考過程は正常（妄想はない）であると思われる

しかし、そのような人は努力家である場合もあり、成功者であったり創造性があったりすることが多い。そのため、情緒不安定の基礎疾患は比較的少ない。

おそらく・・・・・

不安

それまでの人格に関係なく、ストレスおよび緊張状態にさらされると、誰しも感情的になる。本人は変化に気づき、自分らしさを失わないようにしようとする。

p.349の「不安」および「不安状態」を参照。

もしかしたら・・・

精神疾患

情緒不安定が実際に現れて正常範囲を超えると、精神科医は次のような症状がないかどうかをみる。

○ 妄想
○ 幻覚
○ 挙動を認識することができない
○ 重度の抑うつ
○ 躁状態で無責任な挙動

基礎疾患には、双極障害、重度の抑うつおよび統合失調症がある。

閉経

p.318を参照。

出産後

出産直後は、一時的に“ブルー”な気持ちになることがかなり多いが、通常は時間と共に治まる。ここが産後うつとは異なるところであり、通常は産後うつの方が深刻であり、専門家のサポートまたは治療が必要である。

早発性認知症

p.360を参照

脳卒中後

卒中後は気分変動があるか、または頻繁かつすぐに泣くことが、特に高齢者または脳幹部を罹患した人によくみられる。

めったにないが・・

脳腫瘍

前ページを参照。

脳疾患

さまざまな病態が、感情コントロールに影響を及ぼしうる。「認知症」の項で扱う。

失 神

脳への血液の流れが瞬間的に遮断されると頭部ふらふら感が起き、その時間が長くなると、失神する可能性がきわめて高くなる。失神が突然起きたり再発したりしないうちは、重大な原因があることはあまりない。

おそらく・・・・・

無害な原因

原因の大部分は、暑いところで長時間立っていた、食事を一食抜いた、過度に疲労しているなど、些細なものである。失神は、妊婦が気持ちの上でショックを受けたり、痛みがあまりにも大きかった場合にもよくみられる。

○ すぐに回復する

○ 痙攣も失禁もない

○ 寝かせたり、脚を持ち上げたりすると回復に役立つ

もしかしたら・・・

低血圧

p.366を参照。

○ 起立時の頭部ふらふら感を繰り返す

○ 糖尿病であるか、または血圧に影響を及ぼしたりこれをコントロールする薬剤を服用している場合に起こることが最も多い

めったにないが・・

心臓の問題

次の項目に該当すれば、これを疑った方がよい。

○ 運動中の失神

○ 動悸

○ 脈拍が遅かったり、速かったり、不規則である

失神を引き起こす心臓の問題は、そのほとんどが治療可能である。

出血

負傷または痛みとともに失神したのであれば、重篤な失血の症状であると思われる。

○ 発汗

○ 蒼白

○ 喉の渇き

精神的なものが引き金になっているのか、少し切っただけでも同じ影響がみられることもある。入念に検査すれば出血元が明らかになる。たとえば、交通事故後に内出血が疑われる場合には、直ちに受診するとよい。

てんかん

p.356を参照。

軽症脳卒中

一時的な失語症または四肢のいずれかが動かない場合に、これが示唆される。

幻 覚

現実に何の根拠もないのに、視覚、聴覚、触覚の感覚として経験するものをいう。夢を見るのは“正常な”幻覚である。同じく、（小児も含め）正常な人でも、寝入る前の朦朧状態にあっては、存在しないものが見えたりすることは多い。これを入眠時幻覚症という。ほかによくある幻覚現象としては、近親者喪失後に起きるものが挙げられる。先立たれた人が、亡くなって間もない

愛する人の声を聞いたり姿を見たりしたというのが典型である。これも正常であり、精神疾患のどの部類の前兆でもない。それ以外で、意識がはっきりしている時に起こる幻覚は、精神障害の症状である可能性があるため、しかるべき科を受診する必要がある。

もしかしたら・・・

譫妄《せんもう》

p.358を参照。

統合失調症

p.359を参照。

抑うつ

きわめて重度の抑うつになると、ののしったりあざけたりする声などの幻覚が現れることがある。

めったにないが・・

側頭葉てんかん

匂いや味の幻覚が最も多く、痙攣などほかの特徴が現れることもある。p.367を参照。

多 動

通常は小児の問題であり（成人についてはp.374の「躁病」を参照）、次に示す症状が複数にみられる。

- ○ 常に動き回っている
- ○ いつも動いて落ち着きがない
- ○ 学校で落ちこぼれたり問題を起こしたりする
- ○ 衝動的または不注意な挙動をとる
- ○ 言うことをきかない、躾がなっていない
- ○ 家族性の傾向がある

もしかしたら・・・

正常児

正常な子どもの挙動に対する忍耐力にやや劣る親もいる。混雑した診療所で30秒間いれば、たいていは正常児かどうかがわかる。

注意欠陥多動性障害（ADHD）

p.354を参照。

心理的葛藤

近しい家族が次のような状態になると、これが疑われる。

- ○ 感情的な葛藤
- ○ アルコール中毒
- ○ 精神疾患

めったにないが・・

食物アレルギー

異論の多い診断であるが、除去食検査によって診断が裏付けられる。

脳の軽微な損傷

次の項目にも該当すれば、これである可能性がかなり高い。

- ○ 不器用で、単純な手作業も完遂が困難
- ○ 重度の学習困難

このような小児には特殊学校が必要であることが多い。この症候群は発見されてから日が浅く、具体的なことは十分にわかっていない。医者のなかでも、その原因や対処法については賛同しない向きがある。

ヒステリーと解離

よく知られているヒステリーの定義は、野蛮、向こう見ず、大げさな挙動である。医学的な(さらに厳密な)定義は、物理的基盤がなく、騙してやりたいという意識もなく生じているように見える諸症状である。ヒステリーという言葉はやや軽蔑的な感じがするものであり、その状態は現在、解離という方が正しいとされている。不可能ではないとしても、その挙動が、騙す必要性が動機になっているものではないことを証明するのは困難ではある。

解離の症状には、健忘、視力障害、四肢のいずれかの麻痺、失語および嚥下困難がある。男性よりも女性(通常30-50歳)が、罹患することが多い。

おそらく・・・・・

心理的な要因

身体疾患がなければこの診断はある程度妥当であり、次の項目に該当するものがあればこの診断となる可能性がある。

- ○ その挙動によって、心理的ボーナス(注目されたり、立場が強くなることが典型)が得られていることが明らかである
- ○ 本人は、"正常な"人なら衝撃的だと思う症状に無関心(つまり盲目)である
- ○ 既知の外傷(第一次世界大戦で、兵士が塹壕《ざんごう》戦の恐怖にさらされるなど)後に現れることがある

治療はきわめて困難である。自らの挙動によって犠牲になるものが、短時間の心理的利得よりも大きいことを本人が認識する必要がある。ほとんどの場合、回復に1年はかかる。

もしかしたら・・・

身体疾患がまだ見つかっていない

約5%の割合で、解離と診断された人にその後、実際に身体に異常があることがわかる。このことから、きわめて入念に検査をして診断にたどり着くことがきわめて重要であるといえる。

めったにないが・・

脳疾患

解離は認知症をはじめとする脳障害の初期症状である。それぞれの疾患に特異的な症状が伴っていれば、医師に診てもらう。p.360の「認知症」を参照。

不眠

睡眠に関しては、依然として謎が多い。誰しも必ず睡眠をとる必要があるのはまず間違いないが、どの程度眠るかは、千差万別である。不眠であると考えられているものは、どの程度の睡眠が必要かについて、本人が思っているのと実際との間に差があることである場合が多い。お互いどの程度眠れているかをパートナーにたずねてみる価値はある。

おそらく・・・・・

睡眠パターンの一時的な乱れ

心配ごと、痛み、生活のストレスはいずれも不眠の原因になり、その問題が解消されるまで続くことが何度もある。コーヒーおよびアルコールといった刺激物に問題があることもあれば、昼寝に問題があることもある。原因は通常、少し思い返すとすぐにわかるものである。随伴症状は次のとおりである。

- ○ 昼間の眠気
- ○ 最終的には眠りに就く(疲れきって)

必然的なことながら、ストレスの原因を分類してみるなどして、不眠の原因に対処する必要がある。それが無理なら、ほかの策を講じるとよい。たとえば、疲れたと感じるまで布団に入らない、カフェインなどの刺激物を摂らない、就寝前に自分にあったリラックス法を習慣づける、などがよい。運動するのも一案である。眠剤も役には立つが、あくまでも短期間の不眠治療で用いる。空の長旅は時差が生じ、短期的には問題になることがある。眠剤およびメラトニンを服用するのが賢明である。

もしかしたら・・・

睡眠がそれほど必要でない

“1日8時間の睡眠と毎日のお通じ”という生活習慣が当てはまる人は多い。いずれかが少なすぎてもだめな人もおり、このとおりの生活をするとによって、この考え方に対する確信が強まる人もいる。ただし、4-6時間程度の睡眠で生活に何の問題も生じない人も多いのも事実である。睡眠時間が短くてもよいことを示す症状は次のとおりである。

- ○ 心配ごとがない
- ○ 昼間に眠気を感じない

睡眠時間が短くてもよい人は、その分、起きている時間が余分にあると考えればよい。自然に任せて午前3時にアイロンがけをし、余った時間を昼間にもってきて有意義に過ごせばよいのである。

抑うつ

不眠は抑うつの重要な症状である。p.363の「抑うつ」を参照。

脳神経系

イライラしやすい

正常な怒りおよび敵意の範囲を超えるもの。正常かどうか悩む必要はない。日常生活の3つの“G”に対する反応は正常である。

- ○ ぐったり
- ○ がっかり
- ○ げんなり

空腹や睡眠不足によって、イライラが悪化していることも多い。

イライラの原因が次のいずれかであるのはよくない。

もしかしたら・・・

不安状態

p.349を参照。

状況に似つかわしくないほどイライラする。

薬剤およびアルコール

薬剤およびアルコール中毒はいずれも、イライラしやすくなったり、不適切な行動をとったりする。

めったにないが・・

早発性認知症

p.360を参照。

頭部の負傷

意識を失うほど重度の損傷を受けると、次のようなことが起きる頻度が高くなる。

- ○ イライラしやすい
- ○ 集中できない
- ○ 気分変動

甲状腺の機能亢進

p.319を参照。

髄膜炎

p.388を参照。

躁病と軽躁病

躁病は抑うつの反対である。典型的な症状は次のとおりである。

- ○ 多幸感および気分の高揚
- ○ イライラしやすい
- ○ 気が散って、集中力に欠ける
- ○ 多動
- ○ 不眠
- ○ アイデアがあふれ出るが、ほとんど脈絡がない
- ○ 大げさな思考
- ○ 早口
- ○ 神経質、神経過敏な動き
- ○ 洞察性の消失による判断力の低下
- ○ 幻覚

本格的な躁病例はまれである。軽躁病の方が多く、症状は同じであるが程度がそれほどでもない。

おそらく・・・・・

双極性障害

双極性障害(躁鬱《そううつ》病ともいう)とは、気分が高揚しているとき(躁状態)と、落ち込んでいるとき(うつ状態)とが交互に訪れるものをいう。長期にわたる病態で、25歳までに発症するのが典型である。特徴は次のとおりである。

- ○ 躁病を繰り返す
- ○ 抑うつを繰り返す
- ○ その両方がある
- ○ 家族歴がある場合もある

治療法としては、鎮静剤および抗うつ剤をそれぞれ、躁状態およびうつ状態のときに投与する。重度の症状を繰り返す場合は、そのほとんどが、リチウムなどの気分安定剤が効く。

薬剤

アンフェタミンまたはコカインが躁状態を煽ることがある。

ステロイドおよび抗うつ薬といった処方薬に原因になることもありうる。

情動ストレス

重度の不安状態が軽躁状態に似ているが、通常、洞察性には問題なく、自己否定がまれにある程度である。

不安の出所ははっきりしていることが多い。

もしかしたら・・・

統合失調情動障害

諸症状がはっきりとせず、精神疾患を含む主な精神障害間の線引きが難しいことがある。たとえば統合失調症と躁病との重複部分を統合失調情動障害ということがある。p.359の「統合失調症」を参照。

甲状腺機能低下症

p.319を参照。

認知症

躁病は、妨げとなるものがなくなることに起因する。悲惨な組み合わせである。「認知症」を参照。

記憶力の低下

名前など一部の情報については抜群の記憶力をもつが、電話番号などその他の情報の記憶力が低下している。

正常な加齢過程

脳のなかでは毎日1万個、70年間で2億5千万個の細胞が死滅している。これほどの細胞が失われてもそれをカバーできるほど、付加的な細胞の網の目は密であり、相互接続にも富んでいる。それでも最後には追いつかれ、記憶が衰えていることに気づくのである。この正常な過程から通過する刺激以上のものがもたらされることはまれであり、その点については認知症とは異なる。典型的な症状は次のとおりである。

- ○ ずっと昔の出来事をよく記憶している
- ○ 新しい作業などを学習するのが困難である
- ○ 一般に人格は変化しない

認知症

p.360の「認知症」を参照。

不安

集中力および記憶力が妨げられる。p.349の「不安」を参照。

頭部の負傷

頭部を負傷すると、外傷を負った前後の記憶が失われていることがある。その後、集中するのが困難になったり、記憶にとどめておきにくくなることがある。

脳卒中

突然、記憶喪失になり、次の症状を伴う。

- ○ 四肢のいずれかが動かない
- ○ 言葉が出てこない

軽度の卒中であれば、数カ月間かけて回復することが多い。「錯乱」を参照。

心的外傷と解離

重度の心的外傷を負うと、記憶が歪んだり妨げられたりすることがある。その一例が、心的外傷後ストレス障害である。p.372の「ヒステリーと解離」も参照。

精神的欠陥

次のような形で現れる知能の全般的な欠如。

○ 学習能力に乏しい
○ 複雑な状況に対応するのが難しい
○ 言語能力に乏しい
○ 不器用

過去の疾患または負傷が原因であることもあるが、説明のつかないものが多い。

おそらく・・・・・

脳性麻痺

脳性麻痺は、運動をはじめとする神経機能の障害の種類をいうものである。原因不明であることが多いが、出生時前後に無酸素状態になって脳が傷つくのではないかと考えられている。脳性麻痺になった人の多くは、精神的欠陥がなく、体を動かしたり話をしたりするのが困難であるにすぎないが、全体の臨床像の一部として次のようなものもみられる。

○ 発作
○ 筋の収縮
○ 吸い込み運動または摂食の困難
○ つかむ、座る、転がる、はって進む、歩くといった運動能力の発達の遅れ
○ 精神的欠陥および学習不能
○ 発話の問題
○ 視覚の問題
○ 聴覚の問題
○ 痙縮
○ 関節拘縮(次第に悪化する)
○ 可動域が狭い

先天性

臨床像は上記の脳性麻痺のものと似ているが、特異的な特徴として、ダウン症候群のように既に認知された病態を呈する。

脳卒中

それまで正常だった知能が突然、変質してしまうのは、これに原因がある。

もしかしたら・・・

認知症

p.360を参照。

頭部の負傷

影響は脳卒中と同程度である。

めったにないが・・

神経系の変性疾患

この疾患の発生は、次のように何通りかある。次に該当するものがあれば、専門医に診断してもらう。

○ 知能はかつて通常であった
○ 思考過程が徐々に変性している
○ 振戦、衰弱、麻痺およびてんかんに付随する

ビタミン不足

発育中の小児に発症し、途上国では知能の損なわれる悲劇的な原因のひとつである。

○ 発育が遅い
○ 腹部腫れ、骨が形成されにくい
○ 体毛喪失、皮膚に斑状の色素が現れる

ビタミン不足は、アルコール飲酒している人にもみられる。

代謝障害

肝および腎の疾患など。

麻痺(急な発症)

通常、腕または脚が使えなくなることであるが、眼球、嚥下および呼吸の各筋肉が罹患することはあまりない。どのように発症するかによって原因がわかる。緊急に受診することが必要である。

おそらく・・・・・

脳卒中

これが原因であることが圧倒的に多い。その機序は、通常は血管を通って脳へ向かう血流が血塊によって妨げられるものである。これは、脳循環のなかで血塊が形成される血栓であることもあれば、頭部以外の場所(通常、心臓または頸動脈)から移動してきた塞栓症であることもある。あるいは、血管が破裂して脳内出血を引き起こす。特徴は次のとおりである。

- ○ 通常は、中年以降にみられる
- ○ 高血圧、高コレステロール、喫煙または糖尿病の既往があることが多い
- ○ 麻痺は身体も顔も左右いずれかのみに現れる
- ○ ろれつが回らなくなったり言葉が出てこなくなったりする
- ○ 錯乱(程度はさまざま)、昏睡に落ちることもある

緊急に受診しなければならない。まず、CTスキャンによって卒中の原因となっている部位および範囲を求める。出血でないことが確認できれば、薬剤を投与して血塊を溶解させる。これを血栓溶解療法というが、これは卒中発生から6時間以内に限り有用である。ほかの治療法としては、アスピリン+根本原因(高血圧または心疾患)の経過観察がある。

塞栓に起因する卒中は、抗凝固薬(ワーファリン)で治療する。ゆきとどいた看護、集中的な理学療法および作業療法も欠かせない。多くの場合、機能は良好な回復をみせる。

時に、検査により脳腫瘍または脳膿瘍が見つかることもある。

クモ膜下出血

特殊な卒中であり、脳表面の血管からの出血を原因とする。

55-60歳の人に比較的多いが、どの年齢でも起こる可能性はある。

- ○ 突然、“後頭部を殴られたような”重度の頭痛が現れる
- ○ 嘔吐
- ○ 虚脱、頸部硬直、光嫌悪
- ○ 時に昏睡および突然死もある

血管からの出血を止め、今後の発生を防止するために、手術が必要になることがある。

患も、人格に影響を及ぼす。特記すべき特徴は次のとおりである。

○ 不安
○ 情緒不安定
○ イライラしやすい
○ 攻撃的であるか、または消極的
○ 妄想的思考
○ 自己否定

以上の症状は、次の背景を踏まえた上で判断しなければならない。

○ 全身の健康状態
○ 人間関係
○ 職場および過程でのプレッシャー
○ 年齢
○ 薬剤および飲酒

ここに示した諸症状は、本章の別項でそれぞれに見出しを設けて取り上げている。ストレスおよび軽度の不安状態が原因であることが最も多い。

もしかしたら・・・

アルコールまたは薬剤の乱用

通常は、見てそれとすぐわかるものであり、次の項目に該当すればそれが疑われる。

○ 自己否定
○ 振戦、情緒不安定
○ 泥酔または薬剤中毒による挙動
○ 針を刺した跡または薬物服用のための器具類がある
○ あってはいけない時にアルコール臭がする
○ 社会生活や仕事に問題があったり、犯罪に関わっている

頭部の負傷

重度の頭部外傷により、人格が変化することはよくある。ほかにも次のような症状が現れる。

○ イライラしやすい
○ 記憶力が悪い

卒中

p.377を参照。卒中による脳の損傷により、常軌を逸した行動をとるようになったり、イライラしやすくなったり、情緒不安定になったりする。

めったにないが・・

脳腫瘍

脳腫瘍が原因で人格が変化するということはまれであるが、人格が急に変化した上に、それ以外で脳腫瘍に当てはまる症状(p.379を参照)がある場合、医師が考える選択肢には脳腫瘍が入っている。前頭葉が腫瘍に侵されると人格が変化する、というのが普通である。

強迫症と恐怖症

病的恐怖または一連の思考を繰り返すこと。軽度の強迫症は、クモが怖い、外出時に玄関のカギを閉めたかどうか不安になって3回ぐらい確認してしまうなど、ありがちなものである。重度になると、広場恐怖症、対処しづらい状況や厄介なことに巻き込まれて逃れられない恐怖など、生活の大半がそれで占められてしまうようになる。そういった症状はいずれも、おそらくはそこに潜む不安定要素を反映したものであるが、明確な理由がないことが多い。強迫症および恐怖症

は、過去に避けてきたことに今後出会うことに対する恐怖など、それ自体によって大きさを増す。本人は回避行動をとることが多い。心理療法および投薬がよく効く。

おそらく・・・・・

心理的な要因

この状況にある場合、外的な因子がストレスを引き起こしており、それが大げさなほどの感情の増幅につながっている。それがさらに強迫症または恐怖症になる。それを除けば人格も思考も普通である。本人はその問題の本質には常に目を向けているが、それをコントロールできない無力感を覚えている。

特定の恐怖症によって生活に支障を来したり、普通に生活できなくなった場合にのみ、専門医に診てもらう必要がある。

もしかしたら・・・

統合失調症

p.359を参照。

ショック

医学用語でいう"ショック"とは、血圧が大幅かつ迅速に降下し、それに伴う影響が現れることである。きわめて深刻な病態であるため、すぐに治療する必要がある。これは、ひどいニュースを耳にしたり大事故を目撃したりして心に衝撃を受ける情動反応という意味で、一般の人が使う"ショック"とは全く異なるものである。とはいえ、ショックは神経反応という形で現れ、実際にショックが現れる一翼を神経系が担っているため、ここで取り上げる症状は脳神経系に関するものになる。

感情的なショックとは対照的な"医学的"であると思ったら、できるだけ早い緊急処置が必要である。

p.435の「皮膚の青あざ」および「ショックまたは昏睡を伴う虚脱」を参照。

医学的にいうショックの特徴としてきわめて重要なものは、次のとおりである。

- ○ 虚脱
- ○ 発汗
- ○ 蒼白
- ○ 急な虚脈
- ○ 錯乱

おそらく・・・・・

失血

刺し傷など出血部位が明白であるが、次のようなものは出血部位がわかりにくい。

- ○ 胃内部での出血（鮮血またはコーヒー残《ざん》渣《さ》（かす）のような血液を嘔吐することがある）
- ○ 腸管内で出血すると、黒いタール便が出る
- ○ 子宮外妊娠の破裂（p.312を参照）
- ○ 大動脈破裂を来すと、重度の胸部または腹部の疼痛が背部まで及ぶ（p.153の"大動脈瘤"を参照）

心臓発作

次の症状のうちいずれか2項目以上が該当する。

○ 胸部痛
○ 虚脱
○ 息切れ

p.213を参照。

もしかしたら・・・

重度の感染症

感染が血流に広まると危険である。幼児または高齢者に最も多い。

○ 通常はすでに、主として胸部または皮膚に疾患がある
○ 発熱、発汗および硬直
○ 急な虚脱
○ 紫色の斑点が皮膚に現れる

脱水

重度の下痢および嘔吐などにより体内から水分が極端に失われた状態をいい、やがては次のような状態になる。

○ 喉の渇き
○ 落ち着きのない状態
○ 口渇、皮膚のたるみ
○ 排尿量の減少

特にリスクが高いのは、幼児および糖尿病患者である。

めったにないが・・

アレルギー性ショック

医学用語でアナフィラキシーという。

ハチに刺されたり、注射を受けたり、一部の食物を摂ったりすることなどに対する予測不能な反応である。

○ 顔面および口唇が数分のうちに腫れる
○ 急にゼイゼイという息使いになる
○ 虚脱(2-3分以内に起こることもある)

リスクがあることを知っているのであれば、自己投与できるようアドレナリン注射を携帯しておく必要がある。このショックは生命に関わる。

重度の“恐怖反応”による感情的なショックのあとの特徴は次のとおりである。

○ 蒼白
○ 思考の麻痺
○ 集中するのが難しい
○ 人生がつまらなく思える
○ それ以外のことがどうでもよくなる
○ 涙もろい
○ 罪悪感
○ 自信喪失

身内の者や友人らが支え続けることが重要である。そのことについて話し、声に出して泣くことによって救われもするし、何よりそれが必要である

全身

はじめに

次ページからは、青ざめたり、貧血を来したりするほか、発熱、体重の増加と減少など、身体全体におよぶ症状について取り上げていく。もちろん、これまでの章で取り上げてきた特異性の高いものに、本章で取り上げる症状を割り振るのは容易ではない。

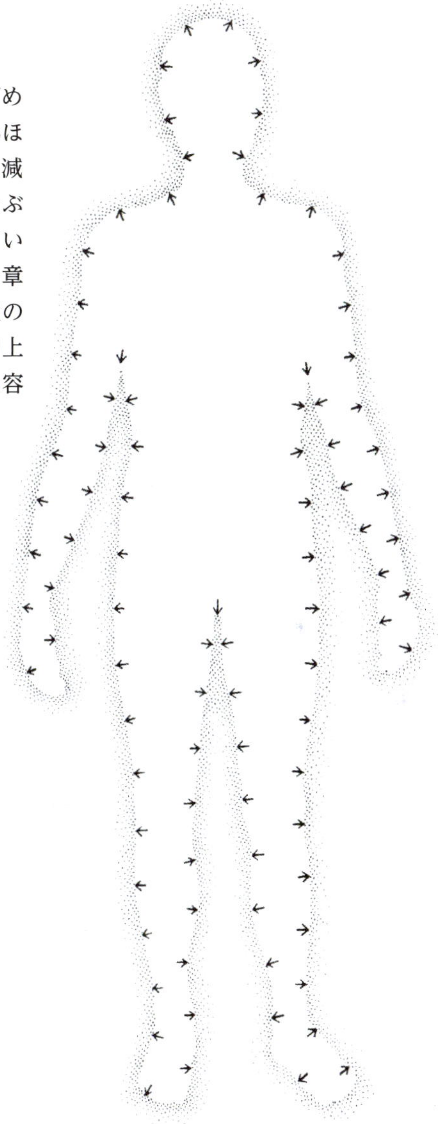

低出生体重児

出生体重が2500g未満であることを低出生体重であると定義し、1500g未満であることを極低出生体重であると定義している。一般に、小さい新生児ほど、次に示す諸問題が起こるリスクは高くなる。

○ 出生直後の呼吸の問題
○ 授乳が困難
○ 黄疸
○ 脳出血
○ 心臓の問題(血管開存)
○ 腸管の問題(壊死性腸炎)
○ 目の問題

低出生体重児となる理由は主に2つある。ひとつは、妊娠37週以前に出生する早産であり、低出生体重児全体の3分の2がこれに当たる。残る3分の1は、在胎週数不当軽小児であり、妊娠は正常であったのにあまり成長しなかったものである。どちらの理由にも該当することもある。高血圧や喫煙など、早産や低出生体重を引き起こしかねない母体の問題を検知してコントロールするためにも、日頃から妊娠管理をしておく。子宮がどの程度拡大しているか(子宮底部からの高さ)を測定するか、またはシリアル超音波スキャンで直接胎児の大きさを測定することによって、胎児の発育を推定することができる。

低出生体重児は出生後、高度なモニタリングと、特殊保育器(SCBU)で成長を支える必要がある。低出生体重となった原因がわからず、成長するうちに正常になっていくことも多い。

低出生体重児が長期的にみてどうなるかはわかっていないが、出生時に小さいと、少なくとも思春期まで、場合によっては成人になるまで、平均より小さいままであることを示す証拠がある。その後の人生で2型糖尿病を発病するかもしれないとも考えられている。

おそらく・・・・・

未熟児

何らかの理由で、妊娠37週を待たずに生まれた新生児をいう。新生児が未熟児なのか低出生体重児なのかを判断するのは医師でも難しいことがある。診断は、新生児の外観および行動を総合的にみて決める。

社会経済的なハンデ

出生時体重は母体の生活水準と関わっており、母体の栄養状態および妊娠中の自己管理といったものが反映されると考えられている。

喫煙、飲酒、違法薬

母親が喫煙者の場合、喫煙していない同程度の社会階層の母親と比べ、新生児の出生時体重は約250g軽くなる。同じく、飲酒および違法薬も問題を引き起こす恐れがある。

もしかしたら・・・

多胎妊娠

双子を妊娠すると出生時に小さい傾向にあり、早産のリスクも高まる。

妊娠中の母体の疾患

先進国で最も多いのが高血圧（子癇前症）である。可能性としてはほかにも、心臓、肺および腎の疾患がある。世界的にみると、重度の栄養不良が大きな問題となっている。

乳児の異常

低出生体重の原因となる先天性異常および遺伝子の欠陥は多い。

母体の体重増加が不十分

妊娠中の体重の増加が正常範囲の7-12kgを下回るとリスクが高くなる。

めったにないが・・

妊娠中の母体の感染

クラミジアなどの母体の生殖器感染は、早産を引き起こしうる。風疹は予防接種によって完全に予防することができるが、胎児に危害を及ぼすものである。

母体の感染としてはこのほか、サイトメガロウイルス、トキソプラズマ症、水疱瘡などがあり、いずれも危険である。

新生児から小児にかけて体重が増加しない、十分に成長しない

医学用語ではこのような症状のことを発育不良といい、乳幼児に生後期間相応の成長なり発達なりがみられないものをいう。成長をみるには、身長と体重とを測定し、正常範囲を示すグラフなどと比較するだけでよい。

とりわけ、それまで正常な成長をみせていた小児の体重が、予測通りに増えなくなるのは重大である。身体的な理由がないか調べることにはなると思うが、感情の無視が発育不良に寄与しうることは十分認識されている。

おそらく・・・・・

哺乳の問題

ネグレクトではなく、単に次のような問題があるだけである。

- ○ 母乳哺育が難しい
- ○ 哺乳瓶哺育でミルクの作り方や与え方が間違っている
- ○ 授乳予定を厳密にしすぎる
- ○ 問題がわかりさえすれば、乳児はすぐに遅れを取り戻す

もしかしたら・・・

嘔吐

乳児は嘔吐するものである。それがほかの子と比べて多いか少ないかの差でしかない。通常は一時的なものであり、体重はすぐに戻る。

胃食道逆流症は小柄な乳児によくみられ、嘔吐を繰り返すことになる。

幽門狭窄症は、嘔吐が続く場合の理由としてはまれである。胃の出口が遮断されることによるものであり、簡単な手術により軽減することができる。

- ○ 女児よりも男児の方が多い
- ○ 嘔吐は生後数週間後、通常は生後6週目からはじまる

○ 授乳時は問題なく、その後勢いよく嘔吐する（いわゆる噴水状嘔吐）
○ 本人は相当に空腹である

吸収不全

本人は普通に摂食しているのに成長しない。これが疑われる症状は次のとおりである。

○ 慢性的に下痢をしており、特に油分が多そうで臭いのきつい便が大量に出る
○ 胸部感染を繰り返す

先進国では、吸収不全の原因は「嚢胞性線維症」および「小児脂肪便症」が最も多い（p.137を参照）。

感染症

長期間にわたって感染を繰り返していると、成長速度が弱まる。その問題は尿路感染にあり、発熱および腹痛が起きることがほとんどである。しかし、尿路感染はあまり成長しないことを除き、全く症状に現れないこともある。再発性の胸部感染および消化管感染なども原因になる。患児個別に調べる必要がある。

貧血

貧血は、発育不良の症状でもあれば原因でもある。最も多い原因は食事での鉄分不足である。

低出生体重

低出生体重の超未熟児は、最初は通常の乳児と同じようには成長しないと思われる。出生時は小さくても、ある時期になれば通常の速度で成長することが期待できる。ただし、ほかの子たちと比較して小さいままであることはある。

ネグレクト

ここには、食事を与えないことだけでなく、感情の無視も含まれる。

○ 子どもが内気で反応に乏しい
○ 知らない人を怖がる
○ ネグレクトの徴候としてはこのほか、負傷、熱傷および不潔がある

牛乳（乳糖）不耐またはアレルギー

次のような症状がある。

○ 下痢が続く
○ 皮膚に問題が生じたり、喘鳴が出たりする

乳糖抜きの食事（調合乳を豆乳に代える）を与えることによって解決する。

めったにないが・・

甲状腺機能低下症

これは、早期に血液検査（かかとに針を指して採血）してその有無をみることによって、回避することができ、もし見つかっても治療しやすい。検知されないままでいると、次のような症状が現れる。

○ 出生後の黄疸が長引く
○ 眠ってばかりで、便秘になったり授乳量が少なくなりがちである
○ その後は、発達が遅く学習困難になる

出生時異常がある上に成長しない

成長しない原因が上記にはないのであれば、奇形の疑いが出てくる。専門医であれば、口蓋裂などにより嚥下が妨げられていないか、脳性麻痺、心疾患、染色体異常、(まれではあるが)代謝障害または腎不全ではないかを検査してくれる。詳しくはそれぞれの項目を参照。

幼児がむずがる、泣く

まずは、わが子のことを知ろう。母親なら、空腹なのか、怒っているのか、どこかが痛いのかによって、泣き方にも違いがあることがわかると思う。わが子と日々接するなかで、普段と違う泣き方をすればそれとわかるようになるものである。そのようなことになったら、次に挙げるよくある原因に目を通してチェックすること。

おそらく・・・・・

空腹または喉の渇き

○ 授乳の時間である
○ 乳房や哺乳瓶をさぐる仕草を見せる
○ 夢中で吸い、飲み終わると落ち着く

不快

○ おむつが汚れている
○ 暑すぎる(顔が紅潮し、発汗している)
○ 寒すぎる(手が青く、触れると冷たい)
○ 騒音、明るい光、煙

快適さの欲求

○ 親が現れると興奮する
○ 抱き締めると泣きやみ、下ろすとまた泣く

もしかしたら・・・

疝痛《せんつう》

○ 授乳後または夕方に泣く
○ 脚を止めてすすり泣く
○ げっぷをさせるか、夕方の疝痛であれば、2-3週間もすれば問題はあっさりとなくなる

感染

○ 鼻、寒気、咳
○ 感染を示すその他の徴候(発熱、食欲がない、嘔吐や下痢、眠気が増す、顔の紅潮、発疹)

痛み

○ 耳をこすったり、おしゃぶりをする
○ 泣くというよりも叫ぶ
○ あやしても落ち着くのは短い間だけである
○ パラセタモールなど単純な鎮痛剤が効く

負傷

通常は転倒または事故であり、親が目撃していたり、聞いたりしている。見ていないところで事故が起きた場合、切り傷またはあざのみがそれを示すものとなる。

さらに重大な負傷なら、骨折もありうる(四肢または関節に腫れがないか、負傷部位を“かばって”いないかをみる)。

まれではあるが

髄膜炎

脳およびそれを覆うものの重大な感染症であり、それまで何ともなかったのに、数時間後には髄膜炎を来しているということがありえる。まれではあるが、事と次第によってはきわめて深刻であるため、不安になるのもうなずける。幼いほど診断は難しく、疾患の程度を患児の見た目に依るところが大きくなる。診断が難しいゆえ、髄膜炎が疑われれば直ちに医師に診てもらうこと。検査入院が必要になることも十分にある。

○ 最初はイライラしやすい
○ 眠気が増して嗜眠性になる
○ 嘔吐
○ 頭蓋に柔らかい点ができ、膨れてくる
○ かん高い声で泣き叫ぶ
○ 紫色のこまかい皮疹が出る

小児期の身長が低い

一般に、同年齢のうちで身長の低い方の3%に入ることであると定義される。親は心配するが、3カ月間隔で定期的に測定することによって、その子は小さいながら正常な速度で成長しているのかどうかがわかる。このような場合、その子の身長が低い理由がそういう風に育っているということであるのはほぼ間違いない。

おそらく・・・・・

家系の特徴

両親の身長が低ければ子どもも身長が低くなる。ただし、遺伝的メカニズムからは、平均で、子どもが親の身長を超えることが確認されている。親の身長に基づく計算式があり、それによってその子の身長がどれぐらいになるかを知るのに役立っている。

体質性成長遅延

この用語は、年齢の割に小さいが、成長の速度は正常である小児についていうものである。“遅咲きの子”ともいい、次の項目に該当することが多い。

○ 近親者に成長遅延の例がある
○ 女児の場合、初潮が遅い
○ 長期間にわたって成長し続ける
○ 18歳以降も身長が伸びる
○ 最終的には家族と同じ身長になる

もしかしたら・・・

慢性疾患

長期にわたって何らかの疾患を患っていると、成長が止まることになる。腎疾患、心疾患、呼吸器疾患などが原因となることが多い。

栄養失調

世界的にみても群を抜いて多い原因が、貧困や社会経済的な要素による栄養失調である。

染色体異常または遺伝的障害

よくみられるのがダウン症候群であり、扁平な顔、大きな手、奥二重をはじめ、さまざまな異常

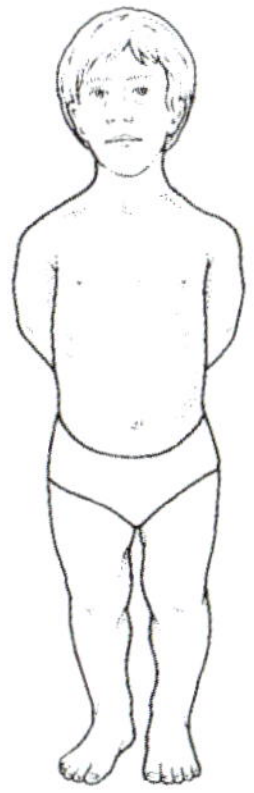

軟骨無形成症

があることを特徴とする。染色体異常としてはもうひとつ、ターナー症候群があり、次の2つの症状がある。

○ 翼状頸
○ 不妊

さらに、遺伝的障害の例として、身体のバランスがおかしい軟骨無形成症がある。その特徴は次のとおりである。

○ 四肢がきわめて短い
○ 頭部および体幹の大きさは正常である

甲状腺機能低下症

甲状腺の活動が低下していることをいう。p.386を参照。

めったにないが・・

成長ホルモン欠損症

これはまれな病態であり、現在では、欠損したホルモンを注射することによって治療可能である。

○ 正常ではあるが成長が遅い
○ 胴囲が大きく、体重超過となる傾向にある

あざ

あざとは、細い血管が破れて出血し、それが皮膚のすぐ下にある軟部組織に浸透して起こる皮膚の変色である。あざが大きいか、または考えうる原因とあざの状態とが合っていない場合には治療する必要がある。p.398の「出血(自発性と全身性)」を参照。

おそらく・・・・・

事故または外傷

向こうずねや肘など、肌が露出した部分のあざは現れては消える。

薬剤の副作用

通常、ワーファリンなどの抗凝固薬を服用している人が、軽度または些細な外傷を負った後に見られる。アスピリンにも似たような作用があるが、作用そのものが弱い。

もしかしたら・・・

老人性紫斑

特に外傷もないのに紫色のあざのような斑があらわれるものであり、高齢者の腕や手の甲によくみられる。治療は必要なく、危険でもない。

血液の異常

重度の貧血および深刻な血液の異常。

○ 紫色の斑点が皮膚に現れる
○ 歯肉、鼻からの特発性出血

○ 既に疾患を患っていると発生が速い

血液検査が不可欠であり、できるだけ早く検査を受けること。

身体的虐待

これまでに家庭に問題があれば特に、身体的虐待が示唆される。

○ 複数のあざがある(新しいか古いかに関係なく)

○ 十分に説明がつかない

○ ネグレクトをうかがわせる外観(汚れている、十分に食事を与えられていない)

○ 手首や足首にあざがある

○ 虐待を受けている子どもには、歯形のようなあざがあることも少なくない

めったにないが・・

壊血病

ビタミンC不足によるものである。

顔色が悪い、蒼白(緩やかな発症)

もともと青白い顔の人もいるため、血流が表面に近い爪の下や下瞼の裏でチェックするとよい。蒼白のみであれば、その原因がほぼ貧血のみに限られるとはいえ、診察したり詳しく調べたりしなければならない。ここでは、数週間から数カ月かけて進行する蒼白を取り上げる。

おそらく・・・・・

貧血

p.392の「顔色が悪く、貧血のようである」も参照。

全身性の特徴は次のとおりである。

○ 疲労(疲れやすい)

○ 息切れ(徐々に現れる)

○ 浮動性めまい(特に起立時)

このほか、次のような症状があれば、原因が潜んでいることがうかがえる。

○ 体重減少

○ 自己無関心

○ 皮膚のただれおよびあざ

○ 月経の量が多い

○ 黄疸

十分に治療するためにも、貧血の原因を明らかにすることが不可欠である。

もしかしたら・・・

甲状腺機能低下症

甲状腺の活動が低下しており、さまざまな身体機能が数カ月間かけて徐々に衰えていく。軽度の貧血によるものでも、皮膚の変化によるものでもある蒼白のほか、次の項目に思い当たることがあると思われる。

○ 風邪をひきやすい

○ どら声、肌荒れ、薄毛

○ 便秘、思考が遅い

甲状腺機能低下症は、診断がつきさえすれば、ホルモン剤を服用することにより容易に治療することができる。

めったにないが・・

下垂体機能低下症

脳下垂体が機能しなくなることである。脳下垂体とはさまざまなホルモンをコントールするきわ

めて重要な臓器であり、ホルモンとは“化学的メッセンジャー”である。蒼白はこの下垂体機能低下症の特徴として際立っているが、症状はほかにもある。

○ 甲状腺機能低下症（上記）

○ 女性の場合、月経が止まり、性欲がなくなる

○ 陰毛およびわき毛の減少

○ 持久力がなくなる

下垂体機能低下症は専門家の診察および治療を受ける必要がある。

顔色が悪い、蒼白（急な発症）

ここでは、数日、数時間、あるいは数分で蒼白になるものを取り上げる。単なる失神でない限り、直ちに治療を受ける必要のある問題があることを示している可能性は高い。

原因として可能性が高いのは失血である。

おそらく・・・・・

失神

原因としてはわかりやすいものが多く、食事を食べ損ねた、感情的なショックを受けた、長時間立っていた、暑すぎた、妊娠したなどがある。

○ それ以外の健康状態は良い

○ 最初は頭のふらつき、発汗、浮動性めまいがある

○ 虚脱して地面に倒れたり家具にもたれかかったりする

○ 皮膚が冷たく湿っており、脈が弱く遅い

失神した人はまっすぐに寝かせ、そのまま回復を待つことがきわめて重要である。一般には数分程度のことである。

内出血

腹部不快感の既往があることが多い。失血したことを示す症状は次のとおりである。

○ 便に血が混じるか、または黒色の便が出る

○ 嘔吐物に血液またはコーヒー残《ざん》渣《さ》（かす）に似た黒い点々が混じっている

○ 膣からの出血、特に月経が遅れた時の出血が多すぎる

○ 尿に血が混じる

初期症状は貧血と似ているが、発症はこちらの方が速い。失血量が増えると、次のような症状が現れる。

○ 重度の浮遊感または失神状態

○ 風邪をひいたような感じがする上に、四肢が冷たく湿っている

○ 尿量が少ない

○ 呼吸が速い

○ 最終的には眠気がして意識を失う

たいていは、出血の原因を示すものがある。消化不良（消化障害）を起こしたことがあれば、十二指腸または胃に問題のあることが示唆される。腸閉塞は腸が炎症を起こしているか、腸に腫瘍または穿孔があることを示している。

アスピリンをはじめとする鎮痛解熱剤も、胃腸の出血の原因となる。アルコール中毒経験者であれば、食道静脈の出血（静脈瘤）が示唆される。

もしかしたら・・・

低血糖

糖尿病患者、特にインスリン依存性の人にとって問題であり、初期症状に気づけるようにしておかなければならない。

○ 空腹、イライラしやすい、頭がふらつく

これが進行すると、次のようになる。

○ 発汗、錯乱、ろれつが回らない、意識を失う

グルコースまたはグルカゴンを与えると数分でよくなる。

不整脈

心臓の拍動が速すぎても、遅すぎても、不規則であっても、血液が拍出されて体内を循環する効率が落ちていることになる。50歳以上に最も多い。

○ 胸がドキドキしたり、不規則に鼓動しているのがわかる

○ 突然発症するのが普通で、同じく突然に症状が消える

○ 蒼白、息切れ、浮遊感

蠕動異常胃痙れん

胃腸炎の重度の発作の初期段階であり、下記の症状が起こることを告げるものである。

○ 吐き気、嘔吐、発汗、さし込むような胃部不快感

○ 蒼白

○ 2-3時間のうちに下痢になる

心臓発作

心臓発作の症状は蒼白だけでもなければ、これが主な症状であるというわけでもない。典型的な病像は次のとおりである。

○ 胸部の中心が押しつぶされるように痛み、それが左腕または頸部へとあっという間に広がる

○ 息切れ、発汗、蒼白

心臓発作は、特に高齢者では、それほどはっきりせず、単に蒼白、疲労および息切れが起きるだけのこともある。必ず、緊急に治療を受ける。

めったにないが・・

急性血液障害

白血病など血液凝固機序のいずれかの部分が破綻することである。小児および若年の成人に最も多い。

次に該当すればこれが示唆される。

○ 蒼白

○ 鼻血、歯肉出血、便または尿に血が混じる

○ 自然にあざができる

医師の診察を受けることがきわめて重要である。

顔色が悪く、貧血のようである

体内での赤血球の生存期間は平均90日である。赤血球は常に産生され、寿命を迎えたものは破壊され、その構成成分はリサイクルされる。赤血球数が（産生量が十分でないか、または消失が過剰であることにより）必要なレベルを下回ると、たとえば赤血球内で酸素を運搬するヘモグロビンが何らかの理由で損なわれたり減ったりすると、貧血になる。その結果、次のようなこと

が起きる。

- ○ 青白い／蒼白（貧血の重要な徴候であるが、もともと青白い人が多く、誤認されることが多いため、下瞼の裏または爪の下など血管が皮膚表面に近いところを走っている部分をみて判断し、血液検査で確認するのがよい）
- ○ 疲れを感じる時間が大部分を占める
- ○ 身体を動かすと疲れる
- ○ 失神（重度の場合）
- ○ 息切れ

貧血の原因となりうるものは実にさまざまなものがあるが、実際には血液検査と患者本人の病歴とを考慮することによって範囲を狭め、診断につなげる。

おそらく・・・・・

月経による失血

正常な月経で失われる血液は70-80mLであり、身体はこれを1-2日で補う。失血量が多くなると、貧血になる可能性がある。月経について下記に当てはまるものがあれば、月経による失血が示唆される。

- ○ 経血量が多く塊が出てくる
- ○ 次の月経までの期間が短い
- ○ 1回の月経の日数が長いか、または月経期間以外に出血する
- ○ 粗末な食事をしている

妊娠

妊娠中は、日々の血液検査で貧血があればそれを見つけるために実施する。実際、妊娠中に貧血になることは多いため、ある程度の貧血なら正常であるとみなしている。妊婦に鉄分のサプリメントを与えることは必ずしもない。医師は必要であればそう教えてくれる。鉄分が必要な場合は、血液産生に重要なもうひとつのビタミンである葉酸と併せて摂取する。失血はその後の出産時にも起こり、鉄分を補う治療が必要になると思われる。

粗末な食事

つまり、ヘモグロビンを作るのに必要な鉄分またはビタミン類が食事から摂れていないことである。高齢者、アルコール中毒者または収入の少ない人はリスクが高い。同じく、徹底したベジタリアンのように食事制限をしている人は、貧血になる可能性がある。主な鉄分源は赤身の肉であり、青菜にはあまり含まれていない。

もしかしたら・・・

癌またはほかの慢性疾患

内出血を引き起こす癌（主に大腸癌）である場合を除き、貧血が唯一の症状であることはあまりない。腎不全または慢性関節リウマチなどの慢性疾患についても同じである。

一般に、管理する上で問題になるのは、基礎疾患のコントロールと、血液の産生を向上させるための薬剤の投与である。輸血が有用であることもある。

慢性出血

出血性消化性潰瘍などの疾患によるものもあれば、抗炎症薬のアスピリン薬剤によるものもあり、ステロイド類が元凶であることが最も多い。また、直腸の慢性出血の影響を過小評価してはならない。慢性出血の症状は次のとおりである。

- ○ 血が混じった便や黒色便が出る
- ○ 嘔吐物に血が混じっている
- ○ 月経の量が多すぎたり期間が長すぎたりす

る(p.393を参照)

○ 基礎疾患の特徴、体重の減少、食欲の喪失、排便習慣の変化

サラセミアと鎌状赤血球症

両病態とも、遺伝性のヘモグロビン(酸素を運搬する血中のタンパク質)産生異常である。サラセミアは、地中海系の人に最も多く、鎌状赤血球症はアフリカ系の人に多い。いずれも軽症であれば特に問題は起こらないが、重度になると衰弱もひどくなる。

めったにないが・・

悪性貧血

ビタミンを吸収することができないためにビタミンB_{12}不足となり、それが原因で起きる。

○ 徐々に発症し、ヘモグロビン値がきわめて低くなることもある

○ 家族歴があることが多い

○ 舌がただれてツルツルしている

○ 四肢にチクチク感、しびれがある

○ 不安定歩行

寄生虫症

鉤虫などがその例であり、先進国にはあまりないが、熱帯の国々の貧血の原因としては多い。糞便検体から検出される。

顔色が悪い上に皮膚に問題がある

発疹、ただれおよび皮膚の変化は貧血の特徴であるが、それは貧血がとりわけ重度であるか、またはほかの何らかの基礎疾患の副作用となるまれな種類の貧血である場合に限られる。あらゆる点から検査することを勧める。

おそらく・・・・・

鉄欠乏性貧血

一般的な貧血の特徴に加えて、次のような症状がある。

○ 口角の皮膚がひび割れて痛い

○ 舌がただれてツルツルしている

よくある原因としては、食事から摂る鉄分が不十分、腸管または女性生殖器系からの異常な失血などがある。

もしかしたら・・・

悪性貧血

舌がただれてツルツルになる。上記を参照。

めったにないが・・

薬剤の副作用

貧血を引き起こす薬剤は、皮疹、斑点、あざ、舌のただれをも引き起こす。

自己免疫疾患

身体が自らの構成要素を攻撃し、倦怠感、発疹、関節痛と全身に影響を及ぼすさまざまな疾患をいう。頬に現れる蝶形紅斑は、全身性エリテマトーデス(SLE)の特徴である。

顔色が悪い上に体重が減少する

この組み合わせは、特に中高年では厄介である。内出血を引き起こしたり、食物、鉄分、ビタミン類を吸収する能力に悪影響を及ぼしたりしうる基礎疾患がある可能性がある。小児にこの組み合わせの症状がみられたら、食物をきちんと摂取できていないか、または吸収不全状態にある可能性が出てくる。必ず診察を受けること。

おそらく・・・・・

ネグレクト

通常は自己無関心であり、食事が粗末で文字通り自分自身を飢えさせるのである。先進国では通常、極貧者、一人暮らしの人、ひ弱すぎて自分自身のことを十分にできない人にのみ起こるものである。アルコール中毒者、薬物乱用者および抑うつまたは認知症を患う人にみられることもある。小児の場合はその他の徴候として、保護者によるネグレクトもありうる。

○ 説明のつかないあざがある
○ 見た目にも汚れている
○ 内気
○ 家に食べ物がない

吸収不全

この言葉は、消化管が栄養を吸収する能力を衰えさせるさまざまな病態全体をいう。その数は多く、小児に起こる可能性の高いものは、成人ではまれである。吸収不全が貧血および体重減少の根本原因であることを示唆する手がかりは、次のとおりである。

○ 徐々に症状が現れる
○ 排便習慣が変化して軟便または下痢が続き、便が水に浮いてなかなか流しきれないことがある
○ 見た目の食事量は十分である
○ 晩期になるまで食欲は健全である
○ 嚢胞性線維症の人は同時期に、胸部感染症を繰り返す

もしかしたら・・・

大腸癌

大腸に癌ができることは珍しくなく、米国では年を追うごとに、日常的に実施する検査として腸管の癌検査を実施することが多くなっている。簡易の検診では検便を実施し、潜血があるかどうかをみて、陽性であれば、大腸の精密検査(大腸内視鏡検査、バリウム検査またはCTスキャン)を実施する。大腸の癌の家族歴があれば、同じ疾患になるリスクは相当に高い。大腸癌になる人は多いが、ごく早期に診断されれば、見通しはきわめて良好である。貧血および体重減少のほかに、警告徴候となるものは次のとおりである。

○ 排便習慣が今までのいつもどおりのパターン

ではなくなってしまい、下痢と便秘を繰り返すようであれば、癌が疑われることが多い
- ○ 便に血が混じる
- ○ 粘液状またはヘドロ状の便が出る
- ○ 腸に何か残っているような感じがする

炎症性腸疾患

おおむね潰瘍性大腸炎またはクローン病のいずれかを指す病名である。
- ○ 下痢で血が混じることが多い
- ○ 体重減少
- ○ 異常な痛み

慢性疾患

結核、長期にわたる感染といった慢性疾患で、顔色が悪い上に体重が減少するという症状を呈するものがある。HIV／AIDSも可能性としてある。基礎疾患の性質を十分に調べることが必要になる。医師に診てもらうこと。

胃癌

こちらも同じく、診断が早いほど見通しもよくなる。体重が減少し、時々貧血になる以外にも、次のような症状がみられる。
- ○ 中(高)年になって新たに消化不良および胃酸過多になる
- ○ 食欲がない
- ○ 上腹部が常に痛い
- ○ 吐血したり血便が出たりする

神経性食思不振症

若い女性に多いものではあるが、男性にみられることもある。この食欲不振は、優れたアスリートや学校で成績優秀な者に多い。

徴候は次のとおりである。
- ○ 身体イメージに対する強迫観念があり、自分は太っていると確信している
- ○ 見た目は、きわめて細い人から完全に飢餓状態の人までさまざまである
- ○ 女性は月経が止まる
- ○ 細い体毛が過剰に生えてくる
- ○ 一時的に過食する(過食症)
- ○ 過度に運動する
- ○ 自発嘔吐または下剤の乱用

めったにないが・・

慢性骨髄性白血病

中年になって徐々に発症する疾患であり、貧血および体重減少がみられることがある。

ほかにも、次のような症状がある。
- ○ 感染しやすい
- ○ あざまたは出血
- ○ 脾腫

血液検査の結果をみて診断する。

皮膚が薄青色(チアノーゼ)

別のことからもチアノーゼであることがわかる。特に血液が体表面近くを通る部分(口唇、舌の、爪の下など)が青紫色に見える。血中から酸素が奪われ、不要になった二酸化炭素を放出することも、肺から新鮮な酸素を取り込むこともできなくなって起こるものである。寒いところでは血流が遅くなることによって、指にチアノーゼが認められることがよくある。さらに重症度が増すと、口唇および舌も青くなる。

おそらく・・・・・

一時的な循環不良

年齢に関係なく起こりやすい。

- ○ 気温の低下によるものである
- ○ 指先およびつま先に限られるごく軽度のチアノーゼで、その部分は冷たく感覚がなくなっている
- ○ 四肢を温めるとすぐに治る
- ○ 冬場に悪化し、夏場にはよくなる

指の血管が攣縮《れんしゅく》して一時的に循環量が減少するレイノー症候群に、これが認められることもある。レイノー症候群ではさらに、指が白くなる。

時に、四肢(通常は膝下からつま先にかけて)のいずれかの部分の循環が血塊によって遮断されることがあるが、これは全く別の症状であり、通常はすでに循環器病を抱えているか、または不整脈(心房細動)のある高齢者にみられる。

- ○ 四肢の痛み、冷感、しびれおよび麻痺が突然現れる
- ○ はじめは青白く、チアノーゼ状態が2-3時間ほど続く
- ○ 緊急事態であるため、直ちに緊急治療を受ける

もしかしたら・・・

慢性閉塞性肺疾患(COPD)

主として喫煙者の慢性気管支炎および肺気腫によるものであり、いずれの肺疾患も痰を伴う咳、喘鳴および息切れが続く。チアノーゼが症状として常にある状態になるのは、発病から何年もたってからであり、そこに至るまでにその本人はすでに、ほんの少し動いただけでも息切れがするという状態に長期間あることになる。

- ○ 爪床、舌および口唇が青紫色
- ○ 手足が驚くほど温かいが、これは血中二酸化炭素濃度が高いためである

ほかにも、チアノーゼを引き起こすまれな肺疾患は多い。

心不全

軽度の心不全は通常、冠動脈の疾患に起因するものであり、チアノーゼを引き起こすものではない。治療は容易であり効果も高い。重度の場合にのみ、チアノーゼが次の症状とともに目立つようになる。

- ○ 絶え間ない息切れ
- ○ 脚の腫れ
- ○ まっすぐ横になると息切れする
- ○ 咳とともに泡の多い液体が出る

COPD(上記を参照)を併発していることもある。これは肺性心という病態で、心臓の弁の疾患である。

肺の感染と喘息

重度の肺炎または喘息はチアノーゼを引き起こしうるが、これはきわめて深刻な徴候であり、生命に関わるものであることを示している。

同じく、喉頭炎または喉頭蓋炎（p.195およびp.211を参照）の症状のある小児が青くなった場合も、窒息というきわめて危険な状態にあり、直ちに救急車を呼ぶなり医師に連絡するなりする。

めったにないが・・

先天性心疾患（小児）

受精後、ヒト胚の心臓および主な血管は複雑な過程を経て発生し、そのいずれの時点で間違いが生じてもおかしくない。そうなった場合、血液がうまく拍出されずに肺を通りづらくなり、“青い”チアノーゼ状態となる。出生時または出生直後には症状が現れている。

- ○ 授乳時に息切れがする
- ○ 生後数週間から数カ月にわたって、正常な体重増加が見られない
- ○ 浮動性めまい、頭痛および疲労
- ○ 血栓症（血塊）

薬剤の過剰投与

ほかに健康には何ら問題ない若者に次のような症状にみられたら、薬剤の過剰投与が疑われる。

- ○ 意識を失う
- ○ チアノーゼになりそうなほど呼吸が遅くなる
- ○ 針先瞳孔が認められれば、ヘロインまたはオピエートの過剰投与が示唆される

異物の吸入

突然息切れしはじめた人にチアノーゼが突然現れれば、その時に気流が閉塞されたことがうかがえる。

小児は、小さいものやピーナツなどの食物を吸い込んでしまって起こることがある。

- ○ 通常は、ステーキなどの分厚いもの、小児はナッツ類などを食べて起こる
- ○ 喉をつかみ、あえぎながら何か言おうとし、明らかにもがき苦しんでいる
- ○ 虚脱

応急処置としては、このような閉塞を緩和するよう考案されたHeimlich法（腹部をぐっと押す）が有用である。p.219を参照。

出血（自発性と全身性）

鼻血や肛門からの出血など、時々思いがけない出血をすることは誰にでもある。その症状について、関与する身体部位ごとに詳しくみていく。

ここでは、歯肉または鼻からの自発性出血、血尿、血便および膣からの出血を取り上げる。自発性は必ずといっていいほど、広い範囲のあざを伴う。この症状は全身の血液凝固過程が崩壊したことを示すものである。ここに示す原因はいずれも、負傷後の凝固時間を長くしたり、あざができやすくしたりするものであるが、その程度は小さい。

おそらく・・・・・

抗凝固薬の投与

ワーファリンという薬剤は、特定の心臓の異常に幅広く用いられているほか、四肢の血栓症にも用いられている。投与量が適切であるかどうか定期的に血液検査をしておくとよい。治療量であれば凝固までの時間が長くなることもなければ、自発性出血が起きることも少なくなるが、過剰投与による出血は一大事である。ワーファリンを服用していて不意に出血するようであれば、直ちに医師に診てもらうこと。鼻血は過剰投与の初期徴候である。

血小板減少症

血液中の血小板数が減少することをいう一般名である。血小板は血液凝固にきわめて重要であるため、これが少なくなると身体のあちこちで出血したりあざができたりする。血小板減少症を引き起こす重篤な全身疾患は多く、原因はおおむね次のとおりであり、検査を2-3項目ほど実施すればはっきりする。

○ 再生不良性貧血（衰弱、蒼白および倦怠感が急に現れる）
○ 小児白血病（再生不良性貧血と同じ症状のほかに喉の痛みがある）
○ 成人の白血病（小児白血病よりも発症が緩やかで、リンパ節の腫れおよび発汗がある）
○ 骨腫瘍（疼痛、倦怠感、体重減少）

血小板減少症は、薬剤によって引き起こされることもある。良性で小児が罹患するものもあるが、自然消退する。治療は、基礎疾患がわかっていればそれに対するものになる。

もしかしたら・・・

血友病

正常な血液凝固機序に必要な凝固因子が遺伝子レベルで欠損した血液の異常である。

この疾患はほぼ必ず男性に現れる。

○ 家族歴のあることが多い（3分の2が遺伝である）
○ 初期症状としては、たとえば少しの切り傷でも出血時間が長い、あざが自然発生する、関節のなかに出血して関節の痛みと腫れを引き起こす

重度の感染

血液凝固系を混乱させる重篤な感染症は多い。敗血症（毒血症）、マラリアおよび腸チフスなどである。

○ 下記の状態である上に発汗および悪寒がある
○ 重度の全身疾患

めったにないが・・

壊血病

ビタミンC不足の食生活によるものである。ビタミンCは新鮮な野菜や果物に含まれている。つまり、高齢者または栄養不良の人に起こる問題のひとつである。

○ 慢性的に体調が思わしくないと感じる
○ 特に歯の間からの出血
○ 歯肉がただれ、歯が緩んでいる
○ あざができやすい

ビタミンCサプリメントで容易に治療することができる。

背が高い

（同年齢との比較で）集団のなかで背が高い方の3%に入ることをいう。疾患により背が高くなることはまれである。

おそらく・・・・・

自然な傾向

親の身長が高いと子の身長も高くなる。両親の身長に基づいて子の身長を予測することができる式がある。

思春期初期

思春期初期の複雑なホルモンの変化により、急に身長が伸びる。思春期が進むにつれて成長は緩やかになるため、思春期初期に身長が異常に高くても、結局は親よりも低いままになることもある。思春期の徴候としてよく知られているものは次のとおりである。

- ○ 生殖器の周り、わきの下に体毛が生える
- ○ 乳房が発達する
- ○ 声が低くなる

めったにないが・・

甲状腺機能亢進症

小児期の成長を強めることになる。
p.319を参照。

遺伝子異常

- ○ 最も多いのがクラインフェルター症候群である（男性500人のうち1人）
- ○ 背が高く、女性の身体のように細く、精巣は小さく、乳房が発達する
- ○ 通常不妊である

成長ホルモン過多

小児がこの状態になると、体格が大きくなりすぎる。成人になってからでは、先端巨大症となり、粗大で重いという特徴が進行していく。

- ○ 手足が大きい
- ○ 下顎が突き出ている
- ○ 大量の発汗および糖尿病の諸症状が出る可能性がある

マルファン症状群

人口10万人あたり2例ほどが罹患する興味深い遺伝病である。

- ○ 骨が長くて細い、クモのような手足の指
- ○ 口蓋弓が異常に高い
- ○ 心臓弁に問題があり、息切れを引き起こす
- ○ 眼球の水晶体がずれることによる視覚障害

体液過剰による身体の腫れ

体液過剰により全身の腫れ（浮腫という）を引き起こす原因は3種類ある。心不全、腎疾患および低タンパク質状態である。この腫れのメカニズムは複雑である。体液は身体の一番低いところへと降りて行くため、初期の徴候は足首の腫れまたは朝のむくみ顔ということになる。検査法

は簡単で、足首の腫れたところを指先で優しく押さえてみる。指を離したとき、指の形が残っていれば浮腫である。さらに水が溜まると、腫れが脚を上がってきて、腹部および胸部にまで溜まるようになる。

おそらく・・・・・

月経前の腫れ

月経がはじまる数日前にホルモンが変化し、軽度の体液貯留が起こる。

- ○ 毎月規則正しく認められ、それ以外の健康状態は正常
- ○ 乳房、腹部、足首がいずれも若干肥大する
- ○ 体重が1kg強ほど増加する
- ○ 月経がはじまれば数日で消える

心不全

高齢者の脚の腫れが続くことになる原因としては、この心不全が多い。

- ○ 高血圧、狭心症をはじめとする心疾患であることが多い
- ○ 最初は足首が腫れ、疲労感がある
- ○ その後、運動時や横になったときに息切れがする（横になれなくなる）
- ○ 夜間、急に息切れがして、咳とともに泡の多い痰が出る

最近の薬剤であればおおむね治療効果が見込めるが、腫れそのものについて完全にはわかってない。

もしかしたら・・・

肝疾患

肝の数ある機能のひとつに、タンパク質を作るというものがある。タンパク質は血流に乗って循環しているが、その値が低下すると浮腫になる。

- ○ アルコール乱用、肝炎、薬剤性肝障害といった既往があることが多い
- ○ あざができやすく、嘔吐物が血の色をしている
- ○ 疲労、性欲消失、ばち指
- ○ 顔面、上半身に小さな赤いクモのような静脈が見える
- ○ 手のひらが赤い
- ○ 腹水による腹部の腫れ
- ○ 後期の症状には黄疸のほか、錯乱、昏睡がある

子癇前症

妊娠中の女性の浮腫、高血圧および尿中蛋白排泄を引き起こす。p.358を参照。

栄養不良

世界的に見ても、栄養不良は小児の浮腫の主な原因である。

- ○ 腹部が腫れる
- ○ 身体に点状の色素沈着が認められる
- ○ 無感情、皮膚のただれ、感染に対する抵抗力の低下

吸収不全

小児脂肪便症または潰瘍性大腸炎など、慢性腸胃疾患の人に起こる可能性がある（栄養素の吸収障害が起こる）。全身症状には次のようなものがある。

- ○ 発育不良（小児）、臭いが強く油っぽい下痢便
- ○ 腸管出血
- ○ 慢性腹痛
- ○ 重度の胸部感染を繰り返す
- ○ 指の爪がばち状になる

糸球体腎炎とネフローゼ症候群

糸球体腎炎は実際には疾患群であり、そのいずれもが腎の炎症にある程度関わっている。そのため、尿に蛋白が出たり、十分な量の尿が排泄されないことなどにより、浮腫を引き起こすこともある。ネフローゼ症候群は糸球体腎炎に起因することもあり、蛋白尿もあいまって身体が浮腫状態にあることをいうものである。

小児の糸球体腎炎およびネフローゼ症候群では、次のようなことが起きる。

- ○ 突然発症する(軽度の喉の感染症の後が多い)
- ○ 尿量が少ない
- ○ 血尿が出る
- ○ むくみ(特に顔)

回復に関する見通しはよい。成人の方が発症は緩やかな傾向にある。

- ○ 脚が次第に腫れていく

血液検査および腎臓生検を実施し、糸球体腎炎の種類に応じて見通しを立てる。見通しは良好であることが多く、完全な回復も見込めるが、進行して腎不全になる症例もある。

めったにないが・・

ビタミンB_1欠乏症

脚気ともいう。

ビタミンB_1は、米などの全粒穀物およびレバーに含まれている。先進国では、ビタミンB_1が当たり前のように製造時にさまざまな食品に添加されているため、ビタミンB_1欠乏症になるのはよほどの欠乏状態に陥った場合に限られる。

- ○ 初期症状としてふくらはぎの圧痛および漫然とした衰弱感
- ○ その後、脚が腫れて動悸がするようになる
- ○ 最終的には全身が腫れて、消耗し、脈が速くなる

全身

身体の一部の腫れ

おそらく・・・・・

負傷

ごくごく軽度の負傷に対して組織が腫れ、皮膚に赤みがあって熱をもつのは、正常な反応である。

感染

虫刺されや軽微な切り傷などがある。

- ○ 拍動痛、赤み
- ○ 局所リンパ節の腫れ
- ○ 膿汁が出ている

特発性浮腫

あまり体を動かさない人は高齢になるほど、こ

の特発性浮腫に気づく頻度が高くなる。足首が軽度に腫れる主な原因のひとつである。不都合がない限り治療の必要はない。治療が必要な浮腫のほかの原因（上記を参照）とは区別するよう注意する。その際には医師に相談するとよい。

特発性浮腫があると次のようなことがある。

○ 全身の健康状態は良好である
○ 動けば腫れは治まる

もしかしたら・・・

深部静脈血栓症

片側の足の突然の腫れは血栓が疑われる。血栓が静脈を閉塞すると生じる。避妊薬、長時間のフライト、血液異常などが危険因子となる。

○ ふくらはぎの突然の痛み
○ ふくらはぎの腫脹と熱感

もし確定診断されたら、肺閉塞を予防するため、抗凝固療法が必要（210ページ参照）。

アレルギー

虫刺されによる反応。

○ 運動量が多くなると腫れが軽減する
○ 腫れが身体、口唇および喉に広がることがある
○ 最悪の場合には、呼吸困難、虚脱となる

リンパ管閉塞

リンパ浮腫ともいう。組織液を抜き取るリンパ管が干渉を受けて起こるもの。術後に鼡径リンパ節または腋窩リンパ節（通常は乳癌治療）で起きることが最も多い。まれに先天性であることもある。

○ 四肢が大きく腫れる
○ 腫れが高くなり、押さえても容易にはへこまない

めったにないが・・

癌

四肢の腫れの原因がほかに見つからない場合に、癌が疑われる。長骨に癌がある可能性が最も高い。

○ 持続痛、圧痛
○ 局所リンパ節の肥大

癌はこのほか、リンパ液の排出または四肢からの血液の流出を妨げることもある。たとえば骨盤癌は、脚の腫れを引き起こす。

フィラリア症

熱帯地方の虫の寄生であり、四肢全体の腫れを引き起こす（象皮症）。

体重減少（進行性）

体重が減少し続けるという症状は、疾患の主な諸症状のひとつに挙げられる。人は通常、体重が減少すると、疾患のほかの特徴が目立ってこない早い段階で受診しようとする。

本人のこれまでの経緯を十分に聞き出すことによって、ほかの症状（腹痛など）が明らかにな

り、暫定診断につながることもある。ここからは、足がかりになるような症状がほかにほとんどない可能性のあるものをいくつかをみていく。ここに挙げるものの多くは、本書の該当箇所で詳細を示している。

もしかしたら・・・

糖尿病

若年の成人および小児は、体重が急速に減少するとともに、喉の渇きおよび排尿量が過剰になるなど、糖尿病の発病が劇的である傾向にある。

p.446を参照。

不安と抑うつ

人は不安または抑うつになると、体重が緩やかに、かつごくわずかだけ減少し、ほかに症状はなく、はっきりとした心配の種もない、ということは十分に起こりうる。

ただし、体重減少の身体的原因がないことをまず確認しておくのが賢明である。

慢性感染症

慢性膿瘍および囊胞性線維症などの胸部の慢性病態が挙げられる。

p.208を参照。

神経性食思不振症

過度のダイエットのこと。通常は、自らの身体イメージが実際とは違って歪んでしまっている若い女性にみられる。

p.396を参照。

甲状腺機能亢進

振戦および発汗を伴っているのを見過ごしていない限り、通常は体重減少のみということはない。詳しくはp.319にて説明している。

結核

貧困者、アルコール中毒者および途上国の人にみられる。重篤ではあるが治癒可能な感染症である。

p.427を参照。

癌（全身性）

Leymen医師らは、40歳以上になると癌が体重減少の原因になると考えている。決して唯一の原因というわけではないが、全身に広がった進行癌の症状が、後期になるまではっきりしない場合には、それが当てはまることがある。このため、自分の身体に注意し、出血、腫れ、体重減少、疼痛または長引く咳など、少しでも異常な変化があれば医師に報告すること。

HIV／AIDS

なんとなく体調がおかしいと感じ、体重減少、発熱および咳があれば、いかなる場合にもこの可能性があることを考える必要がある。

HIV／AIDSは世界の特定の地域で広まっている。性交渉または血液の直接接触により感染する。

めったにないが・・

吸収不全

吸収不全で食物の吸収が妨げられることにより、体重が減少する。

随伴症状は次のとおりである。

- ○ 嚥下困難
- ○ 貧血
- ○ 腹痛の再発、間欠的な下痢、油っぽい便
- ○ 便に血が混じる

根本原因には、体重の急速な減少を引き起こ

す食道癌、潰瘍性大腸炎、クローン病、小児脂肪便症および慢性膵炎が挙げられる。

寄生虫感染

これがきわめて多い第三世界の国々を除き、体重減少の原因になることは通常はない。診断は検便で確定する。

腎疾患

体重減少の早期に、血液検査で確認する必要がある。p.352を参照。

幽門狭窄

小児期の病態であり、腸の一部が閉塞して大量の嘔吐を引き起こし、生後2-3週間で体重が急速に減少する。p.134を参照。

時に、成人の胃癌患者にもみられる。

体重減少と黄疸

この組み合わせは肝および消化器系の一部関連部位に疾患があることを示すものである。成人であれば、これを機に、肝に転移する可能性のある癌、たとえば下腸癌など、の有無を詳しく調べてもらうこと。黄疸は肝からの胆汁の流れがせきとめられた結果である。

おそらく・・・・・

膵癌

膵臓は腹部の後方に横たわるようにして存在する臓器である。その一部が胆管を取り巻いている。腫瘍は、胆汁を産生する胆管を遮断する。

- ○ 当初は上腹部がなんとなく痛い
- ○ 体重減少
- ○ 疼痛のない黄疸

転移性肝癌

元々の部位から身体中に広まる癌の種類は多い。肝は癌が転移しやすい臓器である。原発癌はすでに見つかっている場合が多い。次のような症状がある。

- ○ 体重減少
- ○ 疼痛
- ○ 腫れ
- ○ 異常出血

もしかしたら・・・

胃癌

p.154の「胃の疾患」を参照。

原発性肝癌

アルコール性肝炎またはB型（C型）肝炎に肝硬変が合併したものである。

悪性貧血

貧血で皮膚が黄色く、黄疸を思わせる。

血液検査に基づいて診断する。p.448を参照。治療により症状は後退する。

めったにないが・・

胆嚢癌

高齢者の疾患であり、胆嚢結石と似た症状が出る。

○ 右上腹部の痛みが繰り返しあり、黄疸が出る

姿勢がこわばっているように見え、背中が曲がっている

おそらく・・・・・

加齢と骨粗鬆症

年齢とともに骨密度は低下し、椎間板（骨と骨とをつないで脊柱を形成している）は狭くなる。骨が急速に痩せていく骨粗鬆症となり、椎骨がやや脆くなり崩れやすくなる。

○ 何年間かかけて姿勢が前かがみになっていく

○ 椎骨が崩壊すると姿勢が突然変化して痛みが出る

骨粗鬆症は、医薬品であるビスフォスフォネートのほか、カルシウムおよびビタミンDのサプリメントで治療可能である。それにより部分的に骨修復が起きるが、低くなった身長や変形はそのままである。

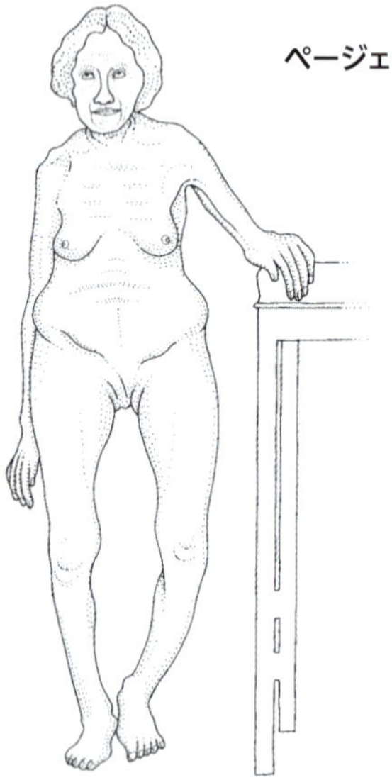

ページェット病

もしかしたら・・・

強直性脊椎炎

成人期の早い段階に発症する疾患で、特に男性にみられる。脊柱の正常な関節および靭帯が何年もかけて柔軟性のない骨になっていく。血液検査でHLA B27型が陽性になるのが一般的である。

○ 最初は単なる背部痛で、朝は脊柱がこわばる

○ 背中が徐々に硬くなり、猫背になる

○ 最終的には背骨がほとんど動かなくなる

完全に回避できるものではないが、治療法の向上により、以前ほど重症になることはなくなった。

脊柱後側弯

脊柱の捻じれであり、中学生ぐらいの頃からはじまることが多いが、特に理由が見つからない。手術で治療可能である。

パーキンソン病

p.408を参照。50歳未満で発症するまれな神経疾患である。主な症状は次のとおりである。

○ 安静時に手が振るえる
○ 曲がった姿勢のまま動かない
○ ひきずり歩行
○ 表情が変わらない

ページェット病

骨形成の異常であり、年齢を重ねても軽度であることがかなり多く、ほとんど症状が出ることもない。

○ 骨が痛い
○ 脚が曲がって猫背になり、頭部が大きくなる（帽子のサイズが大きくなる）
○ 難聴

一般に進行すると認識しやすいが、通常、診断の確定にはX線検査および血液検査が必要である。詳しくは下記を参照。

めったにないが・・

脊椎結核

かつてはよくある疾患であった。感染により骨が破壊される。

○ 脊柱の一部に痛みとこわばりがあり、悪化していく
○ 倦怠感、体重減少、咳、寝汗といった結核のほかの特徴もある

年齢の割に老けて見える

もしかしたら・・・

喫煙

顔のシワが増えてキメが粗くなることがわかっている。

甲状腺の活動低下

p.320を参照。よく起こるものであり、皮膚が厚く粗くなる。

日光によるダメージ

オーストラリアのように暑く晴れの日が多いところでは、実際の年齢よりも老けて見える原因として、日光によるダメージが最も多い。

めったにないが・・

遺伝によるもの

きわめてまれな病態のひとつである早老症により、3歳までに成長が止まり、精神遅滞が起き、はげ、鉤鼻になる。

身体の大きさ（縮む）

おそらく・・・・・

骨粗鬆症

p.259を参照。

めったにないが・・

ページェット病

変形性骨炎ともいう。骨代謝回転の異常によ

り、特に頭蓋骨や脚の骨が厚くなったり変形したりする。しかも、厚くなったように見えるだけで、正常な状態よりは脆くなっている。男女ともに罹患するが、アジア、アフリカおよび中東の人々にはほとんどみられない。

通常は40歳を過ぎてから発病する。症状がないことが多いが、あるとすれば次のようなものになる。

- ○ 骨の変形（頭蓋骨が大きくなり、罹患する骨はひとつのみであることが多い）
- ○ 骨折
- ○ 脊柱後弯症（p.270を参照）により明らかに身長が低くなる
- ○ 心不全（心臓に対する負担が大きくなるため）
- ○ 視覚および聴覚の衰え（骨が変形して神経を傷つけるため）

患部の骨は、きわめてまれであるが、悪性の骨腫瘍（骨肉腫）になることがある。

診断は血液検査で確認する。

振戦または振盪

おそらく・・・・・

正常の範囲内

自分の手がどれだけじっとしているだろうか。程度の差はあれ誰でもふるえているものである。

- ○ ほとんどの場合、こまかい手作業には支障ない
- ○ 不安、飲酒、コーヒーなどの刺激物、一部の違法薬により悪化する

良性本態性振戦

正常なふるえが大げさになったものであり、疾患というよりは悩みの種である。

遺伝

- ○ 緩やかな振戦が上肢および手に現れる
- ○ 年齢とともに徐々に悪化していく

もしかしたら・・・

甲状腺機能亢進

p.319を参照。

甲状腺の活動が過剰になると、通常の振戦の動きが大きくなる。

パーキンソン病

親指と人さし指とがふるえるように動く。

- ○ 初期症状としては、歩行時に腕を普通に振れなくなる
- ○ 四肢が硬直、あらゆる動きが緩やかになる
- ○ 安静時に振戦が起き、活動時にはその動きが小さくなる
- ○ 顔の表情が変わらず「お面」のようになる
- ○ 手書きの文字がどんどん小さくなる
- ○ 尿滴下

現在では、このようによくある異常に有用な治療薬が多数ある。

薬剤の副作用

薬剤、特に精神疾患の治療に用いる精神安定剤で、振戦を引き起こすものもある。

めったにないが・・

脳疾患

脳腫瘍、脳卒中、多発性硬化症および頭部損傷はいずれも、振戦を引き起こしうる。随伴症状には次のようなものがある。

○ 左右いずれか半身のみの麻痺
○ 進行性の頭痛、目のかすみ
○ 人格の変化
○ 記憶の衰え、ろれつが回らない
○ 視界のなかにチカチカしたものが動いて見える
○ 歩行困難

攣《れん》縮《しゅく》

抑止不可能で、ごく短時間に筋肉がひきつることである。ありがちな攣縮と、深刻な原因によるものとの差は大きく、ほかに症状がないのであれば、この疾患を疑う理由などほとんどない。

おそらく・・・・・

習慣性または神経性のチック

まばたきやしかめ面など、ある程度は誰にでも普通にあるが、それが過剰になることがある。そうなると小中学生くらいの男の子でも同情に値するが、これは徐々に消退していく。

○ 普通は幼い男児または神経質な成人に見られる
○ ストレスを受けると頻度が増す

満足のいく治療法はないが、本人にはどうしようもないのだということだけは、覚えておいていただきたい。

痙性斜頸

首が片側に繰り返してひきつれることをいう。

○ 中年の障害
○ それ以外の本人の健康状態は何の問題もない
○ ボツリヌス毒素（ボトックス）での治療が効く

もしかしたら・・・

良性の線維性収縮または線維束収縮

筋肉の一部が自発的に攣縮するものであり、大腿部または目の周りに現れることが多いが、これは気づきやすいためでもある。

○ ほかの筋肉に影響はない
○ 筋力は正常である
○ 2-3日で消える
○ 原因としては疲労が多い

てんかん

てんかんのほとんどは、四肢の痙攣反応を特徴としている。

○ 症状が出るのは毎回同じ部位である
○ 発作がはじまる前に短い警告徴候がある
○ 全身発作に発展し、意識喪失、失禁、口泡を伴うが、てんかんが原因であると考えて通常疑いの余地はほとんどない

めったにないが・・

舞踏病

不規則な不随意動作のせいで四肢を動かすことができない。かつてはリウマチ熱が主な原因

発熱、発生から48時間

p.410の「はじめに」も参照。発熱とともに悪寒、筋肉痛、発汗、軽度の頭痛、疲労などを伴うことになる。

おそらく・・・・・

ウイルス性疾患

いわゆる風邪をひいた状態またはインフルエンザに罹患している。

- ○ 軽度の喉の痛み
- ○ 頭痛、筋肉痛および関節痛
- ○ 症状は数時間のうちに軽度から過敏状態の間で変動する
- ○ 2日ほど経つと鼻をすすったり、くしゃみをしたりしはじめる
- ○ あるいは、本人も医師もよくわからないまま疾患が消退する

中耳炎

小児にきわめて多く、ほかに症状がないこともある。

- ○ 通常、その子はすでに風邪をひいている
- ○ 突然、耳が痛みだす
- ○ 乳幼児は泣きだして、あやしても治まらず、頭を振ったり耳をこすったりする
- ○ 時に、鼓膜が破裂することもあり、数日間は緑色または黄色の膿汁が出て、そこに血が混じっていることもある

2週間ほどで治癒するのが普通である。この症状には鎮痛剤が効く。抗生物質が担う役割については、見解が分かれる。

耳下腺炎

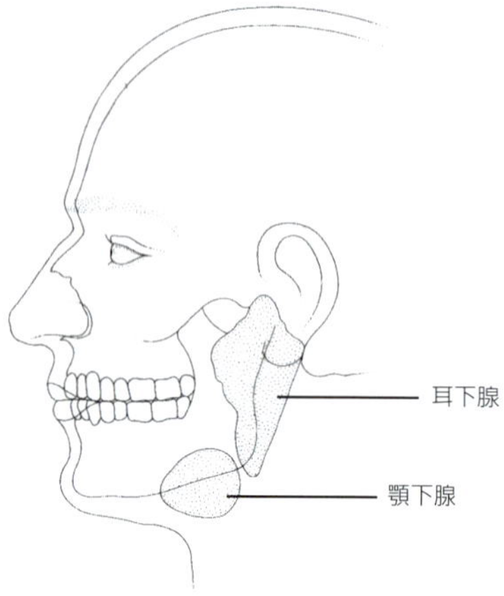

扁桃炎

臨床像は通常、誤解のしようがない。

- ○ 喉の痛み、腫れると悪化
- ○ 首にあるリンパ節が腫れる
- ○ 鼻声
- ○ 息が臭い
- ○ 扁桃に白い斑点がある

胸部感染

こちらも、臨床像は明白である。

- ○ 咳
- ○ 痰
- ○ 息切れまたは喘鳴
- ○ 息を大きく吸うと胸部が痛む

尿路感染

女性に多く、通常、男性にはない

- ○ 排尿的に痛みまたは焼けるような感じがする
- ○ 排尿頻度が高くなる

○ 腎または膀胱のあたりに痛みがある
○ 重度になると、排尿困難となり、血尿がでる

乳児の場合、発熱および易刺激性以外に症状はないと思われるため、熱っぽい場合には尿検査を受ける必要がある。

もしかしたら・・・

水疱瘡

ウイルス性疾患であり、内部に少量の液または膿汁の入った水疱が全身、口中や頭皮にまで生じる。通常は流行性であり、このウイルスをもつ人と接触してから11-12日間は潜伏している。

○ 発熱から48時間以内に、かゆみのある発疹が現れる
○ 発疹が出たら2-3週間は退かない
○ 発疹は、すぐに疱疹になる斑点よりなり、その後乾燥してかさぶたになるものであり、通常は軽度であるが、ひどい状態になると、さまざまなケアや注意が必要になる

めったにないが・・

風疹（ドイツ風疹）

風疹自体は軽度であるが、妊娠初期に母体が罹患すると発生段階にある胎児にリスクが及ぶことで有名である。この疾患に対しては予防接種の公衆衛生プログラムが組まれていることもあり、発生頻度はごく少ない。

○ 赤褐色のこまかい発疹が、発熱から24-48時間後に現れる
○ 発疹の出方に決まったパターンはなく、全身に一気に広まる
○ 後頭部のリンパ節が腫れて、押すと痛みがある
○ 成人は、数週間にわたって軽度の関節炎を伴うことが多い

耳下腺炎

唾液腺の感染症である。潜伏期が2-3週間ある。耳下腺炎は風疹と同じく、予防接種プログラムのおかげで発生頻度がきわめて低い。

○ 非特異的発熱および悪寒が24-48時間続く
○ その後、顎の角および耳のすぐ下にある唾液腺が肥大する
○ この疾患は5-10日間ほどで治まる

合併症には、精巣痛および腹痛、または難聴があるが、いずれもまれである。

猩紅熱《しょうこうねつ》

○ 突然発症し、高熱、喉の痛みまたは扁桃炎を伴う
○ 24-48時間後、ごく小さい発赤が全身に認められる
○ 発疹は口の周りには現れず、この部分のみがほかとは対照的に白く見える
○ 舌苔の生えた舌が、2-3日かけて白っぽい色から赤むける

猩紅熱はかつて、リウマチ熱および糸球体腎炎（p.95を参照）を引き起こすものとして恐れられていた。いずれの合併症も現在は極めてまれになっている。しかし、猩紅熱と診断された場合には、依然としてペニシリンが必要である。

髄膜炎

ここでは少しだけ振り返っておく。発熱を来した小児で、特に次の項目に該当する場合には、髄膜炎を疑う。

○ 眠気
○ 頸部硬直
○ 明るい光を避けたがる
○ 突然、紫色の細かい発疹が現れる
○ このほか乳幼児では、頭頂部に柔らかい点状の隆起(泉門)が認められる

疑わしいなら、緊急事態である。

発熱、3-14日間

p.410の「はじめに」も参照。軽微なウイルス性疾患は、48時間続く発熱と同じく、この3-14日続く発熱症状の原因にもなる可能性がある。ただしその疾患は、やや頻度の低いものになる。

おそらく・・・・・

ウイルス性疾患

発疹はなく、進行もせず、発汗、鈍痛および全身の体調不良以外にこれといった症状がない。ただし、原因はおそらくウイルスにあるとはいえ、次に示すもののいずれかである可能性も考慮して、数日おきに診断を見直すのが賢明である。

もしかしたら・・・

伝導性単核症

○ ひどい喉の痛みまたは扁桃炎
○ リンパ節肥大
○ 腹痛または黄疸に肝または脾の炎症を伴うことがある
○ 疲労感が数週間ないし数カ月間続く

血液検査により診断が確定する。

肺炎

肺炎にはいくつかの種類があり、発熱以外に劇的な肺炎の症状はなく、発熱のみの場合があることがわかっている。

○ 軽い咳
○ なんとなく体調がすぐれず、疲労感があり、寝汗をかく
○ 胸部X線像で診断が確定し、あとは治療するのみである

腹腔内感染

腹部の手術直後か、または腹痛が現れたあとに発熱がはじまったのであれば、これを疑う。熱が長引くようであれば、腹部臓器のいずれかに膿瘍がある可能性もある。頻度が高いものは次のとおりである。

○ 虫垂(2-3日前から腹痛があり、最初は腹部中央、最後には右わき腹に痛みがくる)
○ 大腸(左下腹部に痛みがあり、便に血が混じり、時々下痢を起こす)
○ 卵巣または卵管の感染(下腹部痛、帯下)
○ 胆嚢感染(上腹部の右側に痛みがあるのが普通であり、たいていは胆石がある)

ウイルス性肝炎

数種類の肝炎ウイルスが原因となるものであり、通常はA型、B型またはC型のいずれかである。B型肝炎および(頻度はB型より低いが)C型肝炎は、長期肝合併症につながる可能性があり、危険である。いずれも、乱用薬の静注に用いる針を使い回したり、コンドームを装着するなどせずに性交したりすることによって伝染する。B型肝炎はほかにも、妊娠中に母体から胎児に伝染する。潜伏期間はA型が2-3週間、B型が数カ月間である。A型、B型ともに予防接種が有効である。

○ 発熱、悪寒、関節痛、背部痛、全身の不調が1週間続く
○ 黄疸(皮膚が黄色に変色すること)が白目の部分に点状に現れるのが最初であり、その後、皮膚が黄色くなる
○ 尿の色が濃くなり、便の色が薄くなる

バラ疹

かなりよくみかけるウイルス疾患であるが害はなく、騙されて麻疹を疑う医師もいる。

○ 高熱が3-4日間続き、小児は鼻をすする
○ ピンク色の発疹が身体全体に現れる
○ 熱が治まると元気を取り戻す

めったにないが・・

麻疹

“麻疹は悲惨”とはよく言ったものである。小児の疾患である麻疹は、予防接種プログラムのおかげで現在ではめったに見なくなった。

潜伏期間は、別の保因者から感染してから10-14日間である。

○ 目は充血して明るい光を避け、鼻をすすり、咳をする姿は何とも辛そうである
○ 夜間に譫妄《せんもう》状態になることが多い
○ 口内の奥歯のそばに白い斑点が見えることがある
○ 発熱から数日して斑点状の赤い発疹が現れ、顔面から胸部、四肢へと広がっていく
○ 発熱がさらに数日続いた後、疾患が治まる

途上国では麻疹は深刻な問題であるが、先進国では肺炎または脳炎といった合併症がまれになっている。

腸チフスまたはパラチフス

衛生状態の悪いところで、食物および水を介して感染が広まる。大量の下痢が主な特徴である。

○ 発熱(徐々に上昇して2週間前後でピークに達する)
○ 咳、頭痛、四肢の痛み
○ 1週間後、腹部、胸部および腰部にかゆみのない発疹が現れるが、腸チフスはそれがまばらでかつ消退も速いのに対して、パラチフスは腸チフスよりもよく広まる
○ 1週間ほど経って下痢がはじまり、大量に出る

腸チフスは、現代の抗生物質をもってしても、依然としてきわめて重篤な疾患である。パラチフスはそれほど重篤ではないが、きわめて不快な疾患であることにかわりはない。

訪れる前に予防接種が推奨される地域は世界に数多く存在する。

敗血症

感染が血流に乗って広まることを意味する。通常、迅速に発症して悪寒および虚脱を引き起こす疾患である。

心内膜炎

p.427を参照。心臓の弁の感染症であり、発熱、貧血およびばち爪といった慢性疾患を引き起こす。

発熱が2週間以上続く

「はじめに」も参照。今のところ、発熱は診断が難しい。具合が悪いだけでなく熱っぽさも同時にある場合には、検査入院となる可能性がある。

しかし、発熱以外に、なんとなく調子が悪く(倦怠感)かつ寝汗など特に何を示すものでもない症状しかない人もいる。

この場合の原因には感染症だけでなく、リウマチ性疾患、結合組織疾患、癌、薬剤の副作用などがある。ただし、「発熱、3-14日間」のところで示した疾患の多くは、以下に示すものと同じく、この段階でもまた疑われる可能性がある。

おそらく・・・・・

慢性感染症

長引く熱の原因が、慢性感染症にある可能性は依然として高い。手術から日が浅く、腹痛を伴えば、慢性感染症である可能性がある。あまりよくあるものではないが、次のような原因もある。

○ 男性なら前立腺炎(股間に痛みがあり、排尿時に焼けるような痛みがある)

○ 骨髄炎(通常は小児に骨の疼痛および圧痛があり、特に脚の長骨が最も罹患しやすい)

○ 気管支拡張症(しつこい咳、発汗のほか、息切れの可能性があり、指がばち状になることもある)

結核

慢性疾患、衰弱および感染を引き起こす可能性がきわめて高い。

○ 微熱

○ 体重減少

○ 咳

○ 寝汗

○ 痰に血が混じることもある

もしかしたら・・・

潰瘍性大腸炎

腸の慢性炎症である。初期症状は次の3項目のみである。

○ 下痢が続く

○ 微熱

○ なんとなくだるい

疑いが生じたら、すぐに確認して治療する。

癌、白血病

ほかに説明のつかない発熱が数カ月間にわたって続く場合に思いつくのが、癌、白血病である。ほかにも、この2つが疑われる次のような症状があるのではないかと思われる。

○ 体重減少
○ 異常な疼痛
○ 腸管、膀胱、膣、胃からの異常な出血
○ 慢性的な咳

このような症状が揃っていると、癌が見つかることがある。血液検査を実施すれば、白血病かどうかがわかる。なお、腎臓癌は熱が続く原因となることがわかっている腫瘍のひとつである。

ホジキン病などのリンパ腫

リンパ組織の悪性疾患である。ホジキン病のほとんどは、若年の成人が罹患する。通常は化学療法および放射線治療を実施し、ホジキン病の場合、治癒の確率が高い。

○ 頸部、鼡径部および腋窩の各リンパ節の腫れは続くが、痛みはない
○ 寝汗
○ 貧血

HIV／AIDS

HIVは性的接触によっても、血液の接触によっても伝染し、早い段階(接触から数日ないし数週間)からインフルエンザ様疾患を引き起こす。これは、身体の抗体陽性化(抗HIV抗体が体内に現れる時点であり、HIV抗体血液検査が陽性となる)として起こるものである。未治療のウイルス保有者が免疫不全となるのは、抗体陽性化から数カ月ないし数年後であり、それは思いがけずに起こる日和見感染または悪性疾患となって現れる。

日和見感染の症状は、発熱のほかに次のようなものがある。

○ 下痢
○ リンパ節肥大
○ 咳
○ 頭痛または錯乱
○ 鵞《が》口瘡《こうそう》
○ 発疹
○ 体重減少

ほかにもさまざまな症状が現れる可能性がある。HIV感染のリスクがあると思われる場合には、医師にそう伝えること。

慢性関節リウマチ

通常は関節の痛み、腫れおよび変形が認められる。数週間にわたって発熱が続き、なんとなく倦怠感がある。

p.261を参照。

全身性エリテマトーデス(SLE)

結合組織の異常で、身体が自らの組織に対して反応する種類の疾患のひとつである。最初はかなり漠然とした体調不良がある。30-50歳の女性に最も多い。

○ 発疹、関節痛、倦怠感
○ 蝶形紅斑が頬に現れるのが典型である

腎や脳への進行を防ぐためにも、早期診断が重要である。

めったにないが・・

梅毒

特徴としては、初回感染から6-12週間で次のような症状が現れる。

○ 手足(手のひら、足の裏も含む)に発疹ができる
○ 倦怠感、発熱、リンパ節肥大、関節痛
○ 生殖器および肛門の周囲にいぼ状の腫れが現れる

治療は容易である。

薬剤の副作用

ほかの可能性が全くなくなると、熱が長引いている原因が薬剤にあるのではないかとの疑いが出てくる。

ブルセラ症

牛乳や山羊の乳から広まる疾患であるため、酪農業で働く人はリスクがある。

○ 緩やかに発症し、発熱、関節痛、咳、食欲不振、寝汗を伴う
○ 数日ごとにまたは数週間ごとに熱が出る
○ 自然に治癒することが多い

発熱、発作を繰り返す

「はじめに」を参照。ブルセラ症は別として、上記感染症のほとんどが先進国ではどちらかというと少ない。その諸症状は、明らかに回復してからも再発する。このパターンは、日中または夜間に発熱する感染症のパターンの方がはるかに従来どおりで、しかも消退は回復の印であると考えてよいが、それとは対照的である。

もしかしたら・・・

マラリア

p.422を参照。マラリアが存在する地域から帰国した人に高熱および悪寒が現れたら、特に抗マラリア錠を服用していなければ、危険な疾患であるマラリアを疑う。マラリアの種類によって、発熱および悪寒の発作は3-4日ごとに治まる。

○ 国外を旅行して数カ月経ってから発熱が再発することがある

ブルセラ症

上記を参照。1回につき数日間にわたって発熱がみられ、治まりはするが、数週間ないし数カ月後に再発する。

腸チフス

p.415を参照。重度の下痢を引き起こす発熱性疾患であり、衛生状態が悪いところで広まったり、汚染された水または食物(主として魚介類)を通じて広まったりする。罹病期間は3-4週間である。

めったにないが・・

先進国ではまれであるという意味であって、それ以外の国や地域によっては、かなりよく起きる疾患であるが、旅行者が被るリスクは比較的小さい。その疾患が危険である地域については、地元でたずねること。危険な地域から戻った直後に発熱性疾患を来したら、直ちに医師にその

旨を伝える。訪れた地域の詳細をすぐに伝えられるようにしておくこと。

デング熱

東南アジアおよびアフリカの感染症で、蚊を介して感染する。

- ○ 突然の発熱、鈍痛および発疹
- ○ 背中および骨に重度の疼痛があることが特徴である
- ○ 1週間ほどで改善がみられる
- ○ その後数日して再燃し、発疹の範囲が広まる
- ○ 回復には数週間を要する

回帰熱

ダニを介して広まる。アフリカ、インド、南米および地中海の一部でよくみられる。

- ○ 突然の高熱および錯乱が約1週間続く
- ○ その後、回復したかに見えるが、それから1週間ほど経って再燃する
- ○ さらに数回、再燃を繰り返すこともある
- ○ 有効性のある治療法がある

トリパノソーマ症

睡眠病である。アフリカおよび南米にさまざまな型が存在する。治療は、早期に開始すればかなり有効である。虫に刺されたあと、通常は次のような経緯をたどる。

- ○ 刺されたところが腫れて痛む
- ○ その後、発熱、リンパ節の腫れを繰り返す
- ○ 数カ月から数年後、最終的には嗜眠、軽度の錯乱の持続、頭痛、眠気に至る

黄熱

アフリカ、中南米に特に多い。重篤な疾患であるが特異的な治療法はない。ただし、予防接種は有効である。

- ○ 突然の発熱、強直、黄疸
- ○ 4-5日目までに改善の徴候がみられる
- ○ その翌週には、さらに高い熱が再燃し、黄疸が出る

発熱、熱帯地方の旅行後

第三世界の国か、またはリスクがあることがわかっている特定の途上国から戻った直後に発熱した人は、熱帯病を可能性のひとつに必ず入れる必要がある。ここで取り上げるのは、危険な疾患のなかでもよくみられる例であり、網羅的なものではない。該当すると思われるものがあれば、緊急治療を求めること。専門医のいる施設を紹介されることになるものと思われる。

防御手段および予防接種がある疾患は多く、リスクにさらされる恐れのある人は必ず、旅行前に受診してしかるべき処置などをしてもらう必要がある。なかには、効果が現れるまでに時間のかかるものもあるので注意する。

熱帯病で罹患する可能性が最も高いのはマラリアであり、アフリカ、インドおよび極東に多い。症状には、高熱、大量の発汗および強直があ

る。p.418を参照。

少数派のなかには次のようなものがある。

ペスト

極東、アフリカ、インド、南米。ノミを介する疾患であり、劇的な発症、高熱、譫妄《せんもう》および圧痛を伴う鼡径リンパ節（腺）の腫れが見られる。

回帰熱

南米、アフリカ、インド、近東。突然の高熱、強直、譫妄の状態となり、肝および脾が肥大する。

睡眠病

アフリカの熱帯地域。ツエツエバエが媒介する。最初は発熱、リンパ節肥大、貧血。後に（数カ月、数年経って）眠気、振戦、発作。

発疹チフス

発疹チフスは複数の疾患を指すが、そのいずれもが、ロッキー山紅斑熱のようにその疾患が発見された場所にちなんだ病名となっている。体温は数日間かけて上昇していき、頭痛、充血眼、発疹、譫妄を伴う。

黄熱

アフリカ、特に西アフリカと、南米。発熱に強直および黄疸を伴う。効果的なワクチンがある。

異常な低体温

直腸（肛門）で測定した深部体温が約35℃を下回ることをいう。専門用語では低体温症という。約32℃を下回ると、眠気、無感情、昏睡状態となり、死に至る。

暖を取っていない高齢者および新生児にリスクがある。新生児は寒くてもふるえない。このため、嗜眠状態となり四肢が冷える。

低体温症は緊急事態であり、直ちに身体を温め、温かい飲み物などを摂らせる。重度の低体温症は、慎重に様子を見ながら徐々に温めて行く必要がある。急速に温めるのは危険である。

おそらく・・・・・

寒気にさらされている

○ ふるえ、寒いと感じる

○ 無感情、ろれつが回らない、集中しにくくなる

○ 最終的には錯乱、昏睡状態に陥る

繰り返しになるが、乳幼児は成人のように体温を調節できない。温かくしておかないと、低体温になるリスクがある。

高齢者

冬場に突然錯乱状態になる高齢者は、低体温症を患っているものと思われる。低体温症が疑われる高齢者にアルコールを飲ませるのはお勧めできない。容体を悪化させることがある。

もしかしたら・・・

過度の飲酒

アルコールは血管を拡張させるため、熱が奪われることになる。一回に大量のアルコールを摂取すると(意識を失うまでにはならなくても)錯乱にもなり、しかも低温という条件が重なると、きわめて危険なことになりかねない。

めったにないが・・

甲状腺機能低下

甲状腺の活動が大幅に低下すると、重度の低体温症となりうる。近頃では、そのような事態になるほどの活動低下はお目にかからない。

薬剤の副作用

抗うつ薬および精神安定剤が体温を低下させる。過剰服用、自己無視、飲酒のほか、体温が低下する要素にさらされる状態が重なったりしない限り、通常は取るに足らない作用である。

ふるえまたは悪寒と、発熱および腹痛

成人は、この症状の組み合わせが見られても、それが軽度である限り珍しいものではなく、ウイルス疾患の最初期の徴候であることが多い。小児ではこれが群を抜いて一番の理由となるが、特に頭痛が主な特徴である場合には、ほかの可能性も考慮する必要がある。

おそらく・・・・・

いわゆる風邪

p.423を参照。

インフルエンザ

p.412の「ウイルス疾患」を参照。

もしかしたら・・・

胸部感染

この項目の症状3つが揃うと、重度の胸部感染症の特徴になりうる。

その他の部位の感染

身体の感染はいかなるものもこの組み合わせで症状が現れる。感染すると、関節から内蔵、皮膚まで、身体各部にその症状が現れる。ほかにも、目立った症状がないかどうかを検討し、そちらについても調べる。

めったにないが・・

次に示す考えうる疾患等は少数派であり、先進国の人の一部にみられる程度である。

髄膜炎

脳とその周囲組織の感染である。髄膜炎は主として小児期の疾患である。この病態は、乳幼児の容態が深刻である場合には、日常的にチェックする。

- ○ 疾患は2-3時間で迅速に発症する
- ○ 光で目が傷つく
- ○ 頭をもち上げようとすると首が痛んだりこわばったりする

○ 吐き気および嘔吐
○ 眠気、譫妄または昏睡

きわめて幼い時期の髄膜炎は突発的に発症し、見た目には単なるウイルス疾患と同一である。このため、近医にて髄膜炎と言われたら、注意しておく必要がある。

○ 過度にイライラしやすく、既存の病態が悪化する
○ 思った以上に体温が上がる
○ 痛みが悪化する
○ 動こうとすると痛い
○ 十分な食べ物も飲物も摂取できない
○ こまかい紫色の斑点

必ず、早い段階で受診すること。その後も疑いがまだあれば、再度検査してもらうこと。髄膜炎が疑われる場合には、直ちに医師に診てもらうこと。

ワイル病

ドブネズミ等により汚染された湖水、用水路、下水および土などを通じて広まる疾患である。水泳、セーリング、カヌーなどをする人や、下水作業員、鉱員などネズミ等が出没するところで作業する人は、注意が必要である。

○ 発熱、頭痛および背部痛が急に現れる
○ 目の充血
○ 通常、軽度の黄疸が出る
○ 口または鼻からの自発性出血

マラリア

蚊が媒介する寄生虫による疾患である。蚊に適した温度、湿度ともに高い時期が長い熱帯地方ではリスクが高い。現代のように航空機で移動できるということは、マラリアが世界中に広まりうるということになる。このため、アフリカ、アジアまたはインドから戻って日が浅い人は、抗マラリア剤を服用していたとしても、発病する可能性があることを考えておいた方がよい。

○ 2-3日周期で発作が現れる
○ 重度のふるえおよび頭痛から1-2時間ほどして発作が現れる
○ ふるえが治まると高熱を来し、それが数時間続く
○ 大量の発汗
○ 発作が治まると、次の発作までは何ともない

マラリアが疑われれば、直ちに受診すること。

その他の熱帯病

熱帯地方から戻ったばかりの人が高熱を出して体調を崩したら、熱帯病をまず疑うのが無難である。その熱帯病が具体的に何であるかは、発病した人が訪れた場所と、その病状とによる。至急、受診すること。

発疹チフス

ノミやシラミが媒介するさまざまな疾患の総称である。第三世界のみならず、米国の一部(ロッキー山紅斑熱)および英国(ライム病)でも起きている。

○ 1-2週間かけて発症する
○ 圧痛および目の赤みが典型である
○ 発疹は最終的には消退する
○ 関節痛が出ることもある

原因によって、軽度のものから重度のものまで多岐にわたる。

風邪かなと思ったら…

鼻水がでて、目にかゆみがあり、顔全体が痛い。統計学者に言わせれば、体調は確かに悪いだろうが、この程度の不調なら年に2、3回は起きるもの、で済まされてしまう。通常は上気道(鼻、喉頭および咽頭)の感染が原因である。このため、いわゆる風邪のことを医学用語では上気道感染症(URTI)という。原因となりうるウイルスは100種類以上ある。しかし、同じ症状が再発したり持続したりする場合には、ただの風邪ではなくなってくる。

上気道

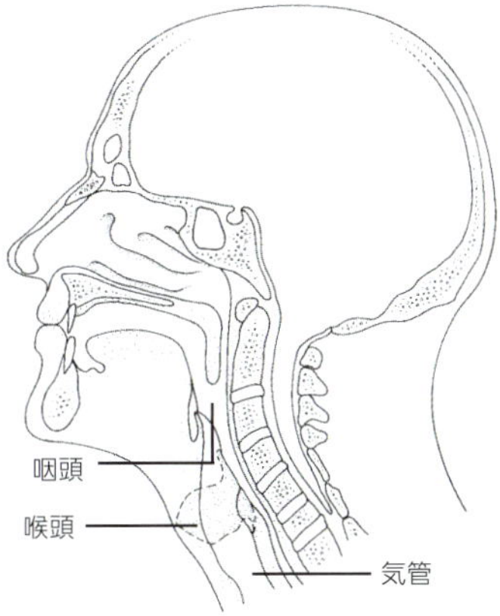

おそらく・・・・・

風邪

この病態の治療法が発見されれば、ノーベル賞ものである。

- ○ 初めは喉がただれたり、擦りむけたりしたような痛み
- ○ 鼻水が出てくしゃみすることが多くなり、透明な粘液が出る
- ○ 粘液が黄色または緑色に変わる
- ○ 2-3日間は匂いも味も感じられなくなる
- ○ 進行して胸部感染症に至ることもある
- ○ この疾患の自然経過は5-7日でおわり、水分を摂り、温かくして休養する以外に必要なものはない

胸部感染症が合併しない限り、抗生物質は必要ない。

もしかしたら・・・

花粉症

鼻の内側の粘膜が花粉、草等の刺激物に反応して起こるアレルギー反応である。

- ○ 特定の場所または年間の特定の時期にくしゃみが出る
- ○ 鼻をすすったり、鼻詰まりの状態が続く
- ○ 喉および鼻の奥がムズムズする
- ○ 目のかゆみ、涙目
- ○ 湿疹、喘息が併発することが多い

アレルギー性鼻炎

花粉症および通年性鼻炎も含めた一般名であり、“アレルギー”により鼻水が出るものをいう。

- ○ 反応は花粉症と同じであるが
- ○ 特定の環境下にあれば、季節を問わず反応が現れる

副鼻腔炎

- ○ 風邪の諸症状が続く
- ○ 黄色または緑色の粘液が鼻から大量に出たり、喉の方に降りたりし、血が混じっているこ

ともある

○ 特に前かがみになると、顔全体、目の上下に痛みがある

○ 鼻声

鼻ポリープ

アレルギー性鼻炎の人に多い。

○ 灰色のこぶが鼻孔の内側に見え、手術での切除は容易であるが、再発頻度が高い

○ 鼻がいつも詰まっている感じがする

○ 透明な鼻汁が出て、鼻をすする

鼻に異物がある

丸いものと身体の穴が気になってしかたがない小さな子特有のもの。

○ 感染性分泌物が片方の鼻孔から出続ける

○ 分泌物に血の筋が入っていることがある

○ 異物はたいていビーズで、外から見えることが多い

めったにないが・・

頭部損傷の合併症

頭部を負傷した後、透明な液状の分泌物が鼻から出続けている場合には、脳が浸かっている脳脊髄液が漏れていることが疑われる。

鼻腫瘍

○ 片側から血液または臭いの強い分泌物が出続ける

発 汗

発汗は、身体がその熱収支バランスを整える方法のひとつであり、見た目にはよくないが、実に高度なメカニズムである。通常は背景活動として進んでいくものであり、ほとんど無自覚のうちに発汗している。見た目には大量の汗でも、体温調節ができているのであれば異常ではない。

おそらく・・・・・

運動

激しい運動をして汗が出るのは、もちろん正常である。長い間何もせず、太りすぎの人は、その汗の多さに驚き、不安になるかもしれないが、正常である。

○ 額、わきの下および背中からの発汗

○ 労作の大きさと明らかに比例している

○ 運動をやめたら、数分で汗は減っていく

発熱

ほとんどの発熱は発汗を伴う。次のように、発熱性疾患の症状としてよく知られているものがある。

○ 筋肉痛、頭痛、倦怠感、ふるえ

○ 進行して喉の痛み、咳、耳痛が現れることが多い

発熱性疾患の一部としての発汗は、年齢がかなり上の人とごく幼い子ほど目立ちにくい。これは、体温調節が普通の成人ほど効率的でないためである。

ストレス

不安も同じで、こちらは長期にわたるストレスの形であると表現することができる。

○ 手のひらは汗ばんでいるが、口は乾いている
○ 脈が速い
○ 首の筋肉および額全体が緊張している
○ 慢性不安になりやすい人は慢性的に発汗する

もしかしたら・・・

飲みすぎ

強いお酒は血管を拡張させ、額からの発汗を引き起こすことが多い。

疼痛

重度の疼痛が起きると、神経反射を通じて発汗するようになるほか、次のようなことも起きる。

○ 蒼白、落ち着きがない
○ 脈が速い
○ 虚脱(重度の場合)

このため、「虚脱」(p.430を参照)を引き起こす何らかの状態(心臓発作および重度の腹痛)に陥った際に、発汗がみられると予想される。しかし、失血量が多すぎて循環不全がはじまると、発汗ではなく冷や汗になる。

めったにないが・・

薬剤によるもの

飲酒や麻薬を急にやめることによる反応によって発汗するほか、次のような症状が同時に現れる。

○ 落ち着きのなさ、筋肉痛、眠気
○ 鼻水、瞳孔散大、腹痛(麻薬)
○ 振戦、定位障害、幻覚(アルコール離脱)

ほかにも抗うつ薬などで、異常な発汗を引き起こしうるものがあるため、ほかに説明がつかない場合には、それを考える必要がある。

結核

結核であることを示す最初の症状が、頻繁に寝汗をかくことである可能性は十分にある。できるだけ早く医師の指示を仰ぐ必要がある。

HIV／AIDS

発汗はAIDSによくある症状であり、AIDSによる日和見感染に起因するものであることもある。

大量の発汗

ここでは、感染症(p.410の「発熱」を参照)以外の発汗の原因を取り上げる。

おそらく・・・・・

自然な傾向

言い換えれば、そういう身体になっているとい

うことである。単なる厄介事が頻繁に起きるということになるが、それによって服が駄目になったり、体臭がしたり、図面を書くなどの手作業に支障を来したりすると、ゆゆしき問題である。これは思春期を過ぎてからはじまる。

○ 手、わきの下または足から汗が吹き出す
○ 症状と、労作や温度とがあまり一致しない

ロールオンタイプやローション状の治療薬で、有効性のあるものが数種類ある。最終手段として、手足の発汗を制御する神経を脊髄付近で切断することも可能である。

もしかしたら・・・

甲状腺機能亢進

p.319を参照。甲状腺は身体のサーモスタットであるといえる。過活動になることによって、身体機能のあらゆる点が“スピードアップ”する。大量の汗をかくほかに、次のような症状がある。

○ 過活動、イライラ
○ 目が突き出てらんらんと輝いている
○ 体重減少、空腹感、下痢
○ 手のふるえ

閉経

閉経の前であっても、紅潮および発汗に気づくことがある。(おそらくは不当に)中年のさまざまな症状のせいにされている。

○ 通常は40-55歳のときに現れる
○ 月経の頻度が下がり、やがて止まる
○ 皮膚にシワが増え(弾力の低下)ほか、イライラしやすく、軽度の抑うつになる
○ 顔面紅潮
○ 突然の発汗が不意(特に夜間)に現れる
○ 疲労感、頭痛、動悸

めったにないが・・

カルチノイド症候群

腸または肝にあるホルモン分泌腫瘍を原因とするホルモン障害である。病像が完全に現れるまでには数年を要する。

○ 過度の腸雑音を伴う大量の激しい水様下痢
○ 特に飲酒後の顔面紅潮および発汗
○ 喘息

褐色細胞腫

腎付近に生じる腫瘍であるが、そこに限定されるものではない。高血圧を引き起こすほか、突然、重度の不安に襲われる。治癒可能な疾患であるが、比較的まれであり、次の項目に該当する場合には、検査をすることが多い。

○ 高血圧で大きく変動することがある
○ 突然の頭痛、発汗、蒼白、動悸の発作

腫瘍の発見は、さながら探偵の仕事のようである。手術により切除する。

先端巨大症

p.95を参照。

寝汗

ほかに特に問題もないのに寝汗をかく日が2-3日ほど続いても、心配はいらない。ただし、特に疾病、手術または衰弱を経験してから日が浅く、この症状が長引くようであれば話は別である。その中心に感染症があるか、または体内に膿が溜まっている可能性がある。

おそらく・・・・・

インフルエンザ様疾患

- ○ 筋肉痛
- ○ 軽度の頭痛
- ○ 発汗量が多い
- ○ 2-3日後には症状が消退し、喉の痛みや咳といった軽度の不調が生じる可能性がある

もしかしたら・・・

膿瘍

膿瘍は膿汁が蓄積してできたもので、身体のどこにでも生じうるものであり、さまざまな症状を引き起こす。ほとんどの場合、膿瘍部位に疼痛があることにより、問題の場所を突き止めることができる。手術後しばらくして、手術部位付近に膿瘍ができることがある。血液検査、超音波またはCTスキャンにより、詳しい情報を得ることができる。治療法としては、感染巣の外科的排膿および抗生物質の投与がある。

横隔膜下膿瘍

膿汁が横隔膜の下に溜まったものをいう。腹部の手術後または腹膜炎により生じる可能性がある。その特徴は、次のように非特異的なものばかりである。

- ○ 倦怠感、発汗、貧血
- ○ 発熱を繰り返す
- ○ 横隔膜が刺激されることによって起きる肩の痛みがあれば、発覚しやすくなる

治療法には、排膿および抗生物質の集中投与がある。

心内膜炎

心臓の弁の感染症である。通常は心臓弁異常の既往がある。小手術または歯科での処置によっても起きることがある。このため、心臓弁に異常を来したことがあり、心内膜炎のリスクがある患者には、歯科または外科の処置前に抗生物質を予防投与する必要がある。心内膜炎は次の症状を伴って徐々に発症する。

- ○ 貧血
- ○ 倦怠感、発汗を繰り返す
- ○ 最終的には、指の爪がばち状になり、脾腫を来す
- ○ 爪下に線条出血斑がある

心エコーで心臓弁をモニタリングしながら、抗生物質を静脈内投与する治療を数週間実施する。

めったにないが・・

結核

かつては途上国、低所得者層およびアルコール中毒者の疾患であったが、長い年月を経て現在、再び増加しつつある。今や、年齢や所得に関係なく罹患しうる疾患である。

- ○ 咳が出て、血が混じることがある
- ○ 全身の倦怠感、体重減少、衰弱

現代の治療法であれば、数カ月間続けることにより治癒可能である。

ブルセラ病

p.418を参照。

ホジキン病

p.449を参照。

HIV／AIDS

p.417を参照。

疲労感

この症状はあまりにもありふれすぎていて、正常であると思いがちである。疲労感が負担になったり、簡単に説明がつかないようであれば、診察を受けるとよい。医学的に深刻な原因が見つかることはほとんどない。

原因には、次のようなものがある。

おそらく・・・・・

過労

ごく一部ではあるが、プレッシャーやストレスを受け続けても、一息つくことを全く必要とせず、ひと眠りするだけでよい人も例外的にはいる。そのような人でも、通常はその穴埋めをするためのメカニズムがある。それ以外の人は疲労に見舞われるとともに、次のようなことがよく起きる。

○ イライラしやすい
○ 首や頭が張っている感じがする
○ 生活に対する熱意が薄れる

不安

ある専門家は、この普遍的な症状を“漠然とした恐怖”であると表現している。すでに示した過労の諸症状のほかに、次のようなものがある。

○ 動悸、筋振戦
○ 発汗
○ 何か嫌なことが起きつつあるのではないかと常に恐怖を感じる

最悪の場合、不安により本当に身体機能に異常が現れることがあり、心理カウンセリングと投薬とを併用した治療が必要になる。

もしかしたら・・・

貧血

p.202を参照。

妊娠および出産

出産して、新生児の世話をするというのは、どんなに強い人でも体力的に応えるものである。夜間の授乳も数週間から数カ月で終わることがわかっていれば、少しは気持ちも楽になる。妊娠初期に疲労を感じて戸惑うことがあるが、これは妊娠していることがすぐにわかる時期、すなわちはじめて無月経となる時点よりも疲労を感じるのが先だからである。その他、妊娠初期の徴候は次のとおりである。

○ 乳房を押さえると痛い
○ 尿意を催す頻度が高くなる

ウイルス感染とウイルス感染後疲労

風邪やインフルエンザといったありがちなウイルス感染症は、疲労感や衰弱感を引き起こすのが典型である。通常なら、疲労感は疾患が治まっていくとともに解消することになる。疲労感がその後も持続することがある。エプスタイン・バールウイルスを原因とする伝染性単核症が、長期にわたる疲労感を引き起こすことはよく知られており、数週間から数カ月間にわたることもある。

現時点で医師が提示することができる最善策は、精神的な支えおよび無理しない生活である。

抑うつ

（p.363を参照）成人期に最も多く、数週間にわたって症状が現れる。

- ○ 気分がふさぐ
- ○ 何をしても楽しくない、何かしようという気にならない
- ○ 睡眠障害
- ○ 体重の変化
- ○ 集中力がない

糖尿病

疲労は、ほかに目立った特徴のない糖尿病初期の症状のひとつである。糖尿病を患う人は多いため、いつもとは異なる疲労を少しでも感じたら糖尿病の検査をする必要がある。詳しくはp.447を参照。

甲状腺活動低下

中高年の疾患であり、身近にいる家族ですら異変に気づかないほど緩やかに進行し、場合によっては症状を年齢のせいにしてしまうことがある。

- ○ 皮膚が乾燥して荒れる
- ○ “寒気を感じる”
- ○ どら声になり、荒々しい人という印象になる
- ○ 体重増加、便秘、話すのが遅い、思考が遅い

治療は簡単であるため、このような症状の組み合わせを認識しておくことが重要である。

甲状腺機能亢進

甲状腺は、活動が亢進しても疲労を引き起こすというのだから驚く。通常は、2-3週間ほどかけてかなり劇的に発病し、次の症状を伴う。

- ○ 神経質、手のこまかな振戦
- ○ 発汗、体重減少、食欲増進
- ○ 筋肉痛
- ○ じっと見つめる
- ○ 下痢
- ○ 心拍亢進、動悸

繰り返しになるが、治療は容易である。

めったにないが・・

心疾患

心不全では、特に高齢者にとっては疲労が唯一の初期症状である。次の項目に該当しないか確認する。

- ○ 軽い労作やまっすぐ横になることによって息切れする
- ○ 足首の腫れ

癌

疲労のほかに、癌であることを示唆する次のような諸症状があれば厄介である。

- ○ 体重減少、食欲喪失
- ○ 異常な痛み
- ○ 異常な腫れ
- ○ 痰、嘔吐物、尿、便または帯下に血が混じる

（それぞれの症状については該当する各項目を参照）

栄養失調

世界中にある問題であるが、先進各国ではまれである。疲労はビタミン、タンパク質およびエネルギー源が不足していることによるものである。先進各国では、吸収不全症（p.395を参照）の人または、食事をきちんと摂らないアルコール中毒者にみられる。

腎疾患

疲労は腎不全の症状のひとつであり、腎不全は通常、血液検査に基づいて診断する。

神経疾患

初期の変化が微妙かつ非特異的であるため、診断は専門医の出番である。次の項目に該当するものがあれば、神経疾患が疑われる。

- ○ 筋群の衰弱が進行する
- ○ 四肢のチクチク感、しびれまたは振戦
- ○ 不安定歩行
- ○ 疲労は多発性硬化症に多い症状である

その他

重度かつ説明のつかない疲労感が生じる。可能性としては、まれな障害が2つある。副腎不全および重症筋無力症である。後者は徐々に発症する疾患であり、筋肉は正常に機能するが、疲労するのが早く、尋常ではないほどの衰弱を伴う。眼瞼下垂が典型である。

衰弱した、ひ弱になったと感じる

衰弱は非特異的症状であるため、医学の教科書でも、それだけでひとつのテーマになるという認識すらできていないものがほとんどである。それでも、人は医師のもとにやってきては体が弱ったように思うと伝え、医師なら診断を決める随伴症状を見つけてくれると期待している。通常、医学的に原因を突き止めることはできず、原因はわれわれの身体の心身能力と、現代の生活に対する期待との不均衡にあると思われる。医学的に説明がつく場合もある。

考えうるものとしては、p.428の「疲労感」に挙げた原因と重複するところが大きい。

虚 脱

虚脱という言葉の意味は、人によってどういうものかが異なる。最も共通性が高いのが、直立していたか、または直立していることができた人が、突然、地面に崩れ落ちる状態である。脱力

も同じ意味の言葉である。一時的な意識障害であることが多い。大まかに言えば、虚脱の原因はその本人の年齢によって異なり(多少の重複はある)、ここでは40歳未満、40歳以上60歳未満、60歳以上に分けた。応急処置は年齢に関係なく同じであり、虚脱した人を回復体位にしてすぐに医療処置を受ける。

回復体位

虚脱を来した人は、体を横向きにし、やや前に傾ける形で寝かせる。気道(首および喉)を確保する。可能であれば、頭部が心臓と同じ高さかそれ以下になるようにする。虚脱を来した人がいたら必ず、直ちに専門家による処置を施す。

40歳未満の若年成人の虚脱

おそらく・・・・・

失神

短時間の意識喪失であり、脳への血液供給が一時的に減少したことによるものである。通常は、温かいかまたは暑いところで直立していたことが原因になる。まっすぐに横たわらせておくことにより迅速に回復する。

てんかん

○ てんかんの既往があることがわかっている
○ 発作前に前兆または警告徴候がある
○ 四肢に痙攣性のふるえ
○ 舌を咬んだり口から泡を吹いたりする
○ 回復の初期には錯乱または睡眠を伴う

薬剤またはアルコールの乱用

○ 通常はアルコールまたは薬剤の乱用歴がある
○ アルコール臭がする
○ 身なりをかまわない
○ 瞳孔散大または針先瞳孔
○ 静脈が炎症を起こしているか、または皮膚(通常肘の内側、前腕または手の甲)に針を刺した跡がある
○ 空の薬入れがあるか、または精神病歴から薬剤の過剰服用が示唆される

もしかしたら・・・

重度の感染症

可能性に関する詳細はp.410の「発熱」のところに記載している。

肺塞栓症

p.210を参照。

血餅が肺にとどまって、血流を止めてしまうこと。まれな疾患ではあるが、経口避妊薬の重篤な副作用である。

脱水状態

p.444を参照。

めったにないが・・

偽性てんかん発作

発作のように見えるが、実際には患者が演じているものである。

解離の一種である。p.372を参照。

アジソン病

進行性の全身性衰弱であり、一回限りのストレスが虚脱を引き起こすまでになる。p.449を参照。

その他の原因

虚脱のその他の原因は通常、別の症状を伴うことになる。「腹痛を伴う虚脱」(次ページ)、p.435の「ショックまたは昏睡を伴う虚脱」を参照。

中年期の成人の虚脱

おそらく・・・・・

アルコールが関わるもの

- ○ 通常はアルコール中毒の既往または飲み方に問題がある
- ○ 中毒を起こして虚脱となるか、あるいは
- ○ 急に断酒して発作が出る

もしかしたら・・・

不整脈

心拍が異常に速くなったり不規則になったりして脳への循環が不十分となり、虚脱を起こす。

心電図(ECG)により調律異常が確認されるため、しかるべき治療を実施する。

警告症状は次のとおりである。

- ○ 動悸
- ○ 胸痛または息切れ
- ○ 心疾患の家族歴
- ○ 高血圧または高コレステロールの既往

転倒発作

通常は無害であり、中年女性にみられ、脚が突然くずれるのが典型である。意識を失うことはない。元気づけること以外に治療は必要ない。

脳血管疾患による部分発作

通常、喫煙、高血圧、糖尿病または高コレステロールの既往または危険因子のある人に起こる。この虚脱はてんかん発作の一種であるが、意識を失うことはない。脳の一部が機能不全となり、虚脱を起こす。治療内容は基礎疾患に対するものとなり、抗てんかん薬を追加することが多い。

その他の原因

虚脱のその他の原因には通常、別の症状が伴う。

「腹痛を伴う虚脱」(次ページ)、p.435の「ショックまたは昏睡を伴う虚脱」を参照。

全身

高齢者の虚脱

おそらく・・・・・

急激な血圧低下

起立時に起こる。起立性低血圧ともいう。高齢者は通常、高血圧または心疾患の薬剤を服用している。そのような人が立ちあがると、重力の関係で血圧がさらに低下し、虚脱を起こす。

通常は、治療薬を調節したり投与を中止したりすることが必要になる。

脈が遅い

医学用語では徐脈という。心拍数が減少したり心拍が飛んだりとさまざまなパターンがあり、いずれも脳への血液供給が不十分になる。通常は、心電図または24時間心電図により問題が明らかになる。治療法としては投薬のほか、ペースメーカの植え込みを実施することもある。

もしかしたら・・・

その他の原因

その他の虚脱の原因には通常、別の症状を伴う。

次の「腹痛を伴う虚脱」およびp.435の「ショックまたは昏睡を伴う虚脱」を参照。

腹痛を伴う虚脱

年齢によって腹痛の原因が異なるため、診断が困難であることが多い。ここでは、成人の虚脱を引き起こす疾患で、明らかにそれとわかるもの(ただし網羅的ではない)をみていく。いずれも直ちに診察を受けること。さもなければショックを起こしたり昏睡に陥ったりすることになる。

おそらく・・・・・

以下に示す疾患はいずれも内臓の炎症が関与するものであり、その炎症は進行して臓器の破裂に至る可能性もある。検査も手術もせずに原因を鑑別することは不可能であることが多い。

穿孔性消化性潰瘍

胃または十二指腸の内壁に潰瘍ができ、それによって浸食されたものをいう。この病態はほぼ必ずといっていいほど、ピロリ菌の感染に起因するものである。潰瘍が穿孔すると胃酸、胃内容物および血液が、腹部にどっと流れ出すことになる。

○ 中年に最も多い

胆 嚢

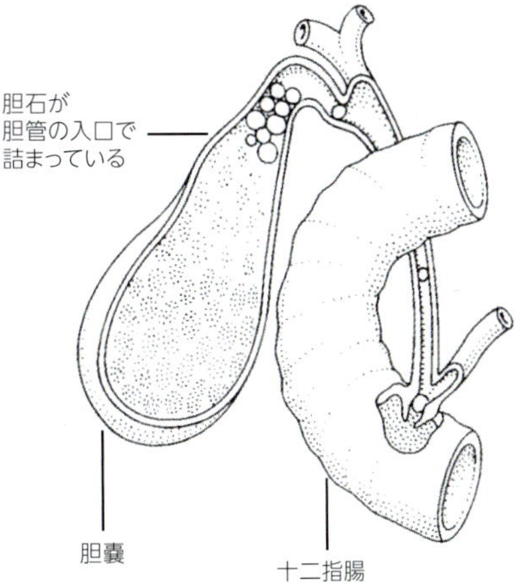

○ 上腹部不快感または消化不良の既往がある
○ 消化不良により、夜間に目が覚めることがある
○ 上腹部に重度の痛みが現れ、それが背中ま

で広がる

- ○ 嘔吐物に血液またはコーヒー残渣《ざんさ》（かす）に似た黒い点々が混じっている
- ○ 便の色が黒い、タール状、または血液状
- ○ 痛みが突然激しく悪化して虚脱が起きると、穿孔が示唆される

膵炎

膵臓は上腹部の後方に横たわるようにして存在する臓器である。すでに胆嚢疾患を患っているか、または大量飲酒の既往がある。

- ○ 上腹部に激痛が走り、2-3時間かけて悪化していく
- ○ 背部痛
- ○ 嘔吐
- ○ 虚脱

胆嚢疾患

胆嚢の炎症または閉塞は胆石と関わっていることが普通であり、中年女性に最も多い。

- ○ 右上腹部の肋骨の下に痛みがある
- ○ この部分にはかなり以前から不快感があったという人が多い
- ○ 一回につき数時間にわたって激痛がある
- ○ 発熱

子宮外妊娠

受精卵が卵管に着床し、2-3週間かけて成長すると、最終的には卵管破裂を来して重篤な内出血が起きる。たとえ妊娠の諸症状がなくても、この可能性を無視してはならない。感度の高い妊娠検査法および超音波検査のおかげで、現在では正確な診断が比較的容易になっている。

- ○ 月経がない、乳房を押さえると痛い、吐き気
- ○ 下腹部の痛みが急激に増す（通常は左右いずれか）
- ○ 不正出血

もしかしたら・・・

胃腸炎

腸管の感染症であり、重度になると急激に脱水状態になるほか、急性感染による中毒症状が現れる。

- ○ 痙攣性腹痛
- ○ 嘔吐
- ○ 直後または数時間後に下痢を起こす

炎症性腸疾患

基本的に潰瘍性大腸炎またはクローン病を指す。次の症状を伴う。

- ○ 腹痛、下痢を長期間にわたって繰り返している
- ○ 便に血液または粘液が混じる

めったにないが・・

腸閉塞

腸の嵌頓《かんとん》ヘルニアまたは新生物によるものであることが最も多い。嵌頓ヘルニアは鼡径部が腫れて押さえると痛い。

- ○ まず、痙攣性腹痛が現れる
- ○ 嘔吐、腹部の腫れおよび便秘
- ○ 数時間以内に発熱、腹部全体の痛み

腸虚血

血餅が腸への血液供給を遮断することをいう。既に心疾患のある高齢者に最も多い。

○ 突然、腹痛が現れる

○ 下痢、嘔吐、血便

○ 迅速に進行して虚脱を起こす

手術による血餅の除去が奏功するが、早くしなければならない。

ショックまたは昏睡を伴う虚脱

緊急事態である。正確な診断よりもまず蘇生術である。医学用語でいう"ショック"とは狭義には、組織周囲の血流が激しく減少することである。本書ではやや専門性を緩め広義に用いると、次のような症状も含めている。

○ 皮膚が冷たく、じっとりして、青白い

○ 糸状脈、弱脈

○ チアノーゼ

○ 錯乱から昏睡まで人によって反応は異なる

昏睡はここでは、意識がないことであるとする。ショックまたは昏睡を伴う虚脱の原因を解明しようとする際には、前記2種類の虚脱のところで示した可能性のある疾患も考慮する。

おそらく・・・・・

脳卒中

主として高齢者に起こる疾患である。脳の血餅または出血が原因である。

○ 意識喪失

○ 半身麻痺

○ "ため息"、粗い呼吸

診断は通常CTスキャンによって確認する。見通しは卒中の原因および本人の全体的な健康度による。意識喪失の時間が長いほど、見通しも悪くなる。

心臓発作

中高年にリスクがある。

○ 突然、破れるような胸痛が現れる

○ 疼痛は、上は顎まで、舌は腕まで広がる

○ 息切れ、発汗

心臓発作で昏睡を伴う虚脱を起こすということは、心臓がかなり弱っているということであり、見通しはおおむね不良である。

不整脈

心拍がきわめて速かったり、遅かったり、不規則であったりすることにより、心臓からの血液拍出量が減少する。また、次のことに気づくことがある。

○ 胸が突然ドキドキしたりハラハラしたりする

○ 息切れ

○ ショック

失血

p.444の「脱水状態」も参照。

必ずしも明らかにはならないが、たとえば嘔吐物や糞便中、膣からなど、失血が目に見えるものであれば認識しやすい。負傷後のリスクは特に次のものがある。

○ 腹部外傷(脾臓が破裂することがある)

○ 大腿骨骨折(筋肉内への重度の出血を伴う)

重症感染症

複雑な理由により、血流に入る大規模感染が血圧の低下による虚脱を引き起こす。感染の全身症状には次のようなものがある。

○ 発熱、強直、頭痛
○ 自発的に生じる出血およびあざ

重度の疼痛

出所を問わず重度の疼痛は、反射運動として虚脱および昏睡を引き起こしうる。

もしかしたら・・・

糖尿病性昏睡

糖尿病患者が陥る可能性のある昏睡は2種類ある。低血糖による虚脱には次のような症状が見られる。

○ 発汗、頭のふらつき、イライラしやすい
○ 急速に進行して錯乱状態となったのちに虚脱となる

血糖値が長時間にわたって高いままである場合には、それほど突然ではないがもうひとつの虚脱（ケトアシドーシス）が起きる。

○ 通常、別の軽度の疾患に罹患中に起こる
○ 数時間ないし数日間かけて発症する
○ 脱水、強い喉の渇き、嘔吐
○ 息が甘い臭いがする

いずれの病態も、しかるべき治療により迅速に効果が現れる。

アルコール／薬剤の過剰摂取

p.398の「薬剤の過剰投与」を参照。

大動脈瘤からの漏れ

大動脈は心臓から出ている主要な動脈であり、心臓から拍出される全血液を運び出す役割を担う。長年にわたって働いていると、まるで車のタイヤが膨らんでパンクするように、その血管壁が膨らみ、脆くなって裂けてしまう。突然死の原因として少なくないが、警告症状があることもある。

○ 腹部の脈に異常があり、脈拍と一致している
○ 腹部にしこりがある
○ 大動脈から漏れはじめると、背部痛が発生する

早期であれば、手術は奏功する。

熱傷

重篤な熱傷を負うと必ず体液が失われ、体液喪失および疼痛の両面からショック状態となる。

めったにないが・・

アナフィラキシー

この用語は、重度のアレルギー反応の最悪の状態をいう。予見不可能なリスクであり、誰かに注射をする場合には必ず留意しておく必要があるが、アナフィラキシーは食物および虫刺されに対しても起こるものである。アレルギー反応の軽微な警告徴候は次のとおりである。

○ 口唇が腫れている
○ かゆみのある注射丘疹ができるが消える

アナフィラキシーでは、次のようなことが起こる。

○ 突然、喘鳴が生じ、進行してチアノーゼになる
○ 喉が腫れることによる嚥下困難
○ 虚脱

幸運にもリスクがあることがわかっている人は、しかるべき薬剤を携行しておくか、または、警告ブレスレットを装着しておく必要がある。

食思《しょくし》（食欲）がない、ほとんど食思《しょくし》（食欲）がない

気分が変わったり軽微な感染症に罹ると、一時的に食思《しょくし》（食欲）がなくなるということはある。実際、食思《しょくし》（食欲）が戻ることは、熱が下がることと同じく、軽微な不調からの回復を示す初期徴候のひとつである。食思《しょくし》（食欲）がない上に腹痛または体重減少（それぞれの症状の項目を参照）が認められれば、単なる不調ではなく疾患の可能性がある。

おそらく・・・・・

軽微な発熱性疾患

○ 発熱、筋肉痛、喉の痛みまたは咳
○ 突然、食思《しょくし》（食欲）がなくなる
○ 熱が下がって1-2日もすれば食思《しょくし》（食欲）が戻る

ストレス

または心配事。現代の生活ではあまりにも当たり前のように存在しているストレスによって、食思《しょくし》（食欲）が増すことも低下することもある。

○ 頭部、頸部、肩が張っている感じがする
○ イライラしやすい、軽度の抑うつ
○ ストレスの元がなくなれば、気分も食思《しょくし》（食欲）もすぐに元に戻る

もしかしたら・・・

抑うつ

p.363を参照。食思《しょくし》（食欲）のない状態が長く続くほか、下記の項目に該当すれば、抑うつが疑われる。

○ 気分が沈む
○ 楽しいという気持ちがない
○ 絶望的な表情、泣く、自己イメージがよくない
○ 朝早く目が覚める（睡眠が妨げられる）

アルコール中毒

お酒は炭水化物量が多く、空腹感を満たして、普通の固形物の食物に対する食思《しょくし》（食欲）の低下を引き起こす。もちろん、アルコール飲料は栄養豊富なものでは全くなく、最終的にはアルコール中毒の諸症状のみならず、ビタミン欠乏症の諸症状も現れてくる。その症状は次のとおりである。

○ 自己無関心、お酒臭い
○ 記憶障害、気分変動
○ 口のただれ、口角のひび割れ、感染症を繰り返す
○ 顔全体の静脈拡張

A型肝炎

食思《しょくし》（食欲）がなく、発熱が5-7日間続く上に、筋肉痛および腹痛があれば、A型肝炎の疑いが出てくる。

○ 黄疸が現れ、目が黄色く、尿は暗色になる
○ 黄疸が退くと、調子も良くなる

めったにないが・・

胃癌

理由はわかっていないが、早期の癌、特に胃癌は食思《しょくし》（食欲）の低下がほかの特徴よりも先に現れる。ただし、次の「無食思（無食欲）、体重減少」の項および次ページの「無食思（無食欲）、体重減少、胸痛」の項に示す症状がほかに現れないまま、食思《しょくし》（食欲）の喪失だけが長く

続くということはまれである。
- ○ 45歳以上の年齢の人に最も多い
- ○ ほかに説明のつかない食思《しょくし》（食欲）の喪失が続く
- ○ 少量食べただけですぐに満腹になる
- ○ 全身の不調感、疲労、異常出血、異常な痛みなど、ほかに説明のつかない症状がある

心不全

特定の心不全は、肝うっ血によるためか、食欲喪失が注目すべき症状になる。数ある症状のなかでも、数日から数週間にわたって現れる症状は次のとおりである。

- ○ 労作時の息切れ、疲労
- ○ まっすぐ横になろうとする際の息切れ
- ○ 慢性気管支炎、気管支拡張症、心疾患（特に狭心症）といった胸部疾患をすでに患っている
- ○ 初期の特徴は足首の腫れであり、最終的には腹部が腫れる
- ○ 肝臓の上あたりを押さえると痛みがあり、尿量が減少する

無食思（無食欲）、体重減少

この症状の組み合わせは厄介である。40歳未満であれば、原因はたいてい発熱性疾患が長引いたか、または精神的動揺があったかといったところであるが、中高年であれば、さらに重篤な疾患を慎重に考慮しなければならない。食思《しょくし》（食欲）がなく、体重が減少していることに気づいたら、次に示す症状に該当するものがないか確かめること。その上で、それぞれの項目について書かれた本書の該当箇所に別途目を通すこと。

おそらく・・・・・

発熱性疾患が長引いた

小児および若年の成人であれば、たちの悪い胸部感染症や長期にわたる胃腸炎など、何らかの疾患がやや長引くと、食思《しょくし》（食欲）がなく体重が減少することになる。半月ほどすれば、食思《しょくし》（食欲）も体重もすぐに元に戻る。

成人ではさらに範囲を広げて、次のような症状がないかどうかをみる。

- ○ 悪寒または寝汗
- ○ 腹部手術から日が浅い
- ○ 長引く咳、下痢、腹痛
- ○ 異常な出血
- ○ 尿量の変化

上記の各症状については、それぞれについて詳しく書いた本書の該当箇所に目を通すこと。

十二指腸潰瘍

痛みのない潰瘍であるが、さほど珍しくはなく、次のような症状を引き起こす。

- ○ 空腹感
- ○ （潰瘍からの）出血が嘔吐物に認められるか、

または便が黒くなっていて出血に気づく

神経性食思不振症

p.396を参照。

もしかしたら・・・

感情的動揺

重度であれば、この後に自己無関心となってもおかしくない。通常はストレスの原因が明らかである。

- ○ 気分変動、イライラしやすい、泣く、抑うつなど、感情的動揺の症状がほかにもある

癌

40歳以上になると、無食思（無食欲）および体重減少がみられたら、癌であることを示唆する次のような特徴がないか、慎重に確認する必要が出てくる。

- ○ 異常な痛み
- ○ 口、膣、腸からの異常出血、痰や尿に血が混じる
- ○ 腫れ、しこり、リンパ節腫大
- ○ 倦怠感、疲労感

無食思（無食欲）、体重減少、胸部痛

こちらも厄介ではあるが、前項目の「無食欲、体重減少」ほどではない。成人にこの3つの症状が現れれば、医師による入念な評価が必要であるのはもちろんであるが、原因は比較的害が少ない。

おそらく・・・・・

消化性潰瘍

胃および十二指腸の内壁が腐食性の酸および塩類に浸食されたものをいう。消化器系にはそれに対応するメカニズムが備わっているが、そのメカニズムがうまく機能しなくなると、炎症が起きて最終的には潰瘍となる。喫煙、飲酒、心配事のほか、大半の抗リウマチ薬によっても、消化性潰瘍ができやすくなる。大部分が胃のピロリ菌感染によるものである。十二指腸潰瘍が癌になることはなく、胃潰瘍は癌になることがあるが、異論も出ている。男性の発症は女性の2倍である。

裂孔ヘルニア

胃内容物を食道に逆流させないように機能している一方向弁の不具合である。

単に不快であるだけのことが多いが、長く続くと食道に瘢痕が生じ、正常な食物の嚥下が妨げられる。その結果、体重が減少する。

- ○ 中年以降にみられる病態であり、特に太り過ぎの人に多い
- ○ 焼けるような痛み
- ○ げっぷ（特に前かがみや、横たわった姿勢のとき）
- ○ 妊娠中は特に、症状が悪化することが多い

食道炎

食道の炎症は通常、胃酸が逆流することによって起きる。この病態には、裂孔ヘルニアが併発していることが多い。

○ 胸骨のすぐ下が焼けるように痛い(胸やけ)
○ 熱いものや酸っぱいものを食べると悪化する
○ 痛みは胸部全体から顎まで広がることがある
○ 制酸剤または胃酸の産生を抑える薬剤により改善をみる

もしかしたら・・・

胆嚢疾患

通常は胆石のことを指し、食後に上腹部が痛み、食が進まなくなる。p.433の「胆嚢」を参照。

胃癌

p.437を参照。40歳を過ぎて症状が(特に初めて)現れたら、必ず胃癌検査を受ける。胃の検査には内視鏡(柔軟に曲がるカメラ)を用いる。この3つの症状は早期に報告されることが多く、診断は早いほど治療が成功する可能性が高くなる。

めったにないが・・

肺癌

肺癌患者の90%は喫煙者である。

本項の3つの症状のほかにも、次のような症状があることもある。

○ 息切れ
○ 咳をすると血が出る

詳細はp.209を参照。

消化性潰瘍

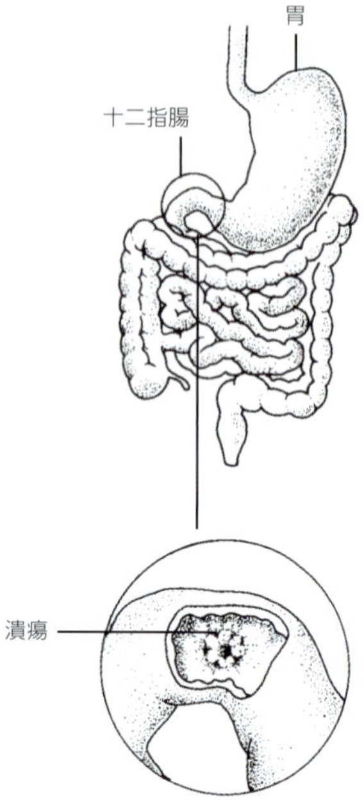

結核

体重減少と食欲喪失に発汗が加わると、結核の一般的な特徴になる。胸部痛は、胸部の腺が腫れることによるものである。通常、咳をすると血が出混じった痰が出る。

詳細はp.427を参照。

異常な空腹感

おそらく・・・・・

消化不良

食べ物を食べると、消化不良で余った胃酸によって引き起こされた痛みや空腹感が薄れる。不快感を抑えるために、スナック菓子などを頻繁に食べたくなる。

○ 胸骨のすぐ下が焼けるように痛い
○ げっぷなど胃にガスが溜まっていることを示す徴候
○ 症状が続くのは、消化性潰瘍の前兆である

低血糖

食事を抜いた場合など、軽症のものはきわめて多い。糖尿病（特にインスリン依存性）の人は、初期症状に注意しなければならない。

○ まず、頭のふらつきを感じ、集中しづらくなるほか、イライラしやすくなったり頭痛がしたりする
○ 悪化すると、発汗、錯乱、眠気が生じる
○ 糖分を摂取すると症状はすぐに軽減する

もしかしたら・・・

甲状腺機能亢進

○ 体重減少
○ 発汗
○ 手の振戦
○ 眼球突出になることが多い
○ 過活動、落ち着きのなさ、神経質

めったにないが・・

腸管寄生虫

途上国に住んだり旅行したりしない限りまず起こらない。牛肉、豚肉、魚を介して人に寄生する。通常、寄生虫の一部が便に認められない限り、ほかに症状はない。

過食症

過食症はむちゃ食いのことであり、神経性食思不振症（p.396）によるものである。

○ 体重を気にする若い女性にみられるのが典型である
○ 過度のダイエットの合間に、むさぼるように食べては吐く

視床下部疾患

脳視床下部の疾患であり、徐々に過度の食思《しょくし》（食欲）を引き起こす。

○ 尿が大量に出る
○ 眠気、視野が狭まる

体重増加

何かと矢面に立たされる“腺”であるが、それが元凶であることはまれである。

おそらく・・・・・

食べ過ぎ

過食とは異なる。実際に食べる量がきわめて少なくても、体重が増加する人もいる。太りすぎ

は、骨粗鬆症、心疾患および糖尿病のように明らかな疾患とまではいかなくても、不健康になる主な原因ではある。

- ○ 年齢とともに悪化する
- ○ 脂肪が体中に広がっている
- ○ まじめに目標をもってダイエットすれば、体重は減らせる

もしかしたら・・・

甲状腺機能低下

緩やかに体重増加が進む。p.320を参照。

薬剤によるもの

経口避妊薬が愁訴の元凶であることが多い。通常、ピルによる体重増加は10%未満であり、主としてバストとヒップのサイズが大きくなる。健康な食事を摂るよう十分注意し、ピルは効果のある最少量とすることが、管理の基礎である。ほかによく原因となるものに、胸部疾患およびリウマチ疾患に幅広く用いられているステロイド療法がある。こちらは、最終的にはクッシング症候群(p.320を参照)と同じ症状を引き起こす。

めったにないが・・

ホルモンによるもの

主として男児にみられ、肥満を引き起こすホルモン障害がいくつかある。

- ○ 肥満の子で、異常に小さい場合と、異常に背の高い場合とがある
- ○ 思春期を迎えるのが遅い
- ○ 陰茎および精巣が十分発達しない

クッシング症候群

体内での天然ステロイドの産生過多を原因とする。

- ○ 身体が全体的に太く、紫色の肉割れ線が顕著である
- ○ 四肢が細く、棒のようである
- ○ 満月様顔貌
- ○ 背中脂肪沈着が際立っている
- ○ 糖尿病の諸症状
- ○ 皮膚が薄く、あざができやすい

原因別に高度な治療法がある。

激しい喉の渇き

これは、p.444の「水を異常に求める、脱水状態にあると感じる」とよく似ており、そちらと併せて読む必要がある。

おそらく・・・・・

水分摂取不足

このような状況を生むものには、次のようなものがある。

- ○ 長い間嘔吐している
- ○ 体を動かせない(脳卒中を患い、人に飲ませてもらわなければならない)
- ○ 暑いところにいるか、または激しい運動をしている
- ○ 嚥下困難な状態にある

症状は次のとおりである。

- ○ 口が渇く、尿が濃く暗い色で量が少ない
- ○ 皮膚がたるんで弾力がなくなり、目が落ちく

ぼんだように見える
- ○ 乳児は、頭蓋骨にある柔らかい部分がへこむ
- ○ 極端な例では、感情喪失、錯乱

発汗

汗で失われた水分は補充しなければならず、そうしなければ喉が渇いてくる。発熱、激しい運動および暑いところにいることはいずれも、大量の発汗を引き起こしかねない。症状は水分摂取不足の場合と同じである。

下痢

身体は、短時間の下痢には対応できるようになっているが、長引くと脱水状態となり喉が渇いてくる。

乳児は嘔吐することも多く、特に下痢の影響を受けやすい。脱水の徴候がないか、注意して見ておかなければならない。

もしかしたら・・・

利尿薬の過剰服用

利尿薬は、心疾患の治療に広く用いられており、水分を体内から排出する作用があるが、過剰服用しない限り喉の渇きが問題になることはあまりない。過剰服用すると次のようなことが起きる。

- ○ 服用後、大量の尿が数時間にわたって排出される
- ○ 数日から数週間にわたって衰弱が進む
- ○ 便秘

出血

大量かつ持続的な出血でない限り、喉の渇きを引き起こすまでにはならない。外出血は通常、見てそれとすぐわかるものであるが、内出血となると話は別である。

- ○ 蒼白、頻脈、虚脱および喉の渇き
- ○ 次のような状況が疑われる
- ○ 少し前に腹部に損傷(脾臓破裂など)を受けた
- ○ 少し前に重度の腹痛(穿孔性潰瘍などによるもの)が起きた
- ○ 大腿部骨折
- ○ 腹部膨満

めったにないが・・

薬剤の副作用

口の渇き(もとい、厳密には真の喉の渇き)を引き起こす薬剤は多い。ただし、改善方法は水分を一口ずつ飲むことである。この副作用のある薬剤は、抗うつ薬および尿失禁の薬剤が多い。

激しい喉の渇き、大量の尿

おそらく・・・・・

糖尿病

p.446を参照。この組み合わせは糖尿病と相場がきまっている。

心理的なもの

水分を大量に摂取しては尿が大量に出る、の悪循環である。甘い飲み物を飲むことが主な元気の源になる小児に特に多いというのだから驚く。

診断は、それ以外の原因がないことを確認した上で下さなければならない。

もしかしたら・・・

慢性腎不全

薄い尿が大量に出るのは、この疾患の初期徴候である。罹病していても気づかない人が多い。ほかにも症状はあるが、やや漠然としていて、全く気づかないまま過ぎてしまうことがある。通常は血液検査の結果をみて診断される。

○ 昼夜を問わず過度に尿が出る
○ 倦怠感
○ 悪化するにつれて、喉の渇き、軽度の貧血、疲労感が出てくる

転帰は根本原因によるが、それも多岐にわたる。

めったにないが・・

副甲状腺機能亢進症

副甲状腺は喉にある甲状腺の脇にあり、カルシウムバランスを調整している。血中カルシウム濃度が高値となると、次のようになる。

○ 口渇が著しく尿量が増加する
○ 骨痛、便秘
○ 腎結石(痛みを伴うかもしれない)
○ 抗うつ、倦怠感

医学生たちは"骨と腹のうめき声"と言う。

尿崩症

p.446を参照。

水を異常に求める、脱水状態にあると感じる

脱水状態とは、水分の摂取量を喪失量が上回った結果である。なお、水分が失われるのは尿だけではなく、糞便(特に下痢時)、発汗(特に熱性疲労)、血液(特に出血)および呼吸によっても失われる。喉の渇きは下痢の症状としてよく現れる。それ以外の徴候を重症度の順に列挙すると、次のようになる。

○ 舌の乾燥(口呼吸で舌が乾燥することに注意)
○ 尿量が少なく、色が濃く、臭いがきつい
○ 皮膚が乾燥してたるんでいる
○ 目が落ちくぼんでいる
○ 乳児は、頭蓋骨にある柔らかい部分がへこむ
○ 最終的には感情喪失、錯乱、虚脱となる

症例にもよるが、水分が大量かつ突然に失われない限り、数日から数週間という長い時間をかけて脱水状態になることもある。乳児および高齢者は、通常は下痢や嘔吐などにより、数時間のうちに脱水状態となる可能性があり、しかも、水分が極端に失われない限り、落ち着きがないことを除いては症状がないことを知っておくことが重要である。

おそらく・・・・・

嘔吐

嘔吐は理由に関係なく、最終的には単に十分な水分を維持できないという理由で脱水症状を

起こす。小児にも成人にも多い原因は胃腸炎であり、お腹のかぜともお腹の調子が悪いともいう。次の症状を伴う。

- ○ 突然嘔吐する
- ○ 悪寒、筋肉痛
- ○ 上記に下痢が伴うか、または2-3時間後に現れることもある

十分な水分を少量ずつ頻繁に摂らせることによって、体内に十分な水分が貯留され、脱水の予防になる。

脱水予防には、特に幼少児には、ブドウ糖および電解質を補給することができる市販の飲料水がきわめて有効である。

実際には、脱水のリスクはそれほど多くないが、乳児は注意して見ておかなければならない。

下痢

発作的な下痢が2-3回あった程度であれば特に問題は起きないが、大量の水様便であれば話は別である。特に高齢者および幼児にとっては、そのような下痢が2-3日続くと文字通りの脱水状態になるリスクがある。

発汗

気温が高く空気が乾燥していると、気づかないうちに、発汗によって大量の水分が失われる可能性がある。軽いジョギングでもこのことに留意し、走りながらでもこまめに水分補給する必要がある。

初期の特徴は次のとおりである。

- ○ 筋肉の痙攣
- ○ 喉の渇き(ただし顕著な症状ではない)
- ○ 衰弱感、嘔吐

水分摂取量が少ない

何らかの疾患によって嚥下ができない場合、ほかの方法で水分を与えるようにしなければ、脱水状態、さらには飢餓状態になる恐れがある。錯乱、脳卒中または意識不明であることによって十分に水分を摂取することができない場合にも、同じことが当てはまる。脱水の諸症状は罹患している疾患の症状と間違えられ、悪循環になることがある。次の項目に該当するものがないかどうかをみる。

- ○ 尿量が少ない
- ○ 皮膚がどんどんたるんでいく
- ○ 舌が乾燥しすぎてひび割れが起きている
- ○ 錯乱が進行している

もしかしたら・・・

利尿薬の過剰服用

利尿薬は尿の排出を促すものであり、その価値は計り知れず、幅広く用いられている。心不全や高血圧の治療にも用いられている。長期間にわたって服用し続けると、徐々に脱水状態になっていく。正常な状態であるか、口が渇いているか、または喉の渇きが強くなっているかに気づくものと思われる。

痩せたいという理由で故意に過剰服用したり、重篤な心不全を緩和するために高用量の投薬をする(通常は血液検査で作用をモニタリングしている)というのでない限り、利尿薬によって急速に脱水状態になることはまれである。

症状は、上記の脱水状態の諸症状のほか、次のようなものがある。

- ○ 全身の衰弱感、筋力の低下も含む
- ○ きわめて重度になると、感情喪失および嘔吐

糖尿病

糖尿病は、血中の糖分が多すぎて腎臓から尿へ“漏れ”だす疾患であり、その際、大量の水分を引き連れていく。糖分を含んだ水は体内で大量の尿となり、昼夜を問わず喉の渇きと脱水状態とが同時に起きている状態になる。

その他の特徴には次のようなものがある。

○ 疲労感または衰弱感
○ なんとなく体調がすぐれない感じがする
○ 体重減少
○ 吐く息が甘い臭いがする
○ 最終的には、錯乱および昏睡を来す

これは、小児および若年の成人にみられる1型糖尿病（インスリン治療が必要）の典型的な症状である。

中年以降の人は、2型糖尿病（通常は食事療法で管理することができ、投薬は経口剤から開始）の方がはるかに多い。発症はあまり劇的ではなく徐々に進行し、症状はどちらかというとよくわからず、症状に全く気づかないこともある。いずれの場合も、血液検査ですぐに診断が確定する。

めったにないが・・

高カルシウム血

主として、骨に悪影響を及ぼす疾患に起因するものであり、あまりはっきりと現れるわけでもなく、次のような臨床像が徐々に現れてくる。

○ 衰弱感、眠気、吐き気、嘔吐
○ 腹部の痛み、便秘
○ 高カルシウム血症であると診断されると、そこから謎解きがはじまる

尿崩症

尿崩症は、脳の水分バランスを制御する部分が損傷（大半が頭部の負傷、腫瘍または髄膜炎）を受けることによって起こる。

○ 1日に大量の尿が出る
○ それを補うためにひどく喉が渇く

尿崩症になっても、どこの医学部からも試験の際に症例になってほしいと招かれるぐらい、現在では容易に治療することができるようになっている。

しゃっくり

しゃっくりは、胸部と腹部とを隔てている筋肉の膜である横隔膜が、突然収縮して起きるものである。まばたきと同じく、制御することのできない反射運動である。しゃっくりは、それが異常に続いたとしても、それが唯一の症状である可能性はまずない。

身体のあちこちが痛い

正確な定義が不可欠である。ここで取り上げるのは、再発性かつ全身性の疼痛であり、身体の特定の部位が痛むこととは対称的なものである。それは漠然とした疼きや痛みであり、ほとんどの人が時々悩まされるものと、心因性のものと考えられるものとがある。

一般的に、重篤な基礎疾患の一症状としての痛みは、その疾患が憎悪した際にはっきりとわかる。

おそらく・・・・・

抑うつ

この痛みは、誰もが経験したことのある軽微な痛みとおおむね同じであるが、刺激に耐える力が低下している抑うつ状態にある人にとっては、ことさら重大なものであるかのように感じられる。

○ 気分が沈んでいる
○ 楽しみがない
○ 睡眠障害、食思《しょくし》（食欲）低下および体重減少
○ 泣く、否定的な感情

心気状態

この本をご自身で購入されたのであれば、時々起こる心気状態の苦痛の意味を誰かに明らかにしてもらう必要もない。それは万人に共通の状態であり、どんな症状も最悪なものであると勝手に思い込んでしまうのであれば、本書を読めば少しは苦痛も軽減するはずである。心気状態が続く（週1回の頻度で受診する状態）ようであれば話は別であり、そのような人には次のような特徴がある。

○ 洞察力がない
○ 理路整然とした説明にも、検査をして健康であるという証拠が得られても、それに抵抗する
○ 神経症的行動が長く続いたことがある人が多い

心気状態は、思ったほど無害ではないこともある。常にあれこれと症状を訴える人は、そのことに夢中になって、本当の疾患の初期症状を無視してしまう可能性がある。誰しもいつかは何らかの理由で死ぬものであるが、その理由にこの心気状態も含まれるのである。

もしかしたら・・・

糖尿病

糖尿病は、全身の神経の働きに悪影響を及ぼし、広範囲に及ぶ神経障害を引き起こす可能性がある。神経障害性疼痛（神経が損傷を受けることによる痛み）が、糖尿病を示す症状であることもある。

○ 痛み（下肢、特に足がチクチクする）
○ 夜間に痛みが悪化する
○ 糖尿病のほかの諸症状がある

神経障害性疼痛は、血糖コントロールがうまくできていない人に多い。糖尿病に一度なってしまうと、その諸症状をコントロールするのは困難であるが、感覚が失われてしまうこと（無感覚）が多い。すなわち、血糖コントロールの改善に早くから対応することが、きわめて重要である。

リウマチ性多発筋痛

高齢者が罹患する疾患である。2-3週間かけてあらゆる筋肉に痛みが出てくるが、特に次のよ

うな症状がみられる。
○ 肩全体の痛み
○ こめかみの圧痛
○ 漠然とした倦怠感、時に発熱
○ 体重減少

簡単な血液検査で診断が確定する。症状はステロイド薬できわめて迅速に改善するが、通常、2年以上投薬を続ける必要がある。

悪性貧血

貧血全般にみる特徴(p.390を参照)があるほか、次の症状がある。
○ 四肢、手または足がチクチクしたりしびれたりする
○ 不安定歩行
○ 舌のただれ
○ わずかな黄疸(皮膚が黄色くなる)

ビタミンB_{12}の注射により、貧血も疼痛も治療することができる。

めったにないが・・

鎌状赤血球症

血中の酸素を運搬するヘモグロビンの異常である。アフリカ系の人に起きる疾患である。
○ 正常で痛みのない生活が、一時的な四肢、腹部の痛みによって妨げられる
○ 感染、麻酔下での手術、妊娠によって痛みはじめる
○ この疾患があるかどうかの見きわめは簡単である

寒気がする

おそらく・・・・・

自然な傾向

ほとんどの場合、寒さに敏感なのは自然な体質であり、常に感覚がなかったり指先が青みがかったりしていてもおかしくはない(p.74の「唇が青紫色」を参照)。高齢者はよく“寒気がする”と感じる。乳児も同じく低温に対応する能力があまりないため、部屋を温かくして温かい衣服を着せることがきわめて重要である。

もしかしたら・・・

レイノー現象およびレイノー病

よくみる病態であり、手足の指の循環が温度変化に反応し過ぎたものをいう。
○ 手足の指が常に冷たい、すぐに白くなったり青くなったりする
○ 温まると痛みと赤みが現れる

重度になると手足の指に潰瘍ができる。この問題は、高血圧に用いるβ遮断薬の副作用で生じることもあれば、振動する機器を使った作業によって生じることもある。また、全身性エリテマトーデス(p.417を参照)などの結合組織病の合併症にもなる。

甲状腺の機能低下

典型的な特徴のひとつとして、徐々に寒さに対する敏感さが増していくというものがあるが、治療は容易である。p.320を参照。

めったにないが・・

アジソン病

徐々に進行するホルモン欠損症であり、全身の衰弱および低温などの身体ストレスに対する抵抗力の低下を引き起こす。アジソン病の人は驚くほど血の気がない。

リンパ節の腫れ

リンパ節、肝および脾を含めたリンパ系は、感染など、生体を脅かすものから身体を防御する最前線にある機構である。したがって、1-2週間ほどの一時的な腫れなら大したことはなく、さまざまな軽微なウイルス疾患や外傷に見られる。しかし、リンパ節の腫れが長引くのは、いくつかの重篤な病態の徴候である。

このような状態に陥っても、特に早期であれば治療可能であることが多く、リンパ節の腫れが続いていると報告することがきわめて重要である。

診断を確定するには通常、血液検査およびリンパ節生検が必要になる。

おそらく・・・・・

伝染性単核症

中学生ぐらいから若年の成人に極端に多い感染症であり、重度の喉の痛み、リンパ節の腫れおよび疲労感を伴う。血液検査により診断が確定する。特異的な治療法はないが、最終的には完全に回復するので安心してほしい。

扁桃炎

単なる喉の痛みが、顎の下のリンパ節の重度の腫れを引き起こす。特に小児は劇的に発症する。p.116を参照。

もしかしたら・・・

以下に示す疾患のほとんどにおいて、リンパ節は徐々に肥大して、その状態を維持する。

ホジキン病

リンパ系およびリンパ節の独特な悪性腫湯(リンパ腫)である。通常は若年の成人にみられる。

- ○ 痛みはない
- ○ リンパ節がゴムのような感触
- ○ 数週間から数カ月間かけてリンパ節が着実に大きくなっていく
- ○ 疲労感、寝汗

症状として気づくのは、頸部リンパ節の腫れが最も多い。

診断にはリンパ節の生検が必要である。

その他のリンパ腫

リンパ腫はほかにも、ホジキン病とは明らかに異なるものが数種類ある。いずれも通常は年齢が高い人(35歳以上)が罹患する。症状はホジキン病と同じもの以外に、次のようなものがある。

- ○ リンパ節の腫れが広い範囲に及び、痛みはない
- ○ 体重減少、寝汗

治療法はリンパ腫の細胞型(血液検査のほか、骨髄およびリンパ節の生検で明らかになる)による。見通しは、関与する細胞型によって大きく異なる。治療法は単なる経過観察から放射線

治療および化学療法までさまざまである。

癌

癌によるリンパ節膨大が全身に及ぶ頃にはすでに、その癌はかなり進行しており、ほかの徴候からみても癌であることは紛れもないはずである。早期診断という観点から言えば、乳腺や甲状腺のようにその所属リンパ節が肥大しているだけでも、ほかの明白な特徴が現れる前にその部位に早期癌があることがわかるリンパ節の腫れは重要性が高い。最も気づきやすい部位は次のとおりである。

○ 頸部リンパ節(肺、甲状腺、鼻、胃の癌)
○ 鼡径リンパ節(腸、子宮、前立腺の癌)
○ 腋窩リンパ節(乳癌)

トキソプラズマ症

感染した肉や、時にはネコの糞を介する感染症である。妊娠中に感染すると、胎児の脳および眼の損傷を引き起こすことがある。

○ 軽度であれば、無痛のリンパ節の腫れが全身に認められる
○ 発熱、衰弱を来すこともある

結核

結核に関わるのは通常、頸部周辺のリンパ節である。リンパ節は腫れるが痛みはなく、次のような全身性の結核の特徴が認められる。

○ 倦怠感が長引く
○ 体重減少
○ 咳(痰に血が混じる可能性もある)

白血病

小児であっても成人であっても、リンパ節の腫大が広範囲に及ぶようであれば白血病である可能性がある。小児の方が発病は劇的で、次のような症状を伴う。

○ 異常な出血、喉の痛み、倦怠感
○ 発熱、貧血
○ 肝、脾の肥大

成人の白血病の方が、発症ははるかに緩やかであり、次のような症状を伴う。

○ 主な特徴がリンパ節腫大
○ 貧血の影響がみられ、感染を繰り返す可能性がある

小児の白血病は、寛解または治癒が大いに見込める治療を実施すれば、見通しが明るいことが多い。成人の予後は白血病の種類による。慢性リンパ性白血病が最も多く、見通しがよく治療を必要としないことも多い。それ以外の白血病は潜伏性であり、見通しははるかに悪い。

めったにないが・・

サルコイドーシス

原因不明の病態であり、胸部X線像でリンパ節が腫れているのが偶然見つかり、この疾患であるとわかることが多い。通常は良性であるが、次のような症状を引き起こすことがある。

○ 発疹、関節痛
○ 倦怠感
○ 下腿に大きく痛みのある赤い腫れものができる
○ 痛みを伴う赤目
○ 息切れ

第二期梅毒

性行為感染症の一種であり、数字の上ではきわめてまれである。複数の保因者をパートナーにもつか、または性風俗の仕事をしている人との性行為によりリスクが高まる。

○ 初期徴候は、生殖器の痛みのないただれである
○ 数カ月後に全身のリンパ節が腫れる
○ 生殖器の周りにいぼ状の増殖物が現れる
○ 漠然とした倦怠感

血液検査で診断が下る。抗生物質の投与が有効であり、数年後に重篤な神経障害に進行することを予防する上で不可欠である。

いちご腫

熱帯地域でみられる梅毒そっくりの疾患である。梅毒とは異なり、性行為よりも衛生状態の悪いことにより伝播する。

○ 潰瘍性発疹(主として手のひらおよび足の裏)
○ 広範囲に及ぶリンパ節の腫れ
○ 治療により、醜い骨破壊を予防することができる

ネコひっかき熱

興味深いが、おそらくは認識されないリンパ節腫大の原因である。米国では、リンパ節の持続性の腫れの原因として最も多いもののひとつである。子ネコとの接触によりリスクが高まると思われる。

○ 初めは、引っ掻かれて皮膚が破れるだけである
○ 1-2週間後、小さく赤いこぶが現れる
○ 局所のリンパ節(腋窩など)が腫れる
○ リンパ節が肥大し、膿汁が出ることもある
○ 2-3週間ほどで落ち着いてくる
○ 抗生物質で治すことができる

か

さ

た

な

は

ま

や

わ

索引

著　者

マイケル・アップル医師 (Dr. Michael Apple)　バーミンガム大学で医学の首席となり、1980年より一般開業医として業務にあたる。2005年から2006年にかけて英国作家協会のメディカルライター・グループ長を務めたほか、本書以外にも、医学関係の手引書などベストセラー本を多数執筆し、新聞や雑誌にも数多くの記事を掲載している。

ジェイソン・ペイン-ジェームズ医師 (Dr. Jason Payne-James)　1980年にロンドン病院医科大学で医師免許を取得。外科および胃腸病学を学ぶ。ロンドン警視庁およびロンドン市警察の監察医であり、常任の裁判専門鑑定人でもある。*The Encyclopaedia of Forensic and Legal Medicine* (最も優れた法医学の出版物に贈られる作家協会／英国王立医学協会／法医学協会賞2006年受賞)をはじめ、共著書、共編書、寄稿文が多数ある。

編集協力者

ロビン・フォックス医師 (Dr. Robin Fox)　オックスフォードシャー州バイチェスターの一般開業医。Royal Free and University College Medical School(現UCL医学部)およびオックスフォード大学で個人指導教師を務め、以前は医学教育で助教授を務めた。現在は、*The British Medical Journal* の編集顧問である。

ヒューゴ・ハマースレイ医師 (Dr. Hugo Hammersley)　バーミンガム大学で医学を学んだ後、病院勤務となって内科、外科、小児科、産婦人科、麻酔科を担当。その後、一般診療で腕を磨き、現在はオックスフォード中心部で開業する医院のシニアパートナーを務める。また、オックスフォード大学の一般診療科(GP)で個人指導教師であるほか、同大学のいくつかのカレッジのドクターでもある。

ジョージ・モンクリーフ医師 (Dr. George Moncrieff)　1985年から一般開業医として業務にあたり、1989年以降、一般診療科の指導にあたっている。また、王立内科協会の学位試験の試験官でもある。皮膚科も専門分野であり、英国皮膚炎患者団体の科学委員会のGP代表者である。

K・S・パンダー医師 (Dr. K.S. Pandher)　オックスフォード大学のGP医長であり、個人指導教師でもある。特に、眼科(当専攻の指導に就いていた)および皮膚科に造詣が深く、オックスフォード・ラドクリフ・トラスト婦人科のコルポスコピー認定医を務める。臨床以外では、医療従事者の教育およびe-ラーニングの開発に携わっている。眼の病態に関する論文、子宮頸部の異常を管理する上でのコルポスコピーに関する論文を多数発表している。

ガイアブックスは地球《ガイア》の自然環境を守ると同時に

心と身体の自然を保つべく"ナチュラルライフ"を提唱していきます。

著者：

マイケル・アップル (Dr Michael Apple)

プロフィールはp.487参照。

ジェイソン・ペイン-ジェームズ

(Dr Jason Payne-James)

プロフィールはp.487参照。

編集協力：

ロビン・フォックス (Dr Robin Fox)

ヒューゴ・ハマースレイ (Dr Hugo Hammersley)

ジョージ・モンクリーフ (Dr George Moncrieff)

K・S・パンダー (Dr K.S. Pandher)

監訳者：

瓜田 純久 (うりた よしひさ)

東邦大学医療センター大森大森病院　総合診療・救急医学講座教授。専門領域は、一般内科および消化器。日本消化吸収学会監事。日本安定同位体・生体ガス医学応用学会理事、日本病院総合診療医学会監事。

翻訳者：

岡松 瑞穂 (おかまつ みずほ)

神戸市外国語大学外国語学部ロシア学科卒業。医学をはじめとする自然科学系を中心に幅広い分野の和訳・英訳翻訳に携わる。訳書に『理学療法士のための臨床測定ガイド』(ガイアブックス)がある。

Dr Apple's Symptoms Encyclopaedia

Dr. アップルの早期発見の手引き

診断事典

発　　行　2013年3月15日

発 行 者　平野　陽三

発 行 所　株式会社ガイアブックス

〒169-0074 東京都新宿区北新宿3-14-8

TEL.03(3366)1411　FAX.03(3366)3503

http://www.gaiajapan.co.jp

ISBN978-4-88282-873-0 C3047

Printed in China

This new revised 2007 edition published by
Kyle Cathie Limited
www.kylecathie.com

Conceived, designed and produced by
Duncan Petersen Publishing Ltd

Editorial director Andrew Duncan
Editor Jacqui Sayers
DTP editor Jacqui Sayers
Index Marielle Kalamboussis

Some of the material in this book appeared in the The Penguin Book of Symptoms and Early Warning Signs, first published by The Penguin Group, 1993.